KB010039

노화의 역행

Defy Aging: A Beginner's Guide to the New Science of Longer Life and Better Health
by Beth Bennett
Copyright © 2022 by The Rowman & Littlefield Publishing Group, Inc.
All rights reserved.
This Korean edition was published by BABA in 2023 under license from Rowman &
Littlefield arranged through Hobak Agency, South Korea.

이 책은 호박 에이전시(Hobak Agency)를 통한 저작권자와의 독점계약으로 바바에서 출간되었습니다.
저작권법에 의해 한국 내에서 보호를 받는 저작물이므로 무단전재와 복제를 금합니다.

노화를 거스르는 최신 노화과학 활용법

노화의 역행

베스 베넷 지음 | 성세희 옮김

레몬한스푼

노화의 역행

1판 1쇄 2023년 2월 28일
1판 4쇄 2023년 10월 12일

지은이 베스 베넷
옮긴이 성세희

편집 정진숙 디자인 레이첼 마케팅 용상철
인쇄·제작 도담프린팅 종이 아이피피(IPP)

펴낸이 유경희 펴낸곳 레몬한스푼
출판등록 2021년 4월 23일 제2022-000004호
주소 35353 대전광역시 서구 도안동로 234, 316동 203호
전화 042-542-6567 팩스 042-542-6568 이메일 bababooks1@naver.com
인스타그램 bababooks2020.official
ISBN 979-11-977811-8-6 03510

* 잘못된 책은 구입하신 곳에서 바꾸어 드립니다.

레몬한스푼은 도서출판 바바의 출판 브랜드입니다.

감사의 말

때로는 경멸과 조소를 감수하며
자신의 경력을 다 바쳐 진리를 추구해온
여러 훌륭한 과학자들에게 감사를 드립니다.
그리고 이 책에서 내가 대답하고자 한 그 많은 질문을 내게 던졌던
나의 친구, 줄리 브루거에게도 감사의 마음을 전합니다.

항노화 요법의
표준지침 확립을 기대하며

노화란 성숙의 다음 단계로, 시간이 갈수록 비가역적으로 나빠져 만성 질환이 발생할 가능성이 커지는 과정이다. 하지만 과학기술과 의학의 발전으로 노화 기전에 대한 연구결과가 속속 밝혀지면서 노화를 지연하는 것에서 더 나아가 개인의 노력으로 조절 및 역전시키려는 노력이 진행되고 있다.

20년 전만 해도 노화는 숙명이 아니라 치료할 수 있는 질병이라는 관점에서 노화 방지와 안티에이징이라는 말이 유행했으나, 최근에는 현재 내 몸 상태를 정확히 진단하고 부족한 부분을 보완해 건강 상태를 오래 유지하기를 희망하는 웰에이징, 헬시에이징이라는 성공 노화를 지향하는 추세다. 노화란 필연적으로 경험하는 과정이고 앞으로는 지금보다 더 오래 살기 때문이다.

실제로 내 진료실에 찾아오는 고객 중 70대임에도 50대로 보이는 분들이 종종 있다. 그저 외모로만 느껴지는 것이 아닌 활력, 근육량, 걸음걸이, 자세 등 '젊게 나이들기'에 성공한 분들이다.

텔로미어(말단소체) 유전자 검사로 주민등록상 나이보다 10년이나 더 젊은 생물학적 나이를 가진 경우가 있는가 하면, 무분별한 항노화 보조제 맹신으로 담배와 술은 끊지 않은 채 NMN 보조제와 메트포르민(메포민)을 전문가 상담 없이 스스로 복용하며 동년배보다 더 노화가 촉진되고 있음을 확인한 사례도 있다.

정보의 홍수 속에서 항노화와 관련된 검증되지 않은 약품이나 건강보조식품의 부적절한 사용이 급증하고 있다. 하지만 그 효능 연구 대부분이 투여 기간이 너무 짧고 연구대상도 소수인 탓에 장기간 복용 시 나타날 수 있는 부작용을 예측할 수 없다는 문제가 있다. 이처럼 충분한 근거 자료를 갖추지 못했기 때문에 의사로서 약품이나 보조식품 등을 권장하기 어려운 것이 현실이다.

노화의 진행 속도는 개인마다 다르며 연령이 증가할수록 개인 간의 차이가 더욱 벌어진다. 그만큼 노화에 대한 최신 과학 지식과 항노화 관리가 필수인 시대다. 노화에 관여하는 인자는 크게 유전, 생활습관, 환경적 요인이다. 시간을 되돌릴 수 없지만, 생활습관으로 노화 속도를 조절할 수는 있다. 진보된 의학 지식을 배우고 전문가와 함께 내게 맞는 항노화 방법을 선택할 수 있다면 해가 기듭될수록 기대되는 삶을 만들어갈 수 있다.

노화는 25세부터 시작된다. 얼리안티에이징에 관심 있는 스마트한 MZ세대뿐 아니라 더 지혜롭고 현명하게 성공 노화와 건강 장수를 이루고 싶은 사람들에게 이 책은 이미 시도된 '진짜' 방법들의 현재와 미래로 안내해줌으로써 삶을 즐기는 노화의 퍼즐을 맞춰줄 것이다. 머지않아 항노화 요법의 표준지침이 확립되길 소망하며 더 건강하게 장수하는 데 이 책이 도움이 되기를 바란다.

안지현

유안정형외과 피부비만항노화센터 원장

『나이 들지 않는 절대 원칙』 저자·유튜브 채널 '유안티비' 유튜버

목차

1장

노화란 무엇이며 우리는 왜 늙는가

왕의 화려한 수레들이 낡아 못 쓰게 되듯,
이 육신 역시 늙어간다.

— 상윳타 니카야(Samyutta Nikaya), 팔리 불교경전

노년이란 폭풍 속을 날아가는 비행기와 같다.
그 비행기에 탑승한 이상, 우리가 할 수 있는 일은 아무것도 없다.

— 골다 메이어(Golda Meir, 전 이스라엘 총리)

시간은 되돌릴 수 없지만
노화로 인한 변화는 늦출 수 있다

노화를 다룬, 정확히는 늙지 '않는' 방법을 다룬 유명 서적들이 수없이 많지만, 이 책은 그런 내용이 아니다! 이 책의 목적은 신체의 노화에 대한 안내서 역할을 하는 것이다.

우리는 도로나 숲길, 산봉우리, 온천 등의 안내서에 익숙하다. 안내서를 통해 도착지에 대한 정보, 즉 어떻게 도달하는지, 도착하면 무엇을 얻게 될 것인지에 대한 정보를 얻는다. 그런데 우리는 지금 어떻게 가야 하는지, 그 과정에서 무엇을 예상해야 하는지에 대한 정보도 거의 없이 '노화'라는 경로를 따라 또 다른 종류의 여행을 하고 있다. 이 여정 중 들르는 정거장은 단순한 즐거움부터 심신을 극도로 악화시킬 수 있는 걱정거리까지 다양한데도 말이다. 노화로 인한 퇴보 현상은 놀랍게도 20대 후반~30대 초반에 우리의 세포에 나타나기 시작해서 40~50대에 이르면 가속화되어 그 변화들이 눈에 보이기 시작한다.

이 책이 다른 여행 안내서와 큰 차이가 있다면, 설명이 곁들인 이정표를 제공하여 우리가 노화하면서 새로운 일들을 겪어야 하는 이유와 다른 목적지, 즉 좀 더 건강한 노년에 도달하는 방법에 관한 정보를 알려준다는 점이다. 그러기 위해 노화 과정을 설명하는 신체의 자세한 생물학적 배경지식을 제공하고, 노화로 인해 발생할 수 있는 변화들을 늦추거나 되돌리는 데 생물학을 활용하는 새로운 연구들을 소개할 것이다.

비록 일부 과학자들이 노화를 질병으로 생각해야 한다고 주장하지만, 이 책을 읽는 동안 기억해야 할 것은 노화 자체가 질병은 아니라는 점이다. 노화는 우리 모두가 필연적으로 경험하는 정상적인 과정이지만, 산업사회를 괴롭히는 여러 만성 질환들의 위험 요인이기도 하다. 실제로 노화는 미국과 다른 선진국들의 주요 사망 원인인 암과 심장병 같은 여러 질병의 주요 위험 요인이다.

노화와 만성 질환의 이러한 상관관계 때문에, 제로사이언스(geroscience) 학자들 사이에서 노화를 질병으로 간주해야 한다는 논의가 일고 있다. 이 내용은 마지막 장에서 다룰 것이다. 여기서 제로사이언스란 노화 관련 질환의 생화학과 분자생물학 등 타 영역의 증상들을 정상적인 노화와 함께 연구하는 학제 간 학문을 말한다. 시간을 되돌릴 수는 없지만, 노화와 함께 발생하고 우리를 만성 질환에 취약하게 만드는 여러 해로운 변화들을 늦추고 되돌리는 것은 가능하다.

이 책이 출판될 즈음이면, 60세 이상의 인구가 5세 미만 어린이의 인구를 넘어설 것이며, 2050년이면 전 세계 인구의 약 4분의 1은 60세 이상이 될 것이다. [1] 이 전례 없는 연령층의 변화와 함께, 우리는 중요한 문제에 직면하게 된다. 장수가 더 길고 건강한 삶을 의미하게 될 것인가, 아니면 장수로 인해 더 많은 만성 질환을 겪게 될 것인가?

나이가 들면서 우리 삶의 질은 실제 연령(살아온 햇수)이 아니라, 생물학적 연령(겉으로 보이는 나이)을 특징짓는 수많은 세포, 분자, 그리고 유전자 활동의 상호 작용에 의해 결정된다. 60세의 나이에 40세의 외모와 인지능력을 가지거나 40세이지만 훨씬 더 늙어 보이고 인지능력도 뒤처지는 것은 이러한 이유 때문이다. 거기에 부상을 당하거나 잘못된 식습관과 생활방식 등 자연스럽게 발생하는 요인들도 질병과 상호 작용하여 노화로 인한 퇴보를 악화시킬 수 있다.

그렇다. '퇴보'라는 표현을 썼다. 실제로 나이를 먹어가는 제한된 시간 동안 긍정적인 변화들도 많지만, 유감스럽게도 신체가 악화되는 것은 물리적 현실이다. 인생 경험을 통해 안목(어떤 이들은 이것을 지혜라고 부르기도 한다) [2]이 넓어지고 인생의 고난을 받아들이는 능력이 향상되는 것은 긍정적인 변화이지만, 신체 노화에 따른 변화들은 육체적 정점으로부터의 퇴보에 해당한다.

이러한 퇴보가 일어나는 방식과 이유는 다음 장들에서 다룰 것이다. 우선 내가 여기서 가치 판단을 논하려는 것이 아니라는 점부터 밝혀둔다. 우리 사회는 지나치게 젊음에 편향되어 젊고 매력적으로 보이는 것을 매우 중시한다. 나는 이러한 편향에 동조하지 않으며, 이 책도 거기에 초점을 맞추지 않는다.

나는 우리가 우리 몸에 일어나고 있는 일들을 이해하기를 원한다. 지난 수십 년간 밝혀낸 과정들을 기본적으로 이해하게 되면, 그 변화들을 늦추거나 되돌릴 가능성을 제시하는 새로운 과학적 발견들도 납득하게 될 것이다. 그렇게 되면 그 발견들의 일부를 따를지 말지에 대하여 정보에 기반한 의사결정을 할 수 있게 되는 것이다. 다시 말하지만, 이 책에서 '노화에 의한 퇴보와 악화'라는 표현을 쓰고 있다고 해서 부디 이것을 가치 판단으로 해석하지 말고 그저 20~30대부터 필연적으로 발생하는 육체적 최고조 상태와의 비교 개념으로 받아들여주기 바란다.

반대로, 나는 이러한 퇴보에 맞서는 여러 전략들을 '안티에이징'이라고 부른다. 일부 제로사이언스 학자들은 이 용어가 은연중에 시계를 되돌린다는 뉘앙스를 풍기기 때문에 즐겨 사용하지 않지만, 나는 잠재적으로 유익한 활동이나 약물을 설명하기 위해 약칭으로 안티에이징이라는 용어를 사용한다.

그러나 여기서 사용되는 단어를 있는 그대로 받아들이면 안 된다. 최근 전 세계 공중 보건을 담당하는 유엔 산하 세계보건기구(WHO)는 기존의 모든 질병을 28가지 장으로 분류한 방대한 질병 분류 자료집에 '노화 관련' 질병이라는 용어를 추가했다.⌐3 이 용어 추가가 의미하는 바는 과학자들과 의사들이 노화가 치료할 수 있는 대상임을 점점 인식하고 있다는 것이다. 그렇다고 우리가 말을 바꿔서 '나이에 감염되었다'거나 '나이가 나쁜 상태에 놓인 환자가 되었다'고 표현하지는 않을 것이다. 이 책에서 검토하는 것은 만약 노화 과정에서 세포와 분자 속에 생기는 변화들을 밝혀낼 수 있다면, 그 변화들을 '고치는' 것도 가능해질 것이라는 접근이다. 이 책에는 이 과정들을 규명 중에 있는 새로운 연구들도 소개할 것이다. 그것이 규명되면 노화로 인한 과정들을 고치는 것이 가능해진다. 흥미로운 새 연구가 초점을 두고 있는 것이 바로 노화와 관련된 일부 변화들을 되돌리거나 늦추는 것이다.

　개인적으로 내게도 노화 요정의 달갑지 않은 깜짝 방문이 있었다. 주름과 흰머리처럼 겉으로 드러나는 것들부터 골다공증과 피부암처럼 좀 더 심각한 일들까지 경험하면서, 과학자인 나는 무슨 일이 일어나고 있는 것인지 이해해보려고 학술 문헌들을 뒤지기 시작했다. 수백 개의 논문을 읽고 이해하고 동료들과 이야기를 나눈 후, 나는 사람들이 인생의 후반전에 일어날 일들에 대해 궁금해한다는 것을 분명히 알게 되었다. 대부분의 사람은 학술 문헌을 읽고 이해할 시간이나 전문 지식이 없다. 물론 인터넷에 검색해볼 수 있지만 작게는 광고용 눈속임에서부터 최악의 경우에는 몇몇 사실을 여러 허구 덩어리들과 섞어 퍼트리는 유명 사이트들을 찾는 데 그칠 가능성이 크다.

　노화의 생리학과 유전학의 기저에 대한 연구는 지난 10년간 폭발적으로 증가했다. 정상적인 노화와 노인을 다루는 여러 전문 분야들을 통합한 다학문적 연구의 형태로, 수많은 저널이 노화학 연구에 관심을 집중하고 있다. 2000년부터 심리학과 반대되는 개념의 생물학적 영역에서 주로 출간되고 있는 10여 개의 저널 중 인정받은 저널은 7종이다. 최근 저널들이 집중하는 분야는 제로사이언스다. 이 저널들에는 새로운 연구 결과들을 설명하는 전문적 논문들이 실리지만, 이 정보는 종종 학계에 머무르는 것으로 끝난다. '작업대'(실험실)와 '병상'(임상치료) 사이의 시간차가 존재한다는 것은 연구 결과의 대부분이 아직 의료 전문가들에게 전달되지 않았다는 의미다. 최근 일부 연구 결과들에서 노화의 기저를 이루는 생화학적 기제가 새로 확인되었으며, 각각의 결과들은 잠정적인 증상의 완화 혹은 완치의 가능성을 담고 있다.

우리 몸의 노화에 대한 안내서
'노화의 역행' 활용법

이 책은 나이와 관련된 변화가 생기는 원인과 새로운 과학이 우리에게 제시하는 내용을 가지고 우리가 할 수 있는 것은 무엇인지를 쉽게 이해하도록 돕는다.

이 책에서는 피부와 근육, 골격, 심혈관 등 신체를 이루는 시스템들을 둘러보고, 노화가 각 시스템에 미치는 영향을 간략하게 살펴볼 것이다. 또한 노화가 이 시스템들을 변형시키는 방법과 그 원인을 설명하기 위해, 관련 논문들도 요약하여 소개한다. 노화의 영향을 최소화하거나 되돌리는 치료법이나 의약품이 있는 경우, 그 작용법과 예상되는 부작용도 다루며, 신체 시스템의 노화에 영향을 주는 유전자들이 발견된 경우에는 그 유전자와 그것의 역할도 다룬다. 전문적인 용어들을 최소한으로 사용하는 대신, 관심 있는 독자들을 위한 추가 자료들을 이 책의 끝 부분에 참고문헌과 미주로 제공한다. 여기에는 학술 저널들에서 수집한 전문 참고 자료들과 일반 독자들을 위해 과학적 내용을 좀 더 명확하게 설명하는 대중적인 과학 서적, 기사, 웹사이트도 포함되어 있다. 약어의 뜻을 찾기 위해 책장을 이리저리 뒤지는 번거로움을 없애고자, 본문에 언급된 약어들은 각 장의 마지막에 정리해두었다.

현재 사용되는 의학 기술, 장치, 치료 방식, 또는 치료제들은 이 책에 소개하거나 논의하지 않는다. 이 분야에는 노화에 관련된 퇴보를 치료하기 위한 효과적이고도 주요한 방법들이 많지만, 이 부분은 각자의 의료진과 상의하도록 맡겨둔다. 여기서는 노화에 의한 퇴보를 늦추거나 되돌리기 위한 새롭고 참신한 요법과 방식에, 단, 확실한 실험적 증거가 있다고 판단되는 경우에만 집중할 것이다. 이 증거는 대부분 동물실험으로 얻은 예비 실험 결과로, 이 결과를 받아들일 때 반드시 고려해야 할 중요한 주의사항들을 포함하고 있다(뒤에서 소개할 것이다).

지금 이 책의 원고를 쓰고 있는 시점과 독자들이 이 책을 읽는 시점 사이에, 어떤 쪽으로든 뭔가가 바뀌었을지도 모르니, 만약 이 책을 읽다가 시도해보고 싶은 어떤 예비 실험 방법을 알게 되었다면, 변경된 정보가 있는지 조사해본 후에 실험을 결정하기 바란다. 미주에 제공되는 참고문헌들을 출간 날짜별로 검색해주는 구글 스콜라Google Scholar(https://scholar.google.com)에서 찾아보는 것도 하나의 방법이다. 이렇게 검색하면 이 책에서 인용한 연구들에 대한 최신 참고문헌들을 확인할 수 있다.

2장은 우리가 **노화의 원인에 대한 이론들의 역사**를 간단히 살펴보는 것으로 시작한다. 이 과정이 유의미한 이유는 이 이론들이 노화 과정을 설명해보려 시도하기 때문이다. 이 이론들을 이해하고 나면 아마도 노화에 맞서 싸우는 데 조금 더 제대로 준비를 갖추게 될 것이다. 이론에 흥미가 없다면 건너뛰어도 된다. 이 책에 수록된 대부분의 내용은 구조적으로 정리되어 있기 때문에 읽고 싶은 내용을 찾아서 선택할 수 있으니, 각자가 중요하다고 여기거나 흥미롭게 여기는 부분을 찾아서 읽어도 된다.

3장에서는 노화 과정의 기저를 이루는 일반적인 메커니즘들, 바로 **노화의 방식**을 소개하는데, 이는 노화로 인한 피해를 줄이려는 새로운 접근법에서 주요 목표로 삼을 만큼 중요한 내용들이다. 마찬가지로 지나치게 복잡한 내용인 경우에는 그냥 넘어갔다가 필요할 때 다시 돌아오면 된다. 각 장에서 다루는 신체 시스템에 관련된 메커니즘들은 그때마다 소개되니까. 다시 확인할 필요가 없는 독자들도 있겠지만, 반드시 필요한 독자들도 있을 것이다. 불편하게 느꼈다면 죄송하지만, 대학 교수로서의 개인적 경험에 비춰볼 때 반복학습은 유용한 방법이다. 각 장에서 전문 용어들을 소개하고 설명할 때는 초록색 굵은 서체로 표기한다.

4~8장은 신체 보호막인 **피부**에서 시작해서 **근육**과 **뼈**, **심혈관계**, **신경 조직**으로 이어가며 **각 신체 시스템**을 다룬다. 관심 있는 분야를 정해서 선택하여 읽으면 된다. 각 장은 기본적인 해부학(구조)과 생리학(기능)으로 시작하여 주요 구성 요소들의 명칭과 쓰임새로 이어진다. 각 장의 중심내용은 신체의 구조와 기능이 노화

하면서 어떤 일이 발생하는지에 대한 것들이다. 각 장에서 다루는 신체 시스템의 노화를 해결하기 위해 다양한 연구들이 진행되고 있는데 그중 가능성 있는 개입(interventions, 질병이나 문제를 해결하기 위한 조정 방법)에 대한 최신 연구들도 일부 요약하여 제공한다. 대부분의 새로운 연구가 노화 메커니즘을 궁리하기 위해 시작된 것이니만큼, 메커니즘에 대하여 다시 정리할 필요가 있을 때는 3장으로 돌아가면 된다. 관심 있는 독자들을 위하여 각 시스템에 영향을 주는 것으로 알려진 몇 가지 유전자들과 그 유전자들을 시험함으로써 얻게 되는 잠재적 혜택들도 소개한다.

마지막 9장과 10장은 '개입(조정 방법)'이라고 부르는 새로운 제안들을 다룬다. 바로 일부 노화 관련 증상들을 늦추거나 심지어 되돌릴 수도 있는 활동과 의약품에 관한 내용이다. 추측에 근거한 내용도 있으나, 이 모든 아이디어를 뒷받침하는 실험적 근거들도 소개한다. 대부분은 임상실험을 거쳤지만, 여기서는 동물실험에서 얻은 자료만 다룬 장래성 있는 제안들을 소개한다.

책의 말미에 도움이 될 만한 흥미로운 연구나 자료들을 소개한 참고문헌들을 실었다. 참고자료 대부분은 저명한 과학 저널에 실린 '동료검토' 논문들이다. '동료검토'는 현대 과학계에서 입증 가능한 높은 수준의 과학적 연구들을 발표하기 위해 반드시 필요한 과정이다. 논문 한 편이 발표용으로 저널에 제출되면, 각 분야에서 독립적이고 공정성을 인정받은 신뢰도 있는 과학자 여러 명이 그 논문을 검토하게 된다. 이 검토자들이 승인하거나 저자가 논문에 대한 비판을 면할 수 있는 경우에만 논문 발표 승인이 통과된다. 물론 그 과정 중에 작은 문제들도 있지만, 이 과정을 거친 논문은 대체로 근거가 탄탄한 과학 논문으로 인정받는다.

웹사이트, 보도자료, 또는 위키피디아 링크를 참고자료로 올리는 경우는 그 자료들이 명확하고 쉬운 문체를 제공하기 때문이다. 웹사이트 주소가 '.com'으로 된 경우에는 편향된 정보일 가능성에 주의해야 하지만, 이 책에 소개된 경우처럼 가끔은 분명하고 정확한 과학 문체와 멋진 그래픽이 '.com'으로 끝나는 여러 곳에 실려 있기도 하다. 또한 과학자들이 편견을 가질 수 있는 '이해의 충돌' 등을 밝히게 되어 있음에도 불구하고, 과학 논문 저자 중 일부는 상업화된 자신의 연구 분야와 커넥션을 맺고 있다는 점을 명심해야 한다. 이런 일부 커넥션에 대해서는 현재와 가까운 미래에 사용할 만한 새로운 제안들을 다루는 마지막 장에서 지적한다.

WebMD나 LiveStrong과 같은 대중적 웹사이트들을 소개한다고 해서 그 내용이나 상업적 배경을 모두 지지하는 것은 아니다. 그 링크가 쉽게 이해하도록 설명을 잘했기 때문이다. 상업적으로 광고하는 그 어떤 제품의 구매를 제안하지도 않는다. 특정 제품을 언급할 때는 내 기준에서 그 제품의 사용을 뒷받침하는 분명한 과학적 자료가 있는 경우다. 그런 자료가 있다 해도 어떤 사람에겐 맞지 않을 수 있다. 우리는 모두 유전적, 경험적으로 다른 독특한 존재들이기 때문이다. 그 어떤 의약품이나 치료법도 모두에게 다르게 반응할 수 있다. 어떤 건강상의 결정이나 생활습관적 결정을 하든 간에 비용과 혜택을 저울질해봐야 한다. 그리고 마지막 장에서도 설명하겠지만, 스스로 직접 시험해봐야 한다.

인간의 건강 연구에서
관찰 접근법은 과학적인가 비과학적인가?

책이나 신문, 잡지, 소셜 미디어, 그리고 웹사이트 등 보는 곳마다 모든 결과들이 '과학적 근거에 의한' 것이라고 주장한다. 체중 감량, 모발 성장, 정력, 항노화 등 모든 분야에 '증거'들이 등장하는데, 우리는 이 주장들을 어떻게 평가해야 할까?

과학이란 세상에 관한 질문들에 대답하는 하나의 방식임을 기억하자. 질문에 대답하는 방법에는 여러 가지가 존재한다. 중학생 시절에 과학실험을 하기 위한 방법의 하나였던 '과학적 방식'을 기억할 것이다. 관찰하고 관찰한 것에 대한 설명(가설)을 만들고, 그 다음에 실험을 통해 그 가설을 뒷받침하는 방식 말이다. 이 접근법을 '가설 중심의 과학'이라고 하며, 그 방법도 여러 가지다. 진행했던 관찰을 여러 대립 가설로 설명할 수 있는 경우에는 그 방식이 더 복잡해진다.

내가 하려는 말은 신체가 움직이거나 움직이지 않는 이유에 대답하는 방법에는 여러 가지가 있다는 것이다. 가설을 증명하기 위해 실험을 사용하는 방법은 위에서 언급한 '과학적 방식'이다.

과학실험을 하기 위한 또다른 방법은 많은 사람을 관찰하고 관심 있는 주제와 가능한 원인들 사이의 상관관계를 찾는 '관찰 접근법'이다. 이것은 대중매체에는 적게 노출되지만 흔히 쓰이는 방식으로, 의사들이 콜레라와 같은 질병의 원인을 정확히 밝히기 위해 노력했던 19세기 전염병학 연구에서 시작되었다. 과거에 의사들은 병의 원인을 몰랐기 때문에 질병의 유형을 관찰해 상관관계를 찾아야 했다. 이 책에는 인간의 건강 연구에 적용된 이 두 가지 접근 방식의 예시들도 제공될 것이다.

관상동맥성 심장질환(CHD)의 예를 들어보자(CHD에 대한 자세한 설명은 심혈관계를 다루는 7장 참조). 1940년대에는 CHD가 성인 사망의 주요 원인이었다(관찰). 연령, 고혈압, 높은 콜레스테롤, 흡연, 비만 등 많은 원인이 제기되었다(가설). 그런데 이 가설을 인간에게 어떻게 실험할 수 있을까? 피실험자들을 모집하고, 실험실에 데려오고, 어떤 경우에는 특정 처치에 노출시키는 것이 윤리에 어긋나지 않아야 한다.

그러나 이 접근법에는 문제점이 많다. 고비용에 시간이 많이 걸리고 피실험자들, 특히 실험실 밖의 행동을 표준화하는 것이 어렵다. 만약 불쾌한 처치가 포함되어 있다면 실험 연구보다는 관찰 연구로 모집할 수 있는 피실험자가 더 많을 것이다. 여러분이라면 조직 샘플을 제공하기 위해 근육에 두꺼운 주삿바늘을 푹 찔러야 하는 실험에 참여하겠는가, 아니면 근육을 측정하고 운동 수준에 따른 상관관계를 측정하는 실험에 참여하겠는가? 질환으로 발달하기까지 수십 년이 걸리는 심장병 같은 질병의 경우, 실험적 접근법으로 인한 문제점들은 실로 상상을 초월한다.

이런 이유로 과학자들은 프레이밍햄 심장병 연구(Framingham Heart Study)를 계획하면서 관찰 접근법으로 선회했다. 이 방법은 전염병학자들이 전염병의 원인을 찾아야 할 때, 의심이 가는 감염 인자를 가진 사람들을 무작정 모집하는 대신 사용했던 방법과 비숫하다. 프레이밍햄 연구는 매사추세츠주 프레이밍햄에 거주하는 5,000명의 성인을 모집하여 1950년부터 그 피실험자들과 그들의 자녀 및 손자들까지 추적해온 종적 연구다. 각 실험 대상자는 2년에 한 번씩 혈압, 콜레스테롤 수치, 심장 병상 등 일련의 생리학적 검사와 식습관과 운동 같은 생활방식 평가를 받았다.

실험 대상자들이 나이가 들고 CHD가 생기기 시작하면서, 기존 검사에서 얻었던 데이터들을 분석하여 가설을 시험했다. 여기서 주의할 점은, 이 접근법은 그 어떤 실험 과정도 없었으므로 전형적인 과학적 방법에는 맞지 않는 접근법이라는 점이다. 또한 생활방식이나 생리학적 데이터를 이런 방식으로 심장질환에 연결하는 과정에서 그 원인이 아닌 것까지도 연관을 짓게 되는데, 이 점은 곧 다시 논의할 것이다.

마지막으로 주의해야 할 점은 이러한 연구들에서는 고려하지 않은 미생물군유전체(microbiome) 활동이나 유전학, 알려지지 않았거나 잠재적으로 드러날 수 없는 요소 등의 잠재적 교란 변수들이 많다는 것이다. 그럼에도 불구하고 많은 양의 귀중한 정보들이 수집되어 유의미한 연관성들이 CHD의 원인으로 작용하는지 실험적으로 확인할 수 있었다. ⎯4

이 연관성들을 추적하는 방법을 설명하기 전에 잠깐 논점에서 벗어나, 연관성이란 정확히 무엇이며 어째서 불충분할 수도, 심지어 결과를 오도할 수도 있는지 짚고 넘어가자. 과학자들이 인간에게 질병과 같은 특정 상황을 일으킬 수도 있는 원인을 알아내려고 할 때, 관찰 접근법을 사용하는 경우에는 가능한 원인들의 목록을 제시한다. 실험 접근법을 사용한 것이 아니므로, 이렇게 제시된 원인들은 그 질병에 실제로 기여한 부분이 없을 수도 있다.

난자와 정자가 합쳐지는 수정 단계에서 아기의 성별에 영향을 미칠 수도 있는 요인들을 살펴보는 연구를 예로 들어보자. 과학자들은 740명의 어머니가 낳은 아이들의 성별을 133가지 식품 종류들이 포함된 음식 설문지와 함께 표로 만들었는데, 이들 중 단 하나, 아침식사용 시리얼이 성별과 연관성이 있는 것으로 나타났다. 구체적으로는 아침에 시리얼을 먹었던 어머니들이 더 많은 사내아이를 낳았다고 한다. 과학자들은 이런 종류의 연관성을 상관관계라고 부른다.

상관관계의 정도를 파악하려면 수치 계산을 하여 퍼센트나 비율로 나타내는데, 100%의 완벽한 상관관계를 이루는 두 가지 요인은 항상 함께한다. 만일 모든 사람이 아침식사로 베이컨과 계란을 함께 먹는다면, 이 두 음식은 아침식사와 100%의 상관관계를 나타낼 것이다.

상관관계가 인과관계와 같지 않다는 진리를 명심하는 것이 중요하다. 다시 말해서 두 가지 요인 사이에 관련이 있다는 것만으로 하나가 다른 하나의 원인이 된다는 뜻은 아니라는 것이다. 이런 식으로 잘 알려진 허구적 상관관계 중 하나는 도시의 교회 수와 그곳의 범죄 건수 간의 상관관계다. 도시의 인구수처럼 다른 변수가 연결고리를 만들어내는 것이 분명하니까 말이다.

아침식사용 시리얼로 돌아가서, 이 상관관계의 가장 큰 문제점은 X나 Y, 두 가지 성염색체에 의해서 결정되는 아기의 성별은 아버지의 정자에서 제공된다는 것이다. 어머니의 식습관은 아무런 관련이 없다! 이 연구에서 어머니가 먹었던 음식 같은 변수를 포함하는 것이 타당하지 않은 가설의 예다. 이처럼 과학자들은 연관성을 찾기 전에 자신의 가설이 생물학적 타당성에 부합하는지 신중하게 판단해야 한다. 관찰 접근법의 연구가 가진 이러한 특성들은 영국 전염병학자들이 처음 형식화했던 지난 50년 동안 알려져 왔다.⁻⁵

인간을 대상으로 한
임상실험은 어떻게 이루어질까?

인과관계를 조사하기 위해서는 반드시 실험 과학이 필요하다. 인간을 대상으로 한 가설들을 검증하려면 어떻게 실험을 설계해야 할까? 사람들을 데려다가 우리 안에 가둬두고 실험을 할 수는 없는 노릇이다. 이런 윤리적 문제에 직면하자, 과학자들은 동물 실험에 의지했다.⁻⁶ 인간이 여러 면에서 설치류와 유사해도 주요한 차이점들이 있다. 그럼에도 설치류와 다른 동물들을 대상으로 한 실험 연구로부터 우리는 많은 정보를 얻을 수 있다. 동물실험을 한 다음에 이 긍정적인 결과들을 토대로 복합적이고 비용이 많이 드는 임상실험을 진행하여 인간에게까지 확대시켜보는 것이다. 이러한 임상실험은 조정 방법의 종류(약품, 과정, 장치)에 따라, 그리고 조정 방법의 대상이 되는 모집단(건강한 집단, 말기환자 집단,

수술환자 집단)에 따라 수많은 변형이 이루어진다.

일반적으로 임상실험은 공식적인 확정을 내리기까지 안정성, 투여량, 효능이라는 세 단계 과정을 거치게 된다. 효능 과정에서는 조정 방법과 유사하지만 약의 효과는 없는 플라시보와 비교하여 조정 방법이 얼마나 효과가 있는지 등을 조사한다. 종종 이전에 확정했던 투여량을 다른 환자 집단에게 시험하기 위해 네 번째 실험이 진행되기도 한다. 이 임상실험의 비용이 높은 이유는 실험 기간도 여러 해가 걸리고, 실험 대상자나 실험하는 과학자 모두 많은 인원이 투입되기 때문이다. 이러한 이유로 임상실험은 주로 대기업이나 벤처캐피탈로 운용되는 신규 업체에서 만드는 의약품과 장치들에 한정되어 있다.

임상실험을 하기 위해서 지원자는 기업이든 대학의 과학자든, 반드시 미국 식품의약국(FDA)에 승인 신청을 해야 한다. FDA 담당자들은 새로운 의약품이나 장치를 위한 신청서를 검토한다. 검토 단계에서의 승인 여부는 주로 제조과정에 대한 설명과 새로운 약품의 특성, 그리고 동물실험 결과에 따라 결정되는 안전성 문제에 달려 있다. 그다음에는 위에서 설명했던 세 단계의 실험 과정을 설계한다. 각각의 단계는 이전 실험들에서 얻은 정보를 가지고 구체화되는데, 피실험자들의 권리, 안전, 프라이버시를 보호하기 위한 요건들이 반드시 지켜져야 한다. 관리 기관에서는 피실험자들의 안전과 차후 승인을 정당화할 데이터를 만들기 위해 그 임상실험의 과학적 설계를 평가한다.

독립된 윤리위원회, 미국의 경우에는 임상연구 심의위원회(IRB)

라는 단체로부터 승인을 받아야 하는데 거기서 요구하는 단계는 한 단계 더 높다. 전 세계 모든 곳에서 진행되는 임상실험은 이 승인을 받아야 하며, IRB에서는 피실험자들의 권리가 보호되는지를 확인하기 위해 연구의 윤리적 측면을 조사한다.

임상실험에 참여하는 피실험자들은 신문 광고, 진료소나 병원의 게시물, 또는 인터넷을 포함한 다양한 방법으로 모집된다. 이런 임상실험의 경우, 피실험자가 참가비를 내는 경우는 거의 없으며, 오히려 대부분 참가에 들인 시간과 수고를 보상받는다. 기업이 설계하고 비용을 대는 의약품이나 장치에 대한 테스트들도 똑같이 철저한 연구 설계를 따르기는 하지만, 이해 충돌 효과에 대한 논의를 확인해야 한다.

대학이나 정부 소속 실험실의 과학자들이 질병이나 의료적 질환의 새로운 치료법을 검사하기 위하여 진행하는 임상실험들은 한층 강화된 수준의 조사를 받는다. 정부 기금으로 진행되는 연구들은 미국의 모든 생명과학 연구에 자금을 대는 국립보건원(NIH)에서 검토하며, 모든 임상실험은 정부가 관장하는 웹사이트(clinicaltrials.gov)에 기재되고 등록된다.

임상실험의 또 다른 변형은 줄기세포 주입이나 수혈과 같이 비교적 검증되지 않은 새로운 방법들을 사용하는 진료소에서 진행하는 임상실험이다. 이런 종류의 임상실험은 일반적으로 피실험자들에게 비용을 청구한다. 만약 정부 웹사이트에 기재된 임상실험들이라면, FDA가 그 설계와 실험 물질을 검토한 것이다. 하지만 혈액 제제와 같은 일부 실험 물질들은 의약품과 똑같은 고려대상이 아닐 수도 있음을 숙지해야 한다. 기본적으로 자신의 몸에서 뽑은 피를 다시 주입한다면 안전하다고 가정하기 때문이다. 이 책에서는 다루지 않을 여러 이유이기도 하지만, 이 가정이 언제나 타당하다고 볼 수는 없다.

임상실험을 심사하는 과정에서 마지막으로 확인하는 요인은 연구비용을 대는 주체다. 임상실험이라는 것이 대규모에 비용도 많이 드는 연구들이기 때문에, 연구 중인 의약품이나 장치로 이익을 얻는 기업들로부터 기금을 받는 경우가 점점 많아지고 있다. 이해 충돌? 당연히 존재한다. 이 문제를 평가한 분석이 있는데, 세상에! 재정 지원이 연구 결과에 엄청난 영향을 주었음이 밝혀졌다.

또한 이 분석에 의하면 제약 회사들은 특허를 받을 수 없는 기존의 의약품들이나 대체요법의 효과를 분석하는 연구에는 비용을 지불하려 하지 않는다.[7] 이 분석 결과는 이러한 종류의 임상실험들을 위한 정부 지원금을 늘려야 한다고 제안하지만, 현재 워싱턴 과학 기금은 삭감되고 있는 실정이다.

통계 분석에서 숫자가 갖는 의미

대규모 집단을 상대로 하는 관찰 연구의 또 다른 예는 폐경기 여성의 주요 건강 문제들을 조사하기 위해 1991년에 설계된 우먼 스헬스이니셔티브(WHI)다. 암이나 심장병 같은 폐경기 여성들의 건강 상태는 호르몬 대체요법(HRT) 및 조정 방법(칼슘, 비타민 D, 저지방 식사 등)과 상관관계가 있었다. 지난 16년 동안 16만 명이 넘는 '건강한' 폐경기 여성들이 이 실험에 참여했다. WHI가 제공한 놀라운 결과 중 하나는 호르몬 대체요법이 심장마비의 위험을 상당히 높인다는 것이었다.[8]

타인에게 '중요한 의미가 있는' 것과 나에게 '중요한 의미가 있는' 것은 상당히 다를 것이다. 통계 분석은 약물이나 다른 치료제를 복용하지 않은 대조그룹과 약물이나 다른 치료제를 복용한 치료그룹 사이에 우연이 아닌 차이점들을 확인하기 위해 설계하는 것이다. 대조그룹과 비교해서 치료가 진짜 효과가 있다고 판단하는 전통적 유의 수준(오차 가능성)의 기준은 5% 혹은 그 미만이다. 다시 말해서 같은 실험을 여러 번 반복해도 대조그룹과 비교하여 치료그룹에서 똑같은 결과를 매번 5% 미만의 오차 범위 내에서 얻게 된다는 뜻이다. 과학자들이 항상 5%를 고집하는 것은 아니며, 사실 다소 임의의 기준에 의존하는 것에 대해 맹렬한 논쟁이 벌어지곤 한다. 어쨌든 5% 수준이 일반적이다.

동전 던지기 같은 실험을 예로 들어보자. 우리는 동전을 연속으로 던졌을 때 앞이 나올 확률이 50%, 뒤가 나올 확률이 50%라고 예상한다. 그런데 뒷면이 한 번 나오기 전에 연속으로 50번이나 앞면만 나올 수도 있다. 우리는 이것이 드문 결과임을 알기에 요행이라는 것을 직감적으로 안다. 실험 결과가 드문 결과와 같다고 여기며 똑같은 직관적 기대를 하지는 않는다.

통계 분석 도구로 살펴보자. 통계적 분석의 세계에서는 표본이 개별적일수록 실험이 요행과 같은 결과에 더 큰 영향력을 발휘할 수 있다. 이 말을 뒤집으면, 대조그룹과 치료그룹 간의 아주 작은 차이도 피실험자의 수가 많으면 통계적으로 유의미한 결과로 부각될 수 있다는 뜻이다. 또는 우리가 아주 많은 동전을 던지면 앞면이 나올 확률이 51%, 뒷면이 나올 확률이 49%라고 결정할 수 있다는 것도 그저 우연히 들어맞은 결과일 뿐이라는 뜻이다.

WHI의 경우, 호르몬 치료를 받은 1만 명의 여성 중 호르몬 치료를 받지 않은 대조그룹에 비해 심장마비는 7명, 뇌졸중은 8명, 유방암은 8명이 추가로 발생했고, 대장암은 6명, 고관절 골절은 5명이 대조그룹보다 더 적게 발생했다. 이 숫자들이 통계적으로 유의미한 이유는 이 실험에 참여한 여성 피실험자의 숫자가 크기 때문인데, 그래도 나는 그 결과들을 판단하는 데는 약간의 의구심이 든다.

다시 말해서 호르몬을 복용하는 동안에 고관절 골절을 줄임으로써 균형을 잡을 수도 있는 상황에서, 1만 명 중 추가로 발생한 심장마비 7건이 얼마나 중요한가 하는 것이다. 호르몬 치료에는 이것 말고도 장점들이 있으며, 그중 일부는 뒷장들에서 소개될 테지만, WHI는 주로 위험요소들을 살펴보고 주의하게 할 목적으로 이 실험을 설계하고 또 그 결과를 해석했다.

WHI나 프레이밍햄과 같은 대규모 관찰 연구의 마지막 유의점은 평가되는 변수의 수가 너무나 크다는 것이다. 일례로 WHI에서는 과학자들이 셀 수 없이 많은 결과를 확인했고, 프레이밍햄 연구에서는 심장질환을 일으키는 수백 가지의 잠재적 원인을 찾아냈다. 하지만 어떤 변수들이 중요한지 솔직히 어떻게 알겠는가? 그런데 통계적 시각으로 보면 데이터에 관한 다른 질문을 할 때마다 데이터의 영향력 일부를 잃게 된다. 매우 개략적으로 보면 한 벌의 카드에 얼마나 많은 짝패가 있는지를 알아내려는 것과 같다. 두 장의 카드만을 사용할 경우에는 무수히 많은 반복을 거치면 결국엔 그 답을 알아낼 수 있다. 하지만 종류별로 개수가 다른 짝패들이 포함된 여러 벌의 카드가 섞여 있는 경우, 두 장의 카드만 가지고는 신뢰할 만한 답을 얻을 수 없을 것이다.

동물실험 결과를 뒷받침하는 인간 대상 실험이 없는 경우

인간을 대상으로 하는 연구를 논의할 때 관심을 가지고 주장을 펼친 연구에 대해서는 어느 정도 알고 있어야 한다. 예를 들어 강황 계열의 소염약제인 커큐민이 심장병을 줄여줄 수도 있다는 이야기를 듣고 신뢰할 만한 웹사이트에 들어가서 "프랑스 과학자들이 20마리의 생쥐 중 10마리에게 커큐민이 들어 있는 식품 보조제를 먹이고 나머지 10마리의 대조군에게는 커큐민이 들어 있지 않은 보조제를 먹였는데, 16주 후에 커큐민 위주의 식사를 했던 생쥐들은 대조군 생쥐들에 비해 동맥 내의 지방 침착물이 26% 감소하였다"[9]는 글을 읽게 되었다고 치자.

어떻게 생각해야 할까? 우선, 각 그룹에 10마리의 생쥐들이라는 숫자는 매우 작은 표본이다. 그리고 생쥐와 인간은 음식과 약품을 대사시키는 방법에도 꽤 차이가 있다. 사람에게서 얻은 비슷한 결과를 살펴보는 것이 가장 좋을 것이고, 10개라는 표본 역시 신뢰할 수 없는 숫자다.

사람을 대상으로 하는 실험은 많은 비용이 들기 때문에, 작은 표본으로 진행하는 경우가 많다. 이제 우리는 적은 수의 표본이 가설을 검증하기에 그다지 영향력이 없다는 것을 안다. 그러나 이런 연구들을 모두 외면할 필요는 없다. 통계 자료들을 통합하여 사용할 수 있으니 말이다. 연구 결과들을 합치는 경우에 가장 큰 문제점은 과학자들마다 데이터를 수집하는 방법이 다르다는 점이다. 통계적 방법을 사용하여 그 약점을 바로잡아보려고 하지만, 소위 '메타 분석'이라는 자료를 읽을 때는 이러한 점에 유의해야 한다. 그렇기는 해도 메타 분석을 통해 유용한 정보들을 얻을 수 있으므로 이 책에서도 그 일부를 제공할 것이다.

핵심은 연구 결과를 평가하기 위해서는 연구 설계를 꽤 자세히 들여다봐야 한다는 것이다. 개인적으로 나는 과학을 하는 데 옳고 그른 방법은 없다고 믿는다. 중요한 것은 연구 설계를 신중하게 하는 것이다. 이 말의 뜻은 두 가지다. 첫째, 연구자는 명확히 답할 수 있는 질문을 해야 한다(과학적 방법의 문맥에서 보자면 잘못된 가설은 실제로 거부할 수 있어야 한다는 의미). 둘째, 연구는 변동성을 최소화해야 한다. 다시 말하면, 모든 테스트나 실험은 정확하게 똑같은 조건하에서 진행되어야 한다는 뜻이다. 이 기준들을 특히 과학자가 아닌 사람들이 평가하는 것이 항상 가능하지는 않다. 동료검토 평가가 큰 장점인 이유는 검토자가 출판물에 엄지를 치켜세우기 전에 연구 설계를 파헤쳐야 하기 때문이다.

마지막으로, 노화에 해로운 영향을 완화하기 위해 제시되고 있는 대부분의 조정 방법 중 대규모로 통제된 임상실험은 없다. 반면 제한된 수의 피실험자들을 대상으로 하는 소규모 연구는 증가하는 추세다. 또한 동물실험으로 얻은 매우 흥미로운 결과들이 많으며, 그중 상당수가 현재 중개적 임상연구(translational clinical study)로 인간에게 진행되고 있다. 이 연구 중 그 어떤 것도 '이 조정 방법이 얼마나 제대로 작동하는가?'의 질문에 명확한 답을 제시하지는 못할 것이다. 두 종류의 결과들이 모두 이 책에 소개되지만, 동물실험 결과를 뒷받침하는 인간 연구가 없는 경우에는, 매우 예비적인 것으로 취급하자.

그렇긴 해도 많은 독자적 연구들이 서로의 결과들을 입증하는 경우는 시사하는 바가 크다. 이 책 전체는 물론이고 마지막 장에서 다루는 예비 조정 방법들, 즉 새로운 제안들은 동료검토 단계를 거친 저널들에 연구를 게재해온 헌신적인 과학자들의 훌륭한 연구에서 나온 것들이다. 이 조정 방법들을 뒷받침하는 동물실험이나 제한적인 인간 임상들이 있다고 해도 그 조정 방법들이 그 이상의 연구를 지지하는 것은 아님을 기억해야 한다. 또한 일부 연구들이 소규모 집단을 상대로는 효과가 있어도 유전적 변이의 영향을 제대로 이해하지 못한 까닭에 대부분의 사람에게는 효과가 없을 수도 있다. 노화 연구가 매우 흥미진진하게 진행되고는 있지만 효과가 좋은 치료법들은 아직 많지 않다.

우리 몸의
놀라운 재생 능력이 지속되도록

한 가지 중요한 요점을 전하며 과학 연구가 어떻게 진행되는지에 관한 이 짧은 강의를 끝내고자 한다. 앞의 몇 쪽에서 읽은 내용 때문에 과학이 제대로 이루어지지 않는 것처럼 보일 수도 있다. "……나머지 모든 형태들을 제외하면 민주주의가 최악의 정부 형태다"라며, 부족한 부분이 있더라도 민주주의가 가장 훌륭한 정부 형태임을 역설했던 윈스턴 처칠의 유명한 인용문을 바꿔서 표현하고픈 마음이지만, 과학은 그렇지 않다.

과학은 이 우주에서 일어나고 있는 것을 밝히려고 노력하는 위대한 방법이며, 우리가 봐온 것처럼 이 과업을 이루는 방법은 여러 가지다. 그러나 우리는 한 번의 실험과 그 분석에서 멈추지 않는다. 각각의 실험이나 관찰법적 연구는 그 결과를 입증하기 위해 반복되어야 하기 때문이다. 그다음 단계에서 우리는 각 연구로부터 얻은 정보를 가지고, 다음 연구에서 다룰 질문과 방법을 다듬을 수 있게 된다. 다시 말해서 과학은 반복의 과정이다. 이 특성 때문에 과학적 방법을 불충분한 것으로 볼 수도 있는데, 사실은 그 반대다. 세상에 대한 이해를 정제하기 위해서는 이전 연구들을 기반으로 삼는다. 지금은 이 방법들을 정제할 수 있도록 해주는 여러 새로운 기술들이 거의 날마다 개발되는 과학적으로 흥미진진한 시기다. 이 말은 이 방법들을 노화의 문제에 적용하는 과정에 있다는 의미다. 확실한 해답은 없으나 그 과정은 아직 초기인 셈이다.

나는 독자들이 이 책을 관심있는 주제들을 결정하고 자유롭게 고를 수 있는, 노화 정보에 관한 뷔페처럼 다루기를 바란다. 다양한 신체 시스템을 다루는 4장부터 8장에서는 순차적으로 더 자세한 개요를 제공할 것이다. 더 깊이 들어갈 때는 '심층 분석'이라는 제목을 달아 미리 경고하도록 하겠다. 독자들 중에는 그 부분이 지나치게 자세하다고 느껴지는 사람도 있을 것이다. 그런 경우에는 그냥 건너뛰면 된다! 언제든 다시 돌아오면 되고, 그렇지 않을 경우를 위해, 그 정보를 각 장 첫 부분에 남겨두었다. 나의 웹사이트(www.senesc-sense.com)를 방문해도 된다. 내가 추가 자료들을 계속 업데이트하는 곳이니까.

마지막으로, 우리 몸의 놀라운 재생 능력과 복잡함에 대해 감상에 젖는 행동으로부터 멀어지기를 바란다. 비록 나이가 들면서 재생 능력이 줄어들기는 하겠지만, 우리가 할 일은 이 능력이 지속되도록 격려하고 연장시키는 행동을 취하는 것이다.

2장

우리가 늙는 이유를
진화적 측면에서 살펴보면

이유를 모르면, 방법도 알 수 없다.

– 저자 미상

항노화 전략의 목표는
건강수명을 늘리는 것

노화는 거의 모든 동물에게 일어나는 생물학적 과정이다. 일반적으로 더 이상 번식하지 못하는 시점 이후에 시작된다.⌐1 서양 의학에서는 노화를 질병으로 여기지 않지만, 노화로 인해 우리는 많은 질병에 취약해진다. 나이를 먹고 노화하며 질병의 위험이 증가하면서 점차 생리학적 퇴보를 경험한다.

사실 노화는 노년기에 겪는 대부분의 통증, 고통, 그리고 죽음의 원인이 되는 만성 질환들을 일으키는 대표 위험 인자다. 대표적인 만성 질환은 잘 알다시피 치매, 동맥경화, 당뇨, 시력 저하, 신장기능 장애, 관절염 등이다.

노화학자(인간의 노화를 연구하는 과학자로, 인간을 비롯한 다양한 동물의 노화를 연구하는 사람들을 뜻하는 새로운 명칭은 **제로사이언티스트다**)들은 이 불가피한 생리학적 퇴보를 '**1차 노화**'라고 부른다. 다시 말해, 1차 노화는 피할 수가 없다. 그 밖에 질병, 나쁜 생활습관 또는 환경 요인으로부터도 해로운 영향들이 우리 몸에 추가로 쌓일 수 있다. 이것이 '2차 노화'인데, 2차 노화는 완화시키거나 심지어 되돌릴 수 있을 정도로 교정이 가능하다.

미국 노인 인구의 75% 이상이 이러한 만성 질환 중 적어도 한 가지로 고통받고 있으며, 50% 이상은 한 가지 이상의 질병을 앓고 있다. 이 모든 질병이 공유하는 위험 인자가 노화이므로, 이 위험 인자의 역할에 대한 지식과 인식을 높이면 노화로 인한 고통과 비용을 줄일 수 있다. 건강수명이 완만히 증가하면 노화로 인한 사회적(즉 인적, 경제적) 비용을 획기적으로 줄일 수 있다.⌐ 2

건강수명이란 노화에 관련된 어휘 목록에 새로 추가된 개념이다. 일상활동과 자립 생활을 하는 동안 질병들로부터 비교적 자유롭게 사는 햇수를 의미한다.⌐ 3 많은 과학자가 항노화(안티에이징) 전략을 연구하고 있다. 이런 전략 대부분의 목표는 수명 자체를 연장하는 것이 아니라 바람직한 부작용일 수도 있지만, 건강수명을 늘리는 것이다.

노화와 비슷한 의미로 사용되기도 하는 전문 용어로는 **노쇠**가 있다. 노쇠나 노화는 우리가 성인기 후반에 겪는 퇴보와 함께 일어난다. 재미있는 사실은 우리는 각자의 유전자로 인해 각기 다른 속도로 늙는다는 점이다. 달리 말하면 어떤 사람들은 노화로부터 자신을 지키는 유전자들을 가지고 있는 반면, 어떤 사람들은 더 빨리 퇴보하게 만드는 유전자들을 가지고 있다는 얘기다. 정말로? 그렇다. 당연히 놀라겠지만, 더 알아보자.

유전자가
수명을 결정한다

나이 들면서 퇴보하는 것의 원인을 두고 광범위한 논란이 있다. 바닷가재 같은 일부 종은 나이가 들어도 퇴보하는 것처럼 보이지 않는다. 바닷가재는 나이와 함께 계속 성장하다가 결국에는 더 크고 새로운 껍데기를 만들기엔 대사적으로 너무나 비경제적인 한계에 다다른다. 유충인 바닷가재 새끼는 모든 종류의 포식에 취약해서 어린 상태에서 죽는 비율이 매우 높다.

반면에 인간은 적어도 선진국에서는 영아 사망률이 높지 않다. 인간은 삶의 마지막 3분의 1 시기에 사망률이 치솟으며 곡선이 가파르게 하강한다. 생존하는 인구 비율이 줄어든다는 얘기다. 한편 조류는 삶의 어느 연령에서나 사망하는 비율이 비슷하기 때문에 중간 단계라고 할 수 있다.

생물학자들이 말하는 **생의 일대기**에는 많은 차이가 있다. 여기서 생의 일대기는 출생부터 번식을 위한 성숙을 거쳐 사망에 이르는 삶의 패턴과 시기를 말한다. 짧은 수명을 가진 쥐와 훨씬 더 긴 수명을 가진 박쥐처럼 비슷한 종들도 매우 다른 일대기와 수명을 가질 수 있으므로, 우리 유전자가 우리 수명을 결정한다는 것은 당연한 결론이다.

고령이 되면 사망 위험이 실제로 감소한다. 예를 들어 80세를 넘겼다면 아마도 90세, 100세 이상까지 살 수도 있다는 뜻이다. 고령에서 둔화되는 사망률은 대규모로 신중하게 진행된 세 종(초파리, 선충, 그리고 사람)의 연구에서 나타났다.

우리의 직관과는 반대되는 이러한 사망률 감소가 나타난 이유는 수수께끼로 남아 있다. 만족스럽지 못한 설명 하나는, 덜 건강한 객체들이 이른 나이에 사망하면서 남아 있는 인구는 조금 더 천천히 노화하게 된다는 것이다. 그런데 인간의 경우에는 일부 '좋은' 유전자가 노화의 생리학적 영향을 감소시켜 그 보유자가 더 오래 사는 경향을 갖게 한다는 징후가 있다. 이런 유전자의 영향력이 특히 고령의 인간에게 더 중요한 것으로 보인다.

100세까지 사는 **센티네리언**(centenarians)과 110세를 넘게 사는 **슈퍼센티네리언**(supercentenarians)을 연구하는 노화학자들도 장수가 집안의 내력으로 보이는 점을 주목하면서 이러한 결론을 내리게 되었다. 과학자들은 장수하는 사람들을 계속 연구하여 센티네리언의 부모와 형제자매들도 장수하는 경향이 있음을 발견했다. 게다가 그 사람들은 더 건강한 경향이 있었다. 이 특별한 유전자와 그 유전자가 삶과 수명에 영향을 미치는 방법에 대해서는 피부를 다루는 4장에서 다시 살펴볼 것이다. ⎯4

이쯤에서 이 괜찮은 유전자 개념과 잠재적으로 혼동을 일으킬 수 있는 한 가지 요소를 소개하려 한다. 사람들이 일상적으로 평균 수명을 넘겨 장수하고, 무엇보다 건강한 삶을 사는 지역이 있음을 발견한 것이다. 흔히 '청정지역'이라 불리는 이 지역을 광범위하게 조사한 ⎯5 노화학자들은 아마도 이 지역 사람들에게 식습관이나 공해의 간접 영향을 받는 환경이 중요한 역할을 했으리라는 의견을 제시했다. 어쨌든 이 청정지역들에 살고 있는 사람들은 환경뿐만 아니라 조상도 공유하고 있으므로 유전자가 배제된 것은 아니다.

미국의 평균 **기대수명**은 지난 100년간 극적으로 높아졌다. 20세기 초 49세였던 기대수명이 남성은 77세, 여성은 81세로 늘어난 것이다(캐나다와 일본의 기대수명이 조금 더 높다)⌐6 그러나 이 눈에 띄는 증가가 건강수명의 동일한 증가를 동반하지는 않았다. 대부분의 사람은 수명보다 건강수명을 늘리려 한다. 이 합리적인 기대로 인해 최근 상당수의 연구자가 노화 생물학 분야로 뛰어들고 있다. 이 책에서도 이 분야의 흥미진진한 최근 연구 결과 중, 장수를 누리면서 더 건강하게 사는 쉬운 방법, 그리고 더러는 그리 쉽지 않은 방법을 제시하는 여러 결과를 집중적으로 다루게 될 것이다.

우리는 왜
나이가 들면서 쇠퇴하는가?

우리는 왜 바닷가재와 다르게 나이가 들면서 쇠퇴하는 것일까? 인간은 자동차와 같기 때문이라고 말하고 싶다. 연식이 오래되면 아무리 정기적으로 검사하고 관리해도 결국엔 망가지거나 낡아지는 자동차 말이다. 그러나 한편으론 시간과 함께 쇠퇴하는 복잡한 시스템이라는 점에서는 우리가 자동차와 비슷하지만, 우리에게 회복과 유지 관리 시스템이 장착되어 있다는 점에서는 자동차와 다르다. 물론 인간이 훨씬 더 이해하기 어려운 존재이긴 하다.

우리는 끊임없이 세포를 교체하고 세포를 구성하는 분자들을 확인하고 재건한다. 자동차로 표현하자면 공장에서 출하될 때 장착된 타이어나 벨트가 낡는 동시에 새로운 타이어와 벨트가 계속 만들어지는 것이다. 유감스럽게도 이 회복 시스템 역시 나이와 함께 쇠퇴한다. 나이가 들면서 손상되거나 사라지는 주요 과정들에 대해서는 다음 장에서 자세하게 소개하기로 한다.

오랫동안 생물학자들은 이 노화의 문제를 해결하기 위해 골머리를 앓았다. 우리가 바닷가재나 다른 일부 생명체와 달리 노화하는 이유를 설명하기 위해 진화생물학자들이 내놓은 서로 배타적이지는 않은 몇 가지 이론들을 간략하게 정리하고 관심 있는 독자들을 위해 추가 정보들도 남길 것이다.⎤[7]

내가 조금 더 철학적인 사람이었더라면 노화를 질병으로 다뤄야 하는가에 대해서도 고민했을 것이다. 닉슨 대통령이 암과의 전쟁을 선포했던 것처럼 현재의 대통령도 노화와의 전쟁을 선포해야 하는 것일까? 그보다 좀 더 실용주의자인 나는 노화하는 이유의 근본적인 원인을 이해하려고 노력하는 것을 선호하는 편인데, 이 내용을 살펴보려면 진화생물학을 철저하게 파헤쳐야 한다.

나이가 들면 돌연변이로부터 보호받지 못하는 이유는?

진화론적 관점에서 보면, 인간은 어린 시기가 무엇보다 중요하고 번식 연령이 지나면 전혀 쓸모가 없는 존재다. 이 발상은 다윈의 진화론의 핵심 전제를 따른 것이다. 번식 수명 동안 번식력이나 생존력이 줄어드는 유전자들은 **자연선택**을 통해 제거된다. 다시 말해, 어느 종을 막론하고 번식을 통해 자신의 유전자를 전달하지 않는 객체는 그다음 세대에 기여할 수 없다.

유전자는 살아남아서 성공적으로 번식한 개체로부터 받은 것이다. 번식하기 위해 살아남은 개체들은 다음 세대가 번식하는 데 도움을 주는 유전자를 가지고 있었을 것이며, 이것이 그다음 세대 모두에게 영향을 미칠 것이다. 자연선택은 번식 연령 이후에 나쁜 영향을 끼치는 것으로 보이는 유전자를 무시해버린다. 이 개념이 노화에 대한 두 가지 이론, 바로 **돌연변이 축적 이론**과 **적대적 다형유전 이론**(다면발현 유전이라고도 함. 한 개의 유전자가 그 이상의 형질 발현에 작용하는 것—옮긴이)으로 확장되었다.

두 이론을 설명하자면 이렇다. 먼저, 돌연변이 축적 이론부터 살펴보자. 대부분의 돌연변이(DNA에 변형이 일어난 것)는 우리에게 이롭지 않다. 심지어 훌륭한 DNA를 복구하려는 세포의 메커니즘을 회피하려는 돌연변이도 있다. 나이 들었을 때 이런 돌연변이 일부가 우리에게 해로운 유전자에 영향을 끼치는데, 번식 능력에는 도움이 되지도, 아무런 영향을 주지도 않는다고 생각해보자. 자연선택은 우리가 번식할 수 있는 기간에만 유효한지라 그 돌연변이들을 제거하지 않는다. 따라서 노년기에도 악영향을 끼치는 돌연변이는 지속될 것이다. 암에 걸리기 쉬운 유전자는 종종 돌연변이 축적 이론의 예시로 거론된다. 나이를 먹는 것은 암의 가장 큰 위험 인자다. ⎯⁸ 만약 과거에 젊은 연령층에서 암이 흔했다면, 이 질병에 대항하여 우리를 보호하는 자연선택이 작용했을 것이다. 사실 이것은 바로 다음 장에서 노화의 메커니즘을 조사하면서 발견할 내용이다. 우리 대부분이 어릴 때에는 암이라는 무절제한 세포 성장으로부터 보호를 받는다. 그러나 안타깝게도 나이가 들면서 그 보호를 잃는 것이다.

그다음으로, 적대적 다형유전 개념은 단일 유전자가 복합적인 영향을 줄 수 있다는 관찰을 확장한 것이다. 효소 유전자가 돌연변이 형태로 선천성 백색증을 일으키는 경우가 그 예다. 일명 백색증(albinism) 유전자라는 이 유전자는 머리카락, 피부, 동공의 색을 포함하여 신체 여러 부분에 영향을 준다.

만약 번식에는 긍정적 영향을, 번식 연령 이후의 생존에는 부정적 영향을 미치는 유전자가 있다면, 이 유전자의 영향은 서로 다른 연령대에서 적대적이거나 반대의 성질이 될 것이다. 자연선택은 번식에 영향을 미치는 유전자를 선호하기 때문에 번식을 지원하는 이 유전자는 그다음 세대로도 이어진다. 결과적으로 이 적대적 다형유전은 (번식 연령 전과 번식 연령대의 개체들로, 자연선택에서 중요한) 젊은이와 (번식 연령 후의 개체들로, 자연선택에서 중요하지 않은) 노인의 건강과 생존 사이에 절충을 위한 거래를 만들어낸다. 다시 말해, 우리가 성공적으로 번식하도록 생존하게 만드는 유전자가 나중에 질병과 죽음을 초래할 수도 있다는 얘기다. 초반의 영향과 나중의 영향이 적대적이 되는 것이다.

인간 진화의 맥락에서 이 개념을 이해해보자. 이 책을 읽는 우리는 대부분 선진국에서 태어났다. 그 덕분에 의료 혜택과 충분한 (물론 상대적인 표현이다!) 영양 섭취, 그리고 주거지를 당연하게 누린다. 이런 생활방식이 흔해진 것은 인간이 산업화 사회에서 생활한 지난 몇 세대밖에 되지 않았다는 것을 기억해야 한다.

인류 역사 대부분의 기간 동안, 자연선택이 여러 세대를 거치며 물려줄 유전자를 고르는 그 기간 동안에, 인간은 수렵·채집인으로 살았다. 다양한 방면의 여러 증거가 보여주듯, 그 수십만 년 세월의 주된 사망 원인은 신체적 외상과 그로 인한 감염이었을 가능성이 높다. 대부분의 우리 선조들은 아마도 30세를 크게 넘기지 못했을 것이다. [9]

이들이 배고픔을 겪으며 사춘기를 거쳐 번식하고 자손을 기르도록 도와주었던 것은 번식을 위해 자연선택이 골랐던 유전자들이었다. 이 유전자 중 일부가 늦은 나이에 암을 일으킨다 해도 문제가 되지 않았던 것은, 대부분의 인간이 늦은 나이까지 생존하지 못했기 때문이었다. 50세 이후에 면역 시스템을 불안정하게 만드는 유전자들을 자연선택이 신경 쓰지 않았던 이유도 번식과 자손 양육이 그 나이가 되기 한참 전에 끝나기 때문이었다. 물론, 심장병을 일으키는 것처럼 번식 연령 이후에 그 영향력이 나타나는 돌연변이 유전자들도 있지만, 진화 역사에 걸쳐 이 유전자들도 자연선택의 관심을 받지 않았다.

이 노화 이론들에서 제기되는 한 가지 질문은, 우리가 번식 연령이 지나도 사는 이유가 무엇인가 하는 것이다. 사람이 아닌 다른 종들에서는 번식 연령 이후의 개체들이 동족의 생존과 성공에 기여한다는 많은 증거가 발견되었다. 대부분의 포유류 암컷은 배란을 조정하는 호르몬 생성을 멈추는 폐경을 겪지 않는다는 것을 생각해보자. 인간과 몇몇 다른 종들에서만 중년의 시기에 폐경을 경험한다.

자연선택이 이런 진화를 택한 이유는 무엇일까? 폐경은 여성의 번식을 제한하는 것이 아닌가? 그런데 자연선택의 관점에서 늙은 여성은 자손과 다른 동족들이 생존하도록 돕는 중요한 존재다. 늙은 여성의 이러한 긍정적인 영향력은 거두고래(pilot whales) 집단에서 입증되었다. 암컷 거두고래들은 주로 자신의 딸들 및 다른 동족들과 함께 야생에서 100세까지 살 수 있다. 폐경기 전에도 거두고래 암컷 가장들은 번식을 줄이고 자손들을 더 많이 돕는다.

이제 '일회용 체세포' 이론을 알아볼 차례다. 이것은 기본적으로 번식하고 성장하며 유지하는 데 쓰이는 에너지 예산이 한정되어 있다는 이론이다. 장수에 필요한 비용을 쓰는 것보다 번식량의 증가를 선호하는 자연선택 때문에 동물은 번식 능력을 증가시키는 것에 더 많은 자원을 투자하게 된다.

이 개념은 동물이 굶주림으로 스트레스를 받을 때면 자신이 가진 자원을 생명 유지에 재분배하는 것을 관찰하면서 지지를 얻었다. 재분배 전략은 식량자원을 지원받을 수 있을 때까지 번식을 미루는 것이다. 이 결과는 실험적으로 식이 제한(DR)을 했던 많은 종들에게서 확인되었다. 식이 제한이 수명과 건강수명 연장을 다루는 최고의 실험 방법이기 때문에, 식이 제한에 대해서는 뒤에서 더 많은 이야기를 다룰 예정이다.

우리 몸에서 유일하게 늙지도 죽지도 않는 생식세포

일회용 체세포 이론을 마무리하기 전에, 한 가지 더 짚고 넘어가고자 한다. 인간과 같은 다세포 생물은 아주 많은 분화 조직을 갖고 있다. 인간의 몸에는 약 37조 개의 개체 세포들이 있다고 추산되며, 이 숫자는 신체 내부와 표면에 살고 있는 다섯 배 또는 그 이상의 미생물 수는 포함하지 않은 것이다. 그중 몇 가지만 언급해보자면 신경세포, 근육세포, 골세포, 피부세포 등이다. 그런데 몇 가지 경우를 제외하고 이 세포들은 항상 사멸하거나 대체된다. 우리 중 6세 또는 16세에 가지고 있던 그 세포들을 지금까지 가지고 있는 사람은 아무도 없다.

하지만 **생식세포**는 다르다. 이것은 번식에 사용되는 세포, 즉 난자와 정자로 새로운 인간을 만들기 위해서는 난자와 정자가 수정의 단계에서 반드시 결합되어야 한다. 이 결합의 과정에서 염색체의 정확한 개수와 염색체 쌍을 유지하기 위해서 각각의 생식세포는 인간의 완전한 46개 염색체를 절반씩 갖는다. 생식세포를 만드는 과정은 그 세포들의 나이 시계를 0으로 돌려놓는다. 성인이 된 몸을 유지하기 위해 수많은 세포 분열의 순환을 겪는 우리 몸의 다른 세포들과는 달리, 인간의 생식세포들은 오직 한 번만 비교적 보호받는 위치에서 영원히 어린 상태로 유지되는 생식세포로부터 탄생한다.

어떤 방법으로 이렇게 하는 것일까? 생식세포를 만드는 특별한 세포들은 근본적으로는 줄기세포의 종류로, 분화가 덜 된 어린 단계를 유지하면서도 점차적으로 분화되어 세포의 다음 단계를 언제든지 만들 수 있는 세포들이다.

생식세포에 대해 너무 자세히 설명한 것이긴 하지만, 중요한 것은 우리 몸을 이루는 수십조 개의 모든 세포 중에서 오직 이 한 종류의 세포만이 소멸하지 않는다는 것이다. 개념상 이 세포들은 늙지도 죽지도 않는다. 종족을 이어가는 것도 이 생식세포다. 물론 가끔 돌연변이가 발생하기도 하고 문제를 일으키거나 드물게는 이로움을 제공하기도 하며, 환경적 상해에 영향을 받기도 한다. 대체적으로 생식세포들은 세월을 견뎌왔기 때문에 보호를 받고 귀한 대접도 받는다. 진화의 과정에서 못쓰게 되거나 죽는 개체는 버려지지만 그 본질적 구성 요소인 유전자들은 세대를 거쳐 전수된다.

이런 보호가 저절로 생기는 것은 아니다. 난자와 정자는 줄기세포들과 함께 유일하게 **말단소체(텔로미어) 복원효소**라 불리는 효소를 계속해서 만들어내는 세포들이다. 이 내용은 다음 장에서 더 자세히 소개한다. 일단 이 효소는 염색체들의 말단이 끊어지지 않도록 끊임없이 감시하고 유지한다. 염색체에 어떤 손상이라도 생기면 그 세포의 유전적 온전함에도 잠재적인 손상이 생길 수 있기 때문이다. 앞의 몇 문단에서 읽은 내용을 바탕으로 이제 우리는 난자와 정자가 이런 손상을 입지 않는다는 것을 안다. 나머지 체세포들은 그저 위험을 각오해야 한다! 그리고 그 유감스러운 결과 중 하나가 암이다.

이 개념과 함께, 현재 살아 있는 모든 유기체는 최초의 세포에게 이어받은 온전한 적통을 대체할 수 있다. 다음 장에서 우리 세포들이 노화하는 몇 가지 방법들을 소개할 때 이 개념을 기억하자. 보호하는 메커니즘과 손상시키는 메커니즘 모두 생명의 모든 역사와 함께해왔다. 이 개념은 또한 단세포 효모균과 같은 단순 유기체나 1,000개 미만의 세포를 가진 미세한 선충의 일종인 회충을 인간의 노화와 다른 생리작용 연구에 사용하는 경향을 지지하게 만들었다.

마지막으로, 개인적으로 좋아하는 노화에 관한 진화적 설명은 노인이 젊은이에게 자리를 양보하기 위해 죽는다는 개념이다. 노화, 그리고 죽음에 대하여 다소 이타적인 이 설명은 **집단선택**이라는 진화적 개념을 바탕으로 만들어졌다. 자연선택이 성공적인 번식을 위한 유전자들을 가진 객체들을 선호한다는 것을 떠올려보자. 집단선택은 개체를 대상으로 하는 자연선택과 달리, 더 잘 생존하는 집단을 선택한다. 이 개념을 검사하고 궁극적으로 지지하기가 훨씬 더 복잡한 이유는 여러 다양한 환경에 놓인 많은 집단을 식별할 수 있어야 하기 때문이다. 이런 이유로, 다소 매력적이지만 매우 추측적인 이론이다.

우리는 왜 진화적 설명을 신경 써야 할까? 나는 개인적으로 이 개념들이 대단히 흥미롭다고 생각하는데, 만약 우리가 나이를 먹는 이유를 이해하고자 한다면 그에 맞는 타당한 이유가 있다. 또한 많은 사람이, 특히 100세까지 사는 사람은 일반적으로 죽음에 이르는 노화 관련 질병에 걸리지 않는다는 것도 생각해보자. 하지만 여전히 그들도 사망한다!

대부분의 생명체가 죽는 이유를 이해하려면 가장 오래된 생명체인 박테리아로 돌아가야 할 것 같다. 어떤 면에서 박테리아는 진정 불멸의 존재다. 하나의 세포가 두 개로 나뉘고 각각의 세포들이 다시 나뉘고 그렇게 계속 반복한다. 사고나 잡아먹히는 일이 없는 한 모든 세포들이 유전자적으로 동일하며(돌연변이는 제외하고), 이런 식으로 계속 이어진다. 그러나 가끔 대부분의 박테리아가 번성하지 못하거나 소멸되는 것은 커다란 환경 변화 때문이다. 이런 상황에서는 소멸될 운명의 생명체가 그 상황에서 벗어나 새로운 환경에 더 능숙하게 적응하는 돌연변이가 사촌들에게로 옮겨가는 것이 합리적이다. 실제로 박테리아 세포는 정당한 상황에서 스스로 목숨을 끊을 수 있도록 청산가리 알약과 다름없는 세포질을 함유하고 있다. 놀랍게도 우리 역시 우리 세포 속에 이런 작은 시한폭탄을 가지고 있으며, 이 시한폭탄은 우리가 나이를 먹으면서 점점 더, 어쩌면 실수로 활성화된다.[10]

자연선택은 성공적인 번식을 기본으로 한다는 것을 기억하자. 가장 많은 자손을 남기는 생물은 후손에게 과도하게 대표됨으로써 유전자 복권에 당첨된다. 그러니 번식에 적합한 생리학적 투자와 장수에 적합한 생리학적 투자 간에 거래를 하게 될 때는 전자 쪽으로 기울어지게 되는 것이다.

동물실험으로 알게 된 건강수명 연장 방법은?

우리가 감안해야 하는 또 하나의 문제는 노화에 관한 대부분의 연구들이 1장에서 소개했던 여러 이유로 인해 동물실험으로 진행되었다는 점이다. 진화적 관련성이라는 이유로 동물실험의 타당성을 인정하기는 하지만, 쥐와 사람에게 작용해온 자연선택은 분명히 다르다. 쥐처럼 작고 연약한 동물은 수많은 포식자와 부족한 자원으로 인해 위험한 생활방식을 갖고 있다. 이러한 종에서 자연선택은 '빠른' 생애를 선호한다. 쥐는 자신의 유전자를 남기기 위해 일찍부터, 그리고 자주 번식해야 한다는 뜻이다. 쥐의 유전자는 장수를 신경 쓰지 않는다. 사람이나 코끼리, 고래와 같이 덩치 큰 동물들, 또는 바닷가재와 박쥐, 새처럼 포식의 위험을 줄이는 전략을 발달시켜온 동물의 경우에는 자연선택이 '느린' 생애를 선호한다. 이런 동물들에서는 더 길고 가능성 있는 수명으로 이어지는 적응이 나타난다.

제로사이언스(노화 연구)에서 나온 몇 가지 새로운 증거를 설명하면서 그 예를 들어보겠다. 새로 나온 많은 결과들 중 대부분은 지난 10년 동안 발표된 것으로, **칼로리 제한(CR)**이 설치류의 수명과 건강수명 모두를 연장시켰다는 약 100년 전 첫 보고에서 비롯된 것이었다. 그 이후부터 칼로리 제한을 실시한 모든 종에게로 이 결과가 확장되었다.

일례로 쥐의 경우 수명이 30~40% 연장되었고, 칼로리 제한을 적용한 나이 많은 동물은 훨씬 더 어린 동물의 생리학적 특징들을 보여주었다. 3년생 실험실용 쥐는 노령에 속하는 생쥐계의 므두셀라(969세까지 살았다고 전해지는 성경 속 인물—옮긴이)격으로, 털도 빠지고 거의 움직이지도 못한다. 그런데 이 3년생 늙은 쥐에게 칼로리 제한을 실시하면 외모도 움직임도 중년의 활발한 동물과 같아지고 건강한 피부와 털, 혈관, 심지어 번식의 능력도 생긴다.

실험실에서의 칼로리 제한은 매우 엄격하다. 동물들은 매일 충분한 비타민과 다른 무기질을 보충하면서, 평소 식사량의 약 60%를 섭취한다. 대다수의 사람은 다른 포유류에게서 나타나는 건강상의 이익이 아무리 놀랍더라도 칼로리 제한 실험에 자발적으로 참여하려 하지는 않는다. 인슐린 민감도 개선(즉, 제2형 당뇨병의 반대)이나 체지방과 발암 위험 감소 등의 유익함이 있는 경우도 마찬가지다.

당연히 칼로리 제한의 기초를 이루는 세포 메커니즘이 조사되기 시작했다. 그 연구들이 제시하는 추론은 만약 우리가 칼로리 제한이 작용하는 방법을 안다면 그것을 재현할 수 있고, 그렇게 되면 직접 굶주리는 그 모든 괴로움 없이도 그 혜택을 얻게 된다는 것이다.

설치류와 영장류, 그리고 다른 생물들을 대상으로 노화에 관련된 칼로리 제한의 수많은 장점을 보여주는 연구들이 많이 진행되었지만, 우리 인간에 대한 결론은 아직 나오지 않았다.

바이오스피어 2(Biosphere 2, 1991년부터 약 2년 동안 미국 애리조나주 오라클에서 진행된 인공생태계 제2의 지구 프로젝트-옮긴이)와 전시 기근처럼 인간이 '자연스럽게' 식이 제한 실험에 참여하게 된 경우들이 여러 번 있었는데, 이 실험들은 건강과 장수의 효과는 입증해도 실험적 정확도는 떨어진다.

최근에 인간과 식이 제한의 효과에 관한 장기 연구가 시작되었지만, 아직도 노인들에 대한 확정적 결과는 많이 나오지 않았다.⌐[11] 인간의 식이 제한은 수명이 짧은 동물들처럼 수명에 똑같은 영향을 주는 것 같지는 않다. 그러나 대부분의 노화 퇴행성 질환의 위험을 크게 낮춰주고 건강 지표들을 개선시키는 등 많은 장점이 있다. 이 내용은 9장에서 더 자세하게 다룬다.

칼로리 제한(CR)의 복잡한 메커니즘과 놀라운 효과

칼로리 제한 중에 일어나는 현상들을 설명하는 것으로 보이는 여러 메커니즘은 복잡하고 서로 얽혀 있다. 간단히 설명하면, 칼로리 제한은 우리 몸의 시스템이 상황이 어려워졌으니 자세를 낮추고 방어체제를 시작해야 한다고 몸에게 신호를 보내는 스트레스의 한 형태다. 기본 목적은 진화적 관점에서(그렇다, 이 개념으로 돌아간다), 결국 번식이 가능하도록 보장하려는 것이다. 우리 조상들은 가난한 시기를 여러 차례 겪었고 그때마다 굶주려야 했다. 이후의 번식을 보장하기 위해서 모든 종의 조상 유기체들은 어려운 시기가 닥치면 번식을 미루고 신진대사 자원들을 유지와 생존을 위한 쪽으로 옮겨 썼다.

특별히 음식이 넉넉할 때는 몸에서 두 가지 호르몬, **인슐린**과 **인슐린유사성장인자 1**(길고 복잡하니 IGF-1으로 부르기로 한다)이 분비된다. 호르몬은 몸 구석구석에 정보를 전달하는 화학적 전달자이기 때문에, 이 두 호르몬이 우리 세포들에게 음식이 있다고 말해주면 더 많은 세포와 조직을 만들기 위한 여러 프로그램이 작업을 시작한다. 분명히 중요한 메시지이지만, 우리 모두가 아는 것처럼 좋은 것도 지나치면 문제가 된다. 세포 활동과 성장이 지나치면 해로운 화합물의 생성도 늘어날 수 있다. 우리 고향에서 일어나는 과도한 발전을 떠올려보자. 심각한 오염, 교통체증, 규제받지 않은 성장으로 인한 재난들. 칼로리 제한에는 이 친-성장성 호르몬과는 반대되는 효과가 있다. 바로 복구 시스템이 작동해 손상을 치료할 시간을 주기 위해 성장을 늦추는 것이다.

앞에서 언급했던 인슐린과 IGF-1, 그리고 이후 장들에서 설명할 **성장 호르몬(GH)**을 포함하는 IGF-1 시스템은 동물실험에서 수명에 미치는 영향을 처음으로 보여주었다.[12] 가장 흥미로운 사례는 놀랍도록 긴 수명을 가진 작은 개 치와와다. 이 견종과 다른 소형 개들은 IGF-1 유전자의 돌연변이(IGF-1 유전자 바로 옆에 붙어 있는 15번 염색체에 하나 이상의 돌연변이가 일어나 몸이 커지는 것을 억제한다.─옮긴이)를 가지고 있어서 그리 많은 노력을 들이지 않고도 늘 칼로리 제한 상태에 있다.[13]

또한 칼로리 제한은 **자가포식**이라는 과정을 증가시킨다. 자가포식이란 세포들이 새로운 대체 요소로 재사용하기 위해 손상된 구성요소들을 제거하는 방식을 말한다. 예를 들면 단백질과 같이 손상된 요소들이 축적되면, 마치 가정의 지하실에 쌓이는 쓰레기처럼 노화에 관련된 쇠퇴와 다른 신체 조직에 손상을 가져올 수 있다. 자가포식이 늘어나면 노화 과정 중 이렇게 축적되는 것을 줄여주고 수명을 늘려줄 수도 있다. 이 과정에 대한 더 자세한 내용도 다음 장들에서 알아보도록 하자.

자연선택이 선호하는 유전자들을 택하고 그 유전자들은 생식세포 속에 함께 묶여서 시간이 지남에 따라 이동한다. 이것은 모두 아무 문제가 없는 과정이다. 그런데 어째서 개체 자체는 늙고 또 죽는 것일까? 다세포 생물에게 죽음이란 피할 수 없는 결과인 것 같다. 박테리아와 같은 단세포 생물들은 반으로 나뉠 수 있고, 각각의 반쪽은 생식세포의 생명을 존속시킬 수 있다. 하지만 우리 인간처럼 크고 복잡한 생명체들은 그럴 수가 없다. ⎯14

일부 과학자들은 교정요법을 통해 인간의 수명을 무한대로 늘릴 수 있다고 말하기도 한다. 장수를 극대화하는 이 개념은 이런 종류의 연구에 자금을 대는 실리콘밸리의 백만장자들 사이에서 인기다. 만약 그럴 수 있다 해도, 그 목표에 도달하기까지는 갈 길이 멀다는 것이 내 개인적인 생각이다. 그러나 그런 연구 결과들의 일부는 일반인도 시도할 수 있고 그 시도가 우리 수명을 늘려줄 수도 있다. 이 새로운 결과들에 대해서는 마지막 두 장에서 다룰 것이다. 다음 장에서는 우리가 쇠퇴하는 방식과 그것을 완화하는 방법에 대하여 알아보자.

약어 해설

CR: 칼로리 제한 caloric restriction
GH: 성장 호르몬 growth hormone
IGF-1: 인슐린 유사성장인자-1 insulin-like growth factor-1

3장

우리 몸의 노화는
어떻게 일어나는가

세포와 분자 단계에서 악화되는 문제들

　노화에 대한 지배적인 시각은 세포의 손상이 쌓여 일어나는 것으로 보는 것이다. 일부 초기 손상이 마치 도미노처럼 부수적 시스템들을 무너뜨려 더 큰 손상이 일어나게 된다. 이런 손상이 다른 요인보다 더 중요하다는 의견과 그 손상이 노화 관련 질병과 연관되는 방법을 두고 많은 논쟁이 있지만, 기본 설정은 꽤 일치한다.⌐[1]

　이 장에서는 우리의 세포와 분자 단계에서 악화되는 문제들을 전체적으로 소개한다. 각각의 신체 시스템이 서로 교류하는 복잡한 방식을 지나치게 깊이 다루지는 않을 것이다. 각 시스템은 모두 놀랍도록 복잡하고 까다롭게 얽혀 있기도 하고, 각 시스템이 해야 하는 일이 무엇인지, 그리고 나이가 들면서 잘못될 수 있는 부분은 무엇인지를 이해하기 위해 그렇게 자세한 수준까지 알아야 할 필요는 없기 때문이다.

각 시스템은 모든 종류의 노화 관련 질병의 단골 범인이기 때문에 다음 장들에서 다시 다루게 될 것이다. 이 장에서는 각 시스템에 대한 전체적인 설명과 마지막 두 장에서 자세하게 다루게 될 새로운 제안들, 즉 가능한 대안에 대해 잠깐 소개하고 각 시스템의 마지막 단락마다 짧게 요약하여 정리할 것이다.

만약 이 내용이 지나치게 부담스럽다면, 다음 장으로 건너뛰어도 된다. 각 메커니즘을 소개하는 장들에서도 간략하게 설명할 것이므로 더 자세한 정보가 필요할 때 이 장으로 돌아오면 된다.

다음의 [그림 3-1]은 일련의 반응에 대한 예시다. 이런 식으로 반응들이 서로 연결된 것을 **경로**라고 부른다. 이 그림은 메틸화 반응이라는 중요한 과정이 담긴 여러 연동 경로들을 보여주는데, 여러 장에서 언급되는 과정이기 때문에 여기서는 길게 설명하지 않을 것이다.

이 과정은 기본적으로 메틸이라는 작은 변경 인자가 많은 복합체 중 하나에 들러붙는 반응을 포함한다. 이 그림을 여기에 소개한 목적은 우리 세포들이 끊임없이 사용하는 수천 개의 생화학적 경로 중 하나의 예를 보여주기 위해서다. 이 경로들은 인간의 복잡한 신체를 유지하는 데 참여하는 주요 시스템들 안에서 서로 얽혀 있다. 어느 단계에서든 경로에 문제가 생길 경우, 건강과 장수에 중대한 결과를 초래할 수 있다.

그림에서 서로 이어진 부분들을 따라가보자. 핵심은 상호 작용하는 수많은 구성 요소가 있다는 것이다. 각각의 글자들은 다음 화합물을 생성하기 위해 화학적 반응 안에서 화살표 방향이 가리키는 대로 활동하는 화합물이다. 두 개의 최종 물질인 메티오닌과 호모시스테인의 생성은 단순한 레고 조각으로 복잡한 구조물을 세우는 것과 비슷한, 일련의 작은 단계들로 이루어진다. 마치 자동차 내연기관이 작동하는 법을 더 잘 알기 위해 벨트나 펌프, 반도체칩 등 각 기계 장치의 기능과 원리까지 이해할 필요는 없는 것처럼 모든 과정을 다 알아야 할 필요는 없다. 그러나 더 관심이 있는 독자들을 위해 설명하자면, 메티오닌과 시스테인은 단백질을 만드는 데 쓰이는 아미노산이다.

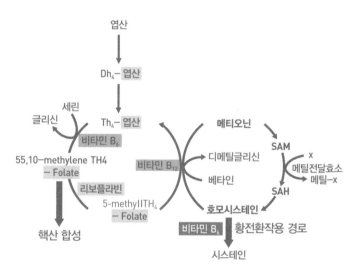

[그림 3-1] 생화학적 경로의 예
출처:라이너스 폴링 인스티튜트 미량영양소 정보센터

호모시스테인은 또 다른 아미노산으로 단백질 합성에 쓰이지 않는다. 이 경로 안에서 엽산을 포함한 비타민 B군은 호모시스테인이 단백질 합성에 재사용되는 반응을 촉진하는 중요한 역할을 담당한다. 하나 또는 그 이상의 비타민 B군이 부족할 경우 호모시스테인 수치가 상승할 수 있다(많은 비타민 B군이 이 반응에 관여하는 것을 주목하자). 많은 의사가 환자의 호모시스테인 수치를 주시하는 이유는 나이가 들면서 호모시스테인 수치가 높아지면 특히 뇌에 일부 부정적인 결과를 가져올 수 있기 때문이다.

이 시스템들이 어떻게 서로 영향을 주고받으며 어떤 식으로 악화되는지 이해하는 하나의 방법은 동네의 교통 흐름을 연상하는 것이다. 자동차 엔진부터 도로 표면과 신호등을 통제하는 전력망, 그리고 신호체계까지 수많은 시스템이 교통 흐름에 영향을 준다. 관리하지 않으면 이 모든 시스템이 시간이 흐르면서 고장 날 텐데 하나가 고장 나면, 예를 들어 신호등이 불규칙적으로 작동하면 교통 흐름이 영향을 받아 후속적인 피해들이 발생할 수 있다. 사람의 몸도 이와 다를 게 없다.

유전자 손상 일으키는 돌연변이를 DNA 분석으로 색출하다

모든 생명체는 일생 동안 유전자와 DNA의 손상을 겪는다. DNA는 유전 물질을 의미하며 각각의 유전자는 전체를 이루는 작은 조각이다. DNA의 온전함과 안정성은 세포 분열과 산화 손상을 치유하는 DNA 복제 오류와 같은 내부적 요인뿐만 아니라 환경 화학물질, 바이러스, 자외선과 같은 외부 요인들로부터 끊임없이 위협당한다. DNA는 수많은 방법으로 손상되고 비록 유형에 따라 다른 결과가 나타나지만, 여기서는 일괄적으로 돌연변이라고 부르겠다. 돌연변이는 **DNA 염기서열**을 바꾼다(DNA 염기서열은 마치 단어를 이루는 문자와 같이, DNA의 개별 단위들의 독자적 형태다). 그러므로 유전자의 돌연변이는 **대립형질** 또는 **대립유전자**라 부르는 DNA 염기서열의 한 가지 변형으로, 정상 염기서열은 같은 유전자의 또 다른 대립형질이다.

베르너 증후군(WS)은 조로증의 한 가지 예로, 노화가 극도로 빠르게 진행되는 질병이다. 이 질병은 DNA 손상을 복구하는 유전자의 돌연변이에 의해 발생하는데, 잠행성이어서 그 병으로 고통받는 사람들에겐 분명한 비극이다. 하지만 DNA 치료를 향상시키는 실험처리를 거치면 수명이 늘어날 수 있다는 희망적인 동물실험 결과가 있다.

마지막으로 확인할 부분은 유전자에 관한 전문 용어다. 다시 베르너 증후군을 예로 들면, 돌연변이를 일으켜 베르너 증후군을 발병시키는 유전자는 8번 염색체에서 발견된다. 다시 말해, 모든 유전자는 염색체에 자신만의 독특한 '유전자 주소'를 가지고 있다는 뜻이다.

우리는 모두 23쌍(46개)의 염색체를 가지고 있다. 각 쌍의 구성원들은 마치 신발이나 장갑 한 켤레처럼 반드시 한 세트로 이루어지지만 두 개가 똑같지는 않다. 한쪽 염색체가 하나의 대립형질을 가지고 있을 때, 상대 염색체는 같은 대립형질을 가질 수도, 다른 대립형질을 가질 수도 있다.

베르너 증후군처럼 눈에 띌 만큼 충분히 큰 영향력을 가진 대립형질들은 대체로 심각한 질병을 초래한다. 좀 더 익숙한 예로는 낭포성 섬유증과 겸상 적혈구성 빈혈이 있다. 이 질병의 대부분에서 대립형질들은 활동하지 않는 단백질을 암호화한다. 이런 유전적 질병을 열성이라고 부르는 이유는 돌연변이 형태가 하나의 정상 형태에 의해 가려질 수 있기 때문이다. 이 질병에 걸리려면 두 염색체 각각에 기능 장애를 일으키는 대립형질이 있어야 한다. 다행히도 이런 질병이 발병하는 예는 드물다.

우리 몸의 시스템들뿐만 아니라 암이나 당뇨병 같이 더 흔한 질병은 많은 유전자의 조합은 물론, 식습관이나 환경 화학물질 같은 생활방식 요인에 의해 결정된다. 질병의 기저를 이루는 유전자를 찾는 것이 더욱 어려운 이유가 바로 이것이다. 거기에다 일명 **복합 유전 특성**에 영향을 주는 유전자가 많아 우리는 대부분 '좋은' 유전자와 '나쁜' 유전자가 섞인 형태를 갖고 있다. 예를 들어 포커 게임에서는 특별히 '좋은' 카드나 '나쁜' 카드가 없고, 우리 손에 들린 카드들의 조합으로 좋은 패 또는 나쁜 패가 결정된다. 하지만 유전자 패는 5장이나 7장을 받는 포커 패와 달리 수백 개의 유전자로 구성된다. 복합 유전 특성에 영향을 줄 수 있는 많은 유전자를 식별하기 위해서는 DNA 염기서열 정보와 형질의 특성이 다른 사람(또는 식물이나 동물)들의 개체 그룹이 필요하다.[2]

그런데 새로운 기술이 개발되면서 이 문제가 해결되었다. 사람과 여러 다른 종의 동물들이 가진 대부분의 유전자 DNA 염기서열과 염색체 주소가 알려지면서, 이제 과학자들은 각각의 유전자가 가진 대립형질을 찾을 수 있고 여러 개를 구할 수도 있다. 이 모든 DNA의 서열을 **게놈**이라는 유전 정보로 식별할 수 있다. 이 과정은 마치 뉴욕의 주소록에 있는 모든 문자를 나열하는 것과 같다. 게놈을 알면 어떤 유전자든 찾아갈 수 있고 그 유전자를 설명하는 염기라 불리는 글자들을 읽을 수 있다.

이 방법 대신 특정 유전자들의 작은 부분들을 확인하여 대립형질을 구별하는 방법도 있다. 이 두 번째 과정은 23nMe와 Ancestry 같은 회사들이 쓰는 방법으로, 어떤 사람의 이름에 쓰인 몇 개의 문자들을 가지고 엑셀 같은 프로그램의 탐색 문자열을 이용하는 방법과 비슷하다고 보면 된다.

우리는 대부분 어떤 유전자가 암이나 당뇨병 같은 일반적인 질병에 걸리게 하는가에 더 많은 관심을 가질 것이다. 혹은 우리를 보호하는 유전자, 또는 신체 시스템이 더 잘 작동하게 해주는 유전자가 더 궁금할 수도 있다. 열성 질환을 일으키는 것으로 알려진 대립형질은 많지만, 정상적인 기능과 노화로 인한 퇴보에 영향을 주는 유전자들은 훨씬 덜 알려져 있다. 마치 플레이어의 손에 들린 개별 카드와 마찬가지로, 소위 **위험 대립형질** 대부분이 개별 특성이나 질병에 작은 영향을 끼치기 때문이다.

나는 이 상황이 가까운 미래에 바뀌기를 기대한다. 이 유전자들을 확인하기 위해서는 많은 개체수의 모집단이 필요하다는 사실을 떠올려보자. 개체수는 많을수록 좋다. 수백만의 사람들이 가진 각각의 게놈을 배열하기 위해 실제로 미국이 제안한 대규모의 정부 기금 연구들을 유럽과 중국에서 진행하고 있다. 23nMe 같은 회사들이 주도하는 사설 기금 프로젝트도 대립형질과 그 기능 사이의 관계를 알아내기 위해 연구를 진행 중이다. 대립형질들이 일으키는 효과는 적기 때문에 결과를 얻기 위해서는 정말로 큰 개체 집단을 조사해야 한다.⎺3

위험 대립형질에는 일부 유전자들에게서 받은 보호라는 또 다른 측면이 있다. 100세가 넘은 장수 노인들의 DNA 염기서열을 조사한 연구에서 장수 대립형질에 관한 흥미로운 가능성이 발견되었다. 많은 100세 이상 노인들이 특별히 건강한 생활습관을 갖고 있지 않다는 점을 발견하면서, 장수에 관여하는 유전자들의 역할이 강조되었다! 하지만 같은 DNA를 가지고도 완전히 다른 수명을 가질 수 있다는 일란성 쌍둥이의 연구 결과도 기억해야 한다. 환경 혹은 우리가 선택하는 생활습관이 중요하다는 뜻이다.

각 장마다 거기서 다루는 시스템의 기능에 영향을 주는 것으로 알려진 일부 유전자를 소개할 텐데, 이 유전자들은 우리를 위험에 빠트릴 수도, 그 장에서 소개하는 시스템의 질병으로부터 우리를 보호할 수도 있다. 게놈 서열을 확인하라거나 이 작업을 하는 업체에 DNA 분석을 맡기라고 강요하는 것이 아니다. 분석 비용은 여전히 저렴하지 않다. 하지만 우리에게 염려하는 가족 병력이 있다면, DNA 분석은 우리가 겪을 수 있는 위험에 대해 더 많은 정보를 얻을 수 있는 하나의 방법이다. 또한 우리의 게놈에 대한 지식 기반이 말 그대로 날마다 증가하면서 점점 더 많은 방어적 요인과 유발 요인도 알려지는 중이다.

같은 말을 반복하는 것처럼 들리겠지만, 나는 계속해서 이것이 예비 목록임을 재차 상기시킬 것이다. 많은 유전자가 신체의 특정 양상에 원인을 제공할 수 있다고 과학자들은 쉽게 결정할 수 있어도, 그 유전자 자체를 확인하는 것은 훨씬 더 어려운 일이다. 그 유전자가 작용하는 방법을 알아내는 것은 더더욱 어려운 일이다.

말단소체 손실을 막으면
노화를 늦출 수 있다?

말단소체(텔로미어)는 염색체의 말단부로, 염색체의 기능적 부분인 중간 부분을 온전하게 보호하는 역할을 한다. 세포는 분열할 때마다 길이의 일부가 줄어든다. 이것은 세포 분열에 앞서 염색체가 복제되는 방식 때문이다. DNA를 복제하는 효소에는 부착을 위한 주형(template) 염색체 부분이 있는데, 이 부착 부위는 복제될 수 없고 잃어서도 안 된다.

말단소체는 기본적으로 희생 지대로, 일정 횟수의 세포 분열을 이루고 나면 말단소체 부위가 대폭 짧아지면서 세포도 분열을 멈춘다. 그러므로 말단소체의 단축은 세포 노화와 같은 노화 관련 손상들뿐만 아니라 유전적 손상의 시작이다. 그것은 노화로 인해 세포에 일어나는 일들과 관련이 있지만 실제 연령과 높은 상관관계가 있는 것은 아니다. 사람을 대상으로 한 실험이 진행되지는 않았지만, 쥐를 대상으로 한 실험 결과, 말단소체의 연장으로 노화를 늦출 수 있음이 밝혀졌다. 세포들의 종류에 따라 말단소체가 소실되는 비율이 다르기 때문에 모든 종류의 세포들을 일반화하여 이 현상의 중대성에 대한 통합적 결론을 도출하기는 어렵다는 점을 언급해둔다. 분자생물학자 엘리자베스 블랙번은 말단소체가 염색체를 보호하는 원리를 규명한 연구로 2009년 노벨 생리의학상을 수상했다. 또한 이 내용을 다룬 이해하기 쉽고 훌륭한 저서도 남겼다.⎤ 4

말단소체의 길이가 식습관 및 스트레스와 같은 환경적 요인에 따라 바뀔 수 있다는 것이 핵심이다. 이 유연함 덕분에 우리는 적극적으로 말단소체를 개선할 수 있다. 하지만 이것은 말단소체의 길이를 검사하는 것으로 우리 수명의 예측 가능성을 보장할 수는 없다는 의미이기도 하다.

유전자에 추가되는 후성유전학적 변화를 되돌린다면 어떨까?

유전자에 대한 이야기로 시작해보자. 우리는 알다시피 하나는 어머니에게서 그리고 다른 하나는 아버지에게서 받은 두 개의 복제된 염색체를 가지고 있다. 그리고 이 염색체들의 유전자는 DNA라고 부르는 분자로 이루어져 있다. DNA는 일생 동안 그다지 많은 변형이 일어나지 않는다. 여기저기서 우발적인 돌연변이가 생길 수도 있지만, 대체로 우리의 게놈은 유전정보 전체를 의미하는 그 이름처럼 꽤 안정적이다.

유전자는 염색체에 있는 DNA의 줄기이며, 유전자의 시작부터 끝까지의 정확한 배치를 염기서열이라고 부른다. 유전자가 활성화된 상태일 때는 RNA라 불리는 물질로 복제되며, 단백질을 생성하기 위해 이 RNA가 '읽힌다'. 유전자는 각각 단백질을 생산하거나 생산하지 않을 때 활성화되거나 활성화되지 않는다.

생명이 지속되는 동안 우리의 DNA는 활성화를 멈추기도, 받아들이기도, 거부하기도 하면서 다른 화합물질들을 덧붙인다. 이 화합물질들이 DNA 위에 덧붙기 때문에 **후성유전학적 표지**라고 부른다(후성유전학은 DNA 자체의 변화가 아닌 DNA 주변의 단백질 변화를 연구하는 학문으로 유전학genetics에 '위'나 '주변'이라는 접두어 'epi-'가 붙어 후성유전학epigenetics이라 한다—옮긴이).

이 화합물질은 우리 유전자의 용량 제어 물질이라고 생각하면된다. 우리는 세포의 종류를 여러 가지로 전문화하기 위한 지침이 담긴 이런 표지 세트를 가지고 태어난다. 우리 몸의 모든 세포는 게놈으로 알려진 모든 DNA를 가지고 있어서 근육, 뼈, 심장과 같은 각각의 세포가 각기 다른 유전자를 활성화시켜야 하기 때문이다. 이 전문화된 표지들은 물론이고, 우리는 생애를 거치면서완전히 다른 세트도 습득한다. 이렇게 습득한 후성유전학적 표지들은 우리가 알맞은 방식으로 외부 환경에 반응할 수 있게 해주는특정 유전자들을 활성화시킨다.

어린 쥐를 대상으로 실시한 주목할 만한 실험을 통해 이 후성유전학적 변화의 역할이 알려졌다. 이 연구에 사용된 것은 동종 번식된 두 종의 쥐로, 본질적으로 같은 종끼리는 마치 일란성 쌍둥이처럼 유전적으로 모두 똑같다. 연구에 사용된 한 종은 정상적인 양육, 즉 어미가 새끼를 핥아주고 품어주는 특징이 있었고, 다른 종의 어미들은 보살핌이 훨씬 적었다.

과학자들은 어린 시절에 받는 스트레스의 영향을 살펴보기 위해 어린 젖먹이 새끼를 가진 어미 쥐에 초점을 맞췄다. 두 종에서 각각 어미들과 그 새끼들을 반으로 나눠, 한쪽은 대조군으로 정해 정상적으로 키우도록 조종되었다. 나머지 반의 새끼들은 태어난 첫 주 동안 15분씩 어미에게서 떼어놓았다. 이 새끼들은 분리되었지만 체온을 따뜻하게 유지시켜 신체적 불편함이 아닌 분리에 의한 스트레스임을 분명하게 했다. 돌봄의 긴장을 겪는 종의 경우, 분리되었던 새끼들이 돌아오자 어미들은 곧바로 새끼에게 신경을 쓰고 핥아주며 전체적으로 새끼를 보살폈다. 한편 돌봄의 긴장이 덜했던 종의 경우에는 어미들이 관심을 갖지 않았고 기본적으로 새끼를 돌보지 않았다.

새끼가 성장한 뒤 다양한 행동을 측정했다. 신경을 쓰지 않던 종의 집단에서 새끼 시절에 분리되었던 쥐들은 더 불안해하고 공격적이며 알코올이나 코카인 같은 약물의 남용에 더 관심을 보였다. 반면, 세심한 보살핌이 이런 성인 문제로부터 새끼를 보호하는 것 같았다.

좋은 보살핌의 결과는 후성유전학적 표지를 통해 스트레스 반응을 통제하는 유전자로 이동되는 것으로 드러났다. 분리로 인해 스트레스 반응 유전자가 활성화될 때, 어미에게 받은 보살핌이 후성유전학적 표지를 그 유전자에 부착해서 스트레스 유전자를 비활성화시킨다. 그렇게 되면 새끼는 어린 시절에 스트레스를 받던 사건으로 촉발되는 부정적 영향 없이 성장한다.

인생 전반에 걸쳐 유전자에 영향을 줄 수 있는 후성유전학적 표지는 매우 다양하다. 노화는 메틸기라 불리는 이 후성유전학적 신호 중 하나에 생기는 특정한 변화와 연관이 있다. 메틸기가 유전자에 부착되면, 그 유전자는 외면되거나 완전히 비활성화된다. [그림 3-1]에 나타난 메틸화 경로가 중요한 이유가 바로 이것이다. 환경적으로 다른 요인들은 같은 유전자에서도 완전히 다른 후성유전학적 표지들에 부착된다. 식습관이나 부모 양육과 같은 요인들은 완전히 다른 후성유전학적 표지 양상을 일으킬 수 있다. 이런 후성유전학적 신호 중 일부는 쥐에게 베르너 증후군 같은 노화 증후군을 비정상적으로 빠르게 일으키기도 한다.

나이와 함께 활성화되거나 비활성화되는 특정 유전자를 찾는 기발한 아이디어는 UCLA의 한 연구원이 찾아냈다. 그는 연령이 증가하면서 지속적으로 약해지는 약 350개의 유전자 그룹을 발견한 후, 이 모든 유전자를 동시에 분석하여 생물학적 연령을 놀랍도록 잘 예측하는 '후성유전학 시계'를 만들어냈다. 실제 연령보다 훨씬 더 늙어 보이거나 젊어 보이는 사람들을 본 적이 있을 텐데, 이들은 아마도 자신의 생물학적 연령을 생일보다 더 많게, 혹은 더 적게 만드는 시계 유전자의 차이를 가진 사람들일 것이다.

이 350개의 유전자가 정확히 어떤 일을 하는지는 밝혀지지 않았지만, 노년의 사망을 꽤 정확하게 예측한다. 어떤 업체에서는 타액 시료를 받아서 우리의 후성유전학적 나이를 알려주기도 할 것이다.[5]

이것은 시계 연구에서 나온 파생효과 중 하나일 뿐이다. 과체중인 사람들의 간세포는 다른 체세포보다 더 늙은 경향이 있지만, 저체중인 사람들의 다른 체세포들보다는 젊다. 다른 조직들에서는 이 관계가 발견되지 않았다. 일례로 과체중인 사람의 지방세포는 더 많은 후성유전학적 나이를 나타내지 않는다. 유감스럽게도 체중을 감량해도 가속화된 간세포의 후성유전학적 나이가 되돌려지지는 않는다. 노화를 되돌리려는 희망을 가지고, 현재 많은 실험실에서 후성유전학적 변화를 되돌리는 방법을 연구하고 있는 중이다.[6]

후성유전학 경로를 통해 유전자들을 깨우거나 잠재우는 데 관여하는 것은 시르투인(적포도주의 장수 효과에 관해 읽어본 적이 있을 텐데, 그 안에 포함된 성분이 바로 시르투인이다)이라는 효소군이다. 쥐의 경우, 몸속에서 시르투인이 활성화되자 더 오래 살았고, 반대로 시르투인이 비활성화되자 더 일찍 죽었다. 인간의 몸에서 작용하는 시르투인의 역할과 효과에 관한 다수의 연구가 진행 중이다. 이 부분은 항노화를 위해 우리가 실천해볼 수 있는 새로운 제안들을 다룬 10장에서 더 자세히 살펴본다.

후성유전학적 표지는 우리의 일생에 걸쳐 우리 유전자에 추가된다는 사실을 명심하자. 스트레스가 많은 생활이 유해한 후성유전학적 변화를 가져온다고 결론을 내고 싶겠지만, 그렇게 단정적으로 말할 수 있을 만큼 이 표지의 특징과 효과가 충분히 알려지지는 않았다.

단백질 항상성을 개선하면 노화가 지연될까?

복잡한 단어가 또 등장한다. 항상성이라는 단어는 들어본 적이 있을 텐데, 항상성은 주어진 상황에서 일정 수준을 유지하려는 신체의 능력을 뜻한다. 지정된 온도를 유지하는 집 안의 온도조절장치를 생각해보자. 대부분의 신체 항상성 시스템은 좁은 범위에서 체온과 혈액 pH, 그리고 포도당과 칼슘 같은 여러 영양소의 혈액 수치 등 다양한 기준을 유지하기 위해서 집안의 온도조절장치가 작동하는 것과 비슷한 방식의 음성 피드백(negative feedback) 절차를 거친다.

온도조절장치의 온도가 21도로 맞춰져 있다고 가정해보자. 온도조절장치 안에는 끊임없이 온도를 확인하는 온도계가 있다. 만약 온도가 21도 이하로 떨어지면 보일러 연결 장치가 켜지고 집안의 온도가 상승한다. 온도가 21도를 넘으면 보일러 연결장치가 꺼지고 결국 온도가 내려간다. 그러면 다시 이 과정이 반복된다. 몸속의 음성 피드백도 이와 비슷한 방식으로 진행된다. 다만, 더 미세하게 조절하기 위해 더 많은 모니터가 그 과정을 통제한다.

다시 **단백질 항상성**(protein homeostasis, 줄여서 'proteostasis'라고도 함)으로 돌아가자. 단백질 항상성은 간단히 말해서 세포가 필요로 하는 단백질의 질과 안정성을 유지하는 방법이다. 단백질이란 여러 기능을 가진 생물 분자들의 집단이지만, 일반적으로는 우리 세포의 일개미들이다. 세포의 골격을 세우고 세포 내의 화학적 과정을 운용하며 외부 침입자들을 공격하고 제거하는 데 단백질이 쓰인다. 그러므로 단백질의 품질을 최상으로 유지하는 것이 매우 중요하다.

그런 점에서 노화와 알츠하이머병, 파킨슨병, 백내장과 같은 일부 노화 관련 질병들이 단백질 항상성의 문제와 연결되어 있는 것은 그리 놀랄 일이 아니다. 게다가 쥐를 대상으로 한 실험에서 단백질 항상성을 개선하는 유전자 변형이 노화를 지연시킨다는 다소 흥미로운 실험 결과들도 새로 등장했다.

단백질 항상성을 유지하기 위해서 세포들은 어떤 일을 할까? 마치 차량이 도로 위에서 계속 달릴 수 있도록 공동으로 조작되는 여러 시스템이 자동차 안에 장착되어 있는 것처럼 우리 몸속에는 수많은 프로세스가 서로 연관되어 있다. 간단히 말하면, 이것은 문제가 있는 단백질들을 발견하고 표지를 붙여 분해하는 과정이다. 이런 과정들을 부르는 일반적인 명칭은 **자가포식**(글자 그대로, '스스로 먹어치운다'는 뜻으로, 마지막 장에서 소개될 것이다)이지만, 여기에는 수많은 활동이 포함되어 있으며, 그중 일부는 다른 기능도 수행한다. 기억해야 할 것은 일단 단백질이 구성 성분으로 분해되면 이 구성 요소는 새로운 단백질로 재활용될 수도 있다는 점이다.

미토콘드리아의 활동성이
높아질수록 수명이 늘어난다

미토콘드리아는 세포 에너지 발전소로, 마치 동력 발전소처럼 음식물 연료를 받아서 더 작은 화학물질로 쪼개고 CO_2를 생산한다. 석탄을 태우는 화력발전소에서 전기가 방출되는 것처럼 이 과정에서 에너지가 방출되고 특별히 ATP(아데노신 3인산)라 불리는 다른 화합물로 저장된다. ATP는 우리가 필요할 때 쓰는 화폐처럼 일반적인 에너지 통화다. 에너지가 필요할 때마다 세포는 ATP를 사용한다. 미토콘드리아는 은행처럼 모든 종류의 에너지 통화를 각 세포가 사용하는 화폐로 바꿔주는데, 이때 은행에서 부과하는 일종의 환전 수수료와 비슷한 비용이 발생한다.

ATP와 미토콘드리아가 만드는 물질의 중요성을 설명하기 위해서 청산가리(시안화칼륨)의 유독성을 생각해보자. 청산가리 한 스푼만으로 몇 시간 안에 사망에 이르는 이유는 청산가리가 ATP 형성을 막기 때문이다. 신체의 모든 화학 반응에 ATP가 사용되기 때문에, ATP가 없으면 생명이 지속되지 않는다.

설명을 더 보태자면, ATP의 중요성은 신체 내에서 사용되는 ATP 양으로도 설명된다. 어떤 순간이든 우리는 세포 전체에 산재해 있는 이 물질을 1g가량 사용한다. 하지만 하루를 보내면서 대부분은 미토콘드리아에 의해 끊임없이 쓰이고 재생되기 때문에 하루에 우리가 사용하는 ATP의 양은 45kg이 넘는다.

미토콘드리아는 이 마법을 위해 우리가 호흡하는 산소를 사용한다. 불가피하게 이 산소의 일부는 프리라디칼(free radical, 유리기) 또는 **활성산소**(reactive oxygen species, ROS, 활성산소종이라고도 함)라는 나쁜 형태로 바뀐다. 활성산소는 산화라는 과정을 통해 DNA를 포함한 세포 기반을 손상시킬 수 있다. 활성산소는 면역 시스템을 통해 염증 물질이라 불리는 또 다른 해로운 물질을 만들기도 한다. 이 부분도 나중에 다시 설명하기로 한다.

세포 DNA와 지질, 그리고 단백질을 손상시키는 것은 활성산소의 해로운 면이지만, 좋은 면도 있다. 활성산소는 미토콘드리아에 무슨 일이 일어나는지를 세포의 다른 부분에 알려주는 신호 역할을 한다. 미토콘드리아의 중요성을 과소평가하면 안 된다! 각 세포들, 특히 근육이나 간세포처럼 많은 에너지를 쓰는 세포들 속에는 수천 개의 미토콘드리아가 있으며, 놀랍게도 미토콘드리아가 이 세포 부피의 약 20%, 우리 몸무게의 약 10%를 차지한다! 우리 세포는 당연히 활성산소 수치를 알려주기 위해서 보안장치를 가지고 있다. 이것은 외부에서 누군가, 또는 무언가가 움직일 때 우리에게 알려주려고 집 밖에 동작 감지기를 달아놓는 것과 비슷하다. 이런 이유로 미토콘드리아 내에서 생성되는 활성산소는 완전히 제거되면 안 된다.

나이가 들면서 미토콘드리아는 다른 몇 가지 이상한 작용을 통해서뿐만 아니라 분열을 통해 끊임없이 재생하면서 돌연변이를 축적한다. 이것이 바로 DNA 파괴다. 실제로 미토콘드리아도 자신의 DNA 일부를 가지고 있지만, 미토콘드리아의 유전자 대부분은 아주 오래전 진화 시절에 세포의 염색체 속으로 이동했다.

미토콘드리아의 게놈은 단백질의 유전 암호에 필요한 유전자 단 13개로 많지는 않지만, 만약 손상될 경우 미토콘드리아 기능도 상실된다. 사실, 손상된 미토콘드리아는 세포가 노화하는 보편적 징후다.

미토콘드리아 내에서 발생할 수 있는 또 다른 유형의 손상은 세포막의 산화다. [그림 3-2]에서 볼 수 있듯 미토콘드리아에는 수많은 세포막이 있다. 그리고 당연히 에너지 처리라는 역할 때문에 주변에서 사용되는 산소도 많다. 산화의 기회가 넘쳐나는 것이다! 종에 따라 세포막의 유형이 다른데, 산화에 더 취약한 세포막들이 있다. 흥미롭게도 벌거숭이두더지쥐처럼 수명이 긴 종들은 산화의 손상에 더 잘 견디는 세포막을 가지고 있다.⌐7

손상된 미토콘드리아는 더 많은 활성산소를 배출하여 더 많은 노화 관련 질병들을 야기한다. 망가진 미토콘드리아는 기능을 수행하지 못하는 노쇠한 세포를 만들어내고, 주변 조직으로 그 손상이 번질 수 있다. 미토콘드리아의 기능 장애는 당뇨병 및 암과 파킨슨병 같은 신경퇴행성 장애 등 연령 관련 질환들에서 발견된다. 실제로 노화에서 가장 대표적으로 나타나는 증상이 미토콘드리아 기능의 점진적 쇠퇴. 이는 세포 전체, 결국 그 사람의 건강과 웰빙에까지 영향을 끼친다. 건강한 사람의 경우에도 오래된 미토콘드리아는 제대로 작동하지 않아서 다른 사람과 같은 양의 음식을 섭취해도 더 적은 에너지를 생성한다. 손상된 미토콘드리아가 어떻게 이런 증상을 일으킬 수 있는지에 대해서 점진적으로 알려지기 시작하고 있다.⌐8

미토콘드리아

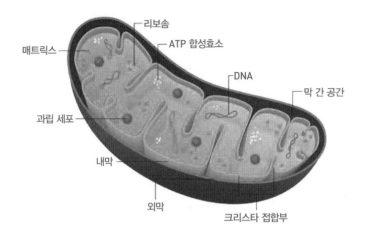

[그림 3-2] 미토콘드리아 구조
크리스타(미토콘드리아 내막의 돌출부)는 주름으로 이루어져 있다.
내막은 내부 매트릭스를 나머지 구조로부터 분리한다. © iStock / VitaliiDumma.

젊고 건강한 세포에는 미토콘드리아 회복 메커니즘이 있다. 나이와 함께 우리의 이 회복 시스템도 늙어가서 제대로 활동하지 않는 것이다. 영리한 우리 세포는 미토콘드리아에 자살 기제를 내장해두고 자신이 주변 환경에 손상을 주기 시작하면 스스로 파괴된다. 손상된 미토콘드리아가 '새기 쉬워지면서(leaky)' 세포막의 조각들이 자살약을 작동시키는 세포 속으로 떨어져나간다. 아이러니하게도 늙은 세포 속에서는 이 자살약의 경로도 제대로 작동하지 않아서 세포 손상의 악순환이 증가한다. 설상가상으로 느슨해진 미토콘드리아의 표류 조각들이 염증도 일으킨다!

활성산소의 증가로 촉발된 이 하강의 소용돌이에 대한 하나의 해결책은 미토콘드리아 내의 유전자를 수정하여 우리에게 내재되어 있는 항산화 물질의 수준을 높이는 것이다. 한 실험에서 쥐를 대상으로 특정 항산화 물질의 유전자를 수정했다. 가장 나이 많은 쥐들의 반응이 가장 좋아서, 처치를 받지 않은 형제자매들보다 약 20% 정도 더 오래 살았다.⁻⁹ 이 전략은 혈관을 확장시켜주는 스텐트를 삽입하여 심장으로 연결되는 동맥의 막힌 부분에 항응고 약물을 주입하는 것과 조금 비슷하다. 다시 말해서 문제의 근본에 수정을 가하는 것이다. 물론 DNA를 바꾸는 것은 시간이 지나면서 효과가 떨어질 수 있는 스텐트보다 훨씬 영구적인 효과를 나타낸다.

신기한 것은 미토콘드리아의 활동성이 높아질수록 수명이 늘어난다는 것이다. 또한 메트포르민 또는 메포민(이 약물에 대해서는 10장에서 더 자세히 다룰 것이다)과 같은 일부 약물들과 신체 운동을 포함하여, 미토콘드리아의 활동성을 높이는 조정 방법들도 수명을 늘린다. 잠재적으로 손상을 입히는 활성산소를 생성하는 활성 미토콘드리아가 항산화 물질로 알려진 방어적 화학물질을 자연스럽게 분비한다는 점을 생각하면 이해되는 결과다.

칼로리 제한의 과정에서 스트레스가 가진 유익한 역할을 기억하자. 활성산소는 보상적 생존 메커니즘까지 이끌어내는 세포 간의 스트레스로 볼 수도 있지만, 인슐린의 경우처럼 지나치게 많은 보상은 다른 문제를 일으키고 노화로 인한 손상도 악화시킬 수 있다.

우리 몸의 미토콘드리아는 우리에게 늘 영향을 주는 필수 구조임을 명심하자. 나이가 들수록 미토콘드리아의 기능이 떨어지면서 노화와 관련된 문제도 증가할 수 있다. 쥐의 수명을 연장시키는 것으로 보이는 오래된 미토콘드리아의 증가 가능성에 대해서는 일부 과학자들이 조사 중이다.

건강수명 연장에 기여하는
우리 몸속 호르몬과 효소들

칼로리 제한(CR)에 대한 내용은 2장에서 소개했지만, 다시 살펴보자. 간단히 말해서, 칼로리 제한은 더 적은 칼로리 섭취가 수명과 건강수명을 늘린다는 개념이다. 약간의 금식과 특정 음식 종류까지 제한하는 식생활 패턴의 변화로 수명 및 건강수명 연장과 동일한 결과를 얻는다는 최근 연구 결과들이 있다(이 내용은 9장에서 다룬다).

이 내용을 미토콘드리아의 관점에서 살펴보자. 미토콘드리아 내의 연료 전환 과정을 파이프라인이라고 생각하면, 음식이 파이프 앞에서 들어가고 ATP가 파이프 끝에서 나올 때, 만약 음식에서 얻은 연료, 즉 칼로리가 충분한 상태에서 운동 등으로 에너지를 쓰지 않으면 파이프가 가득 차서 막힐 수 있다. 미토콘드리아가 연료 전환 과정으로 방출할 수 있는 것보다 더 많은 에너지를 흡수하게 되면, 결과적으로 활성산소도 더 많이 방출된다.

하지만 만약 우리가 스스로 노력하면, ATP가 파이프라인의 끝에서부터 끊임없이 빨려나가서 더 적은 양의 활성산소가 생성된다. 당연히 파이프라인의 입구에는 오버플로 밸브가 있어서 여분의 칼로리를 지방 축적으로 우회시키지만, 불가피하게 미토콘드리아도 과적된다. 칼로리 제한으로 더 적은 칼로리를 섭취하든 운동으로 더 많은 에너지를 사용하든, 파이프라인 말단이 조절되면 활성산소는 감소한다. 그렇게 식이조절과 운동, 두 가지로부터 유용한 효과를 얻을 수 있다. 이 아이디어는 소위 저온 요법인 얼음 목욕, 또는 콜드 플런지 등을 권장하는 근거이기도 하다. 체온이 떨어지면, 미토콘드리아는 파이프라인을 통한 흐름을 ATP가 나오는 끝이 아닌 세포 내에서 열을 올릴 수 있는 다른 수도꼭지로 전환해서 열을 발생시킨다.

동물 대상 실험을 통해, 칼로리 제한으로 미토콘드리아의 활동성이 증가하는, 우리의 직관과는 반대되는 또 다른 결과도 나타났다. 칼로리 제한이 미토콘드리아 유전자를 깨우는 세포 내의 신호를 증가시킴으로써 미토콘드리아의 활동성을 증가시키는 것이다. NAD^+라 불리는 이 신호 물질은 기본적으로 전자를 세포 구석구석에 전달하는 셔틀의 기능을 담당한다. NAD^+에 의해 이 유전자들이 활성화되면, 활성산소를 방출하는 미토콘드리아 내의 시스템이 조율하여 더 적은 양의 활성산소를 생성하는 결과를 가져온다.

NAD^+ 역시 항산화 물질을 포함한 다수의 스트레스 반응을 조절하는 세포핵 내의 유전자들도 활성화시켜 활성산소를 줄여준다. NAD^+도 이 항산화 물질 중 하나로 안타깝게도 나이와 함께 감소

한다.¹⁰ 많은 과학자가 NAD⁺의 감소를 막거나 되돌리는 방법을 연구하고 있으며, 이 부분에 대해서는 10장에서 더 자세히 소개한다.

탄수화물이 포함된 식사 후, 췌장의 세포들은 **인슐린** 호르몬을 분비한다. 일반적으로 인슐린은 호르몬이 생성되는 분비선에서 배출되어 몸 전체를 돌면서 표적이 되는 여러 DNA 서열에 영향을 주는 물질이다. 인슐린은 혈관을 타고 다니며 지방 세포들을 자극하여 지방을 축적시키고 단백질을 만들며 당 분자를 탄수화물의 저장 형태인 글리코겐으로 함께 묶게 만든다.

인슐린은 2장에서 소개했던 호르몬인 **인슐린유사성장인자**(IGF-1)의 활동도 조절한다. 영양소 감지(nutrient sensing) 과정에서 인슐린과 IGF-1의 서로 얽힌 역할들을 설명하기 위해서는 **성장호르몬(GH)**을 알아야 한다. 이것을 우리 육체에 성장하라고 명령하는 호르몬으로 의심할지 모르겠지만, 사실 그 과정은 그리 간단하지 않다. 성장 호르몬은 특히 어릴 때, 그리고 부상에서 회복할 때, 우리 몸이 성장하도록 자극한다. 그런데 성장 호르몬이 성장을 활성화시키는 또 다른 방법은 IGF-1의 분비를 일으키는 것이다. 성장 호르몬에 대해서는 곧 좀 더 자세히 소개할 예정이니 지금은 인슐린과 IGF-1에 집중하도록 하자.

IGF-1은 인슐린과 같은 효과를 가진 호르몬으로, 음식으로 얻는 연료 분자, 즉 포도당과 지방에 세포 문을 열어준다. 또한 이 한 쌍의 화학 메신저들은 우리 세포에게 영양소가 충분하다고 알려주거나, 성장하고 분열해야 한다고도 신호를 준다. 간략하게 이 두 가지를 'IIS(Insulin과 IGF-1 Signaling)'라고 부르기로 한다. IIS가 주도하는 일련의 사건들을 경로라 부르며([그림 3-1]), 효모균 같은 단세포 유기체들을 포함한 대부분의 살아 있는 세포들에서 발견된다. 그러나 IGF-1은 다른 여러 세포가 새롭게 이용할 수 있는 영양분을 활용하여 단백질을 형성하고 새로운 세포들을 만들기 위해 분열하라는 메시지를 전달하는 이 조합의 일꾼이다.

IIS 메신저들, 즉 인슐린과 IGF-1은 다른 유기체들뿐만 아니라 인간의 노화에 관여하는 많은 세포 시스템에도 작용한다. 이 특성 때문에 과학자들이 효모 같은 단순한 유기체에서의 경로를 연구하고 그 결과들을 인간에게 적용하여 해석할 수 있는 것이다.

이것은 동물이 풍부한 제철 식물을 마음껏 먹게 허락하는 고대 진화적 경로다. 식물의 칼로리에는 우리 세포가 사용하는 당의 형태, 즉 포도당으로 쉽게 분해되는 탄수화물이 많다. 탄수화물을 먹은 후에 혈액 속의 포도당이 높아지면 췌장 속 세포들은 인슐린을 분비하고, 인슐린은 각각의 조직에 다른 일들을 전달한다. 예를 들어 지방 조직은 앞으로 어려운 시기를 대비해서 여분의 칼로리를 지방으로 저장하기 시작한다.

우리 선조들은 식물이 자라는 시기가 지나면 식물에서 얻는 칼로리가 감소했고, 그에 따라 인슐린도 감소했다. 겨울철 동물의 몸속 인슐린의 감소는 미토콘드리아의 에너지 생산 활동을 증가시켰다. 반직관적으로 보일 수도 있지만 사실은 더욱 한정된 식량 자원을 찾는 동물의 능력을 용이하게 만드는 메커니즘이다. 흥미롭게도 동물이 정말로 음식으로 인한 스트레스를 받을 때(다시 말해

서 굶을 때)는 먹이를 찾는 데 더 많은 시간을 쓸 수 있도록 필요한 수면 시간이 줄어든다. ⌐11

당연히 산업화된 현대 사회에서는 굶주려 인슐린이 부족한 계절을 겪는 일이 거의 없다. 칼로리, 특히 탄수화물 형태의 칼로리를 지속적으로 많이 섭취하는 경우, 성장 신호는 계속 작동한다.

IIS의 감소는 식량이 부족한 시기와 같은 스트레스 기간에 세포 성장과 신진대사를 최소화하기 위한 적응 반응이다. IIS가 감소된 동물들이 더 오래 생존하는 이유는 그 동물들이 가진 세포 성장과 신진대사의 낮은 속도 때문이다. 이렇게 낮은 신진대사 활동은 세포 손상의 속도도 늦춘다. 그러므로 IIS를 낮추면 수명이 연장되는 것이다. 그러나 극단적으로 낮추면, 이 방어 작용이 의도치 않은 다른 문제들, 실제로 노화를 촉진하고 악화시키는 문제들을 일으킬 수도 있다. 굶주림이 신체에 미치는 손상을 생각해보라. ⌐12

IGF-1은 나이와 함께 자연스럽게 감소한다. IGF-1의 생산은 성장의 대표 화학물질인 성장 호르몬이 조절한다. 성장 호르몬은 뇌 아래에 자리 잡은 뇌하수체라는 분비샘에서 만들어진다. 우리가 일생 내내 성장하는 것이 아니므로, 성장 호르몬이 나이와 함께 줄어들고 그와 함께 IGF-1이 감소하는 것은 당연하다. 그러나 성장 호르몬은 근육의 크기와 강도도 유지시키므로, 유감스럽게도 근육 역시 나이와 함께 감소한다.

쥐와 개, 인간, 그리고 다른 동물들의 경우, 성장 호르몬의 효과가 그 기능에 영향을 미치는 유전자 속 돌연변이에 의해 억제되면 수명이 연장된다. 성장 호르몬이나 성장 호르몬 **수용체**가 부족하도록 조작된 쥐에게서 수명에 미치는 이 성장 호르몬의 역할을 확인할 수 있다. 수용체는 당연히 세포에 이르는 경로이며, 이 수용체 없이는 성장 호르몬이 활동할 수 없다. 이 쥐들은 수용체가 조작되지 않은 동료들보다 70% 또는 그 이상 더 살면서 그 종의 장수 기록을 세웠다. 그뿐만 아니라 스트레스 저항력과 줄기세포 활동의 증가, 염증 감소, 그리고 DNA 복구 향상과 같은 여러 상호적 메커니즘들로 인해 더 건강해졌다.

쥐들에게 나타난 이 변화는 몸의 크기 축소로도 이어졌다. 만약 우리의 성장 경로가 억제되면 우리도 그만큼 자라지 못할 것이기 때문에 이것은 당연한 결과다. 이 현상은 라론 증후군(Laron syndrome)이라 불리는 왜소증을 가진 사람들에게서 나타난다. 이 사람들이 작은 이유는 이 쥐들과 마찬가지로 성장 호르몬에 반응하지 않기 때문이다. 이 사람들은 오래 사는 것뿐만 아니라, 암과 당뇨병 같은 노화와 관련된 많은 만성 질환들도 앓지 않는다. 하지만 라론 증후군을 가진 사람들의 전반적인 건강을 언급하는 이유는, 이 사람들이 알코올 중독처럼 노화와 관련이 없는 질병들에 더 취약한 것으로 나타났기 때문이다.

두 번째로 중요한 영양소 감지기는 **포유류 라파마이신 표적 단백질**(mammalians target of rapamycin)을 뜻하는 **mTOR**다. TOR는 단백질 합성과 전반적인 세포 성장을 조절하는 우두머리 스위치다. 동물실험 결과, 라파마이신에 의한 mTOR의 억제가 수명을 연장하고 노화 관련 질병을 낮추는 것으로 밝혀졌다. 현재 이 약물을 사람에게 사용하는 것에 많은 관심이 집중되고 있다. 처음에는 장기 이식 환자들의 면역 시스템을 억제하기 위해서 임상적으로 라파마이신을 사용했는데, 이 환자 중 많은 사람에게서 암과 골다공증의 비율이 예상치보다 낮았다. 암과 골다공증은 면역 억제 환자들에게서 일반적으로 나타나는 질환이다. 라파마이신 자체에 바람직하지 않은 부작용들이 있기 때문에 여러 가지 관련 화합물들을 실험하는 중이며, 더 자세한 내용은 10장에서 다룬다.

비슷한 현상이 100세, 그리고 그 이상까지 사는 사람들인 센티네리언들에게서도 나타났다. 이들의 대부분은 100세의 나이에

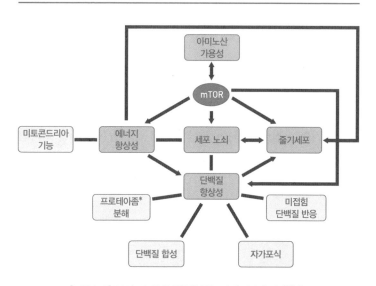

[그림 3-3] TOR는 노화의 영향을 받는 여러 과정에 관여한다.
(데이비드 파파도톨리 외, 「수명과 노화의 핵심 조절 장치인 mTOR」 참조)

*프로테아좀(proteasome): 세포 내의 필요 없는 단백질을 분해,
재활용하는 데 사용되는 단백질 분해 효소 복합체.-옮긴이

도 여전히 인슐린의 효과에 민감하게 반응하여, 혈액에서 빠르고 효과적으로 포도당을 뽑아낸다. 언뜻 이해가 안 될 수도 있지만, IIS 활동의 감소가 수명을 연장시키며 그와 반대로 인슐린 저항성이 2형 당뇨병으로 이어진다(2형 당뇨병은 1형 당뇨병의 상황과는 다르게 췌장에서 인슐린을 분비하지만, 세포들이 반응을 하지 않는, 다시 말해서 인슐린에 저항하는 질병이다).

더 효과적인 인슐린 반응은 포도당이 혈액 속에 돌아다닐 때 발생하는 모든 나쁜 영향을 감소시킬 뿐만 아니라 센티네리언들이 지방을 많이 쌓아두는 것을 막는 것이다. 더 자세히 살펴보면, 인슐린과 IGF-1(IIS)이 TOR를 자극한다. 그래서 인슐린이 적으면 TOR 활동이 줄어드는 것은 TOR가 조절하는 성장 경로의 감소를 의미한다.

명심해야 할 점은, 전반적으로 세포의 성장 활동이 노화를 가속화시키는 반면, 영양소 감지 활동의 감소는 수명과 건강수명을 연장시킨다는 점이다. 식이 제한과 같은 조치들은 후자를 따라한 것이며, 이와 동일한 효과를 내는 약물을 찾기 위해 많은 연구들이 진행 중이다.

노화를 일으키는 활성산소와
항산화 물질 섭취의 부작용

산화 스트레스로도 알려진 산화 손상(oxidation damage)은 전자가 분자에서 분리될 때 발생한다. 미안하지만 여기서 화학을 조금 소개해야 할 것 같다. 전자는 화학 결합을 만드는 원자가 음전화된 것으로, 우리 몸의 화학물질들을 함께 묶고 있는 분자 접착제다. 그래서 만약 분자가 전자를 잃으면 이 분자는 우리 세포 안에서 정상적으로 활동하지 못한다. 질소와 지질 등의 다른 물질들도 그렇지만, 전자를 훔쳐가는 것은 주로 산소다. 껍질을 깎은 사과와 감자가 도마 위에서 갈변하는 것을 생각해보면 된다. 산소는 우리 신진대사에서 없어서는 안 되는 중요한 물질로, 우리가 자동차 엔진에 연료를 태우듯이 우리 세포 속에서 연료를 '태우게' 해준다. 보통 이 과정에서 산소는 세포의 에너지 전달 구조인 미토콘드리아 사이를 오가는 전자들을 골라낸다.

그런데 산소와 다른 화합물들이 주변 전자들까지 낚아채서 불균형을 초래한다. 균형이 깨진 이 화합물들을 총칭하여 프리라디칼이라고 부르지만 미토콘드리아가 만든 프리라디칼들에는 산소가 포함되어 있기 때문에 구체적으로 **활성산소** 또는 **활성산소종(ROS)**이라고 부른다. 이것은 우리 세포 안에서 다른 분자들에 반응할 수도, 손상을 입힐 수도 있다는 의미다. 활성산소는 전자 전달의 연쇄반응을 시작하므로, 결국 핵심 세포 물질에서 전자 하나가 떨어지면 산화 손상이 일어난다. 이 손상은 DNA나 미토콘드리아가 손상되었을 때 특히 더 해로울 수 있다.

산소가 지속적인 위험요소이기 때문에, 우리 세포는 자연적으로 생겨난 많은 항산화 방어 기제들을 가지고 있다. 이 방어 기제들이 나이와 함께 쇠퇴하기 때문에 산화 손상이 노화와 함께 증가하는 것이다.

기억해야 할 핵심 포인트는 일반적으로 활성산소가 세포 내에서 생성되어도 우리에게는 그에 대응할 방어 기제가 있다는 것이다. 놀라운 일도 아니지만, 유감스럽게도 이 항산화 방어 기제들은 나이와 함께 쇠퇴한다. 활성산소를 감소시키는 방법은 광범위한 항노화 전략이었다. 활성산소를 제거할 수 있는 항산화 물질들은, 합성이든 자연적으로 생성된 화합물이든, 이런 항노화 효과와 관련하여 연구되고 있다.

예상 외로 대부분의 연구가 인간에게 적용되는 어떠한 건강 증진 결과도 발견하지 못했다. 심지어 일부 연구에서는 항산화 물질의 섭취가 오히려 암이나 기타 노화로 인한 질병들의 결과를 악화시키는 것으로 밝혀졌다. [13] 이 놀라운 결과에 대해서는 근육을 다루는 5장에서 더 자세히 살펴본다.

노화와 만성 염증, 면역 시스템의 과잉 활성화 문제

염증은 병원균 또는 손상된 세포들에 대항하는 면역 시스템 반응으로, 병원균이나 손상된 세포들을 제거하고 회복을 활성화하는 것이 염증의 역할이다. 감염된 부위나 손상 조직에 면역세포들이 모여들 때 '급성 염증' 반응이 생긴다.

첫 반응 세포들이 생성한 **사이토카인**(세포 신호 전달 물질)이라는 단백질은 국소 혈관이 투과성을 갖게 하여 혈장과 면역세포들이 추가로 감염 부위에 도달할 수 있게 해준다. 이 이동과정에서 발생하는 익숙한 느낌이 바로 우리가 상처나 염증을 경험할 때 생기는 부기와 열감이다. 외부 세포나 손상 세포를 파괴하는 것이 급성 염증의 역할이므로, 오래 지속될 경우 정상 조직에 손상을 일으킬 수 있기 때문에, 피드백 메커니즘이 급성 염증을 중단시킨다. 이 메커니즘 중 일부는 10장에서 소개한다.

노화로 인한 질병과 증상의 기저에는 **'만성 염증'**이 있다고 한다. 이 만성 염증의 범위가 너무나 넓어서 이제는 염증이 생기면 암과 감염에 대한 민감성, 그리고 치매를 포함한 많은 질병이 시작된다는 것을 강조하기 위해 **'염증 노화**(inflammaging)'라는 용어를 사용한다. 급성 염증과 달리, 만성 염증은 감염이나 상해로 생기는 것이 아니기 때문에 종종 무균염증이라고 부른다.

만성 염증의 원인이 확실하게 알려지지는 않았지만, 그럴듯한 한 가지 원인은 장기 산화 손상의 누적 효과에 의한 면역 시스템의 과잉 자극 또는 과잉 활성화다. 손상을 감지했을 때 치유 과정을 시작하는 것이 면역 시스템의 역할 중 하나임을 기억하자. 면역 시스템이 이런 식으로 과잉 활성화되면, 치유하려는 조직까지 손상시키게 된다. 그러면 면역 시스템 자체가 만성적 활성화에 의해 기능을 제대로 수행하지 못하고 진짜 병원균과 손상된 조직들을 효과적으로 처리하는 데 실패하게 된다. 아이러니하게도 면역 시스템이 갈수록 망가지면서 더 많은 염증이 생기는 것이다.[14]

염증 노화의 또 다른 원인은 늙은 세포가 배출하는 신호다. 이 화학적 전달자는 노화된 세포를 제거하기 위해 면역 시스템을 호출하는데, 우리가 나이를 먹을수록 당연히 노화된 세포가 더 많아지기 때문에 면역 시스템은 그 노화된 세포를 제거하기 위해 과도하게 활성화된다.

장내 세균이 혈류 속으로 새어들면서 면역 시스템의 추가적인 과잉 자극이 일어날 수도 있다. 우리가 나이 들면서 우리 몸의 모든 시스템이 약간의 퇴보를 경험한다는 것을 기억하자. 역겹게 들리겠지만, 장도 예외는 아니다. 나이가 들면서 장벽도 놀라운 자기 회복력을 잃고 일부 세균이 새어나와 혈류로 빠져나가게 되는데, 면역 시스템이 당연히 이 외부 생명체를 감지하고 수비를 펼치게 되면서 과잉 반응이 일어나는 것이다.

염증 관련 요인의 하나는 미토콘드리아다. 활성산소를 노화 과정에서 악역을 맡을 가능성이 있다고 소개했지만, 활성산소에게는 또 다른 역할이 있다. 구체적으로 설명하면 미토콘드리아는 실제로 박테리아와 유사하며, 박테리아로 분류되는 화학물질들을 실어 나른다. 미토콘드리아 또는 거주 세포가 손상을 받았을 경우에 일어날 수 있는 상황으로, 미토콘드리아가 우리 세포의 보호 환경 밖으로 흘러나가면 미토콘드리아도 면역 시스템을 자극하는 상황이 벌어진다.

염증이 과도해지면 어떤 일이 생길까? 노화를 촉진하는 것은 물론이고 노화로 인한 두 가지 질병인 비만과 2형 당뇨병의 발생에 관련이 있는 것으로 알려져 있다. 그것도 양방향으로. 모두는 아니지만 많은 비만 환자가 정상보다 높은 염증 수치와 염증을 유발하는 화학물질 수치를 나타낸다. 그러면 염증이 신진대사에 영향을 미쳐 인슐린 저항을 일으키고, 2형 당뇨병이 생기게 되는 것이다. 쥐의 실험 결과, 고지방식은 장내 마이크로바이옴(인체에 사는 미생물)의 박테리아 종들을 바꾸어 추가 염증을 일으켰다. 반대로 고섬유질 식사는 마이크로바이옴에 영향을 주어 염증을 감소시키는 면역 시스템에 효과를 나타냈다.

마찬가지로, 결함이 있는 염증 반응은 동맥경화증과 암을 일으킨다. 염증과 스트레스도 성장 호르몬은 물론이고 생리학에 영향을 주는 수많은 호르몬을 조절하는 뇌 부위인 시상하부의 활동을 정지시킬 수 있다. 이렇게 뇌에 영향을 받으면 뼈 골절, 근육 약화, 피부 위축, 신경세포 재생 감소 등의 노화 관련 변화를 일으킬 수 있다. 이러한 새로운 연구 결과 중에는 쥐의 시상하부 호르몬을 치료하자 신경세포들의 손상을 막고 노화를 지연시켰다는 흥미로운 결과도 있다.⌐15

염증을 다룰 때 중요한 것은 이것이 포괄적 용어라는 점이다. 위에서 제시한 것처럼 염증은 종류도 여러 가지이고(여기에 설명할 수 있는 것보다 더 많다), 그 역할도 다양하다. 모든 염증은 상황에 따라 좋은 결과를 가져올 수도, 나쁜 결과를 초래할 수도 있다. 또한 염증에 영향을 주는 요인들은 산화 손상과 같은 기타 요인들에 의해 스스로 영향을 받기도 한다. 마지막으로 기억해야 할 것은 라파마이신이 면역 시스템을 억제한다는 점이다. 그러므로 면역 시스템을 지나치게 억제하는 것은 좋지 않지만 일부 바람직한 효과들은 알려져야 한다.

세포 노화를
감소시키는 방법이 있을까?

대부분의 세포에는 분열할 수 있는 횟수에 자연적인 한계가 있다. 세포 분열은 손상된 세포들을 교체하고 조직과 장기를 만드는 방법인데, 그 한계에 이르러서 분열을 멈출 때, 그리고 일부 새 화합물을 배출하기 시작할 때 세포가 노화한다. 분열 능력이 멈추는 것은 대부분 말단소체가 줄어들기 때문이지만, 방사선 손상이나 염증과 같은 다른 요인이 노화를 초래하기도 한다. 세포가 늙고 DNA 손상이 일어나면 세포 분열 계획은 멈추더라도 성장 계획은 줄어들지 않고 계속된다는 아주 흥미로운 가설이 새로 등장했다. 세포가 일정 크기를 넘어서면 유전자가 내부 기능을 조절하도록 지시를 내리는 명령이 약화된다는 것이다. 그러면 어떤 결과가 생길까? 몸집이 커진 세포가 악화되기 시작하고, 그렇게 노화에 들어서게 된다.

세포는 재생을 멈추면 죽도록 설정되어 있지만, 가끔은 그 운명을 어찌어찌 벗어나기도 한다. 이렇게 남은 이 **노화세포**는 주변 세포에게 영향을 끼치는 화학 혼합물을 배출한다. 염증과 마찬가지로 노화세포 내의 변화는 상황에 따라 이로울 수도, 해로울 수도 있다. 일례로 분열을 멈춘 노화 단계에 들어서면 세포 분열과 확산의 제한을 받지 않기 때문에 암의 진전도 억제한다.

이름에서 예상할 수 있듯, 노화세포는 나이와 함께 축적되고 때로는 커지기도 하는데, 이것은 분비 활동의 증가 때문이다. 아이러니하게도 노화세포는 자신이 배출하는 일부 화합물로 인해 궁극적으로는 암의 위험 요인이 될 수 있다. 또한 노화세포가 염증을 일으킨 조직 치료에 도움을 주는 경우도 있다. 그러나 면역 시스템이 노화세포를 제거하지 못한 경우에는 이 세포가 염증을 악화시킬 수 있다. 물론, 나이가 들면서 면역 시스템이 노화세포를 제거하는 능력도 떨어진다.[16]

노화세포가 배출하는 많은 화합물은 염증을 유발한다(이 내용은 다음 문단에서 더 자세하게 설명한다). 이 화학물질이 주변 세포의 손상을 일으키는 주범으로 보인다. 그래서 세포 노화 효과를 감소시키기 위한 하나의 방법이 소염제 사용이다. '하루 한 알 아스피린'이라는 문구를 들어본 적이 있을 것이다. 우리 할머니들은 뭔가를 알고 계셨던 것 같다(아스피린 요법의 장단점을 알아보려면 10장으로 건너뛰면 된다)!

또 다른 방법은 '세놀리틱스'라는 새로운 약물에서 발견된 것으로, 이 약물은 노화세포들을 표적으로 삼아 제거하거나 죽인다.[17] 노화세포와 연관된 많은 상황을 미루거나 방지하거나 혹은 되돌리는 이 새롭고 희망적인 방법은 어쩌면 여러분이 이 책을 읽고 있는 시점엔 임상실험을 거치는 중일 수도 있다.

노화세포에 관해서 기억해야 할 점은, 이 세포가 주변 세포의 성장을 지시하는 유사성장인자(IGF-1을 기억할 것)라는 분자를 분비한다는 것이다. 이제 알다시피, 활동적인 세포는 더 많은 활성산소를 생산한다. 노화세포는 염증 반응을 활성화시키는 화합물도 배출하는데, 이 화합물이 세포를 직접 손상시키기도 하고 면역 시스템의 항암 활동을 저하시키기도 한다. 그것으로 충분하지 않으면, 세포를 함께 묶는 끈끈이를 끊는 화합물이 배출된다. 궁금한 독자를 위해 설명하자면, 이 끈끈이는 **세포외기질** 또는 **ECM**이라는 것이다. ECM에 손상이 생기면 암의 확산이나 전이가 촉진될 수 있다.

마지막으로 기억해야 할 점은 노화세포가 혈관 형성이라는 과정, 즉 새로운 혈관의 생성을 활성화할 수 있다는 것이다. 혈관 형성은 좋은 것 아니냐고? 언제나 그렇듯이, 상황에 따라 다르다. 우리가 점점 자라나는 어린이라면, 또는 근육을 키우고 있는 성인이라면 혈관 생성은 좋은 것이겠지만 우리 몸에 그냥 닥치는 대로 새로운 혈관이 만들어지면 더 많은 산소를 끌어오고 더 많은 활성산소를 배출하여 그 부위의 모든 암세포에게 영양분을 공급하는 상황이 생긴다.

어쩌면 우리가 어리고 성장하던 시기에 계속되는 발달 과정을 유익하게 여겼기 때문에 노화세포를 흥미롭게 여기는지도 모른다. 그러나 온도조절장치가 고장 난 보일러처럼, 이 과정이 억제되지 않으면 의도하지 않았고 바람직하지도 않은 어떤 결과를 초래할 수 있다. 평상시에 세포들이 자라고 분열하도록 지시하는 성장 호르몬과 같은 외부 신호가 부족한데도 계속 성장하는 노화세포를 관찰해야 하는 이유가 이것으로 설명된다. 앞에서 언급했던 것처럼, 노화세포는 분열 한계에 다다랐기 때문에 분열하지 않지만, 내부 성장 과정은 mTOR의 활동에 의해 지속되고 있기 때문에 크기가 점점 커지고 주변 세포에 유해할 수도 있는 물질도 생성한다.

이 장의 여러 과정과 마찬가지로, 세포의 노화는 우리 몸에 좋은 것들이 나빠지는 것이다(즉 세포 분열의 종료). 그래서 어쩌면 완전히 제거되어야 할 과정은 아닐 수도 있다. 유망한 연구 접근법 중 하나는 정상 세포들보다 비대한 특성을 이용하여 위에 언급된 약물이나 혈액 여과를 통해서 노화세포를 제거하는 것이다. 다수의 임상실험들, 그리고 Oisin(https://www.oisinbio.com)이나 Unity(https://unitybiotechnology.com) 같은 몇몇 신생 바이오테크 업체들이 노화로 인한 특정 질병을 치료하기 위해 이 방법에 집중하고 있는데, 이 내용은 10장에서 더 자세히 다루기로 한다.

활동 중단 줄기세포 증가와 노화의 관계

줄기세포는 어떤 유전적 프로그램도 실행되지 않은 세포다. 다시 말해서, 줄기세포는 우리가 가진 많은 세포 유형 중 그 어느 것으로도 아직 특화되지 않은 세포라는 뜻이다. 끝없이 분열할 수 있고 그래서 다른 유형의 세포로 발전할 수 있는 우리 몸의 전구세포라고 생각하면 된다. 줄기세포는 뼈, 근육, 연골, 그리고 다른 특정 유형의 세포가 될 수 있기 때문에, 파킨슨병, 알츠하이머병, 당뇨병, 그리고 암을 포함한 많은 질병을 치료할 가능성이 있다.

두 종류의 줄기세포에 대해 알아보자. 첫 번째, 성장 중인 배아

속에 있는 **배아 줄기세포**(embryonic stem cell, ES)다. 단일 세포인 수정란 세포가 분열하면서 우리의 생명이 시작되었으니 당연한 것이다. 초기 세포는 모두 배아 줄기세포다. 다시 말해서 이 세포는 성장 중인 배아의 조직과 장기를 만들기 위해서 더 많은 배아 줄기세포와 더 특화되어가는 세포를 만든다. 배아 줄기세포를 **만능** 줄기세포라고 부르는데, 이 세포가 분열하여 만들어지는 세포가 궁극적으로 신경에서 근육과 피부에 이르는 모든 종류의 세포를 만들 수 있기 때문이다.

두 번째는 **성체 줄기세포**(adult stem cell)다. 성체 줄기세포는 특정 장기나 조직 안에서 세포를 복원하고 교체하기 위해서 새로운 세포를 만들어내는 조직과 장기 속에 들어 있다.

만능 줄기세포는 모든 종류의 질병을 치료하는 데 분명 유용하게 사용될 수 있다. 거의 무기한 끊임없이 분열할 수 있고, 어떤 형태의 세포로든 만들어질 수 있기 때문이다. 배아로부터 이 유형의 세포를 얻으려면 배아를 죽여야 하기 때문에 배아 줄기세포를 사용하는 문제에 관해서는 논란이 있다. 질병 치료에 배아 줄기세포를 사용하는 또 다른 문제는 줄기세포가 그 치료를 받는 사람에서가 아닌 다른 사람에게서 나온다는 점이다. 이로 인해 치료를 받는 사람의 면역 시스템이 거부 반응을 보일 수 있다.

만능 줄기세포를 얻는 또 다른 방법이 있다. 바로 **유도 만능 줄기세포**(iPSCs)를 성인 세포로부터 만드는 방법이다. 이 놀라운 비법은 약 10년 전에 초기 배아에서 활동 중인 유전자 4개를 성인 세포들에 주입한 다음 이 성인 세포들이 만능 줄기세포로 전환되는 것을 보여준 일본의 연구원들이 만든 것이다. 성인 세포에서 유도 만능 줄기세포를 만들 수 있다는 것은 배아의 필요성을 건너 뛰었음을 의미한다. 또 우리 자신의 세포를 가지고도 만들 수 있다는 뜻이기도 하다. 이 '**자가 조직적**'(말 그대로 자신의) 세포들은 거부 반응의 위험 없이 이식에 사용될 수 있다.

성인 줄기세포를 사용하는 또 다른 방법은 자신의 몸에서 채취한 다음, 실험실에서 키우면서 그 개수를 늘린 후에 다시 주입하는 것이다. 이 방법은 미국에서는 허용되지 않지만 유럽과 다른 나라들에서는 사용 중이며, 여러 상황에서 좋은 결과를 내고 있다. 미국에서는 너무나 많은 방법으로 성인 줄기세포와 다른 줄기세포들(예를 들면 태반에서 채취한 줄기세포들)이 사용되기 때문에, 여기저기서 생겨나고 있는 수많은 줄기세포 병원들에서 나온 결과들을 비교하기는 어렵다.

퇴행 과정을 치료하기 위해 줄기세포를 사용하는 것을 재생의학이라고 한다. 골절, 심한 화상, 시력 감퇴, 난청, 심장 이상, 마모된 관절, 신경 손상, 파킨슨병의 뇌세포 소실, 그리고 다른 상황들이 재생의학을 통해 치료된다는 것이 실험실에서 입증되었다. 방광과 기도처럼 덜 복잡한 장기들은 환자의 세포로부터 만들어져 성공적으로 이식되었다.

성인의 몸에 있는 줄기세포들은 나이 들어감에 따라 복원하고 유지하는 능력을 점점 잃어간다. 최근 연구에서는 이런 현상이 생기는 이유가 노화 관련 세포 손상이 가속화되면서 활동을 중단하는 줄기세포의 수가 증가하기 때문임을 보여주었다. 비활동 상태,

즉 휴면 상태에서 통제가 안 되는 손상된 줄기세포로 인해 암의 발생 확률을 낮출지는 모르지만, 조직이 약해지는 대가를 지불해야 한다.

과학자들은 늙은 조직에 젊은 피를 주입하는 방법으로 노화된 세포군이 그 활동력을 되찾고 우리 몸의 조직들을 노화하게 만드는 일부 영향을 되돌릴 수 있다는 것을 발견했다. 이러한 치료법을 **개체결합**이라고 한다. 현재 연구는 줄기세포에 그 세포를 되살리도록 지시하는 혈액 속 신호를 확인하는 데 주력하고 있다. 줄기세포 기능을 향상시키기 위한 약물 요법도 연구 중이다. 특히 단백질 항상성을 개선하고 영양소 감지를 수정하여 노화를 지연시킬 수 있는 라파마이신 역시 줄기세포 기능을 향상시킨다(우리가 할 수 있는 대안을 다루는 10장에서 확인하자).

줄기세포 소실은 위에서 언급한 많은 과정에서 이루어지는 여러 활동의 결과일 수 있다. 그러나 우리의 재생 세포들이 소실되는 것은 여러 조직에서 일어나는 노화의 양상을 규정하기 때문에(피부와 근육 조직이 대표적인 예다), 노화의 유해한 영향을 최소화하기 위해서는 반드시 줄기세포 시스템이 연구의 목적이 되어야 한다.

불필요한 단백질을 스스로 분해하고 재활용하는 자가포식

자가포식은 잠재적으로 혼동을 야기하는 주제이기 때문에 소개해도 될까 고민했지만, 이 책에 등장하는 여러 메커니즘이 점차적으로 자가포식을 포함하거나 자가포식까지 이어지기 때문에 소개하는 것이 정말 중요하다고 결정했다. 게다가 계속해서 알려지는 새로운 제안들에도 이 과정을 유지하는 방법이 포함되어 있어 알아둘 필요가 있다.

그렇다면 **자가포식**(오토파지, autophagy)이란 대체 무엇일까?[18] '자가'란 '스스로에게', '포식'이란 '먹는 것'을 의미한다. 스스로를 먹는다? 말도 안 되는 소리로 들리겠지만, 이렇게 생각해보자. 각각의 모든 세포는 여러 기능을 수행하기 위해 제한된 자원을 가지고 있다. 그래서 만약 하나의 과정에 쓰이지 않아도, 기본적으로 그 과정에 투입되었던 재료는 다른 기능에 쓰일 수 없다. 이 재료들을 재활용하고 더 잘 쓰일 수 있는 다른 어딘가에 투입하는 것이 자가포식이다.

또한 손상되거나 결집 과정에서 변질된 분자, 특히 단백질도 재활용할 수 있다. 그리고 손상되었을 경우에 세포를 해칠 수 있는 미토콘드리아도 재활용이 가능하다. 자가포식은 식이 제한과 운동을 통해 증대되며 높은 수준의 식이 단백질에 의해 억제된다.

명심해야 할 것은 자가포식이 노화가 발생하는 주요 경로 중 하나는 아니라는 점이다. 자가포식은 오히려 어떤 생활방식을 선택하는가에 따라 증대될 수 있는, 세포의 안녕을 위한 주요 과정이다. 이 필수 활동의 증가가 앞에서 언급했던 해로운 노화 관련 변화들의 여러 부분을 최소화하는 데 중요한 역할을 하는 것으로 보인다.

호르메시스,
낮은 수준의 스트레스로 생긴 혜택

자가포식과 유사하게, 호르메시스 역시 노화를 일으키는 과정은 아니지만 세포가 노화에 대항하는 정상적인 스트레스 반응이다. 호르메시스가 이 장에서 소개했던 다른 과정들과 얽혀 있기 때문에 여기서 소개하는 것이 적절할 듯하다.

세포와 조직이 굶주림과 같은 스트레스의 영향을 확인하고 최소화하는 메커니즘을 발전시켜온 것은 당연한 일이다. 단세포인 효모균(효모균은 생물학자들이 좋아하는 연구용 유기체다)부터 인간에 이르기까지, 모든 세포와 유기체는 스트레스에 차등적으로 반응한다. 이때 낮은 수준의 스트레스에는 방어와 회복을 유도하지만, 같은 스트레스라도 그 수준이 높은 경우에는 그 반응이 유해하거나 치명적일 수 있다.

낮은 수준의 스트레스로 생긴 장수와 같은 혜택을 호르메시스라고 부른다. 호르메시스 반응을 일으키는 외부 스트레스에는 방사선, 산화 스트레스, 고온과 독성 화학물질에 장기간 노출되는 것이 포함된다. 실은 근육 성장도 근육세포가 운동 중 발생한 낮은 수준의 손상으로 받는 스트레스에 대한 일종의 긍정적 반응이다.

이런 스트레스 중 많은 부분이 PGC-1α라는 물질의 통제를 받는 세포 경로를 공유하는데, 이 물질은 생성하고 발전시키는 프로그램과는 반대로 회복시키고 유지하는 프로그램으로 연결되는 일종의 관문이다. 식이 제한의 예를 다시 들어보자면, 음식이 충분할 때 높은 수준으로 분비되는 인슐린과 IGF-1은 PGC-1α를 낮춘다. 앞에서 들었던 여러 환경적 스트레스들과 산화 손상은 PGC-1α를 증가시키고, 결국 미토콘드리아 생성 증가를 가져온다. 안타깝게도 PGC-1α는 우리가 이해하지 못하는 여러 이유로 인해 노화와 함께 감소한다.

인간을 포함한 모든 유기체는 균형을 유지한다는 사실을 명심하자. 영양분이 충분할 때는 세포들이 활발한 활동을 계속하지만 지나치게 의욕적인 활동은 마치 도심의 빠른 성장과 마찬가지로 독소를 생성하거나 세포 환경을 손상시킨다. 진화적 측면에서 보면(여기서 잠깐, 그 부분이 소개된 2장을 건너뛴 독자라면 지금 돌아가서 읽는 것이 좋겠다), 유기체가 삶의 초기에 일어나는 빠른 성장을 정당화할 수 있는 것은 복제가 뒤따르기 때문이다. 그리고 삶의 후반에 일부 회복 과정들이 조율되면서 균형이 일어나는 것이다.

결론

내용이 어렵고 복잡한 것은 살아 있는 생명체는 모두 복잡하기 때문이다. 우리 몸은 일반적으로 함께 작동하는 수많은 연동 시스템으로 이루어져 있다. 미토콘드리아는 우리를 만드는 단백질을 생성하는 데 쓰이는 에너지를 생산하고, 그 에너지는 모든 것을 제대로 된 순서에 맞게 작동하도록 유지시키는 자가포식과 단백질 항상성에 연료를 공급한다.

노화란 이 시스템들이 무너져내리기 시작하는 것을 의미하지만, 반드시 동시에 일어나는 것은 아니며, 사람에 따라서도 다르다. 이 붕괴의 일부는 질병과 부상으로 가속화된다. 이 모든 상해와 손상은 세포들이 이 붕괴를 바로잡으려고 생성하는 mTOR의 양을 증가시키기도 한다. 이것이 세포 성장 궤적에서 가장 중요한 단추이지만, 지나친 성장은 마치 내내 높은 RPM을 유지하며 자동차를 운전하는 것처럼 우리의 에너지를 모두 소진시킬 수 있다.

너무 복잡하다고 푸념하며 전부 단념하고 초콜릿케이크나 먹고 싶은 마음을 이해하면서도 계속 읽어나가기를 추천하는 이유는, 생화학과 세포 생물학의 새로운 발전들 덕분에 노화의 조각보를 연결하고 있던 복잡한 실들을 제거하고 건강한 수명을 유지하는 방법에 대한 감질나는 힌트들이 제공되고 있기 때문이다.

이 개념들에 대해서는 다음 장들에서 나이와 함께 이 메커니즘들이 우리 몸에 어떻게 영향을 미치는지에 대해 소개하면서 더 확실하게 다룰 것이다. 그리고 각 장마다 더 건강하게 살기 위해서 이 메커니즘들에 대응하는 방법에 관한 새로운 아이디어들도 일부 소개될 것이다. 이 새로운 제안들은 마지막 두 장에서 하나로 정리될 것이다. 마지막으로, 관심이 있는 독자들을 위해 참고문헌에 일반 자료들을 실어 기본 개념들을 조금 더 자세하게 제공한다.

ATP: 세포가 사용하는 에너지 운반체인 아데노신 3인산 adenosine triphosphate

CR: 칼로리 제한 caloric restriction

DNA: 디옥시리보핵산 deoxyribonucleic acid, 세포막을 형성하는 데 중요한 지방산

ECM: 세포외기질 extra-cellular matrix

ES: 배아 줄기세포 embryonic stem cell

GH: 성장 호르몬 growth hormone

IGF-1: 인슐린유사성장인자-1 insulin-like growth factor-1

IIS: 인슐린과 인슐린유사성장인자-1 신호 insulin & IGF-1 signaling

iPSC: 유도 만능 줄기세포 induced pluripotent stem cell

mTOR: 포유류 라파마이신 표적 단백질 mammalian target of rapamycin, 세포 활동을 조절하는 단백질

NAD⁺: 니코틴아마이드 아데닌 다이뉴클레오타이드 nicotinamide adenine dinucleotide, 여러 대사 과정을 포함한 모든 세포에서 발견되는 신호

PGC-1α: 세포 내의 많은 에너지 경로를 조절하는 주 스위치인 페록시좀 증식 활성 수용체 감마 보조활성체-1α, peroxisome proliferator-activated receptor gamma coactivator 1-α

ROS: 활성산소 또는 활성산소종 reactive oxygen species, 화학적으로 반응성이 뛰어난 산소 원자를 포함하는 분자, 일명 프리라디칼

WS: 베르너 증후군 Werner syndrome

4장

노화의 징후가
가장 먼저 드러나는
피부

피부에 미치는
유전자의 영향은 바꿀 수 있다

경이로운 조직인 피부는 머리부터 발끝까지 다양한 감각 감지기를 탑재한 투과성 있는 보호 장벽으로, 성인 평균 몸무게의 약 16%, 무게로는 약 9kg을 차지하는 우리 몸의 가장 큰 장기다(이건 우리의 체지방이 평균을 넘지 않을 경우이며, 지방이 노화에 따라 우리에게 미치는 엄청난 영향은 다음 장들에서 더 다루기로 한다). 소름 돋는 생각이긴 하지만, 피부를 벗겨내어 펼치면 2㎡가 넘는 면적을 덮을 수 있다. 피부에는 손톱과 발톱을 만드는 손발톱 바닥과 체모를 만드는 모낭 세포도 포함된다.

피부는 우리와 주변 환경 사이의 경계이기 때문에, 안에서는 노화가 진행되고 밖에서는 외부의 스트레스를 받는 등 양쪽에서 공격을 받는다. 우리가 모두 알고 있는 것처럼 주름과 검버섯, 처짐, 피부색 변화, 그리고 피부암은 나이가 들면서 급속하게 증가하는

데, 이런 노화의 징후들은 피부 표면에 쉽게 드러난다. 유전적 변이, 염증 신호 증가, **지질**(지방) 생성 감소, 호르몬 수치 감소 등의 내적 요인들은 자외선, 흡연, 공해, 식생활, 생활습관 등의 외적 요인들과 함께 노화로 인한 피부 손상에 영향을 준다.

손상은 보드라운 젊은 피부를 잃는 것에만 한정되는 것이 아니라 생리학적 기능도 영향을 받는다. 여기에는 다양한 물질들이 피부를 통과하는 **투과성**, **혈관** 유지, 땀과 땀에 섞인 지질 생성, 방어하고 스스로 고치는 신체 능력인 **면역** 기능, 그리고 **비타민 D** 합성이 포함되며 이러한 생리학적 기능에 영향을 받으면 상처 치료 장애, 피부 처짐, 멍, 피부 질환, 그리고 암이 생긴다.

자외선 같은 외부 스트레스가 없어도 겨드랑이처럼 드러나지 않는 부위의 피부에서조차 노화로 인한 변화들이 생긴다. 여기서도 잔주름, 탄력 저하, 그리고 피부가 얇아지는 것을 경험한다. 햇빛에 노출된 부위들은 피부색이 짙어지고 피부가 두꺼워지는 복합 손상을 겪는다. 전문 용어로는 **일광탄력섬유증**(solar elastosis)이라고 한다.

우리는 모두 나이보다 훨씬 젊어 보이는 피부를 가진 사람들이 무엇을 권할지 알고 있지만, 최근 과학자들이 젊어지는 것과 관련된 유전자가 이런 사람들에게서 활성화되는 것을 발견했다. 놀라운 일은 아니지만, 조금 더 깊이 들여다보면 생활습관과 우리가 살고 있는 환경의 중요성을 깨닫게 된다. 주로 앉아서 생활하거나 흡연을 하면 더 빨리 늙는다. 또 피부와 관련해서는 햇빛 아래 너무 오래 앉아 있으면 더 빨리 늙는다. 이 모든 생활습관의 선택이 우리가 가지고 태어난 유전자에 영향을 준다. 이 아이디어가 바로 마지막 장에서 소개할 새로운 과학인 후성유전학의 기초다. 한마디로 우리는 우리 유전자가 피부에 미치는 영향을 바꿀 수 있다는 뜻이다.

노화가 피부에 무슨 짓을 하는 걸까?

노화가 피부에 무슨 짓을 하는지를 논의하기 전에, 해부학의 측면에서 피부의 세 층을 뜻하는 구조적 용어부터 알아보자([그림 4-1] 참고).

바깥층인 **표피**는 방수벽을 만든다. 밑에서 세포들이 끊임없이 재생되는 동안 맨 위층에서는 계속해서 벗겨진다. 표피의 바깥 부분은 15~20층으로 납작하게 쌓인 죽은 세포들로 이루어져 있다. 이 세포들은 일종의 미세한 비계(飛階) 역할을 하는 **단백질**로 수분을 빨아들이고 신체의 수분 손실을 막는다. 이 부분은 피부를 탄력 있게 해주는 지방층으로 감싸여 있으며, 신체의 그 어떤 부분보다 더 많은 **콜레스테롤**(지방으로 이루어져 물이 침투하지 못하는 물질)을 함유하고 있다.⌐1 또한 피부색을 만드는 **색소 세포**도 이 표피에 있다.

그 아래층인 **진피**는 두 가지 주요 단백질로 이루어진 결합 조직층이다. 진피의 75% 이상을 이루는 단백질은 꼬아놓은 밧줄 형태

피부 구조

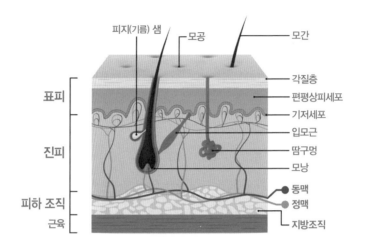

[그림 4-1] 피부의 3층 구조. © iStock / Paladjai.

의 중요한 구조 단백질인 **콜라겐**이다. 콜라겐은 마치 건물의 뼈대처럼 신체의 여러 구조 속에서 구조적 지지대 역할을 담당한다. 특히 피부에 정말 중요한 단백질로서 서로 연결된 여러 섬유 조직들을 가지고 다른 피부 조직들을 고정시켜 두껍게 짜인 양탄자 같은 3차원 그물망을 만든다. 우리를 부상으로부터 보호하면서도 탄성이라는 환상적인 능력을 피부에 제공하는, 강하면서 유연한 단백질이다.

진피를 구성하는 두 번째 단백질은 **엘라스틴**이다. 이름에서 풍기는 대로 피부에 탄력성을 주어 늘어나거나 눌렸을 때 원래의 상태로 복원되게 만든다. 안타깝게도 엘라스틴은 우리가 어릴 때에만 생성되고 나이와 함께 점차 줄어든다.

신경세포, 모낭(머리카락 뿌리), 땀샘, 손발톱 바닥, 그리고 림프관과 혈관도 진피층에 있다. 가장 아래층인 **피하조직**에는 체지방의 절반이 들어 있으며, 그 아래 조직들을 (가끔은 우리가 필요한 것보다 과하게!) 보호한다.

노화로 인한 피부 변화는 대략 30세부터 시작된다. 점점 더 쉽게 부상을 입고 치유가 더뎌지고 보호 장벽이 줄어들며 피부에 바른 약과 화학약품의 흡수가 느려지는 것을 경험하게 된다. 수포도 더 잘 생긴다. 바깥층(표피)의 재생이 느려지는 이유는 두 가지다. 모세포가 더 느린 속도로 자라면서 표면으로의 이동도 더 느려지기 때문이다. 70대에는 재생 속도가 30대의 반 정도로 떨어지는데, 이것은 세포들이 훨씬 더 느리게 교체된다는 의미다. 수분을 빨아들이고 유지하는 단백질과 지방의 생성 역시 줄어들어 피부가 더 건조하고 거칠어진다. 표피와 진피의 결합력도 나이와 함께 약해져서 두 층간의 분리가 생기고 피부가 더 약해진다.

바깥 표피가 아래층들과의 결합력을 상실하면 일부 감각세포들, 다시 말해 신경세포들이 손상을 입고 활동도 멈출 수 있다. 특이한 이 현상을 **감각이상성 등통증**(notalgia paresthetica, 일반적으로 견갑골 아래에 지속적인 가려움증을 유발하는 신경 장애-옮긴이)이라고 한다. 공식 명칭이 길고 복잡한데, 많은 사람이 등에서 손이 닿기 어려운 부위, 대개 왼쪽 어깨뼈 아래에서 발생하는 이 가려움증을 경험한다. 일부 CBD(대마 성분의 의약품인 칸나비디올-옮긴이) 제품들이 그렇듯, 이런 사람들에게 소염 연고가 도움이 되기도 한다.

표피에 있는 많은 색소세포들도 30세 이후부터 10년에 약 20%씩 줄어든다. 달리 설명하면, 우리는 30세에서 65세 사이에 피부에 있는 색소세포의 약 80%를 잃는다. 그리고 그 결과로 피부가 훨씬 창백해진다. 믿을 수 없는 이 세포의 손실에도 불구하고, 어쩌면 그것 때문에 남아 있는 일부 색소세포들이 비대해진다. 이렇게 커진 세포들은 더 많은 색소를 만드는데, 그 결과가 바로 검버섯이다!

이 비대 세포들이 나타나는 일반적인 부위는 햇빛에 가장 많이 노출되는 손등, 얼굴, 팔과 다리다. 피부의 색소가 자외선 손상으로부터 우리를 보호하는 역할을 하기 때문에 색소세포가 줄어든다는 것은 유해한 태양 복사열로부터의 보호가 줄어든다는 의미다. 색소세포의 전반적인 손실과 피부의 면역력 저하는 나이와 함께 피부암 위험의 증가로 이어진다.

조금 더 아래에 있는 진피 역시 세포와 혈관을 잃어간다. 콜라겐을 만드는 세포인 **섬유아세포**(fibroblasts)의 개수가 줄어들어 30대 이후에는 전체 콜라겐 양이 1년에 1%씩 감소한다. 각각의 콜라겐 섬유는 점점 더 두꺼워져서 피부에서 굳어진 콜라겐 섬유를 제거하는 신체의 보수 과정을 어렵게 만든다. 이 두꺼워진 콜라겐은 유연성이 떨어져 진피가 쉽게 찢어지게 만든다. 진피 내의 탄성 섬유들도 탄력을 잃는다. 그렇게 해서 우리가 얻는 것이 바로 처짐과 주름이다. 표정을 만드는 부분과 자주 사용하는 부분에 주름이 생긴다. 이마의 주름과 눈가의 잔주름 등 이 부위의 탄성섬유들은 신체의 다른 부위보다 먼저 닳아서 늘어진다.

나이가 들면서 피하조직의 지방층도 줄어드는데, 이것도 주름을 만드는 하나의 원인이다. 다른 부위보다 얼굴에 더 많은 주름이 생기는 이유는 햇빛에 많이 노출되기 때문이다. 햇빛의 자외선은 피부의 유지와 보수를 담당하는 피부 세포의 DNA를 손상시켜서 맡은 일을 하지 못하게 만든다. 팔다리의 피하지방이 손실되면 노화된 팔과 다리를 더 가늘어 보이게 하고 저체온증, 피부 찢어짐, 기타 외상성 손상의 위험이 더 높아진다.

(심층 분석 1) **나이가 들면 피부 지지대 콜라겐은 어떻게 변할까?**

콜라겐은 인간의 몸이 만드는 가장 강한 단백질의 하나로, 피부 내의 세포와 조직을 지지하는 뼈대다(조직은 함께 일하는 여러 세포들로 구성된 장기들의 구조다). 시간이 지나면서 다른 단백질들과 마찬가지로 콜라겐도 **당화 반응**이라는 과정을 통해 다른 단백질들에 달라붙을 수 있다. 그렇게 되면 이 주변 콜라겐 분자들과의 연결은 더 뻣뻣해지고 유연성도 떨어진다. 그 결과, 피부는 더 쉽게 찢어지거나 멍이 들고, 늘어지거나 주름이 생기는 것으로부터 회복되는 능력이 떨어진다.

길고 탄성 있는 섬유로 만든 두툼하고 푹신한 양탄자를 예로 들어보자. 그 양탄자에 먼지와 진흙이 엉겨붙어서 발로 밟으면 더 이상 튕겨 올라오지 않는다고 상상해보자. 그것이 당화 콜라겐 기질이다. 당화 콜라겐은 20대의 어린 나이에 처음 나타나 매년 약 4%씩 그 범위를 넓혀나간다. 별로 많지 않은 것처럼 들리겠지만, 80대가 되면 우리 피부 콜라겐의 반 이상이 당화되어 들러붙고 엉겨붙은 상태가 된다.

그것이 다가 아니다. 우리는 지나친 햇빛 노출이 피부를 손상시키는 까닭이 염증, 산화 손상, 돌연변이의 증가(3장에서 장황하게 설명했던 DNA의 손상) 때문이라고 생각했다. 하지만 어린 피부라도 햇빛에 노출되면 단백질의 당화를 야기할 수 있다. 또한 피부 노화를 악화시키는 또 다른 요인인 흡연도 콜라겐과 다른 단백질의 당화를 가속화한다.

게다가 콜라겐과 피부의 다른 지지 단백질들(support proteins)은 수명이 굉장히 길다. 우리 몸이 그 단백질들의 교체에 대한 걱정을 해결하기 전에 몇 년, 심지어 몇 십 년 동안 서성거린다는 뜻이다. 재건 시스템이 활성화되어도 당화 반응이 이미 일어났을 경우라면 대개 늦은 시점이다. 그나마 좋은 소식은 손상되지 않은 콜라겐과 당화가 일어난 콜라겐이 식별되면서, 연구자들이 손상된 종류를 겨냥하여 제거할 수 있는 표지를 발견하는 데 주력하고 있다는 것이다. 또한 새로운 제안을 다루는 마지막 장에서 소개되듯이 운동과 식이 제한도 당화 반응을 줄일 수 있다.

피부 노화에 영향을 주는 또 다른 주요 환경 요인은 우리가 섭취하는 음식이다. 요리 중에도 당화 반응이 발생하는데, 이는 몸속에서 단백질을 교차 결합시키는 화학적 반응과 대단히 유사하다. 음식, 특히 고기를 볶고 굽는 조리법은 삶거나 찌는 것보다 더 많은 당화 반응을 생성한다. 관심 있는 독자를 위해 설명하자면, 이 과정을 **갈변 현상**이라고 하며, 특히 근육에 있는 당분과 단백질 사이의 화학 반응을 의미한다. 육류가 굽거나 튀겨지면서 이 반응이 일어날 때, 그 표면은 캐러멜화가 된다. 이것 때문에 우리가 이 음식들을 좋아하는 것이다. 우리가 섭취하는 음식 중 대략 10~30%의 당화된 단백질이 혈액 속으로 흡수되고 염증 반응을 일으켜서 피부에 추가적으로 막대한 피해를 입힐 수 있다. 그러므로 음식을 조리하는 방법을 바꾸면 주름을 줄일 수 있다.⎯2

피부 노화 이야기의 또 다른 '주름'을 알아보자. 주름, 고르지 못한 피부색, 그리고 처짐과 같이 위에 언급된 피부 손상들은 비슷한 유형의 손상이 심장에도 일어나고 있음을 나타내는 척도일 수도 있다. 단백질 구조의 손상이 치유되지 않아서 피부에 이런 징후들이 생기는 것처럼 심장 구조도 손상을 입고 치유되지 않으면 문제가 생긴다.

심층 분석 2 ⎯ 피부에 혈액을 공급하는 혈관계가 늙는 이유는?

혈액은 영양분, 산소, 그리고 상처를 고치는 면역 시스템 세포들을 실어 나른다. 나이가 들면서 작은 혈관의 개수가 감소하고 피부로 향하는 혈류도 감소한다. 남아 있는 혈관들은 혈관 벽이 더 약해져 더 쉽게 파열되면서 그 결과로 멍이 생긴다. 혈관 손실, 그리고 혈류 감소와 함께 신체 다른 부분과 마찬가지로 피부의 관 조직 재건 시스템도 손상된다.⎯3 앞에서 읽은 대로, 처짐과 주름, 검버섯처럼 나이와 함께 생기는 여러 가지 짜증스러운 피부 변화들은 재건 시스템이 손상되어 발생한다. 병으로 누워 있는 극단적인 상황의 환자에게 욕창으로 알려진 압박 궤양이 나타나는 것처럼.

방금 소개했던 혈관계의 여러 변화는 혈관 세포막 내의 당화 단백질 형성에 의한 것이다. 혈관과 세포 속 당분이 이 과정의 큰 원인인 셈이다. 과당, 찐득찐득하고 달콤한 음료수 속에 들어 있는 고과당 시럽이 제일 나쁜 범인 중 하나다. 피부를 젊어 보이게 하는 쉽고 저렴한 방법을 알고 싶은가? 음식 속의 당분을 줄여라!

마라톤부터 30분간 빠르게 걷기까지, 모든 유산소 운동 역시 혈관계의 노화 관련 퇴보를 줄여준다. 유산소 운동이 가져다주는 혜택은 단순한 혈류량 증가부터 기타 여러 이득이 있으며, 이것에 관해서는 다음 장에서 살펴보기로 한다.

나이와 함께 땀샘도 줄어들고, 기능 역시 떨어진다. 그러면 어떻게 될까? 땀을 덜 흘리게 되어 체온을 낮추는 능력이 나빠진다. 진피 층에 있는 피지샘은 **피지**라 부르는 유분 또는 왁스 분비물을 만들어서 피부와 모발을 매끄럽게 해주고 물이 새어들지 않게 한다. 이상하게도, 이 분비샘들은 개수의 변화 없이 그 크기가 더 커지지만, 노화와 함께 피지는 감소한다. 땀과 피지 생성 감소로 인해 피부는 건조하고 거칠어지며, 우리도 아는 것처럼 건조한 피부는 가려움을 유발할 수 있다. 상처받기 쉬운 피부에 긁기가 더해지면 피부가 갈라지고 터지는 증상으로 이어진다.

머리카락과 손톱은 모두 피부 속 세포가 만든다. 두꺼워지고 홈이 파이는 등, 노인들의 손톱에 나타나는 변화는 손발톱 바닥의 혈류량 감소로 생긴 부수적인 영향이다. 손톱이 노화하면서 세로로 홈이 파이거나 솟아오를 수 있는데, 이것은 피부가 수분을 함유하는 능력이 점점 떨어져서 생기는 현상으로 특정 비타민 부족이나 영양실조에 의해서도 나타날 수 있다. 솟아오른 부분을 갈아내는 것이 괜찮은 방법처럼 보일 수 있지만, 그렇게 하면 손톱이 갈라질 수 있고 감염의 위험이 높아진다.

머리카락의 뿌리에 있는 세포인 **모낭**은 다른 여러 피부 세포와 마찬가지로 나이와 함께 활동성이 떨어진다. 재생 속도도 예전만큼 빠르지 않아서 머리카락이 가늘어지는 원인이 된다. 체모는 가장자리부터 안쪽으로, 다시 말해서 몸통보다는 말단

부위의 체모가 먼저 소실된다. 외할아버지가 대머리였던 남성은 본인도 머리카락을 잃을 가능성이 높은데, 이것을 남성형 대머리라고 한다. 남성형 대머리는 정수리에서 시작되어 아래쪽으로 진행된다. 이 증상은 여성에게도 생길 수 있지만 여성은 일반적으로 전체가 아닌 일부 머리카락만 빠지기 때문에 이런 경우를 여성형 탈모라고 한다. 50대까지 남성 인구의 절반, 그리고 여성 인구의 4분의 1이 탈모증의 영향을 받는다. 탈모증의 원인이 되는 유전적 요인들도 있는데, 이에 관해서는 이 장의 마지막 부분에서 다루기로 한다.

80%의 노인 여성, 그리고 100%의 노인 남성의 헤어라인이 점점 위로 물러난다. 이 증상이 생기는 것은 무엇 때문일까? 호르몬과 노화에 관한 부분을 읽으면 알게 될 것이다. 머리카락은 빠지는 반면, 눈썹, 귀와 코털은 더 길고 더 굵게 자라는 이유는 왜일까? 이것도 호르몬 때문이다.

모근 세포 내의 색소 생성 역시 줄어든다. 그 결과로 새치가 생기다가 결국엔 백발이 되는데, 우리 대부분이 50세가 되면 적어도 모든 체모의 반이 희게 변한다.

피부에서
호르몬이 하는 역할

비록 혈류의 감소가 앞에 나열된 여러 불편한 변화의 직접적인 원인이지만, 호르몬도 그런 변화의 또 다른 근본 원인이다. 그래서 일명 **스테로이드 호르몬**(화학자들이 스테로이드 물질이라고 부르는 콜레스테롤에서 시작되었기 때문에 이렇게 부른다)과 이 호르몬이 피부에서 하는 일에 대한 여러 정보를 살펴볼 예정이다. 스테로이드 호르몬은 몸 전체에 영향을 주기 때문에 이후에도 이 호르몬에 대해 계속 다루게 될 것이다.

피부 탄력의 주역 에스트로겐과 테스토스테론

에스트로겐은 일반적으로 알려진 것과 달리 단순한 여성 호르몬이 아니다(또한 에스트로겐이라는 단일 형태는 없으며, 여성에게 있는 일반적인 호르몬은 3가지 종류다). 갱년기 이전 여성에게서 높게 나타나는 에스트로겐은 여성의 난소에서 만들어지지만, 남성에게서도 분비되며 다른 많은 조직에서도 만들어진다. 흥미롭게도 여성의 몸에서는 남성 호르몬인 **안드로겐**을 에스트로겐으로 변환하여 에스트로겐이 생성된다. 안드로겐은 코르티솔, 갑상선, 성장 호르몬, 비타민 D 등의 모든 스테로이드 호르몬 계열을 발생시키는 콜레스테롤의 분자 구조를 변경하여 몸속에서 만들어진다. 콜레스테롤이 심장질환에 영향을 미치는 역할 때문에 억울한 누명을 쓰고 있지만, 콜레스테롤은 호르몬의 구성 요소이자 우리 세포의 모든 포장지 또는 **세포막**의 필수 요소다. 매우 중요한 성분이기 때문에 우리 몸이 필요로 하는 모든 콜레스테롤을 우리가 만들어낼 수 있으며, 간과 다른 대부분의 세포들도 콜레스테롤을 생성한다.

알다시피 노화가 진행 중인 피부는 더 건조하고 더 거칠며 수분을 함유하는 능력이 떨어진다. 에스트로겐이 이러한 노화 증상의 원인이 되는 이유는 피부 두께, 주름 형성, 그리고 피부 수분에 영향을 주기 때문이다. 어떻게? 에스트로겐의 한 가지 활동이 **히알루론산(HA)**이라는 화합물의 생성을 활성화시키는 것이다. 히알루론산은 피부가 수분을 머금고 있도록 돕는 물질로, 피부 속 히알루론산은 자기 무게의 1,000배 이상이나 되는 많은 양의 수분을 빨아들이고 콜라겐과 엘라스틴에 결합하는 스펀지 같은 능력을 지니고 있다. 수화 분자라고도 불리는 이 히알루론산은 피부 구조를 지지하고 탄력성에 도움을 주며 주름과 잔주름의 발현을 억제하는 등 피부 속 풍성함을 제공한다. 햇빛과 공해에 노출되는 것뿐만 아니라 노화로 인해 호르몬이 감소되는 것은 신체의 자연스러운 히알루론산 생성을 감소시켜 피부의 부피가 줄어들고 주름이 생기게 만든다.

테스토스테론은 대표적인 남성 호르몬이지만, 역시 여성의 신체에서도 콜레스테롤로부터 생성된다. 굵은 모발, 더 두껍고 더 기름진 피부 같은 남성 피부의 많은 특징이 테스토스테론 때문인데 이 테스토스테론 덕분에 일반적으로 남성이 여성보다 피부 노화의 조짐이 더 늦게 시작된다.

갱년기가 되면, 대표적인 여성 호르몬 중 하나인 에스트로겐이 갑작스럽게 감소하면서 여성의 피부에 변화를 가져온다. 남성 호르몬, 특히 테스토스테론이 피부 유분 생성에 관여하기 때문에 테스토스테론이 우세해지면서 이 두 호르몬의 비율이 깨지면 여성은 유분 증가나 성인 여드름도 경험할 수 있다. 남성 호르몬이 피부에 미치는 영향은 남성과 여성 모두에게 중요하며 노화가 진행되는 동안 바뀌는 이 호르몬 양이 둘 모두에 영향을 줄 수 있다.

갱년기로 가는 과도기, 즉 폐경 전에 여성의 피부는 홍조를 띠고 붉어지며 얼룩덜룩해진다. 에스트로겐에는 소염 성분들이 있기 때문에 이 호르몬이 소실되면 염증의 증가로 이어질 수 있으며, **주사**(rosacea, 코·이마·볼에 생기는 만성 피지선 염증, 흔히 '딸기코'라고도 함-옮긴이) 같은 특정 증상을 악화시킬 수 있다. 주사는 중년 여성,

특히 금발에 흰 피부를 가진 중년 여성들에게 흔히 나타나며, 홍조와 핏줄이 드러나는 증상을 유발한다.

에스트로겐이 콜라겐과 피부의 탄력망을 유지하는 주요 역할을 담당하고 있다는 사실을 기억하자. 에스트로겐 손실은 피부 콜라겐 생성의 감소를 뜻한다. 그래서 피부가 얇아지고 탄력을 잃으며 주름 생성의 원인이 된다. 에스트로겐이 손실되면 피부의 혈관 수도 감소되어, 피부를 창백하게 하고 피부로 가는 영양분도 줄어든다. 이 정도면 혈류 변화와 모든 피부 손상에 대해 충분히 이해했으리라 본다. 그래서 나이 든 여성들의 피부가 창백하고 얇고 건조한 것이다. 에스트로겐 감소는 테스토스테론 같은 다른 호르몬들보다 더 갑작스럽고 더 극단적으로 발생하기 때문에 상대적으로 남성 호르몬의 수치가 높아지고 이로 인해 수염이 늘어나는 특징도 볼 수 있다.

에스트로겐의 혜택을 받는 것은 피부만이 아니다. 에스트로겐은 건강하고 촉촉한 피부뿐만 아니라 머리카락도 길고 건강하게 자라게 해준다. 임신 기간에는 에스트로겐 수치가 높아서 모발이 풍성해지고 출산 이후와 갱년기에는 에스트로겐 수치가 급락하여 모발이 가늘어지고 때로는 임상적으로 심각한 탈모로 이어지기도 한다.

남성과 여성 모두 남성 호르몬인 안드로겐이 체모 성장을 자극하지만, 신체 부위에 따라 그 효과가 다르고, 여성의 경우에는 연구가 제대로 이루어지지 않았다. 일반적으로 안드로겐은 수염이 나게 자극하지만 (대머리와 마찬가지로) 머리카락 성장은 억제하는데,

이 이상한 이중성은 '안드로겐 패러독스'라는 명칭으로 의학 자료에 보고되어 있다. [4] 지나치게 전문적이지 않은 정도로만 살펴보자면, 테스토스테론은 몸속에서 효소에 의해 DHT라는 또 다른 호르몬으로 전환된다. 이 효소들의 여러 형태는 두피와 수염 모근 세포에 존재한다. 수염에서의 효소 생성은 노화와 함께 나타나는 반면, 머리카락 내의 전환 효소는 감소한다. 그 이유는 정말 아무도 모르지만 머리카락 줄기세포 내의 감소 때문이라고 추측한다. 그 줄기세포에 영향을 줄 수 있는 약물을 이용한 잠재적 치료법이 현재 개발 중에 있다. [5]

나이 든 여성에게 수염이 증가하는 이유

나이가 들면서, 여성은 인슐린 저항성이 점점 더 커진다(인슐린 시스템에 대해서는 3장에서 소개했고, 이후에도 소개될 것이다). 이것은 간에서 생성되는 '성호르몬 결합 글로불린(sex hormone-binding globulin, SHBG)이라는 단백질의 감소로 이어진다. SHBG는 글자 그대로 여성이 만드는 에스트로겐과 테스토스테론을 움켜잡아서, 결과적으로 국소 조직들이 이 호르몬들을 점점 쓸 수 없게 만든다. 역으로 SHBG가 줄어들면, 혈류 내의 호르몬 수치가 높아진다. 에스트로겐은 어차피 폐경과 함께 줄어들기 때문에 별문제가 아니지만, 테스토스테론이 조직과 피부에 점점 더 많아지는 것이므로, 앞에서 다뤘던 경우와 마찬가지로 수염이 증가한다. 여성의 턱에 수염이 생긴다는 말이다.

피부에 미치는 스테로이드 호르몬을 이야기할 때는 **갑상선 호**

르몬(TH)을 짚고 넘어가야 한다. 성대 바로 앞에 위치한 작은 나비 모양의 분비선인 갑상선에서는 두 가지 호르몬이 분비되며, 피부를 비롯한 여러 시스템에 영향을 준다. 갑상선 호르몬 수치가 낮으면 피부의 부피가 변형되고 두꺼워져 거칠고 건조해진다. 눈썹도 빠지고 머리카락도 거칠고 잘 끊어지며 손톱이 쉽게 부러진다. 갑상선 호르몬이 지나치게 높으면 피부에 정반대의 효과가 나타난다. 피부가 지나치게 습해지고 홍조가 자주 생긴다. 이 증상은 임신 중에 나타나기도 하는데, 얼굴 또는 팔이나 목처럼 많이 노출되는 부위에 생기는 기미가 그 특징이다.

피부 노화 시계를
되돌릴 수 있는 방법은?

자외선 차단제 바르기

가장 중요하고도 가장 확실한 피부 노화 예방법은 태어난 순간부터 자외선 차단제를 바르는 것이다. 광범위한 차단제는 피부에 손상을 유발하는 UV-A와 UV-B 모두를 차단한다. SPF 숫자는 UV-B 차단을 의미하는데, 햇빛에 정말로 민감한 경우가 아닌 이상 30이 넘는다고 훨씬 더 큰 보호막이 되지는 않는다. 오히려 몇 시간마다 자외선 차단제를 덧바르는 것이 낫다.

여성의 경우 바르는 에스트로겐이나 **호르몬 대체요법(HRT)**이 피부 탄력과 수분, 피부 두께의 개선을 보여주는 연구 결과가 있다. 그러나 호르몬 대체요법이 항상 온전히 이롭기만 한 것은 아니다. 일례로 햇빛에 손상된 피부는 에스트로겐 치료로 개선되지 않는다. 종종 나타나는 호르몬 대체요법의 부작용은 뺨에 색소 침착이 더 심해지는 것이다. 검버섯이 더 많아진다니! 남성의 피부와 호르몬 요법에 관한 연구는 더 빈약하다. 결정적으로 우리 몸에서 생성되는 것과 화학적으로 똑같은 생체-동일 호르몬, 그리고 우리 몸의 호르몬과 화학적으로 동일하지 않은 합성 호르몬의 다양한 효과를 두고 해결되지 않은 논쟁이 여전히 많다는 점을 염두에 두어야 한다.

콜라겐 생성 돕는 비타민C 추가

콜라겐 생성은 철저히 호르몬 변화의 영향을 받기 때문에, 피부의 콜라겐 생성을 북돋우는 화합물질들을 사용하여 대처할 수 있다. **비타민 C**는 피부의 콜라겐 생성을 증가시키는 것으로 나타났다. 피부에서 콜라겐이 맡은 중요한 역할에 대해서는 익히 들었을 것이다. 콜라겐은 보통 진피와 표피에 존재하는데([그림 4-1] 참고), 나이가 들면서 콜라겐을 생성하는 비타민 C 수치가 떨어진다. 이 비타민은 피부의 항산화제 역할도 하여 활성산소 손상으로부터 피부를 보호한다.

비타민 C가 혈액에서 피부로 이동하도록 하기 위해서 비타민 C의 일부를 음식에서 얻을 수 있지만, 우리가 알다시피 피부의 혈관계에도 노화의 해로운 영향을 받는다. 다행인 것은 크림이나 세럼을 사용하여 비타민 C를 바를 수도 있다는 점이다. 그러나 비타민 C가 두꺼운 표피층을 뚫기란 쉽지 않다. 레이저 처치나 화학적 박피 등을 통해서 그 외부 표면층이 제거되면 길이 열리지만, 이런 처치를 받으려면 피부과 의사나 피부 관리사를 찾아가야 한다. 동물 대상 실험 결과, **pH 4 이하**, 다시 말해서 다소 산성이 낮은 pH 조제 물질이 비타민의 피부 침투를 향상시켰고, 20%의 비타민 C 용액이 가장 높은 침투율을 보였다. 유감스럽게도 이 문제를 사람에게 실험한 연구는 매우 한정적이다. 비타민 C의 또 다른 문제는 빠르게 분해된다는 점이다. 비타민 E와 결합시키면 비타민 C를 안정화하는 데 도움이 된다.

피부 건강 촉진제 사용

피부 건강 촉진제 중 단백질과 같으나 더 작은 물질인 **펩타이드**가 있다. 시판 제품명은 팔미토일 펜타펩타이드다. 이것은 피부에 침투하여 탄력을 증가시키는 콜라겐과 다른 화합물의 생성을 증가시키는 세포들을 활성화할 수 있다. 펩타이드에는 주름 방지 효과가 있는데, 아마도 콜라겐 생성을 증가시키는 역할 때문인 것으로 여러 연구에서 밝혀졌다.⎯6

레티놀을 포함한 **레티노이드**는 비타민 A 계열로, 콜라겐 손실과 착색 변화를 지연시킨다. 가장 흔한 피부에 바르는 레티노이드로는 레티놀, 트레티노인, 아다팔렌, 벡사로텐이 있다. 이 약품들은 콜라겐을 생성하고 염증을 조절하는 유전자에 작용한다(가장 효과적인 것은 트레티노인이다). 그래서 레티노이드는 일광 노출부터 홍조를 띠는 주사와 피부 착색 증상인 기미와 같은 염증 상태에 이르는 광범위한 노화 관련 피부 손상에 유용하게 쓰일 수 있다.

당화 반응을 감소시키는 천연 도구로서, '**기능식품**'과 보조제라 부르는 영양소 및 비타민의 효과에 관한 연구들도 많이 이루어지고 있다. 비타민 C, 비타민 E, 니아신, 피리독살, 셀레늄 같은 천연 항산화제들을 제안하지만, 그 증거는 예비적 수준이다. 기능식품의 효과에 대해서는 10장에서 더 다루도록 하겠다.

차를 마시자! 차에 함유된 복합체(EGCG)는 항산화제 성분으로 알려져 있으며, 비교적 고함량을 쥐에게 투여하자 콜라겐이 증가하고 피부 상태가 개선되었다. 일반적인 녹차 한 잔에는 100~150mg의 **폴리페놀**(식물에 함유된 건강 증진 복합체의 총칭)이 함유되어 있으며, 절반가량은 EGCG로 구성되어 있다(음식에 함유된 폴리테놀과 다른 복합체들에 대해서는 10장에서 더 자세히 다룬다). 가장 좋은 반응을 보인 쥐는 20mg/kg, 약 55kg의 성인으로 환산하면 2mg의 폴리페놀을 투여한 경우였다. 이 정도의 양을 섭취하려면 약 40잔의 차를 마셔야 한다!

우리 몸에는 **Nrf2**('너프2'라고 읽는다)라는 분자에 의해 통제되는 항산화 메커니즘이 내재되어 있다. Nrf2는 **항산화 물질**인 브로콜리, 콜리플라워, 방울양배추 등의 여러 십자화과 채소들, 특히 브로콜리 싹에 함유된 복합체에 의해 활성화된다. 건강 식품점에서 이 채소들을 본 적이 있을 것이다. 십자화과 채소들을 먹어야 하는 또 다른 이유는 Nrf2가 당화 반응을 감소시키기 때문이다. 연어와 견과류에 함유된 오메가-3 같은 건강한 지방이 풍부한 식단역시 우리 몸속의 천연 항산화제와 소염 작용을 증가시킨다. 당분이 단백질들을 뭉치는(당화 작용) 역할을 한다는 것을 기억하자. 특정 형광등 아래에 피부를 비추면 당화된 복합체가 보인다. 이것은 항노화 화장품의 효과를 측정하는 피부과나 피부 관리실에서 확인할 수 있을 것이다.

산화질소(NO)는 체내에서 생성되는 가스로 여러 조직에서 면역과 염증 반응을 조절하는 작용을 한다. 구체적으로 살펴보면, 산화질소는 자외선 노출과 산화 손상으로부터 세포를 보호하고 우리 몸이 생성하는 많은 염증 경로들을 차단한다(이 부분에 대한 자세한 설명은 5장에서 확인하자). 가스이기 때문에 우리가 스스로 생성하는 것과 비슷한 양을 몸에 주입하는 것이 어려웠는데, 최근 임상실험에서 바르는 연고가 산화질소를 피부 속에 주입하여 감염과 염증을 줄일 수 있음을 보여주었다.⌐7 이 내용에 대해서는 앞으로 더 많이 접하게 될 것으로 예상된다. 그때까지는 우리 몸이 산화질소를 만드는 데 사용하는 물질들을 얻기 위해 비트와 케일을 먹자.

히알루론산이 함유된 필러 등의 **조정 치료**는 피부의 주름 부위에 주입할 수 있으며, 피부의 자연스러운 모습을 되찾는 데 도움을 준다. 히알루론산은 완충제 역할을 하고 관절염의 통증을 감소시키도록 관절에 주입할 수도 있다(골격계를 다루는 6장에서 히알루론산의 사용에 관한 경고를 확인하도록). 히알루론산을 피부에 주입하여 일시적인 피부 노화 치료법으로 쓸 수는 있지만, 피부에 바르는 것으로는 보습 이상의 효과가 있다는 확실한 증거는 없다.

박피나 보습제 같은 표피 처치는 남성과 여성 피부의 노화 증상들을 완화한다. 외부의 노화 요인들은 피할 수가 없으니, 햇빛 차단이 제일 중요하다. 노화된 피부에 햇빛 차단이 특히 더 중요한 이유는 피부가 얇아져서 해로운 자외선이 더 쉽게 침투할 수 있기 때문이다.

탈모 개선을 위한 관리는 스테로이드부터 수술적 방법까지 다양하며, 수술적 방법은 모낭이 있는 작은 피부 조직을 뒷머리와 옆머리에서 떼어내어 탈모가 뚜렷한 부위에 이식하는 것이다. 유감스럽지만 이 방법으로 원래의 풍성한 수준으로 복구되지는 않는다. 그러나 탈모가 진행 중이거나 이미 겪었더라도 기대를 버리지 말자! 피부의 줄기세포 연구를 통해 피부 세포가 모발이 자라게 명령하는 어떤 분자 신호들을 발견했으니 말이다. 신호 분자로 처리한 피부 세포에서 자란 적은 양의 피부를 쥐에게 이식하여 건강하고 자연스러운 모발 성장의 결과를 얻었다.⎺[8]

노화세포의 선택적 제거 가능성에 대한 기대

3장에서 소개했던 노화세포를 기억하는가? 노화세포는 기본적으로 제멋대로 구는 세포다. 이 세포가 확실히 하는 일은 분열을 멈추는 것이다. 세포 분열은 손상된 세포가 새로운 젊은 세포를 만들기 위한 과정으로, 손상된 세포는 대체된 후에 모체 세포의 기능을 계속 수행한다. 노화세포는 이 과정을 하지 않기 때문에 오래 남아 있게 되고, 그 수가 많아지면 결과적으로 노화의 상황과 마찬가지로 조직을 손상시킨다. 노화세포의 음흉함은 바로 주변 세포들을 노화하게 만드는 복합체를 생성한다는 점에 있다. 썩은 사과 한 개가 전체를 망가뜨리는 것처럼, 노화세포는 주름, 피

부 얇아짐, 피부암과 같이 피부 노화에 관련된 많은 문제를 일으
킨다.

이 문제들을 제거할 수 있는 뭔가가 없는지 궁금할 텐데, 짧게
답을 하자면 '있다.' 노화세포를 죽인다는 의미의 세놀리틱스라는
약물은 앞 장에서 소개했던 몇몇 생명공학 회사들이 개발한 것으
로, 암세포를 목표로 삼아 이 세포들을 죽이고 일부 경우에는 완
전한 치료로 이어지는 신세대 약물과 개념적으로 비슷하다. 가까
운 시일 내에 세놀리틱스를 사용 가능하게 만드는 것이 문제인 이
유는 FDA에 약물로 분류되어 있어서 시일이 오래 걸리고 비용도
많이 드는 승인 과정을 통과해야 하기 때문이다.

선택적으로 피부의 노화세포를 죽이는 외용 치료법을 광고하는
업체가 있다. 외용 크림, 즉 피부에 바르는 제품이고 피부를 다시
젊게 만든다고 주장하기 때문에 이 제품은 약품을 승인하는 FDA
과정 대신 화장품 규제 과정을 거친다. 화장품도 FDA 지침을 따
라야 하지만, 약품만큼 엄격하지는 않다. 그래도 이 업체는 그 제
품이 DNA나 피부 또는 눈 세포를 손상시키지 않는 것을 보여주
는 자료를 기본적으로 제공해야 한다.

여기서 이 제품을 홍보하는 것은 절대 아니지만, 개인적으로
이 제품이 노화의 근본 원인과 장점들을 설명하는 참신한 접근법
을 보여준다고 생각한다. 이 제품의 유효성분은 항균성 펩타이드
(AMP)다. 간단한 설명을 곁들이자면, AMP는 잠재적 병원균에 대
항하는 일부 면역 시스템 반응의 기능을 담당하는 모든 생명체가
만든 저분자 물질이다. 다시 말해서 보호 효과가 있다는 뜻이다.

피부에서는 AMP가 피부 손상을 고치는 데 도움을 준다.

연구원들은 먼저 200개의 AMP를 가지고 노화세포를 죽이는 능력을 검사했는데, 실험 환경에서 배양된 피부 세포에서 이 능력을 가진 4개의 세포를 확인했다. 그런 다음 재주를 부려 이 4개 세포의 구조를 바꿔 배양된 피부에서 노화세포들을 제거하는 데 훨씬 더 탁월한 2개의 펩타이드를 얻었다. 실험실에서 피부를 배양하는 것은 지난 20여 년에 걸쳐 완성된 기술로, 이제는 넓은 부위의 피부 이식이 필요할 때면 그 사람에게서 작은 조직을 떼어내서 몇 주 안에 넓은 면적의 자기 피부를 배양할 수 있을 정도로 보편적인 수준이 되었다.

AMP의 효과를 사람에게 시험하기 위해 과학자들은 신생아부터 50세 이상까지 다양한 연령의 피부 샘플을 채취해 실험실에서 배양시켰다. 그런 다음 마지막 장에 설명된 후성유전학 기법을 사용하여 각 샘플의 신체 나이를 정했다. 그 후에 피부 세포에 자신의 제품을 도포했고, 연령이 더 높은 피부의 시계를 되돌릴 수 있다는 것을 확인했다. 또한 노화세포에만 있는 표지들을 측정하여 그 제품을 사용한 피부 샘플들에서 노화세포의 수가 감소한 것도 발견했다.

핵심은 이제 피부에서 노화세포들을 선택적으로 제거하는 것이 가능할 수도 있다는 것이다. 또한 이 세포들이 신체 전반에서 노화와 관련된 퇴화에 영향을 주기 때문에, 노화세포의 선택적 제거가 그리 멀지 않은 미래에 노화의 해로운 영향을 줄이는 실현 가능한 전략이 될 수도 있다.[9]

피부에 영향을 미치는
유전자들

이 책에서 소개하는 모든 시스템이 그러하듯, 피부도 여러 유전자의 영향을 받는다. 단일 유전자들과 피부처럼 복잡한 시스템이 단순하게 연결된 경우는 거의 없다. 그러나 유전자 검사가 매우 정교해지고 게놈 분석 검사를 받는 사람들이 더 많아지면서, 각각의 유전자가 피부와 같은 시스템에 영향을 주는 방법들이 더 많이 알려지고 있다.

다음에 소개하는 목록에 모든 유전자가 총망라된 것은 아니어서 이 책이 판매될 즈음에는 시대에 뒤떨어진 정보가 될 수도 있지만, 각 유전자가 우리 피부에 어떤 영향을 미치는지, DNA 검사를 통해 무엇을 알게 되는지 등의 내용을 소개하기 위해 정리해둔다. 9장에서도 단일 유전자가 다양한 형태로 피부 색소 침착과 같은 형태에 영향을 주는 메커니즘을 설명할 것이다. 각 유전자에 관한 더 많은 정보는 참고문헌과 미주에 포함된 웹사이트들에서 확인할 수 있다.

MC1R과 ASIP는 주근깨, 햇빛 알레르기, 붉은색 머리 등을 일으키는 주요 유전자들이지만, 상대적으로 동공 색에는 별 영향을 주지 않는다. 주근깨나 적모는 당연히 DNA 검사 없이도 확인할 수 있다.

피부색에 영향을 주는 또 다른 유전자인 IRF4는 다른 유전자들에 의해 활성화되거나 비활성화될 수 있는 스위치로, 비활성화되었을 경우 멜라닌 생성이 저하되어 홍채가 푸른색이 되는 벽안과 햇빛 알레르기가 생긴다. 동공 색과 햇빛 알레르기 역시 DNA 검사 없이도 알 수 있지만, 이 유전자를 특별히 소개하는 이유는 멜라닌 색소를 감소시키는 유전자를 하나라도 가지고 있으면 피부암의 발병 위험이 높아질 수 있기 때문이다.[10]

EDAR2 수용체는 신호를 감지하여 세포로 전달하는 세포막 내의 단백질에 지시를 내리는 유전자다. 이 단백질은 피부 시스템의 발달에 관여한다. 이 유전자의 변형된 형태 중 하나가 남성형 대머리의 원인으로 작용한다.

AR은 남성호르몬인 안드로겐 수용체 유전자. 안드로겐의 여러 기능 중 하나가 모발 성장을 촉진시키고 유지하는 것이기 때문에 이 기능을 상실한 수용체는 탈모를 일으킨다. 이 유전자는 X 염색체에 있다. 남성에게는 X 염색체가 하나뿐이라서 X 염색체가 두 개인 여성과는 다르게 X 염색체에 있는 유전자들에 모두 발현된다. 여성의 경우, 기능이 저하된 유전자는 다른 쪽 X 염색체에 있는 동형 유전자에 가려질 수 있다.

정상적인 피부 기능과 겉모습을 결정하는 유전자는 여러 개라는 사실을 기억하자. 이 유전자들의 역할에 대해서는 대부분 제대로 알려지지 못한 상태다. 일례로 여러 종류의 콜라겐에는 우리가 계산하는 방식에 따라 적어도 30개, 어쩌면 45개 이상의 유전자들이 있다. 이 유전자들의 돌연변이가 여러 질병을 유발한다고 알려졌지만,[11] 정상적인 범주의 피부를 이루는 다른 유전자들의 정확한 역할에 대해서는 제대로 알려지지 않았다.

결론

우리 몸의 가장 바깥층인 피부는 우리가 스스로 노화를 느끼게 하는 리트머스 시험지다. 그래서 소중히 여기면서 지키고자 하는 것이다. 피부를 지키는 데는 예방이 최선이지만, 우리 몸의 모든 시스템과 마찬가지로, 예방만으로는 한계가 있다. 여기에 소개했던 외적 치료 방법으로 일부 증상들이 완화될 수 있고, 좋은 식습관과 보충제 역시 도움이 된다. 노화세포 치료가 더 나을 수도 있지만, 아직 확정적인 것은 아니다. 현재로서는 주사 요법이나 레이저 치료, 수술처럼 더 극단적인 방법에 기대는 것 말고는 피부 노화의 시계를 되돌릴 수 있는 방법은 없다.

약어 해설

DHT: 우리 몸이 테스토스테론으로부터 만들어내는 안드로겐

EGCG: 에피갈로카테킨 갈레이트 epigallocatechin gallate, 차에 함유된 항산화 물질, 일명 '녹차 카테킨'

HA: 히알루론산 hyaluronic acid, 신체 부위에 수분을 공급하는 천연 윤활제

HRT: 호르몬 대체요법 hormone replacement therapy

NO: 질산 nitric oxide

Nrf2: 항산화 단백질 생성을 활성화하는 단백질인 핵 인자 에리트로이드 2-관련 요인 2 nuclear factor erythroid 2-related factor, 너프2로 발음한다.

SHBG: 성호르몬 결합 글로불린 sex hormone-binding globulin

TH: 갑상선 호르몬 thyroid hormone

UV: 자외선 ultraviolet radiation

5장

장수와 웰빙에 기여하는
근육

건강수명을 늘리려면
근육 강화는 필수

우리가 움직이고 읽고 운동하고 가볍거나 무거운 물건을 들 수 있는 것은 모두 경이로운 근골격계 덕분이다. 근골격계라고 부르는 이유는 근육이 붙어 있어야만 뼈가 움직이기 때문이다. 하지만 근육이 하는 일이 이게 전부는 아니다. 놀랍게도 근육은 **내분비** 기관으로 활동한다. 다시 말해서 근육은 우리 몸의 다른 부분을 조정하고 제어하는 화학물질을 분비한다. 중요한 것은 근육량이 건강수명의 좋은 예측기라는 점이다. 쉽게 말해 나이가 들면서 근육이 많을수록 건강할 확률이 높아진다. 이번 장에서는 노화에 따라 근육에 어떤 변화가 생기는지 알아본다. 또한 근육이 감소하는 이유로 알려진 것은 무엇인지, 근육 손실을 최소화하기 위해 우리가 할 수 있는 일들은 어떤 것인지도 살펴본다.

우리의 근력은 30대에 최대치를 찍은 이후 중년을 거치면서 감소하기 시작한다. 만약 근육의 일부를 유지하기 위한 운동을 하지 않을 경우, 80세에는 전성기 근력의 약 50%(또는 10년에 5%나 매년 1.5% 정도)가 손실된다. 중요한 사실은 이러한 근육 손실이 그저 단순한 위축이 아니라 근육을 조절하는 신경 신호가 줄어들고 근육을 유지하는 데 영향을 주는 신체의 화학 신호가 변화하는 등의 복합적 요인들의 결과라는 사실이다. 이러한 근 손실과 그로 인한 결과는 사소한 문제가 아니다. 노화하는 성인에게 그 어떤 질병이나 기능 이상보다 더 큰 장애와 제약의 원인이 된다. 놀랍게도 남성 사망의 가장 정확한 예측 변수도 근력 저하다.[1]

우리는 골격근, 일명 맘대로근 또는 **수의근**(voluntary muscle)의 주요 역할이 뼈대를 움직이게 하는 것이라고 생각하기 쉬운데, 골격근은 우리와 우리가 조작하는 대상을 움직이게 하고, 저장된 단백질을 지키고 간과 함께 혈액 내의 포도당과 아미노산의 농도를 조절하는 역할도 담당한다. 우리가 나이를 먹으면서 근육을 수축시키는 능력에 변화가 생기는데, 이러한 변화는 근육세포 자체의 변화는 물론이고 근육을 조절하는 신경의 변화 때문이다.[2] 이 내용은 곧 다시 다루기로 한다.

근육의 역할은 여기서 끝나지 않는다. 우리의 근육세포는 면역 시스템에 명령하는 **마이오카인**이라는 화학물질을 방출한다(마이오myo는 근육을, 카인kine은 활성체를 의미함). 그리고 이 중요한 마이오카인의 생성 역시 우리의 노화와 함께 감소한다. 이것은 나이가 들수록 근육량을 지키는 것이 더욱더 중요하다는 것을 의미한다.

조언 한마디 하고 넘어가자면, 근육 강화가 건강수명에 확실한 역할을 하기 때문에 개인적으로 근육을 다루는 이 5장이 가장 중요하다고 생각한다. 그래서 근육이 장수와 웰빙에 기여하는 여러 방법을 자세하고 길게 다룰 것이다. 전문용어가 너무 부담스럽거나 자세한 내용까지는 별 관심이 없다면, 각 소주제의 도입 부문만 참고하고 '심층 분석'과 '추가 정보'는 건너뛰어도 된다.

근육이란
정확히 무엇인가?

근육을 해부학적으로 살펴보자. 측정 방법에 따라 다르지만 약 700개나 되는 전체 골격근들은 각각 근육의 장축과 나란히 자리한 장섬유 묶음으로 구성되어 있다. [그림 5-1]의 왼쪽은 끝에서 뼈와 연결된 가느다란 힘줄과 맞닿아 있는 근육 전체를 보여준다. 그 오른쪽 관은 함께 활동하는 개별 단일 세포들의 다발이다. 계속해서 그 오른쪽은 근섬유 또는 마이오파이버라는 단일 세포이고, 마지막으로 이 그림의 오른쪽에 머리카락처럼 보이는 각각의 세포 내부에는 근육단백질을 포함한 전선 모양의 근원섬유 묶음이 있다. 이 근육단백질이 근육을 수축시키는 일을 담당한다.

우리가 신경을 통해 근육을 수축시키라는 명령을 내리면, 두 개의 각기 다른 근육단백질들이 서로를 붙잡고 근육 전체 또는 일부를 짧게, 즉 수축하게 만든다. 라인댄스를 생각하면 된다. 모두가 손을 잡은 상태로 팔을 뻗고 있다가 파트너들을 가까이 끌어당기

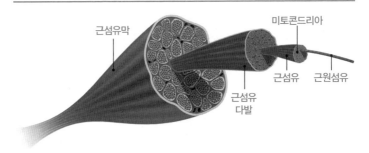

근섬유막   미토콘드리아   근섬유   근원섬유   근섬유 다발

[그림 5-1] 단일 근육세포를 나타낸 그림. 근육세포는 여러 개의 근섬유 다발로 이루어 져 있다. 중요한 미토콘드리아는 세포 전반에 흩어져 있다. 근섬유막은 근육 세포 전체를 에워싸는 세포막이다. © iStock / Aldona.

면 라인이 짧아지는 것처럼 근육도 그렇게 수축한다.

우리가 근육을 수축시키라는 명령을 통해 근육을 사용할 때 근육세포는 일종의 스트레스를 겪는데, 이것은 세포가 활동하는 동안에 활성화되는 **프리라디칼**이 미토콘드리아에서 배출되기 때문이다. 3장에서 설명했듯이 활성산소 분자에 의한 잠재적 손상 상태인 **산화**에 일시적으로 노출되면 신체의 방어와 복구 시스템을 작동시켜 근육의 재생과 성장을 이끈다. 그런 점에서 이 과정은 일부 스트레스는 이롭다는 발상의 아주 좋은 예다.

근육을 구성하는 세포인 마이오파이버에 대해 마지막으로 한 가지 더 설명하자면, 각 세포가 근육 내의 **위성세포**라 불리는 여러 개의 전구체(precursor, 어떤 물질을 만들기 위한 전 단계 화학물질), 또는 **줄기세포**의 결합으로 만들어진다는 사실이다. 위성세포는 근육과 전신의 상황들이 전달하는 신호에 반응하기 위한 최적의 위치인 근육의 혈관 옆에 자리 잡으려는 경향이 있다. 위성세포는 운동과 같은 일반적인 자극과 부상과 퇴행성 질환 같은 병리학적 상황에 의해 활성화된다. 성장기에 몸이 커질 때, 또는 운동이나 부상 후 재활로 근육량이 증가할 때, 휴면 중이던 위성세포가 활성화되고 성장하다가 마침내 융합되어 새로운 근육세포가 만들어진다. 위성세포가 활성화되면 줄기세포 역시 더 많이 생성되기 때문에 늘 일정량의 줄기세포가 존재한다.

세포들이 융합된다는 것은 세포마다 여러 개의 세포핵이 있고 세포핵 안에는 염색체가 있는데, 그 안에서 유전자가 조절하는 과정이 더 쉽게 일어난다는 의미다. 이 근육세포는 **최종 분화**되었다고 부르며, 이것은 더 이상 스스로 분화하여 생성하지 않는 상태를 말한다. 따라서 활성화된 위성세포들로만 대체될 수 있다. 위성세포는 모든 줄기세포와 마찬가지로 자신이 재생하는 특정 세포는 물론이고 스스로도 더 생성할 수 있지만, 유감스럽게도 그 수가 나이와 함께 감소하여 청소년기의 전체 근육세포 수의 8%였던 위성세포가 70세에는 1% 미만으로 줄어든다. 언젠가는 줄기세포 치료가 위성세포를 재생시킬 수 있게 되기를 희망한다.

나이가 들면서 근육에 무슨 일이 일어날까?

노화가 우리 몸에 가져오는 신체적 변화는 아주 많지만, 근육 손실이 흔하게 생기는 동시에 가장 광범위한 손상을 초래하는 이유는 노인들의 경우 낙상으로 인해 빈번하게 상해를 입기 때문이다. 나이를 먹으면서 일부 근육세포들은 불가피하게 손실되거나 위에 서술한 것처럼 재생되지 않는다. 근육을 쓰지 않으면 남아 있는 근육도 줄어들어 '지방뺀체중(lean body mass)'의 손실과 그로 인한 힘의 손실, 노화학자들이 말하는 **근육감소증**을 초래한다.

젊은 시절에는 근육량과 힘이 서로 따라간다. 다르게 표현하면, 근육이 커지면 힘도 세진다. 그러나 나이가 들면 근육량과 힘이 서로 밀접하게 연결되지 않는다. 이 내용을 특정하여 다룬 연구는 많지 않지만 흥미로운 결과들이 있다. 근육량을 측정해보니, 질량 대비 힘의 비율이 노화와 함께 극적으로 줄었다(몇몇 근육 측정법들은 아래 별도의 단락에 소개한다). 다시 말해 노화와 함께 우리가 가지고 있는 근육량에 근거해 기대했던 것보다 더 많은 힘을 잃는다는 뜻이다.

이 연구 결과들의 영향은 엄청나다. 근육의 노화가 가져오는 영향은 단순한 위축보다 훨씬 복잡하고, 근육의 힘에 미치는 노화의 영향은 눈에 보이는 근육량에 미치는 영향보다 훨씬 더 크다는 뜻이니까. 그 이유를 아는 사람은 아무도 없으나, 이 장에서 소개하는 일부 정보들에서 그 실마리를 얻게 될 것이다.━[3]

근육감소증의 일부 근육 손실은 지방과 콜라겐 등의 결합조직이 근육 조직을 대체하면서 생긴다. 뼈와 뼈 사이에 근육이 많이 채워지지 않아서 가늘고 앙상하며 골이 진 노인들의 손에서 이 근육 손실을 발견할 수 있다. 일반적으로 다리 근육이 상체 근육보다 더 쇠약해지는데, 이것은 대부분의 사람이 일상 활동에서 팔을 훨씬 더 많이 쓰기 때문이다. 평생 활동하는 횡격막 같은 근육은 나이에 따른 변화가 거의 없다. 근육량이 체질량의 60%까지 차지한다는 점을 생각할 때, 신진대사에 활동적인 이 중요한 조직이 손실될 경우 심각한 결과를 가져올 수 있다.

대부분의 사람에게 골격근량의 감소는 체중에서 지방이 차지하는 비율 증가로 이어지는데, 이것은 단순히 전체 체중에서 근육의 비율이 줄어들어서 생기는 일이다. 이로 인해 '체성분 측정을 어떻게 할 것인가?'라는 중요하면서도 다소 모호한 문제가 생긴다. 전체적인 지방의 양, 즉 장기들을 감싸고 있는 내장 지방과 근육에 침투한 지방을 포함한 지방 분포, 그리고 골격근의 양을 완벽하게 재는 것이 가장 이상적이다. 그러면 이 모든 요소가 나이에 따라 변화하는 양상을 볼 수 있을 테니까. 그러나 유감스럽게도 일반적으로 사용하는 모든 측정법은 일부 문제점이 있으며, 지금부터 그 문제점들에 대해 살펴보고자 한다.

<hr>

(심층 분석 1) **다양한 체성분 측정법의 장단점 비교**

신체 성분, 즉 근육량과 지방량의 비율을 측정하는 여러 방법을 살펴보자.

먼저, BMI 같은 **신체 계측법**이 있다. BMI는 체중(킬로그램)을 신장(미터)의 제곱으로 나눈 값이다. 그러나 이 측정법은 근육에 스며든 지방의 양을 예측할 수 없다. 따라서 지방을 감안하면 몸무게나 허리, 팔, 종아리 등의 둘레를 측정한 값도 왜곡되며 전체 근육량과의 제대로 된 상관관계를 보여주지 못한다.

생체전기저항 측정법은 전해질을 함유한 체수분이 좋은 전도체인 반면, 지방 조직은 그렇지 못하다는 것에 기반을 둔 측정법이다. 적절한 장비를 사용하여 쉽고 비외과적으로 측정할 수 있는 방법이지만 근육량을 직접 측정하지 못하고 추정치만 얻을 수 있다. 장비의 정확도는 얼마나 많은 신체 부위가 직접 측정되는가에 달려 있다. 단순히 저울 위에 올라서서 한쪽 다리에 전류를 흘려보내고 다른 쪽 다리로 전류가 흘러나오게 하는 식으로는 정확한 계산을 하지 못한다.

밀도 측정법은 수중 무게 측정과 보드팟(BodPod)이라는 제품으로 대중화된 기술인 공기 변위법으로 측정하는 방법이다. 모든 측정은 체질량을 측정하기 위해 무게를 사용하며, 그다음에 변위로 체적을 측정한다. 밀도는 부피를 질량으로 나눈 값이기 때문에 그렇게 되면 지방과 지방이 아닌 것의 비율을 예측할 수 있게 된다. 그러나 질량과 무게는 다르기 때문에, 예측치 역시 다르다.

이중-에너지 X선 흡수계측법(DEXA)은 종종 체성분 측정의 최적 표준으로 통한다. DEXA는 뼈를 직접 측정한 다음 근육과 지방량을 공식에 의해 계산한다. 이 방법은 다음 장에서 더 자세히 다루게 될 골밀도 감소로 고생하는 사람들이 익숙하게 여기게 될 방법이다.

컴퓨터 단층촬영(CT)은 검사할 수 있는 조직 부위의 신체를 연속된 횡단면 이미지로 만들기 위해 엑스레이를 사용하는 방법이다. CT를 이용하여 근육 밀도를 측정할 때는 근육 내부와 근육 주변의 지방도 함께 측정한다. 그래서 CT는 지방의 점진적 침윤으로 인하여 시간에 따라 근육이 얼마나 손실되는지를 확인할 수 있는 유일한 방법이다. 이미지를 만들기 위해서 인접 부위까지 수많은 엑스레이로 찍기 때문에, 수백 장의 흉부 엑스레이를 찍은 것과 같은 방사선을 쬐게 되어 잠재적으로는 덜 바람직한 검사방법이 되었다.

자기공명영상(MRI)은 지질을 비롯한 조직의 구성 요소를 측정할 수 있는 방법이다. MRI가 CT보다 더 나은 장점은 방사선 노출이 적다는 것이다. CT 스캔과 마찬가지로 이 방법은 일반적으로 의사의 처방으로 진행되며 비용도 높다.

DEXA와 CT 연구를 통해 골격근이 매년 1% 이하로 감소한다고 추정한다. 정확히는 60세 이상의 남성은 매해 0.64~1.29%, 여성은 0.53~0.84% 감소한다. 이 수치가 낮은 것처럼 보여도, 매해 쌓이기 때문에 60대 중반이면 평균 14%, 80세 이상이면 50%의 근 손실이 생기는 것이다. 특정 근육들의 경우, 70세 이후 팔다리 근육은 40%까지 손실된다. 20대에 손실이 시작되는 것과 비교하면 충격적인 수치다.

균형과 자세는 활동 근육에 의존하는 두 가지 필수 기능으로, 균형은 꾸준하게 설 수 있는 능력이고, 자세는 신체의 각 부분이 함께 적절하게 자리를 잡는 방법이다. 노년 인구에서 많이 발생하는 낙상과 그에 따른 부상은 이 두 기능이 상실되면서 생기는 직접적인 결과다.

근육과 (근육을 뼈에 연결시키는) **힘줄** 속 감지기는 활동을 측정하여 그 정보를 뇌로 보낸다. 우리 뇌에는 모든 근육이 유지해야 하는 수축 강도가 미리 정해져 있다. 근육을 당기는 것은 여기서 벗어나는 것으로, 조정이 필요하다. 그때 뇌가 균형과 자세를 유지하고 움직임을 조절하도록 근육에 지시를 내린다.

심층 분석 2 근육의 길이 변화를 담당하는 신장 수용기

수의근의 특정 부위에는 근육의 늘어짐을 감지하는 근방추라는 특별한 신경 섬유들이 있다. 두 번째 부위인 골지힘줄기관은 근육을 당기는 뼈와 근육을 연결하는 힘줄 안에 있다. 신장 수용기란 골지힘줄기관과 근방추에서 길이가 늘어나는 것에 민감하게 반응하는 수용기를 말한다. 근육이 늘어나면 척수로 신호가 전달되고, 이 신호는 다시 뇌로 전해진다. 단순 반사를 예로 들어보면, 척수가 근육에게 수축하라는 지시를 내리면서 즉시 근육에 다시 신호를 보내서 늘어나는 근육에 대응한다. 이렇게 해서 우리가 균형을 유지하는 것이다.

뇌와 근육 사이를 오가는 이 신호 덕분에 우리는 변화하는 환경에 대응하면서 균형과 자세를 유지할 수 있게 된다. 이 조절 능력이 나이와 함께 떨어지는 것은 첫째 감각 피드백 감소, 둘째 근육 내의 감지기 감소를 의미하는 근육량 감소, 셋째 뇌 기능 둔화라는 세 가지 이유 때문이다.

그래서 나이가 들면 균형을 잡기 위해 주변의 시각 정보에 의지하게 되는데, 문제는 우리의 시력도 나이와 함께 나빠진다는 것이다. 그 결과 노화와 함께 자세의 흔들림 증상이 증가하는데, 이 증상은 남성보다 여성에게서 더 많이 나타난다.

또한 속근 섬유(fast twitch fibers)가 불균형적으로 손실되기 때문에 균형을 잡기 위해 상황에 빠르게 반응하는 능력은 우리가 익히 봐온 대로 노인의 경우 더 쉽게 감소한다.⌐4

근육감소증을 유발하는 마지막 요인은 4장에서 소개했던 노화로 인한 혈관 시스템의 변화다. 모세 혈관의 밀도는 노화와 함께 낮아지는데 우리 몸의 근육은 여전히 수축하기 위해 동일한 양의 산소를 필요로 한다. 충분한 산소와 기타 영양소를 공급받지 못한 근육세포들은 결국 사라지게 된다.

근육감소증 예방에
가장 좋은 약은 운동

우리가 가진 약서랍에서 가장 효과가 좋은 항노화 '약품'은 어쩌면 운동일지도 모른다. 근육이 계속 활동하도록 유지하면 근육량과 힘의 손실 모두가 최소화된다. "안 쓰면 사라진다"는 말은 근육에 아주 완벽히 적용되는 말이다. 인프라가 잘 갖춰진 선진국의 많은 사람이 그러하듯 활동량이 많지 않은 사람이라면, 나이가 들수록 근육세포들도 사용되지 않을 것이고, 그렇게 되면 회복과 재건의 과정도 시작되지 않을 것이다.

근육세포는 그 수를 늘리기 위해 분열하지 않기 때문에, 우리가 할 수 있는 최선의 선택은 이미 가지고 있는 근육세포를 유지하는 것이다. 일부는 어쩔 수 없이 손실되므로 운동을 통해 남아 있는 근섬유의 **비대**를 일으켜야 한다. 다른 말로 설명하면, 근육세포들을 키우고 강하게 만들라는 뜻이다. 이 과정은 새로운 단백질의 생성을 필요로 하기 때문에 단백질 덩어리를 구성하는 아미노산을 반드시 섭취해야 한다. 이 내용은 이 장의 뒷부분에서 더 다루기로 한다.

고강도 근육 운동은 근원섬유, 특히 단백질 미세섬유들이 겹치는 부위에 손상을 일으키지만, 이 손상의 정확한 성질은 알려지지 않았다. 근육세포가 운동으로 손상되는 것은 맞지만, 스스로 회복하고 자라는 것으로 대응한다.

근육이 어린 시기에는 위성세포가 활성화될 때 성장과 치료 과정을 거치면서 새로운 세포들이 생성되지만, 나이가 들면 위성세포가 줄어들고 남아 있는 위성세포들도 손상된 근육 조직이 보내는 신호에 제대로 반응하지 않는다. 위성세포가 시간이 지나면서 소진되기 때문이다. 어린 근육과 노화된 근육 모두, 회복 과정에는 시간이 필요하므로, 운동 후에는 휴식을 취하는 것이 중요하다.

지구력과 근력에 대한 몇 가지 용어를 정리하면서 근육 이야기를 시작해보자. 우선 힘, 즉 근력이란 짧은 시간 안에 어떤 신체 활동을 하기 위한 최대 능력이 얼마나 되는가를 말한다. 누군가는 25kg 무게의 상자나 역기를 쉽게 들지 몰라도 나에게는 10kg이 최대치이며, 이것이 힘의 차이다.

지구력은 어떤 신체활동을 긴 시간 동안 반복해서 할 수 있는 능력이다. 좀 더 복잡한 논의를 위해 지구력 자체를 간단히 설명하면, 예를 들어 체육관에서 벤치프레스나 스쿼트처럼 근력 운동을 여러 번 반복하는 것이다. 또는 지구력 운동은 달리기나 자전거 타기처럼 일반적으로 긴 시간에 걸친 운동을 말한다. 이 두 종류의 활동에 대해서는 다음 단락에서 설명한다.

근육의
종류와 쓰임에 대해

근육을 잃으면 힘을 잃게 되지만, 지구력까지 잃는 것은 아니다. 종종 가속이나 순간적인 힘이 요구되는 종목이 아닌 지구력을 요하는 종목에서 나이가 더 많은 운동선수들이 더 좋은 실력을 보여준다. 지구력이 노화의 진행에도 훨씬 더 쉽게 유지되는 이유는 **타입 1 근섬유**의 수가 나이가 들어도 적게 줄어들기 때문이다. 근섬유는 [그림 5-1]에서 보듯, 유닛으로 함께 활동하는 세포다발이다. 타입 1은 일명 '느리게 씰룩거리는' 지근 섬유(slow-twitch)로, 피로를 느끼는 속도가 '빠르게 씰룩거리는' 속근 섬유(fast-twitch)인 **타입 2 근섬유**보다 느리다.

근육에 지구력을 제공하는 것은 타입 I 근섬유다. 지근 섬유는 더 많은 미토콘드리아를 지니고 있고, 속근 섬유보다 크기는 작지만 더 큰 모세혈관 시스템을 통해 산소와 영양분을 공급받는다. 이 결합 덕분에 더 큰 **유산소대사** 수용력, 즉 활동 중에도 계속 산소를 받아 사용할 수 있는 능력과 피로 저항이 생기고, 그 결과 더 긴 시간 동안 지구력을 유지할 수 있게 된다.

타입 1 근섬유는 타입 2 근섬유에 비해 만들어내는 힘은 적지만, 장시간의 수축을 유지할 수 있기 때문에 균형과 자세 조절을 담당한다. 일명 지근 섬유라 불리는 이 근섬유들은 수축을 더 오래 견딜 수 있고, 그래서 피로감을 더 서서히 느끼는데, 이건 지근 섬유가 더 많은 에너지를 만들어낼 때 미토콘드리아를 사용하는 유산소대사에 의존하기 때문이다. 하지만 수축에 연료를 공급하는 산소와 영양분이 떨어지면, 더 빠르게 피로감을 느낀다.

속근 섬유, 즉 타입 2 근섬유는 여기서 타입 2a와 타입 2b로 한 단계 더 나뉜다. 타입 2b 근섬유는 대부분의 힘을 만드는 대신, 산소나 미토콘드리아를 쓰지 않고 연료원에서 얻은 가용 에너지의 일부만을 뽑아 쓰는 **무산소대사**에 의존하기 때문에 극도로 빠르게 피로해진다. 타입 2a 근섬유는 지근 섬유와 속근 섬유인 타입 2b 근섬유의 중간이다. 타입 2 근섬유는 지근 섬유에 비해 미토콘드리아와 모세혈관이 적고 더 빠르게 약화된다. 반면에 크기가 더 커서 더 많은 힘을 더 빠르게 낼 수 있기 때문에, 강한 힘과 빠른 반응이 필요한 활동에 중요한 근육이다.

근육 생리학에 대해 몇 마디만 더 하자면, 지근 섬유가 쓰이기 제일 쉬운 이유는 최소한의 에너지를 사용하고 모든 근육의 수축을 조절하는 우리 뇌가 선천적으로 에너지 비용에 인색하기 때문이다. 가벼운 역기를 드는 중이라면 이 타입 1 근섬유가 먼저 호출된다. 그러다가 무게를 점점 더 높여 근육에 가해지는 하중이 증가하면 그다음으로 제일 효율적인 근섬유(타입 2a)를 호출하고, 마지막으로 타입 2b를 쓴다. '순서대로 사용하기'를 적용하는 셈이다. 그러므로 나이와 함께 먼저 손실되는 속근 섬유를 유지하기 위해서는 근육 운동을 열심히 해야 한다. 소위 말하는 고강도 운동이 효과적이지만, 지나친 손상, 즉 부상을 막기 위해서는 반드시 조심해서 운동해야 한다.[5]

짧게 정리해보면, 근육량과 힘에서 우리가 근육감소증이라 부르는 노화로 인한 근육 감소는 주로 짧은 시간 동안에 최대한의 활동을 담당하는 근섬유, 특히 일명 '속근' 섬유로 더 구체적으로 말하면 타입 2a 근섬유의 퇴화에 의해 발생한다. 대부분의 퇴화는 단백질 합성의 감소로 발생하며, 이 내용은 뒷부분에서 조금 더 다룬다. 근섬유를 잃고 나면, 지방 조직이 밀고 들어와 근섬유를 대신할 수 있다. 더 자세한 내용은 뒤이어 알아보자. [6]

마지막으로, 짧은 근육생리학 강의를 마무리하려면 **운동 단위** (MU)를 알아둘 필요가 있다. 운동 단위란 하나의 **운동 신경**을 공유하는 같은 종류의 근섬유 모둠으로, 단위체가 수축하도록 명령하는 통제 메커니즘이다. 이 운동 단위 내의 섬유들은 일반적으로 근육 전체에 퍼져 있다. 두 운동 단위가 표시된 [그림 5-2]는 단일 신경 섬유(즉 신경) 줄기들이 여러 개의 섬유들에 접촉하는 방법을 보여준다.

지근 단위는 약 100개의 섬유로 된 작은 단위이고, 속근 단위는 모둠 하나당 수천 개의 섬유가 있는 훨씬 큰 단위다. 지근 단위가 더 작기 때문에, 특정 근육당 지근 단위가 훨씬 더 많다. 뇌에서 어떤 단위에 신호를 보내면 그 단위 안에 있는 모든 섬유가 똑같은 비율로 전력을 다해 수축한다. 지근 운동 단위는 가장 작은 운동 신경이 조절하는데, 그 신경이 가장 쉽게 자극되는 것으로 밝혀졌다. 서 있거나 가벼운 근력 운동 같은 저강도 활동에 지근 섬유가 제일 먼저 쓰이는 또 다른 이유가 바로 이것이다.

근육을 더 열심히 쓰기 시작하면 속근 단위들도 합세한다. 더 많은 힘을 만들어내려면, 예를 들어 더 무거운 짐을 들려면 더 많

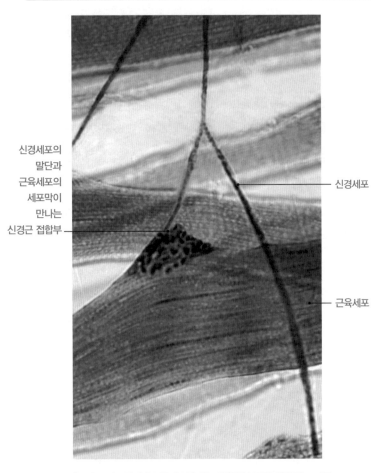

신경세포의
말단과
근육세포의
세포막이
만나는
신경근 접합부

신경세포

근육세포

[그림 5-2] 신경이 근육에 접촉하는 부위인 신경근 접합부(NMJ)를 나타내는 그림. 각각의 운동 단위는 각각 다른 신경이 조절한다. © Photodisc / Ed Reschke.

은 단위를 써야 하니까. 앞에서 언급했듯이 운동을 시작하면 처음에는 더 작고 더 효율적인 지근 단위들이 소집된다. 이 단위들이 지치고 만약 회복할 시간도 주어지지 않는다면, 그땐 더 큰 속근 단위들이 투입된다. 그래서 우리가 지나치게 가벼운 역기를 들고 운동을 하거나 속근 단위들이 투입되기 전에 운동을 중단하면, 속근은 운동을 하지 못하게 된다. 그 대신 너무 무거운 역기를, 예를 들어 1~2회 반복해서 든다면, 고작 몇 번 들기 위해 모든 운동 단위가 필요해진다. 그러면 속근 단위들이 먼저 지치고 중간 속도의 근섬유들은 운동을 하지 못한다.

심층 분석 3 **근육의 신경 조절 약화와 운동 신경세포 상실의 관계**

타입 2 근섬유(속근)가 손실되는 원인에는 많은 노화 문제와 마찬가지로 여러 요인이 있다. 우선 나이와 함께 악화되는 많은 것 중 하나가 **신경근 접합부(NMJ)**의 개수로, 신경근 접합부는 근육에 수축 명령을 내리는 운동 신경이 실제로 근육세포에 연결되는 부위다. 신경 통제 본부는 척수 내에 있으면서, 여러 개의 더 작은 섬유들로 갈라져 각각 신경근 접합부에서 끝나는 얇은 섬유를 따라 활성화된 신호를 내보낸다.

늙은 쥐들의 경우, 속근 섬유가 지근 섬유에 비해 두 배 이상 신경근 접합부를 상실했다. 신경근 접합부의 손상은 복합적이며 근육의 내부는 물론 바깥 부분과 같은 모든 구성요소에 영향을 미친다. 근육이 신경근 접합부를 복구하려 할 때, 주변 지근 섬유들의 신경 싹이 손상된 속근 세포에 연결된다. 근육에는 지근 섬유 단위가 훨씬 많다는 걸 기억하자! 이 신경 싹은 운동 단위의 조절을 유지시켜주는 데도 좋은 역할을 하지만, 속근을 지근 섬유로 전환시키기도 한다.

나아가 운동 신경이 노화하면서 싹이 자라는 것과 신경근 접합부가 손실된 주변

섬유들과 재연결하는 능력도 나빠진다. 또한 크기가 작은 지근 섬유들이 나이와 함께 비대해지는데, 이것은 손실된 근육세포들을 대체하기 위해 지방이 스며들기 때문이다. 지근 섬유가 커진다는 것은 운동 단위를 섬세하게 조절하지 못한다는 것을 의미한다. 마지막으로 타입 1(지근) 섬유는 타입 2(속근) 섬유보다 많은 위성세포들을 가지고 있다. 타입 1 근섬유가 먼저 쓰이기 시작한다는 것을 생각하면, 아마도 근섬유에 진행 중인 손상을 복구하려면 더 많은 위성세포들이 필요할 것이다. 그런데 나이 들면서 속근 섬유 내의 위성세포 수가 감소한다는 것은 손상된 근섬유들이 복구되거나 대체되지 못한다는 뜻이다.⁻7

쥐와 달리, 노화하는 우리 인간은 운동 신경세포를 잃는데, 이것은 아마도 인간의 수명이 훨씬 더 길기 때문일 것이다. 늙은 쥐와 사람 모두 지방과 콜라겐이 근육은 물론, 신경에도 스며들기 시작한다. 콜라겐은 결합조직 단백질로, 피부에 퍼져 있다는 4장의 내용을 기억할 것이다. 초반에는 척수가 근육에 보내는 신호의 속도를 늦추다가 결국에는 운동 신경을 죽인다. 신경이 죽으면 당연히 신경근 접합부도 손실되며, 소멸된 신경근 접합부가 조절하던 운동 단위가 주변 신경세포로부터 자라나온 싹의 새로운 통제를 받지 못할 경우, 그 운동 단위는 사라진다.

여러 연구를 통해 25세에서 60세 사이에 25~50%의 운동 신경이 손실되는 것으로 밝혀졌다. 그러나 70세 이상의 더 높은 연령까지 이 상태가 두드러지지 않는 이유는 대부분의 사람에게서 어느 수준 이하로 떨어지기 전까지는 운동 단위가 손실되어도 근육 기능이 거의 정상적으로 작동하는 한계점이 있기 때문이다. 다시 말해서 두꺼운 전화번호부 책을 예전처럼 빠르게 집어들지 못하게 되어도 그것을 제대로 인지하지 못한다는 것이다. 70세가 되어 운동 단위의 50%를 잃고 전화번호부를 들지도 못하는 때가 되어서야 근육의 손실을 제대로 체감한다. 또한 근육마다 손실되는 정도가 다른데, 지근의 손실이 덜하다. 마지막으로, 뇌와 척수에서 근육에 보내는 수축 명령의 속도 역시 나이와 함께 느려진다.

신경근 접합부가 나이와 함께 쇠퇴한다고 말하기를 주저하는 이유는 신경근 접합부 내의 변화들로 근육량과 힘의 감소, 즉 근육감소증이 시작되는지, 아니면 신경근 접합부의 손실이 그 결과인지가 현재로서는 알려지지 않았기 때문이다. 그러나 이 과정이 무엇으로부터 시작되든, 근육감소증의 시작을 지연시키기 위한 전략과 조정 방법을 결정할 것이므로 신경근 접합부를 신경 쓰는 것이 중요하다.⁻8

많은 사람이 나이가 들면서 밤에, 특히 다리에 짜증스럽고 고통스러운 근육 경직 (흔히 '쥐'라고 표현하는-옮긴이)을 경험한다. 수의근이 의식적 통제 없이 수축하는 경우를 경련이라고 부르고, 이 경련이 오랫동안 지속되면 경직이라고 한다. 이런 경직 상태가 되면 근육이 실제로 불룩해지면서 눈으로도 확인할 수 있으며, 몇 초에서 15분 정도까지 지속될 수 있고, 완전히 이완될 때까지 반복적으로 일어나기도 한다. 근육 경직은 근육의 일부, 근육 전체, 또는 주변 손가락들을 수축시키는 근육들처럼 함께 움직이는 여러 개의 근육에 일어날 수 있다.

연구원들은 운동 신경세포 내의 빠른 파열이 근육 경직을 일으킨다는 것을 밝혀냈다. 신경으로부터의 신호를 차단하는 마취제를 사용하여 근육 경직의 두 가지 가능성을 확인할 수 있었다. 그 첫 번째는 근육을 경직시키는 부적절한 신호의 근원이 척수 내의 운동 신경세포일 수 있다는 것이고, 두 번째는 근육 경직이 신경근 접합부 내의 자발적 활동에 의한 것일 수 있다는 것이다. 운동 신경세포가 근육에게 수축하라고 명령하는 지점이 신경근 접합부임을 기억하자. 척수 내의 신경에서 보내는 신호를 차단하는 약물이 근육 경직을 막았기 때문에, 과학자들은 척수 내의 어떤 활동이 이 근육 경직을 일으킨다는 결론을 내렸다. 과학자들은 운동 신경세포의 **과다흥분성**이 잠자리에 들려고 할 때와 같은 부적절한 순간에 수축 명령을 내리는 것이라고 생각한다. 신경세포가 과도하게 자극되어 피곤해서 짜증 나고 화가 난 어린 애처럼 말을 안 듣는 것이라고 보는 것이다.

무엇 때문에 이런 현상이 생기는 것일까? 무리한 운동으로 인한 피로, 신경과 근육세포 사이의 내부 균형을 망칠 수 있는 탈수, 또는 어떤 질병들에 의한 약화 때문일 것이다. 과도한 근육 피로로 인해 과다흥분성이 유발된 경우, 그에 대응하는 한 가지 방법은 근육을 스트레칭하는 것이다. 골격근, 혹은 수의근에는 앞에서 설명한 것처럼 근육이 늘어날 때를 알려주는 내장 모니터가 있다. 근육이 지나치게 늘어나면 손상될 수 있기 때문에 이 모니터가 그런 상황이 생기지 않도록 보초를 서는 것이다. 모니터에서 척수에 메시지를 보내면 척수가 스트레칭에 저항하라는 명령을 내린다. 병원 진료 의자에 앉아서 의사가 작은 망치로 무릎을 때릴 때 경험하는 것이 바로 이 반사 운동이다.

만약 근육 자체에서 스트레칭을 거부하면 우리는 어떻게 근육 스트레칭을 할까? 우리 근육에는 2차 반사가 있어서, 하나의 근육을 사용하면 반대편 근육(즉 한쪽이 수축하면 반대편 근육은 이완해야 하는 식으로, 보통 쌍으로 움직이는 골격근)의 수축은 억제된다. 그래서 우리가 근육 하나를 수축할 때, 앞 허벅지의 사두근을 예로 들자면, 허벅지 뒤쪽의 근육인 햄스트링에 반사 신호가 가서 햄스트링이 늘어나는 것이다. 이것을 '능동적 스트레칭'이라 부른다.

나는 단단한 폼롤러 위에 저항력이 큰 팔다리, 특히 종아리를 잘 굴린다. 폼롤러의 원통을 따라 팔다리 근육을 천천히 굴리면, 근육들이 수동적으로 늘어난다. 폼롤러에 닿는 다리 뒷면에 몸의 무게 대부분이 실리게 되는데, 이렇게 되면 다리 앞면의 무게를 줄이면서 능동적 스트레칭이 자극되는 것 같다.

과다흥분성을 유발하는 특정 희귀 장애도 있는데, 이것은 신경학적 증상들로 진단한다. 그러나 수분 공급이나 전해질 수치도 근육의 활동성에 영향을 줄 수 있다. 신경과 근육 사이의 신호가 전해질에 의해 전송되기 때문이다. 다시 말해, 수분이나 전해질이 지나치게 부족하거나 지나치게 많을 경우 신호 강도에 영향을 줄 수 있다. 칼슘, 칼륨, 나트륨 등의 수치 모두 신경 근육 활동에 영향을 줄 수 있다. 수분 공급 역시 이 물질의 농도에 간접적으로 영향을 주기 때문에 혈액 내의 수분이 지나치게 부족할 경우 이 물질의 농도가 더 높아지며, 그 반대의 경우도 마찬가지다.⁻[9]

근육세포에 일어나는
이 모든 증상의 원인은?

생리학의 관점, 즉 우리의 근육세포들 내부에 무슨 일이 일어나고 있는지에 대해서 부정적인 소식들을 전했는데, 근육 내부에 노화로 인한 변화들이 일어나는 과정을 살펴보기 위해서는 세포 내부의 구조와 분자에 대해 더 자세히 알아야 한다. 근육 손실을 일으키는 데는 상호 연관된 다수의 원인들이 있다. 여기에는 염증, 산화 손상, 미토콘드리아와 호르몬 변화, 그리고 세포사(세포자멸사)에 관련된 변화들이 포함된다. 더 분명한 것은 (그렇지 않을 수도 있지만), 우리의 행동 변화 역시 근육 손실에 중대한 영향을 미칠 수 있다는 것이다. 미리 경고하자면, 이 단락에서는 꽤 전문적인 수준의 내용을 다루므로 대충 훑거나 건너뛰어도 좋다. 이 내용을 알아야만 근육감소증을 최소화하기 위한 방법들을 제안하는 마지막 단락을 이해하고 도움을 받을 수 있는 것은 아니니까.

3장에서도 소개한 것처럼, 나이가 들면서 낮은 위험의 만성적 염증이 점점 더 흔해진다. 이것을 '**염증 노화**'라고 한다. 다른 세포들을 활성화시키는 면역계 세포가 방출하는 화학적 신호인 특정 **사이토카인**이 아마도 이 '무익한' 염증의 원인일 것이다. 감염에 대한 반응으로 염증이 생기면 사이토카인이 조직을 손상시키거나 죽게 만들어서 감염을 일으키는 유기체를 제거한다. 이와 반대로 무익한 염증은 단순히 조직을 손상시키고 노화의 여러 부적응 효과들에 일조한다.

심층 분석 4　**염증성 사이토카인의 세계와 세포자멸사**

TNF-α : 종양 괴사 인자 알파는 급성 염증 시 제1 반응자 면역세포가 만들어내는, 다시 말해서 염증을 일으키는 염증성 사이토카인이다. 표적 세포에 수많은 반응을 일으켜 세포 손상이나 사망(세포자멸사)을 초래한다.

IL-1β : 인터류킨 1-베타는 면역 시스템 세포의 작은 집합인 백혈구가 만들어내는 또 다른 염증성 사이토카인이다. 이 사이토카인은 세포자멸사를 포함한 다양한 세포 활동에 관여하며, 염증으로 인한 통증도 유발한다.

CRP : C반응성 단백질은 염증에 대한 반응으로 수치가 올라가는 혈액단백질로, 신체 내에서 죽거나 죽어가는 세포들, 그리고 일부 박테리아들의 표면에 있는 분자들에 들러붙는 역할을 담당한다. 이 결합은 면역 시스템이 세포를 파괴하도록 명령한다. 대다수 사람은 혈액 검사를 통해 CRP 수치를 측정하는데, 이것이 염증을 진단하는 믿을 만한 방법이기 때문이다.

IL-6 : 인터류킨-6는 많은 세포들이 만들어내는 염증성 사이토카인이다(처음으로 발견된 곳이 류코사이트라는 백혈구이기 때문에 이렇게 이름을 붙였다). IL-6는 지방세포들도 만들기 때문에 비만인들의 CRP 수치가 더 높다. IL-6와 TNF-α는 인슐린유사성장인자(IGF-1)와 같은 성장인자들이 주도하는 조직 복구 메커니즘의 일부를 차단하기도 한다.

사이토카인이 침입한 집단에서 볼 수 있듯, 만성 염증에서 예상할 수 있는 악영향의 결과는 고통과 세포사다. 만성 염증은 근육 노화와 어떻게 연결되는 것일까? 지금쯤이면 TNF-α와 IL-6와 같은 염증성 사이토카인의 높은 수치가 나이가 들면서 생기는 근육량과 힘의 감소, 신체 기능 및 기동력의 상실과 관련이 있다고 예상할 것이다. 그렇다. 이 사이토카인의 수치는 나이와 함께 높아지는 경향이 있다. 근육은 단백질 파손을 촉진하여 근육감소증에 이르게 하는 TNF-α와 IL-6 등의 사이토카인에 매우 민감하게 반응한다.[10]

염증은 근육감소증으로 인한 세포 손실을 일으키는 또 다른 경로인 **세포자멸사**와도 밀접한 관련이 있다. 세포자멸사는 세포의 자살 프로그램으로, 배아 발생 중 손가락과 발가락 사이의 갈퀴 세포가 제거되는 것이 대표적인 예다.

성인기에는 부상, 산화 손상, 또는 암으로 변형되는 손상된 세포들이 제거되는 것이 이익일 수 있다. 사이토카인 친구, TNF-α가 근육의 세포자멸사를 유발할 수 있는데, 너무 많은 세포들이 죽으면 근육이 쪼그라들어서 근육감소증의 원인이 된다.

세포자멸사와 염증은 근육감소증에 관련된 세 번째 메커니즘인 **산화 손상**과 연관이 있다. 최적의 상태에서는 산화, 항산화, 그리고 사이토카인이 서로 균형을 이루지만, 프리라디칼, 즉 활성산소는 지나치게 많은 반면 세포의 항산화 방어 시스템은 지나치게 부족하면 근육의 산화 손상을 일으키고, 이것이 염증과 그 결과들로 이어진다(활성산소에 관한 내용은 3장에서 다뤘다).

근육의 산화 스트레스의 근원에 대해 조금 더 깊이 들어가보자. 근육의 수축은 에너지를 필요로 하는 활동 형태라는 것을 떠올려보자. 그 에너지는 어디에서 오는가? **미토콘드리아**는 지방이나 단백질 같은 다른 공급원도 사용하긴 하지만 주로 포도당의 형태에서 원료를 얻고, 산소가 있을 경우에는 세포의 에너지 단위인 **ATP**를 만들기 위해 산소를 사용한다.

3장에서 설명했던 대로, 산소는 활성산소를 만들어낼 수 있고, 활성산소는 산화 손상을 일으킬 수 있다. 이렇게 되면 운동을 하는 것이 하지 않는 것보다 더 많은 활성산소를 만들어낼 거라고 생각할지도 모르겠다. 하지만 운동을 할수록 근육은 더 많은 항산화 방어 시스템을 만들어낸다. 다시 말해, 운동 자체는 근육에 직접 작용하는 아주 좋은, 어쩌면 최고의 항산화제이다. 앞에서도 언급한 것처럼 운동은 적은 스트레스가 약이 되는 상황인 **호르메시스**의 가장 좋은 예다.⁻11

또한 운동 중 생성되는 활성산소 수치는 근육이 일을 더 잘하도록 자극한다. 그렇지만 노인에게 항산화제가 주는 잠재적 유익함에 대해서는 아직까지 많은 연구 결과들이 나오지 않은 상태다. 나이와 함께 우리의 방어 시스템도 약해진다는 것을 기억하자. 일부 연구원들은 운동과 결합된 항산화제가 유익할 수 있다고 생각하지만, 이 문제에 대해 내려진 합의는 없다.

마지막으로, 근육이 손실되면 무언가가 그 자리에 대체되는데, 종종 그 주인공이 지방이라는 것을 기억하자. 지방은 그저 단순히 지방 세포로 이루어진 비활성 층이 아닌 매우 흥미로운 조직이다. 지방 세포는 염증성 사이토카인, 특히 앞에서 설명했던 IL-6를 비롯한 여러 호르몬을 만든다.

근육세포에서 일어나는 몸에 이로운 동화작용

근육은 그 자체로 상당한 양의 사이토카인을 만들 수 있다. 근육에서 생성되는 사이토카인은 **마이오카인**이라고 한다. 예를 들어 우리가 운동할 때 근육은 인터류킨-6(IL-6)를 배출한다. IL-6가 염증을 촉진시키는 화합물이라는 것을 기억할 텐데, 더 많이 더 심하게 운동할수록 더 많은 IL-6가 방출되고, 나이가 들수록 더 그렇다. 운동은 우리에게 좋아야 하는 것인데 어찌 된 일일까?

자, 여기서 염증의 복잡성이 등장한다. IL-6는 혈액 속에서 순환되면서 앞에서 설명한 사이토카인은 물론이고 IL-10 같은 항염증성 사이토카인을 억제하는 다른 화합물들도 방출되도록 자극한다. IL-10은 여러 염증성 사이토카인의 합성을 막는데, 이 과정이 호르메시스의 아주 좋은 예다. 적은 양의 나쁜 물질, 즉 염증성 IL-6가 염증을 가라앉히는 유익한 결과를 가져오기 때문이다.

근육은 계속 성장하고 복구하라고 명령하는 사이토카인을 더 많이 만들어내고, 그 신호들을 다른 신체 세포들에게도 보낸다(사이토카인이 신호인 것을 기억하자). **동화작용**은 신체 내에서 세포를 생성하고 유지하는 신진대사 활동을 의미하고, 파손 등 동화작용의 반대는 **이화작용**이라고 한다.

뒤에서 더 자세히 소개할 성장 호르몬(GH)과 인슐린유사성장인자(IGF-1) 같은 **성장인자**는 근육세포의 생존을 조절하고, 어린 시절엔 정상적이었던 성장도 통제한다(다시 확인하고 싶은 독자는 3장에서 다뤘던 더 자세한 내용을 읽기 바란다). 대부분의 사람은 동화 스테로이드에 대해 잘 알고 있을 텐데, 성장인자이면서 근육 성장을 촉진하는 능력 때문에 종종 근육 **비대**를 일으키려는 사람들, 즉 근육을 키우려는 사람들이 불법적으로 사용하는 약물이다.

우리 뇌 아래쪽에 있는 작은 분비기관인 뇌하수체에서는 성장 호르몬을 분비하는데, 이 호르몬은 간을 자극하여 IGF-1을 생성하게 한다. 그러면 IGF-1은 다시 근육 복구와 성장을 포함하여 신체의 여러 활동들을 한다.

성인의 근육이 공격을 받거나 손상을 입으면, 성장인자가 줄기세포를 소환하여 새 근육세포를 만든다. 일례로 IGF-1은 줄기세포, 근섬유, 근육 대사, 단백질 합성과 파손, 그리고 신경근 접합부(NMJ) 등의 여러 다양한 표적에 작용한다. IGF-1과 성장 호르몬 등의 다른 성장인자가 노화에 따른 근육 손실을 줄여줄 예상 후보처럼 들리지만, 실상은 아주 복잡하다. 기이하게도 이 인자들이 너무 많으면 실제로 근육의 복구가 억제된다.[12]

우리의 골격근은 운동 신경세포의 생존에 꼭 필요한 성장인자도 생성한다. 이 성장인자가 근육에 수축을 명령하는 신경세포들임을 기억하자. 신경세포가 세포에 성장인자를 들여보내는 **수용체**로 알려진 세포막 기공(membrane pores)을 만들어내는 동안 이 사이토카인이 신경세포에 별도로 영향을 준다. 나이 들면서 운동 신경세포는 특정 수용체는 적게, 다른 수용체는 더 많이 만드는데, 직관에 반하는 IGF-1의 사연을 이것으로 설명할 수도 있겠다. 사실 근육감소증의 범위는 신경 성장인자 수용체의 감소와 밀접한 관계가 있다.

지방과 마찬가지로, 근육 역시 단순한 수동적 표적이 아니며, 신체 다른 부분들과 적극적으로 교류한다. 근육이 전반적인 건강에 미치는 유익한 영향들을 생각하면 이해가 되는 부분이다. 예를 들어, 우리가 운동을 하거나 근육을 사용할 때, 근육에서는 앞에서 소개했던 마이오카인이라는 사이토카인을 배출하는데, 마이오카인은 다른 근육은 물론이고 지방, 간, 췌장, 뼈, 심장, 면역, 그리고 뇌세포까지 영향을 준다.

일부 마이오카인은 면역 시스템에 작용하여 면역 시스템이 활동적으로 유지되게 돕는다. 나이가 들면서 면역 시스템도 제대로 활동하지 않는데, 문제는 염증을 일으키는 사이토카인 같은 신호를 제거하는 효율도 떨어진다는 점이다. 그렇게 되면 염증을 일으키는 사이토카인이 쌓이면서 여러 가지 노화 관련 장애의 기저를 이루는 '염증 노화'로 이어진다. 근육 손실은 이 모든 염증 노화가 가져오는 또 하나의 달갑지 않은 부작용으로, 근육이 줄어들면 면역 시스템의 통제는 줄어들고 염증은 늘어나는 악순환이 생긴다. 이 고리를 끊는 방법은 근육량을 최대한 많이 유지하는 것이다.

특히 흥미로운 마이오카인으로는 마이오스타틴(MSTN)이라는 신호물질이 있다. '근육(Myo)'과 '저해제(Statin)'라는 이름처럼 근육 성장을 억제하는 효과를 가지고 있다. 우리는 근육이 지나치게 커지는 것을 바라지 않기 때문에 이 효과가 이해가 된다. 곰 세 마리 이야기 주인공처럼 우리는 근육이 너무 크지도 너무 작지도 않은, 그저 알맞은 사이즈이기를 원한다. 그래서 근육 성장인자들과 마이오스타틴 같은 억제제 사이의 활발한 상호 작용으로 근육의 사이즈를 적절한 범위 안에서 유지하는 것이다.

유전자 변이에 의해서 마이오스타틴을 생성하지 않는 동물들이나 마이오스타틴의 효과를 차단하는 약물을 투여받은 동물들의 근육은 상당히 크다. 마이오스타틴 유전자와 그 역할은 두 가지 품종의 소들을 몸집은 크게, 근육량은 적게 키운 실험에서 확인되었다. 벨기에산 푸른 소와 피에몬테산 소[13]들의 큰 몸집과 근조직은 마이오스타틴 부족 때문인 것으로 밝혀졌다. 마이오스타틴과 동화작용 화합물에 대해서는 뒤에서 더 자세히 소개한다.

또 다른 주요 마이오카인은 에이플린이다. 물론 이 수치도 나이와 함께 감소하지만 운동으로 높일 수 있다. 에이플린 효과는 마치 청춘의 샘과 같아서, 새로운 미토콘드리아의 생성을 촉진하고 단백질의 합성을 용이하게 하며 근육 줄기세포가 기능을 하도록 돕는다.[14]

골격근은 혈액 속에서 순환하는 당분의 대부분을 빨아들인다. 우리가 근육을 잃으면 혈당 수치가 올라가서 노화에 관련된 2형 당뇨병의 위험이 생기지만, 반대로 운동을 하면 혈당 수치가 안정화된다.[15]

이번 장의 앞 부분에서 설명한 대로 미토콘드리아는 세포를 위한 에너지 발전기다. 청소년들의 경우, 근육의 종류, 즉 속근 또는 지근에 따라 근섬유 양의 5~12%가 미토콘드리아로 구성되어 있다. 이해할 수 없는 이유들로 이 세포기관의 수는 근육세포의 노화와 함께 감소한다.

활발하게 움직이는 근육은 미토콘드리아를 광범위하게 사용한다. 이 말은 해로운 활성산소를 배출할 기회가 더 많다는 뜻이다. 그런데 미토콘드리아가 활동하지 않을 때 해로운 활성산소를 더 많이 배출하는 것으로 밝혀졌다. 미토콘드리아가 운동 중 높은 비율로 연료를 사용할 때, 항산화 방어 시스템이 작동한다. 지구력 (유산소 운동) 운동 역시 근육세포가 더 많은 미토콘드리아를 생성할 수 있도록 하고 세포를 복구하고 대체하는 시스템을 가동하여, 필수 세포 기관들이 노화로 인해 소멸되는 것을 막고, 결국 근육의 소실도 막는다.

미토콘드리아는 나이와 함께 손상을 입으면서 '새기' 시작하여 세포막 재료의 일부가 세포의 자살을 촉발시킬 수 있는 세포 속으로 탈출하는데, 이것이 근육 위축과 근육감소증의 원인이 된다. 아이러니하게도 오래된 세포 내의 미토콘드리아는 종종 이 자살약을 잃어버려서, 염증과 산화 손상을 일으킴으로써 노화된 근육 손상을 증가시킨다. [16]

우리가 할 일, 그리고 근육감소증을 줄이거나 되돌리는 조정 방법

노화에 따른 근육의 손실을 줄일 수 있는 요소들은 분명 우리가 조절할 수 있는 환경 안에 있다. 바로 앞에서 운동의 역할을 소개했지만, 아직 확신하지 못하는 사람들을 위해 운동이 근육을 보호하고 근육량을 유지하는 방법과 탄탄하고 호리호리한 근육이 가진 여러 가지 대사적 유용성을 보여주는 일부 증거들을 제시하려한다.

먹는 음식 역시 중요하므로 식습관의 여러 측면에 대해서도 소

세포를 위한 에너지 발전기 미토콘드리아의 노화

나이가 들면서 미토콘드리아에 생기는 변화를 특별히 조사한 연구들은 많지 않다. 21세의 청년들과 75세의 노인들을 모집하여 12주 동안 유산소 운동 전후를 비교한 연구에서, 두 실험그룹 모두 근육량과 미토콘드리아의 활동을 조절하는 단백질이 비슷하게 증가하였다. 운동 중 산소를 흡수하는 양을 측정하는 **VO₂ max**에서는 청년 그룹이 노인 그룹을 능가했다.

두 그룹의 근육 생체검사를 비교했을 때, 노인 그룹에서 근육세포사의 비율이 더 높았다. 이 세포사가 근육감소증의 위축 특징을 만드는 이유는 미토콘드리아의 '새기 쉬운 성질' 때문이다. 따라서 노인 그룹에서 미토콘드리아의 자살 신호가 더 높았지만, 실제로 미토콘드리아를 죽이는 메커니즘이 실패하는 경우도 더 많았다. 이 결과로 가능한 해결책이 제시되는데, 그것은 다음에서 소개하기로 한다.[17]

신경이 근육에 연결되어 수축을 일으키는 신경근 접합부(NMJ)를 기억하는가? 활성산소의 양이 과도해지면 이 신경근 접합부의 퇴화가 생길 수 있다. 활성산소에 의한 산화 손상은 마치 머리카락에 붙은 풍선껌처럼 신경근 접합부를 만드는 단백질 구조를 망가뜨린다. 쥐 실험에서 **자가포식**의 일종인 손상된 미토콘드리아를 제거하는 과정이 개선되자, 신경근 접합부 손실이 줄어들었다.[18]

개할 것이다. 우선, 단백질과 탄수화물의 양, 두 번째로는 식이 제한(DR)과 칼로리 제한(CR), 그리고 마지막으로 호르몬과 신진대사 화합물 같은 기타 보충제에 찬성 또는 반대하는 증거들에 대해 논의해보자.

운동의 항노화 효과에 대한 자료는 굉장히 많다. 사실상 모두가 저항력 운동(근력 운동)이 노화에 따른 근육 손실 일부를 늦추거나 심지어 되돌릴 수 있다는 의견에 동의한다. 앞서 설명했던 근육 내의 변화들, 즉 근육 위축, 위성세포 감소, 그리고 줄기세포의 활동성 감소 때문에 우리는 근육세포를 늘리는 방법으로 근육의 힘을 유지하고 키울 수 있다. 하지만 어린 시절에 가능했던 것처럼 새로운 근육세포를 만들 수는 없다.[19]

신체활동이 충분하거나 신체활동이 부족한 것 역시 미토콘드리아에 영향을 준다. 주로 앉아서 지내는 생활습관은 근육 내 미토콘드리아의 수와 효율성을 떨어트리는 반면, 운동은 건강한 미토콘드리아를 생성하고 유지시킨다.

노인을 대상으로 한 이탈리아의 한 연구에서는 미토콘드리아 생성에 관여하는 단백질 수치와 근육량과 힘의 감소 사이의 놀라운 상관관계를 밝혀냈다. 움직임이 적은 사람들의 근육에는 단백질의 수치가 낮았지만, 평생 규칙적으로 운동을 했던 노인들의 근육에는 단백질 수치가 높았다는 것은 노화가 진행되는 동안 미토콘드리아의 질을 평가하는 방법을 제시한다.[20]

지구력(유산소) 운동이든 저항력(근력) 운동이든 상관없다. 물론 두 가지를 함께해도 된다. 지구력 운동은 20분 이상의 비교적 긴 시간 동안 낮은 강도의 수축을 반복해서 하는 것이고, 반대로 저항력 운동은 비교적 적은 양의 고강도 수축을 실시하는 운동으로, 한 근육당 전체 운동 시간이 2~4분을 넘지 않는다.

많은 연구를 통해 다양한 결과들이 제시되기 때문에, 이 운동들의 상대적 이익이나 적절한 운동량에 대해서는 의견이 분분해 아직 결론이 나지 않았다. 그렇기는 해도 근육의 힘과 근육량을 늘리고 유지하기 위해서는 약간의 저항력 운동을 해야 한다. 중요한 신경근 접합부를 유지하는 데에는 근력 운동이 유산소 운동에 비해 조금 유리한 면이 있다. 앞에서 아주 길게 설명했던 것처럼.

심층 분석 6 **운동의 생리학적 탐구**

지구력 운동과 저항력 운동, 즉 유산소 운동과 근력 운동 두 종류의 운동은 놀랍게도 근육에서 서로 다른 생리학적 경로를 자극한다. 장기간 근육을 수축시키는 유산소 운동은 세포에 비축된 포도당을 격감해 PGC-1α 생성을 증가하는 일련의 반응을 일으킨다.

3장에서 설명했던 것처럼, PGC-1α는 복구 시스템과 새로운 미토콘드리아 생성을 시작하는 화학적 신호다. PGC는 노화 관련 손실과 약화에 대응하기 위해 근육세포 안에서 활동한다. 반면 고강도 수축을 일으키는 저항력 운동은 그 아래 대체 경로에서 세포가 시작되며, 이 경로가 단백질 합성 증가와 결과적으로 근육량 증가로 이어진다. 이 관점에서 보면 두 종류의 운동 모두 중요하다. 지구력 운동은 보수와 유지 시스템을 유도하기 위해서, 저항력 운동은 근육량을 지키기 위해서.[21]

모든 것이 그러하듯 PGC-1α도 나이가 들수록 감소하지만, 운동을 하면 높아진다. 71세 노인들에게 실내자전거를 열심히 타게 하자, 원래 운동을 했던 그룹과 앉아서만 생활했던 그룹 모두 PGC-1α 수치가 올라갔다. 놀라운 것은 주로 앉아서 생활했던 노인들의 PGC-1α 증가세가 두 배였다는 점이다. 이 결과들은 미토콘드리아의 기능을 높이면 노화하는 우리의 근육이 운동에 반응한다는 점을 분명히 보여준다.

또 다른 검사에서는 건강하지만 운동은 하지 않는 평균 70세의 노인들을 대상으로 근육 내의 활동적인 유전자들을 검사했다. 처음에는 미토콘드리아의 기능이 형편없는 전형적인 유전자 발현을 나타냈으나 저항력 운동을 한 지 단 6개월 만에 청년들과 비슷한 유전자 발현으로 완전히 바뀌었다. 운동은 근육의 기능도 향상시킨다. 운동 전에는 청년들보다 노인들이 59% 약했는데, 운동 후에는 그 수치도 38%로 줄어들었다.[22]

근육에 유익한
운동의 효용성을 높이려면?

유산소 운동이 인지기능부터 심장의 건강까지 모든 면에서 유익하다고 알려졌지만, 이상하게도 특별히 근육에 초점을 맞춘 연구들은 많지 않다. 최근 한 연구에서 세 그룹들을 비교하면서 운동 단위, 즉 이번 장 앞 부분에서 소개했던 근육량 단위인 MU의 차이를 검사했다. 평균 25세인 청년 그룹, 그리고 평균 연령 65세의 노인들을 운동을 하지 않는 노인 그룹과 운동선수급 노인 그룹 두 그룹으로 나눠 참여시켰다. 선수급 노인들은 평생 높은 수준의 달리기를 유지했던 사람들이었다. 종아리에 있는 달리기 근육 내 운동 단위(각 운동 단위에는 근섬유와 운동 신경이 있다)의 수를 측정한 결과 운동선수급 노인 그룹과 청년 그룹은 그 수가 비슷했고, 달리기를 하지 않는 노인 그룹은 약 30%의 근육 손실이 있었다.

중요한 것은 운동을 하지 않는 근육 내의 운동 단위를 검사했을 때는 운동선수급 노인들과 운동을 하지 않는 노인들 간에 차이가 없었다는 점이다. 다시 말해서 쓰지 않으면 사라져버린다.[23]

주의할 점은 운동이 젊음을 가져다주는 완벽한 샘물은 아니라는 점이다. 지속적인 운동을 한다 해도 근육의 힘과 세기는 떨어진다. 그러나 운동을 함으로써 높은 수준의 힘을 유지할 수 있다. 일례로 근력 운동을 하는 80세 남녀 노인들은 운동을 하지 않는 60대와 근육의 힘이 같았고, 운동을 하지 않는 80대보다는 4배나 힘이 셌다. 20년어치 근육의 차이이니 나쁜 장사는 아니지 않

은가.[24]

마지막으로 모든 운동이 다 같지 않다는 것을 강조하고 싶다. 대개 한 시간에서 몇 시간 정도 보통 강도로 장시간 운동을 하면, 예를 들어 최대 유산소 능력치 단위인 VO₂ max로 50~75% 수준의 빨리 걷기 운동을 하면, 미토콘드리아가 배출하는 활성산소의 양이 적어서 항산화 시스템에 의해 쉽게 제거된다. 긴 시간 운동을 하면 더 많은 미토콘드리아와 항산화 물질의 생산이 촉진되는 동시에 염증성 사이토카인의 수치가 낮아진다. 예를 들면 VO₂ max 80~100% 정도로 전력 질주나 무거운 역기 들기 등의 고강도 운동을 하는 동안에는 훨씬 더 많은 활성산소가 생성된다.

운동화를 신고 밖으로 나가기 전에, 호르메시스, 즉 모든 스트레스에는 운동처럼 유익한 양이 있다는 것을 기억하자. 일부 연구들을 통해, 과도한 지구력 운동은 실제로 늙은 쥐들의 운동 신경 세포 회복과 생성을 감소시키는 것으로 밝혀졌다. 하루에 8시간을 달렸던 쥐들에게서 얻은 결과였다. 사람을 대상으로 한 최근 연구 결과에 따르면 45세 이상의 사람이 긴 시간 동안 고강도의 유산소 운동을 할 경우 심장이 손상된다. 그러니 나이가 들수록 지구력 운동보다는 저항력 운동이 낫다고 볼 수도 있다. 그렇지 않을 수도 있는데, 단 한 달 만에 4km(쥐에게는 아주 긴 거리)를 매일 달렸던 쥐들은 운동을 했던 근육 내 신경근 접합부의 노화로 인한 손상을 되돌릴 수 있었다.

안타깝게도 우리 인간에게는 척수 내의 운동 신경 손실이 어떤 종류의 운동으로도 예방되지 않는 것 같다. 그렇지만 저항력 운동을 하면 그 손실을 보상받을 수 있는 근육과 신경 기능의 유익한 변화가 정말로 일어난다. 이런 유익이 생기는 이유는 운동을 하면서 운동 신경이 활성화되면, 운동 신경의 수명을 연장시키는 성장 인자들의 생성과 이동이 증가하기 때문이다.[25]

약간의 편법을 쓰면 저항력 운동의 효과를 더 많이 얻을 수 있다. 앞에서 고강도 운동을 언급했는데, 또 다른 방법은 가압 운동(Blood Flow Restriction)이다. 이 운동법은 심장에 가까운 근육 부위에 커프를 채워 압력을 가해서 근육으로 가는 혈류를 제한하고 정맥 환류를 차단하는 것이다. 이렇게 하면 근육으로 가는 산소가 제한되고 축적물의 제거가 억제되어 근육에 스트레스를 주게 된다. 가압 운동법과 가벼운 근력 운동을 병행하면 근육의 단백질 합성 비율이 상승하고 근육량도 증가한다. 다시 말해 비대해진다. 더 좋은 점은 이 운동 방법을 사용하면 위성세포의 수가 증가한다는 것이다.

이 방법은 도쿄대학의 요시아키 사토 박사가 특허를 받은 KAATSU 시스템을 완성시킨 것으로 그때부터 다양한 장비들이 포함되어 확대되었다. 가벼운 무게의 장비는 부상이 적기 때문에 이 방법이 일반적으로 안전하고 효과적이긴 하지만, 간간이 부상 사례들도 보고되고 있다. 그러므로 모든 운동 프로그램은 전문가의 조언과 지도를 받는 것이 가장 좋다.[26]

근육 연장 수축도 비슷하게 많은 양의 활성산소를 방출하는 원인이다. 근육 연장 수축은 LC, 연장성 운동이라고도 한다. LC와 관련된 문제들은 앞에서 설명했던 근육세포의 스트레칭 반응부터 시작한다. 근육 연장 수축 과정에서 우리는 근육을 수축시키는 동시에 길게 늘이도록 요구한다. 내리막길을 달리거나 팔이 접혀 있는 상태에서 역기를 내리려 할 때 이 연장성 수축을 경험한다. 일부 근섬유들은 LC 스트레칭을 적절히 거부하지 못하여, 그 세포막이 손상되고 염증성 사이토카인의 분비가 촉진된다.

게다가 이 활성산소가 만든 신호들은 PGC-1α와 운동으로 유도된 정상 돌기까지 억제한다(PGC-1α이 세포의 보수 시스템을 전달하는 역할임을 기억하자). 이것은 LC 운동, 특히 무거운 중량을 드는 운동을 최소화해야 한다는 의미다. 대신 가벼운 중량을 드는 운동은 특히 나이 들면서 근육이 훨씬 쉽게 부상을 입고 염증이 생길 때 유익한 재활 방법이 될 수 있다.[27]

심층 분석 7 **운동을 대체할 방법은 없을까?**

이젠 근육감소증을 방지할 최선의 방법은 운동이라고 생각할 텐데, 만약 규칙적으로 운동을 못하거나 하지 않는 경우에는 어떻게 해야 할까? 운동을 대체할 방법이 있을까? 지금쯤이면 아마도 알겠지만, 운동이 주는 많은 효과는 운동이 근육에 스트레스를 만들고 그 반응으로 복구 시스템이 가동하기 때문에 생기는 것이다. 그렇게 근육에 스트레스를 줄 수 있는 다른 방법이 있다면 해볼 만하지 않을까? 그런 방법의 하나가 바로 전기 자극법이다.

신경근 전기자극(NMES)은 근육 수축을 일으키기 위해 표면 자극에서 나오는 전기를 쓰는 것으로 운동선수, 어린이, 그리고 여러 질병을 앓는 환자들의 근육 성장을 촉진시키는 데 성공적으로 사용된 방법이다. 65세에서 85세의 실험 그룹을 대상으로 측정한 결과 NMES가 근력, 균형, 근섬유 크기, 심지어 위성세포의 수와 같은 다양한 변수들로 평가된 강도를 증가시켰다.[28]

서는 것과 걷는 것을 관장하는 대뇌 영역의 신경 활동에 영향을 줄 때는 낮은 전류를 사용해왔다. 뇌에 직접 작용한다는 의미로 경두개 자극이라고 불리는 이 자극법은 건강한 노인의 서고 걷는 능력을 향상시키는 것으로 나타났다. 실제로 이 조정 방법은 인지기능과 운동 기능 모두에 도움을 준다. [29]

또 하나의 유익한 방법은 '온열 스트레스'다. 열은 세포에 스트레스를 줘서 다양한 복구 시스템을 가동시키는 것으로 알려졌다. 쥐들을 섭씨 40℃의 뜨거운 실험실에 매일 30분 동안 노출시켰더니 근육감소증이 줄어들고 4주 후에는 심지어 역전되었다. 이 효과가 가장 확실했던 부위는 지근으로, 지근은 미토콘드리아에 의해 조절되는 산소 기반 대사에 더 많이 좌우되는 근육이다. 그래서 이런 결과가 나온 것이다. [30] 규칙적으로 잦은 사우나를 즐기는 핀란드 사람들에게서 나타나는 사망률 감소를 어쩌면 이 결과로 설명할 수 있을지도 모르겠다. 자세한 내용은 9장에서 더 설명할 것이다.

근육을 늘리려면
얼마나 많은 단백질이 필요할까?

노화로 인한 근육 손실(근육감소증)의 일부 원인은 **근육 단백질 합성**(MPS)과 **근육 단백질 분해**(MPB) 사이의 불균형이다. 근육 단백질 합성이 줄어들고 분해가 증가하는 원인은 앞에서 설명했다. 이두박근이나 삼두근 같이 근육 전체를 수축시키는 것은 액틴과 마이오신이라는 두 종류의 근육 내 단백질이다.

근육을 사용하지 않을 경우 단백질의 합성이나 생성이 지나치게 많이 줄어들어서 단백질 분해 없이 이 요인만으로도 노화와 관련된 손실을 설명할 수 있다.

우리는 어떻게 근육 단백질을 합성할까? 근육을 키우려면 아주 많은 단백질을, 그것도 여러 사람들이 말하듯 동물 단백질을 섭취해야 한다는 것을 당연한 논리로 받아들인다. 하지만 진실은 우리 몸이 거의 모든 종류의 음식에 있는 더 작은 구성 성분으로부터 대부분의 **아미노산**, 즉 단백질 구성 요소를 합성할 수 있다는 것이다. 우리는 음식 섭취를 통해 필수 아미노산(EAA)이라는 아미노산을 얻어야 한다. 그다음엔 근육세포 내에서 유전적 지시에 따라 특정 근섬유인 속근과 지근이 만들어지는데, 근섬유 자체를 만드는 것은 액틴과 마이오신 단백질의 고리다.

자, 다시 근 손실 이야기를 해보자. 건강하고 활동적인 사람들의 근육은 지속적으로 끊어지고 다시 만들어진다. 재생이라고 부르는 이 과정은 분해와 합성 사이의 균형을 중요시한다. 근육의 재생은 음식에서 얻은 단백질을 사용하여 근육을 만드는 것으로, 노화로 인한 변화가 그리 크지 않다. 생리학자들은 이것을 **동화 저항력**이라고 부른다. 필수 아미노산이 새 단백질에 결합되는 것에 '저항'하면 노화로 인한 정지와 신체적 정지로 인해 근 손실의 주요 원인이 되고, 이것은 우리의 근육세포가 혈액에서 단백질 구성 요소들을 꺼낼 수 있는 능력이 점진적으로 악화되는 것을 의미한다.

IGF-1 같은 성장인자들은 구성 요소를 취하는 과정을 촉진시키는 반면 IL-6와 같은 사이토카인은 그 과정을 방해하는데, IGF-1은 높은 단백질과 칼로리 섭취로 활성화되어 분비되는 성장인자임을 기억하자. 바꿔 말하면, 근육량을 최대한 높이 유지하기 위해서는 음식물에 함유된 단백질로부터 얻은 필수 아미노산, 신체활동, 그리고 되도록 적은 단백질 분해가 필요하다.

수치들로도 확인해보자. 밤새 금식을 한 후, 큰 달걀 2개나 작은 달걀 3개, 또는 단백질 가루 1스푼에 해당하는 단백질 15g을 섭취하면 MPS, 즉 근육 단백질 합성 비율이 두 배가 된다. 이 단백질은 분해 속도도 서서히, 약 25~30%로 낮춘다. 공복 상태에서 중간이나 강한 강도의 운동은 그 종류에 상관없이 MPS를 상당히, MPB를 적정 수준으로 높이지만, 운동 후 고단백질의 식사를 하면 운동 후 MPS를 더욱 높이고 MPB는 더 낮춘다. 핵심은 운동 후에 섭취하는 단백질은 근육 생성을 유지할 뿐만 아니라 돕기도 한다는 점이다. 단백질을 섭취하는 최적 시간은 알려지지 않았다. 여러 연구가 각각 다른 결과들을 제시하지만, 현재로는 운동 후 몇 시간이 적당해 보인다.

나이가 들면서, 운동과 단백질 소비에 대한 동화 반응, 즉 음식으로 섭취한 단백질을 근육량 증가를 위해 사용하는 것도 줄어든다. 많은 노인들이 그렇듯 신체활동이 줄어들면 근육은 훨씬 눈에 띄게 줄어들고, 종종 지방 조직으로 대체된다. 다시 말하지만, 아미노산 섭취에 따른 근육 단백질 생성 능력은 나이 들수록 감소한다. 하지만 이 문제는 현명한 식습관으로 피할 수 있다.

첫째, 매 끼니마다 더 많은 양(20mg 이상)의 단백질을 섭취해야 MPS를 활성화할 수 있다는 것을 잊지 말자. MPS가 나이와 함께 줄어든다는 것을 기억할 텐데, 그에 대한 한 가지 대처방법은 더 많은 단백질을 섭취하는 것이다. 여기까지만 읽고 단백질을 더 먹기 시작하면 안 된다. 먹어서 좋은 양은 알지만, 지나치게 많이 먹으면 장기적으로는 나쁠 수도 있으니까. 이 내용에 대해서는 곧 다시 다룰 것이다.

두 번째, 많은 단백질 가루들의 공통 원료인 유장이나 유청처럼 쉽게 소화가 되는 단백질을 섭취하면 MPS를 훨씬 더 활성화시킬 수 있다. MPS 활성화에 가장 중요한 필수 아미노산은 류신이지만, 분지사슬 아미노산(BCAA)이라 불리는 유사 아미노산들 역시 중요하다. 이 아미노산들은 세포 내 mTOR 경로를 활성화하여 단백질 합성을 완성한다. 이 경로에 대해서는 3장에서 소개했고, 9장과 10장에서도 다시 다룬다. 운동 전이 아닌 시점, 특히 격렬한 운동 중이나 운동 후에 류신을 보충하면 근육 합성이 활발해진다고 제안한 연구 결과도 있다.

운동 시간과 단백질 섭취 시점에 따라 MPB에 따른 근육 부하와 MPS에 따른 근육 축적의 결합을 활용한 이득을 얻을 수 있다. 20세의 젊은 운동선수들과 더 나이가 많은 50세의 운동선수들을 비교한 여러 연구들을 통해 운동 후에 섭취한 20mg 이상의 양질의 단백질이 함유된 식사가 더 많은 비율의 아미노산을 MPS에 사용하는 것으로 나타났다. 저항력 운동(실험에서는 근력 운동으로 측정하였다)이 운동 후 며칠 동안 아미노산에 대한 MPS 반응의 민감도를 높일 수 있다는 더 반가운 결과도 있다.⌐31

대략 50세 이전에는 동화 저항력 상황에 대해 걱정할 필요가 없다. 50대 전에는 우리의 근육세포가 혈액에서 필수 아미노산을 잡아채서 사용하는 능력이 꽤 괜찮으니까. 그런데 류신 신호 효과를 기억하는가? 신호가 길수록, 그러니까 세포 성장에 초록불이 켜진 시간이 길수록 암세포를 과도하게 자극할 기회도 더 커진다. 음식물 섭취를 통제할 수 있는 쥐와 인간을 대상으로 한 최근 연구에서는 과도한 단백질, 특히 동물성 단백질을 섭취하는 시기가 더 어릴수록 나중에 암과 당뇨병 발병이 크게 증가한다고 보고했다.[32] 인간을 대상으로 한 이 장기간의 관찰 실험에 대해 전형적인 딴지를 좀 걸자면, 이 실험은 질문지를 바탕으로 자료를 수집했고 아주 다양한 연령층의 사람들로부터 얻은 자료를 묶은 것이므로 가감해서 그 결과를 해석해야 한다.

어쨌든, 실험실에서 키운 쥐와 그 세포들을 대상으로 한 연구 결과들은 많은 단백질 섭취가 근육 합성을 일으키는 반면에 장기적으로는 해로운 결과를 가져올 수 있음을 시사한다. 그렇다면 지나치게 많은 단백질이란 어느 정도의 양일까? 현재로서는 젊은 사람에게는 체중 1kg당 0.5~0.8mg, 50세 이상의 사람에겐 체중 1kg당 0.8~1.8mg의 양을 권장한다.[33] 실험들마다 권장하는 수치가 다르니 각자 시험해보자. 근육을 만드는 근력 운동처럼 다양한 종류의 운동을 하는 경우라면, 단백질이 살짝 더 필요할 수도 있다.

풀어 설명하자면, 몸무게 68kg의 40대 남성은 60mg의 단백질이 최대치가 될 것이다. 노년에 접어든 52kg의 여성도 동일한 양을 섭취해야 한다. 닭가슴살 113g(잘게 자른 고기 형태로 약 1컵)은 35mg의 단백질을 제공한다. 모든 음식에 포함된 단백질의 정확한 양을 알려주는 웹사이트들이 많으니 확인하면 된다.

그렇다면 탄수화물은 얼마나 적게 먹어야 할까?

음식 섭취에 대해 마지막으로 몇 마디 남겨보려 한다. 앞 장들에서 소개했던 혈당의 손상 효과(당화 반응)를 떠올려보자. 그와 똑같은 손상 효과가 근육의 콜라겐 화합물은 물론이고 근육 단백질 내에서도 발생한다. 이 손상은 나이와 상관없이 발생하지만, 앞부분에서 확인했던 것처럼, 근육의 재형성은 나이와 함께 약해지기 때문에 당화 단백질이 대기하고 있다. 설치류와 인간의 배양된 근육세포에서 당화 단백질의 수가 나이 들수록 증가하고, 제대로 기능도 못하기 때문에 근육감소증을 유발한다.[34]

탄수화물을 줄이면 포도당 수치가 내려간다. 그러면 미토콘드리아의 활동이 증가하여 결과적으로 활성산소 배출이 증가한다. 이 활성산소는 약한 스트레스 요인, 즉 호르메시스의 역할을 하여 활성산소 신호로 인한 적응 반응이 활성화된다. 항산화제가 분비되는 것이다. 흥미롭게도 항산화 보충제의 섭취는 활성산소 신호를 억제하고 적응 반응을 막는다. 근육에 저장된 포도당의 수치가 낮을 때 운동을 하면 근육이 지구력 운동에 적응하는 것을 향상시킨다. 그 결과, PGC-1α, 미토콘드리아 효소 수치, 지방 연소와 항염증 화합물이 모두 높아진다.[35]

물론 호르메시스에서는 용량이 가장 중요하다. 너무 적어도 안 되고 너무 많아도 안 된다. 탄수화물 섭취의 경우에는 얼마나 적게 먹어야 될까? 모든 사람이 다르니 단순하게 답을 할 수는 없다. 스스로 시험해보고 여러 종류의 음식을 섭취한 후 운동했을 때의 상태를 확인하면서 일지를 써보자. 개인적인 나의 제안은 탄수화물, 특히 정제 탄수화물과 단당류를 가능한 가장 적게 섭취하라는 것이다.

동물과 인간을 대상으로 한 여러 연구를 통해 칼로리 제한(CR)이 좋은 효과를 나타내는 것으로 밝혀졌다. 9장에서 더 자세히 다루겠지만, 근육 손실을 포함한 노화의 여러 영향을 줄였다. 쥐 실험에서 칼로리 제한이 실질적으로 어린 쥐들과 늙은 쥐들의 근육량과 힘, 산소 운반 감소를 줄였는데, 그 이유는 칼로리 제한을 한 쥐들의 미토콘드리아 기능이 보존되었기 때문이다.[36]

어떤 방법으로 그런 결과가 생긴 걸까? 근육에 필수적인 구조를 만드는 핵심 에너지 미토콘드리아는 나이가 들면서 손상된다는 사실을 기억할 텐데, 세포가 손상된 미토콘드리아를 없애지 못하면, 근육세포사를 유발하는 화합물을 배출하고, 그것은 다시 근육 손실로 이어질 수 있다. 세포가 손상된 미토콘드리아를 제거하는 과정인 미토파지(글자 그대로 미토콘드리아를 먹는다는 의미)는 나이와 함께 악화되는데, 쥐와 인간을 대상으로 한 실험에서 이 미토파지가 식이 제한으로 복구되었다. [37]

심층 분석 9 **식이 제한의 광범위한 효과**

우리가 운동을 할 때, 근육 내에서는 칼슘이 분비되는데, 이것은 근육 내 섬유에게 서로를 끌어당겨 수축을 일으키라고 명령하는 화학 신호다. 당연히 세포에는 많은 사람이 집에 설치한 일산화탄소 감지기 같은 내장 모니터가 있어서 칼슘 수치를 감시하고, 운동 중에 칼슘 수치가 높아지면 보수와 유지를 돕는 시스템인 PGC-1α 시스템을 작동시키는 신호를 보낸다. 그러면 산화 손상, 염증에 대응하는 세포 방어 시스템과 미토파지 같은 보수 시스템이 시작되는 것이다. [38]

칼로리 제한의 광범위한 효과를 인정할 또 다른 이유가 필요하다면, 쥐를 대상으로 한 실험 결과를 확인해보자. 쥐의 경우, 운동과 칼로리 제한 둘 다 유익한 효과가 나타났는데, 운동은 사용하는 근육에만 효과를 나타내지만, 칼로리 제한은 모든 근육에 영향을 주었다. 또한 척수 내의 운동 신경세포 손실을 줄이는 것은 칼로리 제한뿐이었다. [39]

호르몬 대체요법은 근육량에 어떤 영향을 줄까?

나이가 들면서 성호르몬 수치가 감소한다는 것은 누구나 알고 있다. 그런데 성호르몬 감소가 우리 근육에도 영향을 줄까? 그에 대한 대답은 완전한 예스다. 여성 호르몬은 에스트로겐과 프로게스틴이고 남성 호르몬은 안드로겐과 가장 잘 알려진 테스토스테론이다. 흥미롭게도 에스트로겐은 테스토스테론을 변환하는 방법으로 체내에서 생성된다. 이 호르몬들과 근육감소증의 상관관계를 보여주는 몇 가지 자료들을 소개하고, 최종적으로 이 호르몬들을 이용하는 방법을 다뤄보도록 하겠다.

건강한 남성의 경우, 30세 이후부터 테스토스테론 수치가 해마다 1%의 비율로 떨어진다. 여성의 경우에는 테스토스테론이 20세에서 45세 사이에 감소한다. 남녀 모두, 그러나 특히 남성이 테스토스테론 감소로 인한 근육량과 힘의 감소가 두드러진다. 테스토스테론이 골격근 내의 단백질 합성을 활성화하고 위성세포의 활성화에 의한 근육의 회복을 촉진하는 주요 호르몬이라는 점을 생각하면 당연한 상관관계다.

테스토스테론의 효과가 증폭되는 이유는 호르몬을 세포 내로 흡수하는 세포막 입구 중 하나인 수용체 단백질에 묶여 있기 때문이다. 일단 세포 내로 흡수되면, 테스토스테론은 이 과정이 진행되는 세포의 종류에 따라 아주 다양한 유전자들을 깨운다. 근육을 유지하고 보수하는 역할 이외에 정자 생산, 고환 기능, 모발 성장, 골밀도, 성욕, 그리고 2차 성징에 개입한다.

테스토스테론 수치의 감소는 노인 남성의 사망과도 깊은 관련이 있다. 근육감소증은 골격을 약화시켜 종종 치명적인 낙상으로 이어진다. 테스토스테론 부족은 당뇨병과 대사증후군에도 관련이 있다. 대사증후군은 함께 생기는 증상들의 모둠으로, 높은 혈압과 혈당, 허리 주변의 과다한 체지방, 비정상적인 콜레스테롤 또는 중성지방 등의 증상이 함께 발생하는 질환을 말한다. 이중 세

가지 이상의 증상이 있다면 심장병, 뇌졸중, 2형 당뇨병의 위험이 높아진다.

최근 연구 결과들은 안드로겐 대체요법이 65세 이상의 남녀 모두에게서 이 호르몬을 투여받은 방법과 기간에 따라 근육량이 증가했음을 보여준다. 특히 테스토스테론은 비록 힘의 증가는 크지 않았지만, 위성세포 수, 그리고 근육 섬유의 수와 크기에서 많이 투여할수록 효과가 커지는 투여량 의존적 증가를 보였다.

그러나 당장 뛰쳐나가 의사에게 처방전을 내달라고 요구하기 전에, 테스토스테론에 관한 자료에는 다소 허점이 있음을 알아둬야 한다. 초기 연구에서는 심혈관 손상, 헤모글로빈 수치 상승, 전립선 비대, 그리고 전립선암의 위험 증가 등 부정적인 부작용이 다수 보고되었다. 좀 더 최근에 진행된 실험 결과들은 여전히 엇갈리기는 하지만 그래도 근육감소증에 대응하는 과정에서 테스토스테론이 특히 골밀도와 골 강도를 높여준다는 점을 들어 테스토스테론에 힘을 실어주었다.

노화가 진행 중인 여성의 경우, 안드로겐이 부족해지면 근육량의 감소는 물론, 성기능, 인지기능, 감정, 그리고 골밀도에 변화가 생긴다. 폐경 이후, 테스토스테론은 폐경 전에 비해 약 15% 수준으로 떨어지며 이 수치는 해가 갈수록 계속 낮아진다. 그러므로 갱년기와 폐경기 이후 여성들에게 테스토스테론을 대체할 치료적 방법이 필요할 수도 있지만, 테스토스테론의 최소 유효 투여량을 사용할 수 있도록 호르몬의 혈중 농도를 모니터링해야 한다.

4장에서 길게 설명했던 것처럼, 폐경기에는 에스트로겐 수치

역시 가파르게 떨어진다. 에스트로겐이 근육에 미치는 유익한 효과는 다양하다. 염증 반응을 줄여주고 산화 손상에 대응하며 손상된 조직을 보수하도록 위성세포를 자극하고 그 수도 증가시킨다. 에스트로겐에는 근육세포 내의 항산화 효과도 있다. 호르몬 대체요법은 노화로 인한 근육 손실과 골격근 내의 지방 축적을 지연시킨다. 호르몬 대체요법을 받은 폐경 후 여성은 약물을 투여받지 않은 여성에 비해 근력도 미약하나마 지속적으로 증가했다.[40]

현재 임상실험 중인 선택적 안드로겐 수용체 조절제(SARM)라는 새로운 약물들은 안드로겐 수용체에 붙어서 남성에게는 전립선에, 여성에게는 남성화되는 부작용 없이 특히 근육에 작용한다.[41]

골격근과 위성세포 모두 에스트로겐과 안드로겐 수용체를 가지고 있다. 이 세포들 내에서 호르몬의 역할, 즉 근섬유를 유지하거나 보수하고 위성세포들을 활성화시키는 것은 그 수용체에 호르몬이 결합함으로써 가능해진다. 그래서 호르몬 대체요법으로 근육량과 근육 유지를 증가시키는 것이 가능한 것이다. 호르몬 대체요법이 남성과 여성 모두에게 주는 다른 효과들도 있는데, 그것은 10장에서 더 다루도록 하겠다.

호르몬 대체요법의 또 다른 효과는 2009년부터 2013까지 유럽연합의 기금으로 19개 팀에서 진행했던 대규모의 MYOAGE 연구에서 나왔다. 호르몬 대체요법을 받은 폐경기 후 여성들은 인슐린유사성장인자(IGF-1) 수치가 더 높아졌는데, 기억하겠지만 IGF-1은 단백질 합성을 활성화하고 단백질 분해를 늦춘다. 모든 생리 활성 물질과 마찬가지로 지나치게 많은 IGF-1은 나쁜 결과

를 가져올 수 있다.[42]

면역 시스템 역시 이 호르몬들의 영향을 받는다. 이 분야는 노화에 따른 근육 손실의 성별 차이와는 또 다른 내용이다. 여성의 낮은 에스트로겐 수치는 앞에서 소개했던 사이토카인들의 증가와 연관이 있다. 흥미로운 것은 사이토카인들을 주로 생산하는 것이 지방 조직인데, 많은 폐경기 후 여성들에게서 이 지방 조직이 증가한다는 점이다. IL-6와 같은 사이토카인들은 IGF-1에 대응하는 근육 반응을 감소시키고 나아가 근육감소증에 일조한다.[43]

근육감소증을 일으키는 마지막 요인은 세포자멸사라는 세포의 계획된 죽음이다. 세포자멸사가 유익한 상황들도 있다. 그러나 세포자멸사가 통제를 벗어나면 부적응 조직 손실이 생길 수 있다. 이것이 우리가 나이를 먹으면서 우리 근육 내에서 일어나는 상황이 아닐까 한다. 근섬유와 위성세포에 있는 세포자멸사의 온도조절장치가 둘 다 켜지는 것이다. 안드로겐과 에스트로겐이 여러 경로를 통해 세포자멸사를 조절하는 것으로 밝혀지면서, 평생 동안 근육을 유지하는 데 이 호르몬들의 중요성이 부각되고 있다.[44]

성장 호르몬 및 인슐린유사성장인자와 근육의 관계는?

이 명칭들은 3장에서 염증을 다룰 때 소개했지만, 간단히 다시 설명하겠다. 성장 호르몬은 어린 시절에 우리를 자라게 하는 것

비타민 D는 이것도 저것도 아닌 요상한 영양소다. 엄밀히 따지면 비타민이 아니다. 이론상으로는 모든 포유류가 매일 필요한 양을 햇빛으로부터 충분히 공급받는다. 햇빛을 받은 피부 속 콜레스테롤에서 합성할 수 있기 때문이다(이 부분은 피부에 관한 4장에서 다뤘다). 별로 복잡할 것이 없긴 해도, 피부에서 만들어지거나 비타민 D를 함유한 음식이 거의 없어서 보충제로 비타민 D를 섭취할 경우 간과 신장에서 반드시 활성형으로 전환되어야 한다. 이 방법으로 비슷한 두 개의 화합물이 생성되는데, 각각의 전문용어들이 너무나 길기 때문에 두 가지 모두 그냥 비타민 D라고 부르겠다.

비타민 D의 주요 역할은 체내에서 칼슘과 인을 최적의 수준으로 유지하는 것이므로 건강한 뼈 유지에 무엇보다 중요하다. 또한 정상적인 면역 기능과 칼슘과 인에 의지하는 여러 세포 활동에도 중요하다. 비타민 D는 안드로겐, 에스트로겐과 매우 유사한 스테로이드 호르몬으로, 수용체와 결합하여 세포핵 내의 유전자를 활성화하고 결국 각각의 세포 유형들에서도 다른 효과를 이끌어내는 등 활동 방법도 비슷하다.

운동 신경이 칼슘에 의존하여 목표한 근육에 수축 신호를 보내기 때문에, 나이가 들면서 근육을 유지하는 데 비타민 D가 한몫한다는 것은 일리가 있다. 사실, 여러 연구를 통해서 혈액 내의 비타민 D 수치와 근력과 신체 기능 간의 높은 상관관계가 밝혀졌다.⎯45

하루에 1000-5000mg 정도 적정량의 비타민 D를 보충제로 섭취하는 것이 특별한 손해를 가져오는 것 같지는 않지만, 이 내용은 6장에서 다시 다루도록 하겠다. 많은 양을 사기 전에 자신의 비타민D 수치를 검사해보는 것도 나쁜 생각은 아니다.

비타민 D가 근육 성장을 촉진시키고 유지하는 다른 조정 방법들과 함께 시너지 효과를 일으키는 것은 당연하다. 저항력 운동과 단백질 보충, 거기에 비타민 D가 추가되면 노인들의 근육 성장도 늘어난다.⎯46

말고도 아주 많은 일을 한다. 일생 동안 세포의 재생 및 분열과 회복, 그리고 그에 따른 신진대사의 동화작용이나 생성의 측면들까지 조절한다. 성장 호르몬은 간에서 생성되는 IGF-1 분비를 일으켜 이 활동들을 조절한다. IGF-1은 온몸을 돌면서 사실상 모든 세포의 신진대사에, 특히 동화작용이 일어나는 경로를 자극하기 위한 활동에 관여한다. IGF-1은 근육의 복구와 성장을 담당하는 일차 촉진자로, IGF-1이 이렇게 중요한 역할을 하는 것은 IGF-1이 가진 다면적 효과들, 즉 위성세포의 재생과 근육 단백질의 합성을 촉진시켜 근육 단백질의 분해를 막고 염증을 억제하기 때문이다. 서서히 퍼지는 염증 노화의 영향을 보여주는 또 다른 예에서는, 나이를 먹으면서 더 많은 염증성 사이토카인을 배출할수록 신체가 만들어내는 IGF-1은 줄어든다는 것이다.

성장 호르몬과 IGF-1의 수치는 성인이 되면 나이가 들수록 떨어지며 이때 근육을 생성하고 유지하는 경로들도 줄어든다. 날마다 생성되는 성장 호르몬은 30세 이후부터 10년마다 약 15%씩 줄어들고, IGF-1의 분비도 이와 평행선을 이루며 감소한다. 이 감소가 분명 근육감소증의 원인이 되긴 하지만 성장 호르몬과 IGF-1 모두 암으로 이어질 수 있는 고삐 풀린 세포의 성장을 강하게 자극하기 때문에, 이 성장인자들이 감소하면 실제로 암의 위험을 줄일 수도 있다.[47]

노화 중인 성인들을 대상으로 한 대규모 실험 결과, IGF-1의 감소가 특히 여성들에게서 근육감소증의 위험과 관련이 있었다. 실험 논문의 저자들은 이 관련성이 운동 신경세포 연결, 즉 신경근 접합부(NMJ)를 상실한 근육 섬유의 재신경자극(re-innervation) 조절에서 활약하는 IGF-1의 두드러진 역할에 기인한다고 생각했다.[48]

초기에 성장 호르몬의 보충 시도는 지방뺀체중으로 측정한 근육 증가의 측면에서 긍정적인 결과를 보였지만, 1년 이상의 기간이 지난 후에는 관절과 근육 통증, 부종, 손목 터널 증후군, 고혈당과 같은 부작용들이 나타났다. 이 결과들을 통해 근육감소증을 치료하기 위한 성장 호르몬의 효능에 의심이 생기게 되었다. 쥐를 대상으로 한 최근 실험에서 다양한 투여량에 따른 효과들을 더 자세히 관찰한 결과, 투여량을 낮추면 해로운 효과는 나타나지 않고 근육량과 근력의 증가, 항산화 물질 수치 증가, 그리고 미토콘드리아의 생성 증가 등 긍정적 결과들이 다수 나타났다.[49] 인간을 대상으로 한 더 많은 실험들이 곧 나올 것으로 기대한다.

(추가정보 3) **근육세포 활동의 구조대 크레아틴**

크레아틴은 우리 몸이 만들어내는 또 다른 물질로 나이가 들수록 감소한다. 크레아틴은 음식, 주로 고기와 생선에서 얻을 수 있는 화합물이다. 몸에서도 생성되며 주로 간과 신장에서 만든다. 크레아틴이 근육의 힘과 기능에 중요한 역할을 하는 것은 근육세포 내의 활동 때문이다. 에너지 대사에 가장 중요한 역할을 하는 ATP가 대폭 줄어들 때 이 ATP를 구제하는 것도 크레아틴이다.

조금 더 자세히 알아보면, 크레아틴은 크레아틴인산이라는 화학물질을 형성하는데, 이것이 인산염이라는 물질을 저장하기 때문에 배터리와 같은 역할을 한다. 근육 운동을 열심히 하면 에너지원인 ATP를 통해 빠르게, 종종 10초 안에 근육이 탄다. ATP를 다시 생성하려면 인산염이 추가되어야 하는데, 여기서 구조대 역할을 하는 것이 크레아틴이다. 크레아틴인산이 인산염을 배출하여 ADP(ATP에서 한 개의 인산염이 빠져 두 개의 인산염으로 된 분해산물)에 추가함으로써 ATP를 형성해 추가로 힘을 만들어준다.

1992년 올림픽에서 다양한 종목의 여러 운동선수가 자신들의 훈련을 향상하기 위해 사용했다고 밝히면서 스포츠 기량 향상을 위해 크레아틴을 보충하는 것이 대중화되었다. 그때부터 일반인들도 경기력 향상과 단순히 근육량을 증가시키기 위해서 크레아틴을 사용하는 것이 유행이 되었다. 크레아틴은 혈장 중성지방 감소와 총콜레스테롤 수치 저하, 그리고 공복 혈당 수치 저하 등의 다양한 효과들도 나타낸다.

처음 몇 개월간 저항력 운동을 하면서 크레아틴 보충제를 섭취하자 일반적으로 10~15%의 근육력 증가와 1~3%의 근육량 증가가 나타났다. 이 보충제의 효과는 크레아틴 수치가 가장 낮았던 사람들에게서 가장 높이 나타났다. 그렇지만 크레아틴을 보충한 모든 연령의 사람들에게서 근육량, 기능, 그리고 신진대사 효과가 높아졌다고 다수의 실험이 보고하고 있다.

아무런 부작용이 없는 사람들을 대상으로 크레아틴의 용량을 하루에 20g까지 높여 실험했는데, 사실상 발표된 모든 연구는 물에 녹는 크레아틴, 모노하이드레이트를 가지고 실험해왔다. 문서로 보고된 주요 부작용은 몸무게 증가인데, 어느 정도는 근육량이 늘어났기 때문이기도 하다. [50] 그러나 근육 내에 크레아틴이 증가하면 근육이 몸의 다른 부분에서 수분을 빼앗게 만들 수 있다. 만약 크레아틴을 보충하고 있다면, 탈수를 방지하기 위해 추가로 물을 마셔야 한다. 크레아틴 섭취로 메스꺼움과 위경련이 생기는 사람들도 있다.

(추가정보 4) **그밖에 근육 재생을 돕는 조정 방법들**

PGC-1α. 이 단백질은 3장에서 소개했고, 이 장의 앞에서도 다시 설명했다. 이런 명칭의 뜻은 잊어버리기 쉬우니 기본적으로 미토콘드리아를 건강하게 살아 있게 유지시켜주는 것이라고만 알아두자. 그것이 얼마나 중요한 일인지는 당연히 알고 있을 것이다. 이 화합물에 대한 모든 설명을 바탕으로, 근육 내의 PGC-1α를 높여주는 조정 방법들이 근육감소증을 늦추거나 되돌리는 전도유망한 방법일 거라 생각하겠지만, 안타깝게도 특별히 근육 내의 PGC-1α 활동을 촉진시키는 물질은 발견되지 않았다. PGC-1α가 지나치게 많아지면 근육과 심장, 그리고 다른 조직들에서 해로운 효과들이 생긴다. PGC-1α의 생성을 최대화하는 최고의 방법은 운동과 좋은 영양 섭취를 병행한 건강하고 적극적인 생활습관이다.[51]

마이오카인. 근육 호르몬인 마이오카인 중 근육세포가 만드는 신호물질인 마이오스타틴의 경우는 어떤가? 마이오카인이 근육 성장을 억제한다는 것을 기억할 텐데(이것이 부족해지면 소들의 몸집이 커졌다고 앞에서 설명했다), 만약 우리가 마이오카인을 줄이거나 없애버린다면 근육은 나이 들수록 계속 커질 수도 있다. 이것이 그저 추측만이 아닌 이유는, 마이오스타틴이 대부분 근육 줄기세포를 억제하면서 근육감소증에 큰 역할을 한다는 정황 증거들이 많기 때문이다.

초기 연구들에서는 마이오스타틴을 제거했더니 근육량은 증가했지만 미토콘드리아의 수와 효능이 떨어지고 근육을 지지하는 모세혈관계의 밀도가 줄어들어 근육의 유산소 능력도 감소했음을 보여주었다. 자, 만약 우리가 그 부정적인 부작용들을 되돌릴 방법을 찾는다면 어떻게 될까? 그 해답으로 아이카(AICAR)라는 기적의 약물이 나타났다. 이 약을 쥐에게 실험했더니 근육에서 운동의 유익한 효과들과 비슷한 결과가 나타났다. 우리는 쥐와 다르지만, 인간을 대상으로 한 실험들의 일부 결과가 쥐 실험과 공통된 부분을 보이지 않았는가. 그러니 마이오스타틴이 생성되지 않는 늙은 쥐들에게서 AICAR가 PGC-1α과 운동 능력을 높인다는 결과는 우리에게 좋은 소식이다. 하지만 정상적인 마이오스타틴 수치를 가진 통제그룹의 동물에게 AICAR는 아무런 영향도 주지 않았다. 결론적으로 유망한 연구 분야이기는 하지만 몇 년 동안 이 분야에서 어떤 결과도 나오지 않을 수 있다.[52]

개체결합. 노화 중인 근육에 대한 연구 주제 중 가까운 장래에는 연구 결과가 나오지 않을 또 다른 유망한 주제는 **개체결합**이다. 누구나 아는 명칭은 아닌데, 개체결합은 설치류를 대상으로 젊고 늙은 동물들의 순환기를 검사하여 생겨난 치료 방법이다. 늙은 동물의 혈관에 어린 동물의 혈액을 주입하는 방법으로, 젊음의 묘약까진 아니어도 비슷한 효과가 있었다. 늙은 쥐들은 짧은 시간 안에 더 젊어 보이고 더 젊게 활동했다.

젊은 쥐와의 개체결합이 늙은 쥐의 근육 재생을 높였다는 것은 의미심장한 결과다. 젊은 쥐가 아닌 늙은 쥐의 줄기세포들이 활성화되면서 재생이 일어났는데, 이것은 활동을 중단한 줄기세포들을 다시 깨우기 위해 나이 든 사람에게 젊은 개체의 신호가 작용할 수 있음을 시사한다. 이에 대해 현재 많은 연구가 진행 중이다.

근육 기능에 관여하는
유전자들

근육 위축병(근이여양증)은 근육의 필수 성분을 암호화하는 유전자 내의 돌연변이로 인해 생기는 질병이다. 근육 위축병처럼 심신을 극도로 악화시키는 질병은 너무나 많은 반면, 유전적 조절 기능을 정상적으로 유지하거나 향상시키는 방법에 관한 지식은 너무나도 부족하다.

근육 기능에 관하여 소개할 수 있는 첫 번째 유전자는 ACTN3다. 이 유전자는 α-악티닌-3라는 단백질을 처리한다. 간단히 ACTN이라고 부르도록 하자. 이 단백질은 속근 섬유 내에 있는데, 속근 섬유가 전력 질주나 역기 들기 같은 운동을 하는 동안 빠르고 강력한 수축을 만들어내는 세포들이라는 것을 기억할 것이다. 많은 유전자와 마찬가지로, ACTN3에는 여러 개의 다양한 형태들이 있다. 기능성 ACTN 단백질을 만드는 형태가 있고, 비기능성 ACTN 단백질을 만드는 돌연변이 형태가 있다. 놀라운 사실은 이 돌연변이 형태의 유전자 두 쌍을 가지고 있으면 질병에 걸리지 않는다는 것이다. 두 쌍의 돌연변이 유전자가 질병을 유발한다는 대부분의 유전적 질병과는 매우 다르다.

더 흥미로운 사실은 전 세계 인구의 약 4분의 1이 두 쌍의 비기능성 유전자를 가지고 있다는 점이다. 근력을 발생시키는 이 유전자에 대해 들어본 적이 있을 텐데, 소문과는 달리 이 유전자가 기여하는 것은 아주 작게 5% 미만에 불과하다. 그러니 5%도 굉장히 큰 차이인 올림픽 출전 선수가 아니라면, 몇몇 사람들이 말하는 것처럼 전력 질주나 무거운 역기를 드는 데 그리 큰 도움이 되지는 않는다. 여러 연구를 통해 국가대표 선수들 수준의 전력 질주나 역기 선수들 대부분은 하나 또는 종종 두 쌍의 ACTN3을 가지고 있는 것으로 나타났다. 반대로 두 쌍의 비기능성 ACTN3를 가진 사람들은 실제로 지구력을 높일 수도 있다. ⎯[53]

두 번째 유전자는 이 장 앞에서도 소개했던 **MSTN**이다. 마이오스타틴이 근육 성장을 억제하는 것을 기억할 텐데, 이 유전자 중에서 정상적인 억제 활동은 물론이고 맡은 역할을 하지 않는 형태가 있다면, 더 크고 더 강한 근육을 갖게 될 것이다. 우리는 모두 쌍으로 이루어진 염색체들을 가지고 있는데, 이것은 각 유전자마다 똑같거나 서로 다른 두 개의 염색체를 가지고 있다는 뜻이다. 억제력이 적은 두 쌍의 유전자들을 가진 사람이 하나를 가진 사람보다 더 크고 더 강한 근육을 갖게 되고, 하나를 가진 사람은 그 유전자 형태가 전혀 없는 사람보다 더 크고 더 강한 근육을 가지게 된다.

기능에 영향을 미치는 것으로 알려진 세 번째 유전자는 **ACE**다. 이 유전자는 혈압에 영향을 주는 호르몬 효소를 생산하도록 지시한다. ACE 억제제라는 혈압 치료제를 들어본 적이 있을 텐데, 이 약은 이 효소의 활동을 막는 것이다. 다른 여러 유전자와 마찬가지로, ACE에도 여러 변형이 있다. 그중 하나의 유전자(일단 #1이라고 하자)는 ACE 활동을 낮춘다. 이해할 수 없는 이유들로 이 변형 유전자는 장거리 달리기 선수, 조정 선수, 등산가처럼 지구력이 출중한 운동선수들에게서 종종 발견된다. 또 다른 형태의 ACE 유전자(#2라고 하자)는 ACE 활동을 높이고, 힘과 체력에 연관이 있다. ACE는 혈압을 유지하는 기능 외에도 신체 내에서 여러 기능을 수행하며, 아직까지는 확인되지 않은 어떤 메커니즘들을 통해 근육 효율성에서도 영향을 미친다. 흥미롭게도, 에콰도르의 고산지대에 사는 토착 원주민들의 적응법 중 하나가 #1 유전자를 갖는 것이다. 지대가 높은 환경에서 이 형태의 유전자는 산소를 얻기 위해 폐가 더 열심히 일하도록 만든다. [54]

결론

나이가 들면서 근육에는 아주 많은 일이 일어나고 노화 과정은 우리가 인식하기 훨씬 전부터 시작된다. 비록 지난 10년간 사이토카인, 호르몬, 항산화 물질, 그리고 대사 화합물의 역할을 밝혀낸 어마어마한 연구의 진전이 있었지만, 약학적 치료법은 거의 나오지 않았다.

근육량과 근육 기능을 유지하는 최선의 방법은 여전히 가장 단순하면서도 부정적인 영향이나 부작용도 거의 없는 운동과 식이 제한이다. 이 내용에 대해서는 9장에서 더 자세하게 다시 다루도록 하자.

ATP: 세포가 사용하는 에너지 운반체인 아데노신 3인산 adenosine triphosphate

BMI: 체질량 지수 body mass index

CT: 컴퓨터 단층촬영법 computerized tomography, 엑스레이의 일종

DEXA: 이중 에너지 엑스선 흡수계측법 dual-energy x-ray absorptiometry

DR: 식이 제한 dietary restriction

EAA: 필수 아미노산 essential amino acids

GH: 성장 호르몬 growth hormone

HRT: 호르몬 대체요법 hormone replacement therapy

IGF-1: 인슐린유사성장인자-1 insulin-like growth factor-1

IL-6: 면역 시스템이 만드는 분자로 염증을 일으키는 인터류킨-6 interleukin-6

IL-10: 면역 시스템이 만드는 염증을 가라앉히는 인터류킨-10 interleukin-10

LC: 근육 연장 수축 muscle lengthening contraction

MPB: 근육 단백질 분해 muscle protein breakdown

MPS: 근육 단백질 합성 muscle protein synthesis

MRI: 자기공명 영상법 magnetic resonance imaging, 연조직을 보여주는 고해상도 이미지

MU: 운동 단위 motor unit

NMES: 신경근 전기 자극 neuromuscular electrical stimulation

NMJ: 신경근 접합부 neuromuscular junction, 근육을 조절하는 신경이 근육에 붙은 부위

ROS: 활성산소 또는 활성산소종 reactive oxygen species, 화학적으로 반응성이 뛰어난 산소 원자를 포함하는 분자, 일명 프리라디칼

PGC-1α: 세포 내의 많은 에너지 경로를 조절하는 주 스위치인 페록시좀 증식 활성 수용체 감마 보조활성체-1 알파, peroxisome proliferator-activated receptor gamma coactivator 1-aplha

SARMs: 선택적 안드로겐 수용체 조절인자 selective androgen receptor modulators

TNF-α: 몸에서 만드는 염증 분자인 종양 괴사 인자-알파, tumor necrosis factor alpha

타입 1: 종종 지근 섬유라 부르며, 장기 수축이 가능한 호기성 근섬유

타입 2: 종종 속근 섬유라 부르며, 대부분 혐기성에 빨리 지치는 근섬유

VO₂ max: 심혈관 건강을 측정하는 단위인 최대 산소 섭취량(V는 용량, O2는 산소)

6장

끊임없이 부러지고 재건되는

뼈

인간은 30대부터
뼈를 잃어간다

우리의 뼈에는 5장에서 소개했던 근육이 붙어 있다. 근육이 수축하면, 그 근육이 부착된 뼈를 수축 방향으로 끌어당긴다([그림 6-1] 참고). 근육과 뼈가 함께 근골격계를 이뤄 우리가 서고 걷고 춤을 추고 많은 행동을 할 수 있는 것이다. 또 근골격계는 몸의 여러 시스템과 마찬가지로 역동적이어서 끊임없이 변화한다.

이번 장에서는 골격이란 무엇인지(해부학), 어떻게 유지되는지(생리학), 노화 과정에서 무엇을 예상해야 하는지, 그리고 노화와 관련된 뼈의 손실을 늦추거나 되돌리는 방법에 관한 몇 가지 제안을 다뤄보기로 한다.

인간의 골격은 206개의 뼈로 구성되어 있는데, 출생 시에는 이것보다 조금 더 많다가 점차 결합된다. 뼈의 개수가 더 많은 사람도 있고 적은 사람도 있지만 일반적으로는 개수가 많고 적음이 문제되지는 않는다.

뼈를 신체기관이라고 부르는 이유는 살아 있는, 복잡한 조직으로서 여러 기능을 수행하기 때문이다. 뼈는 여러 신체기관을 지지하고 보호하며(갈비뼈나 두개골을 떠올려보라), 골수에서 혈액세포를 생산하고, 칼슘과 다른 미네랄들을 저장하고, 견고하게 몸을 지지하며, 앞장에서 확인했던 것처럼 움직임을 가능하게 해준다. 뼈는 그 모양과 크기가 다양하며 복잡한 내외 구조를 가지고 있다. 우리 몸의 다른 부분과 마찬가지로, 뼈와 그 연결 지점인 관절도 노화 과정에 영향을 받는다. 근육이 그러하듯, 뼈에 생기는 변화들도 우리 삶의 질에 지대한 영향을 준다.

뼈는 끊임없이 부러지고 재건된다. 다시 말해서 골격은 역동

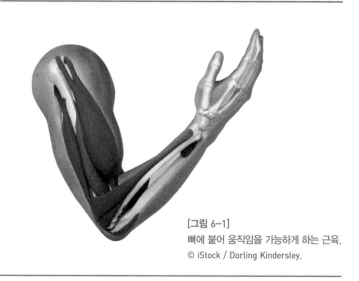

[그림 6-1]
뼈에 붙어 움직임을 가능하게 하는 근육.
© iStock / Dorling Kindersley.

적인 환경이다. 이 과정은 마치 집주인이 끊임없이 노화된 부분을 뜯어내고 교체하여 집을 개보수하는 것과 같다. 사실 이 활발한 뼈의 변화 과정도 재형성이라고 부른다. 손상된 부위를 지속적으로 관찰하고 교체하면서, 우리 몸의 복구 시스템은 뼈를 최상의 상태로 유지할 수 있다.

뼈의 상태는 **조골세포**라 불리는 세포에 의한 형성과 **파골세포**라 불리는 세포에 의한 흡수 및 파괴 사이의 균형에 좌우된다. 뼈흡수와 뼈 형성은 짝을 이루어 일생에 걸쳐 일어나는 과정이다. 청년기 후기까지는 뼈 형성이 뼈 흡수를 앞서다가, 20대를 거치면서 비슷해지고, 30대 이후부터는 뼈 흡수가 앞서기 시작한다. 이 말인즉슨 우리가 30대부터 뼈를 잃어간다는 뜻이다.

우리 몸이 뼈 형성에
공을 들이는 이유

30세에 뼈 형성이 역전되면서 무슨 일이 생기는지 설명하기 전에, 뼈의 해부학적 구조에 대해 조금 짚고 넘어가자. 뼈는 우리 몸을 만드는 물질인 유기 조직과, 칼슘과 인산염을 주로 함유한 화합물로 구성된 단단한 미네랄 성분의 무기물질로 이루어져 있다. 뼈의 유기 조직은 다양한 종류의 세포들과 그 세포들이 만드는 물질들로 이루어진다.

조골세포는 골세포라는 세포를 만들고 함께 뼈의 유기 조직을 형성하며 무기 조직도 만든다. **파골세포**는 뼈 조직을 분해하고 재흡수한다. 뼈의 바깥 표면은 편편한 골세포로 된 매끈한 층으로, 피부 표면의 표피 세포 같다. 뼈의 중심부는 무기 물질로 된 벌집 형태지만 거기에도 골수, 신경, 혈관, 그리고 연골 같은 유기 결합 조직이 들어 있다.

뼈의 단단한 바깥 부분은 **치밀뼈**라고 부른다. 골격 무게의 대부분은 이 치밀뼈가 차지한다. 치밀뼈는 강도가 중요한데, 그 이유는 구부러지지 않고 우리 몸무게와 뼈 위에 얹는 무게를 지탱하기 때문이다. 뼈의 안쪽 깊숙한 부분에는 **해면골**이라는 스펀지 형태의 조직이 있다. 혈액세포가 만들어지는 해면골은 골수와 혈관들이 배치된 벌집 형태의 빈 공간으로 되어 있다. 이렇게 비어 있는 구조라서 뼈 무게의 20%도 차지하지 않지만 대부분의 부피를 이 해면골이 차지한다. 해면골은 비교적 부드러운 것이 중요한데, 그 이유는 뼈에 약간의 탄성을 제공하기 때문이다. 상식에 어긋나는 소리 같겠지만, 뼈는 살짝 구부러질 수 있는 것이 중요하다. 그렇지 않으면 무게가 실릴 때마다 툭 부러질 테니까.

뼈를 생리학적으로 살펴보면, 다른 조직들과 마찬가지로 끊임없이 생성되고 부러진다. 과학자들은 이 과정을 재형성이라고 부른다. 기존의 뼈는 파골세포에 의해 부러지고, 남은 뼈는 대식세포(청소 세포)에 의해 제거되며, 그다음 조골세포에 의해 새로운 뼈가 생성된다. 우리 골격의 약 10%는 매년 이 방식으로 대체된다.

우리 몸이 이 과정에 왜 시간을 들이고 에너지를 쓰는 것인지 궁금해질 것이다. 그 이유는 첫째, 우리 몸의 여러 부분은 칼슘을 필요로 하기 때문이다. 뼈가 부러지면 신경이나 근육세포 등 칼슘을 필요한 곳까지 운반하는 혈액을 통해 칼슘이 뼈로 흘러든다. 둘째, 재형성은 일상의 스트레스에서 받은 손상을 복구하기 때문이다. 역기를 드는 웨이트 트레이닝처럼 뼈에 반복적인 스트레스가 가해지면 무게를 받는 부위가 두꺼워지게 된다. 그렇게 골격의 크기와 모양은 일생 동안 변화한다.

뼈의 재형성은 위에 소개했던 조골세포와 파골세포가 책임진다. 이 세포들은 특정 신호의 영향을 받아 마치 음량 조절장치처럼 이 과정을 강화하거나 제어한다. 또한 서로에게 영향을 주는 화학물질들도 분비하며, 국소 제어를 확실하게 책임진다. 예를 들어, 파골세포에 의한 재흡수는 **칼시토닌**이라는 호르몬에 의해 억제되는데, 파골세포의 수용체에 달라붙는 칼시토닌은 갑상선에서 분비된다. 이런 억제를 통해 혈중 칼슘과 인을 낮추는 이유는 이렇게 하면 파골세포가 이 미네랄들을 배출하려고 뼈를 분해하지 않기 때문이다.

칼시토닌이 조골세포에는 직접적으로 영향을 주지 않지만, 조골세포와 파골세포 두 세포들이 서로의 활동에 영향을 미치기 때문에 파골세포 활동이 줄어들면 결국 조골세포 활동도 줄어들게 된다. 그렇게 되면 호르몬들은 일반적으로 반대 효과를 가진 호르몬과 짝을 이뤄 활동하기 때문에, 갑상선에서 분비되는 **부갑상선 호르몬**이 파골세포를 자극하고 이것은 혈중 칼슘 농도를 높이게 된다.

이 두 호르몬 간의 균형은 이상적인 환경에서만 가능하다는 점을 명심하자. 이런 관계는 **항상성** 또는 신체 내 균형의 예다. 나이가 들면서 항상성 통제가 엉망이 되는데, 이런 경우 부갑상선이 살짝 이상해지는 경우가 생기고 이렇게 되면 알다시피 파골세포의 뼈 흡수 및 파괴 활동이 일어난다.

조골세포의 뼈 형성 활동은 뇌하수체에서 생성되는 성장 호르몬, 일부 갑상선 호르몬, 그리고 성호르몬에 의해 시작된다. 이 과정을 조금 더 복잡하게 설명하면 비타민 D, 부갑상선 호르몬, 그리고 파골세포가 분비한 사이토카인이 조골세포를 활성화한다(사이토카인은 다른 세포에 작용하는 특정 세포들이 분비하는 화학물질이라는 것을 기억하자). 여기서 비타민 D를 거론하는 이유는 비타민 D가 우리 몸이 모든 것을 안정되게 유지하는 항상성의 좋은 예이고, 나이 또는 질병으로 인해 과도하게 뼈가 손실되는 **골다공증**을 치료하는 역할을 담당하기 때문이다.

5장에서 알게 된 것처럼, 비타민 D는 비타민이 어느 세포에 들어가느냐에 따라 다르지만, 세포에 흡수되어 특정 유전자들을 깨우는 진짜 호르몬이다. 이렇게 깨어난 유전자들은 칼슘이 내장에 흡수되는 것을 제어하는 것도 있고, 칼슘의 균형을 조절하기 위해 뼈와 신장, 그리고 부갑상선 조직에서 일하는 유전자도 있다.

비타민 D는 음식으로부터 칼슘의 흡수를 촉진하고 뼈의 재흡수를 이끄는 파골세포의 수를 증가시키며 뼈 형성에 필요한 칼슘 수치를 충분하게 유지하고 부갑상선 같은 다른 호르몬 수치들을 통제하면서 뼈 건강을 유지한다. 이 중요한 물질에 대해서는 뼈의 건강을 촉진할 수 있는 활동들을 소개할 때 다시 살펴보도록 하자.

나이가 들면
왜 골절 위험이 높아질까?

30세가 되면 뼈 흡수가 뼈 형성을 넘어서기 시작한다. 이때부터 골조직도 점진적으로 손실된다. 스펀지 형태의 해면골 손실이 먼저 시작되면서 지속적으로 치밀뼈 손실을 앞지르지만, 치밀뼈도 계속 손실된다. [그림 6-2]의 두 그림을 비교하면 손실을 확인할 수 있다. 나무가 안쪽부터 죽어가기 시작한다고 상상해보자. 겉은 건강하게 보이지만 안쪽은 그렇지 않은 나무. 결국 아주 작은 눈보라나 폭풍에도 부서지기 쉬워진다.

뼈 내부의 해면조직이 탄력성을 담당한다는 것을 생각해보자. 뼈의 해면조직이 가진 탄력성의 대부분은 긴 콜라겐 섬유에서 나온다. 높은 건물을 지탱하는 수직 빔과 같은 역할을 하는 이 콜라겐을 파괴하고 약화시키는 것은 최종당화산물(AGE)이다(당류가 단백질을 뭉치는 당화 작용이 기억나지 않는다면 4장으로 돌아가기 바란다). 이 콜라겐 섬유가 손실되면, 단단한 바깥 부분이 남아 있다 해도 쉽게 골절이 생긴다. 유감스럽게도 대부분의 골밀도 측정은 바깥쪽의 치밀뼈 부분만 확인하는 방법에 의존하고 있다.

80대까지 남성은 해면골의 밀도가 평균 27% 손실되는 반면, 여성은 평균 43%를 잃는다. 두 성별의 치밀뼈 손실 차이는 비슷하다. 여성의 이러한 뼈 손실은 폐경기 전후에 매우 가속화되며, 폐경기 이후에는 더 심각해진다. 남성은 폐경을 겪지 않는 대신 테스토스테론 생성 감소로 뼈 손실을 겪는다.

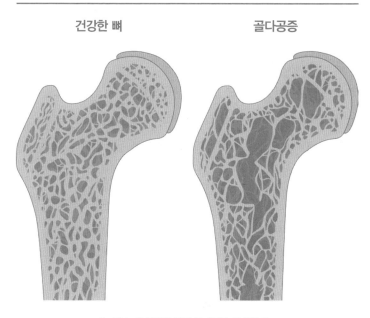

건강한 뼈   골다공증

[그림 6-2] 건강한 뼈와 골다공증 상태의 뼈.
© DigitalVision Vectors /wetcake.

뼈 손실이 심각한 수준에 이르는 경우를 **골다공증**이라고 하며, 이보다 덜한 경우는 **골연화증**이라고 한다. 골다공증은 골절 가능성이 더 높다는 측면에서 심각한 결과를 가져오는 매우 위험한 증상이다. 반면에 골연화증은 나중에 골다공증으로 발전할 위험이 있다고 단순히 알려주는 정도다.

골다공증의 위험 인자들과 치료법을 소개하는 웹사이트들이 아주 많은데, 미국 국립보건원에서 운영하는 웹사이트가 비교적 체계적이고 훌륭하다. 영국 셰필드대학에서는 골밀도 측정 기록이

있으면 뼈 손실 수준을 추정할 수 있는 간단한 온라인 측정 도구를 만들었다.⌐1

분명 여성의 상황이 뭔가 이상하다. 미국의 경우 모든 골절의 70% 이상이 여성에게, 그중 대부분인 90%가 백인 여성에게 일어난다. 흥미로운 사실은 아프리카계와 히스패닉계 미국인들은 전체 골절의 각각 4%만을 차지한다는 점이다. 그 수치에서 여성이 차지하는 것은 30% 정도다. 이 모든 것들을 종합해보면 에스트로겐이 관여할 가능성이 있어 보인다. 수많은 동물과 인간 실험에서 확인되었듯이 이것은 사실이다. 테스토스테론 역시 관련이 있긴 하지만, 설명을 쉽게 이어가기 위해 에스트로겐의 지배적인 역할에 초점을 맞추도록 하겠다. 에스트로겐은 남녀 모두의 뼈 건강에 영향을 주지만, 남성에게 미치는 에스트로겐의 상대적 기여도는 분명하지 않다.

더 무른 해면골은 척추, 손목, 그리고 고관절에 많이 분포되어 있다. 그래서 나이가 들수록, 뼈가 손실될수록 이 부위에 골절 위험이 높아지는 것이다. 노인들이 흔히 키가 줄어드는 이유도 뼈의 손실 때문이며, 2.5cm에서 많게는 15cm까지도 줄어들 수 있다.

체내 칼슘의 대부분이 뼈에 있기 때문에, 뼈 손실이 늘어날수록 전체 칼슘 수치도 떨어진다. 칼슘은 뼈의 구성 요소이므로, 칼슘이 줄어든다는 것은 새로운 뼈를 만들기가 어려워진다는 뜻이고, 이것은 뼈가 손실되는 양성 피드백 사이클로 이어져 더 많은 뼈의 손실을 일으킨다. 결국에는 뼈가 약해지고 골절 가능성이 높아지는 골다공증을 겪게 되는 것이다.

뼈의 형성과 흡수에 관여하는 세포들

뼈의 형성과 흡수 과정은 정말 엄청나고 조금 복잡하니 양해해주기 바란다. '골'(뼈)을 '조'직한다는 의미의 조골세포는 다른 일부 세포들과 함께 어떤 물질을 만드는데, 이것을 **RL**이라 부르자. 이 RL은 **R**이라는 **수용체**에 연결된다. 수용체는 세포의 바깥층에 내장된 자물쇠 같은 것이라고 이해하자. R은 조골세포의 표면 밖에 달라붙는다. RL이 R에 붙으면 마치 자물쇠에 열쇠를 넣고 돌리는 것처럼 조골세포가 활성화되어 사이토카인을 포함한 여러 가지를 분비하는데, 이 물질들은 파골세포에게 뼈를 부러트리기 시작하라고 명령한다. 말도 안 된다고? 맞다. 이 조골세포는 실제로 파골세포에게 뼈를 부러트리라고 명령한다. 그런데 부러트리는 것과 만드는 것이 항상성이라는 동전의 양면이어서 두 가지가 동시에 일어난다는 생리학 설명을 기억하자. 부러지는 것이 나이와 함께 과도해지는 것뿐이다.

여기서 이야기가 복잡해진다. 조골세포는 일하지 않는 일종의 모조품 형태의 R인 **OPG**라는 물질도 만든다. 그래서 주변에 OPG가 많을 때는, RL이 R 대신 OPG에 붙는다. 그러면 조골세포는 파골세포에게 뼈를 부러트리라 명령하는 신호를 내보내지 않게 된다. 이 이야기의 마지막 장면은 에스트로겐이 조골세포에 의해 RL의 생성을 줄이고 OPG의 생산을 늘리는 것이다. 그래서 에스트로겐이 있으면 상황은 꽤 안정적이 된다. 이것은 남녀 모두에게 일어나는 일이지만 여성에게 일어나는 비율이 훨씬 더 높다.⎺2

부갑상선 호르몬도 조골세포와 묶여, 비슷한 방식으로 작용한다. 호르몬이 조골세포에 부착되면, RL은 더 많이, OPG은 더 적게 만든다. RL이 많을수록 R에 붙을 수 있고 앞에서 말했듯 파골세포가 뼈를 제거하도록 자극한다. 그러면 더 많은 뼈 재흡수가 일어나는 것이다. 중년 부인들의 경우에는 부갑상선 호르몬 수치가 나이와 함께 상승하기도 한다. 이것이 뼈 손실에 얼마나 영향을 주는지는 분명하지 않다. 이 호르몬 수치가 높아지는 이유는 그저 우리가 음식으로부터 칼슘을 더 적게 섭취하기 때문일 수도 있다. 부갑상선 호르몬의 역할이 혈액의 칼슘 수치를 안정적으로 유지하는 것임을 기억하자.

조골세포 역시 **오스테오칼신**, 짧게는 **OSC**라는 호르몬을 분비한다. OSC는 조골세포 활동을 높여 뼈 형성을 증가시킨다. OSC는 뼛속에 침전되는 무기질을 조절하는데, 이 무기질이 뼈를 단단하게 만드는 물질이다. OSC에 대한 또 다른 흥미로운 특징은 유산소 운동을 하는 중에 뼈에서 만들어진다는 것이다. 이 OSC는 활동 중인 근육, 유산소 운동 중인 경우에는 다양한 지근들에게 혈액에서 포도당과 지방산 같은 영양소를 더 많이 가져오라고 명령해서 칼로리를 태운다. 또한 미토콘드리아가 ATP를 더 많이 만들도록 부추긴다. OSC가 염증성 분자인 인터류킨-6(IL-6)의 분비를 일으키는 양성 피드백 사이클이 생겨, IL-6가 다시 뼈에게 더 많은 OSC를 분비하도록 지시한다. OSC 생성 역시 나이와 함께 감소하므로 우리의 지구력도 감소한다. OSC 보충제가 노화로 인한 감소를 되돌릴 수 있다고 추측하는 사람들도 있지만, 이를 뒷받침하는 실험 증거는 없다.[3]

마지막으로 우리 면역 시스템 내의 **노화세포**는 파골세포의 활동을 증가시킨다. 3장에서 노화세포는 더 이상 분열하지 못하고 그 주변에 염증을 촉진시키는 화학 물질을 배출하기 시작한다고 했던 내용을 떠올려보자. 이 활동이 뼈 손실로 이어져 골다공증과 관절 류머티즘의 증상을 악화시킨다.[4]

(추가정보1) **새로운 골밀도 측정법**

골밀도를 측정하는 일반적 방식은 5장에서 설명했듯이 이중 엑스선 흡수법, DXA다. DXA는 뼈 무기질 밀도, 즉 단단한 무기질로 된 뼈의 강성 물질 총량을 정확하게 측정할 수 있다. 의사들은 이 용어를 좋아하지만, 골밀도라고 부르는 것이 훨씬 간단하니까 여기서는 뼈의 이 특징을 골밀도라고 부르기로 하자. 비록 골밀도가 골절 위험을 결정하는 가장 중요한 요인이겠지만, 내부 조직의 탄성 역시 골절을 막는 보호에 영향을 준다.

골절을 입은 노인의 약 3분의 2가 골다공증으로 판단되는 낮은 골밀도를 가지고 있지 않다는 통계가 있다. 어떻게 된 일일까? 아마도 내부 조직의 뼈 재형성에 생긴 변화가 이 충격적 결과를 가져왔을 것이다. 노화와 관련된 근육 손실, 균형감각과 시야에 영향을 주는 신경 시스템의 변화 등도 기여했을 것이다.

최근까지는 안쪽의 해면골 밀도를 측정하는 방법이 없었는데, 몇 가지 새로운 방법들로 이 해면골 측정이 가능해졌다. 마이크로 CT 스캔이나 고해상도 MRI 같은 기술로 얻은 자료들과 합치면 골다공증으로 인한 뼈 손실을 치료하는 더욱 정밀한 전략이 가능할 수도 있다.⁻5

뼈 건강을 위해
우리가 할 일

만약 시계를 되돌릴 수 있다면, 뼈가 늘어나던 십대로 돌아가서 모든 일들을 제대로 준비할 수 있을 텐데. 그럴 수는 없는 일이니 노년기에 할 수 있는 일은 무엇일까? 뼈의 구성 성분부터 시작해 보자.

칼슘 섭취

50세 이상 여성의 칼슘 1일 권장량은 하루에 1,200mg, 남성은 1,000mg이다. 그러나 나이가 들면서, 음식에서 칼슘을 흡수하는 소화 시스템이 약해지기 때문에 1일 권장량이 70세 여성에게는 1,300mg, 남성에게는 1,200mg으로 늘어난다.⁻6

이 제안들에 논란이 없는 것은 아니다. 최근에 50세 이상 골절 환자들에게 나타나는 칼슘 보충 효과에 관한 50개 이상의 연구들을 조사한 보고서가 나왔다. 놀랍게도 칼슘 보충의 효능을 검토한 임의 추출 임상실험이 거의 없는 탓에 보고서 저자들은 임의 추출 실험들과 타 실험들에서 나온 결과들을 조합하여 칼슘 섭취가 골절 위험 감소와 관련된다는 증거가 거의 없다고 결론지었다. 하루에 1,700mg이라는 고용량을 섭취한 사람들에게서 골절 위험이 조금 줄어들기는 했다. 그러나 칼슘을 이렇게 엄청난 고용량으로 섭취하기 전에 이 정도 용량이면 심혈관계 질환과 변비 같은 소화기 계통의 부작용을 일으켜 보충제 복용을 중단하게 된다는 보고가 있었다는 것을 명심해야 한다.⌐7 또한 칼슘이 뼈 안팎에 모두 있는 것은 맞지만 바깥쪽 치밀뼈 안에 더 많이 들어 있어서 골다공증으로 인해 발생하는 골절을 최소화하는 측면에서는 덜 중요하다는 것도 기억해야 한다.

비타민 D 복용

이 중요한 미량 원소는 장내 세포에게 음식에서 칼슘을 흡수하라고 명령하여 혈중 칼슘 수치를 건강한 수준으로 유지시킨다. 또한 뼈의 성장과 재형성을 총괄하는 조골세포와 파골세포에 직접 영향을 준다. 따라서 많은 과학자와 의사가 비타민 D 보충에 동의하지만, 다양한 연구들을 비교해보면 일치된 의견이 거의 없다. 비타민 D는 우리 스스로 만들지 못하고 대부분의 음식에도 많이 들어 있지 않다. 우리가 햇빛을 쬐면 우리 몸에서 합성한다. 그러니 햇빛이 비치는 야외에 나가지 않는 사람은 여기 제시하는 것보다 더 많은 양의 비타민 D가 필요하다. 비타민 D는 햇빛에 노출된 피부 세포에서 만들어지므로.

보충제에 중요한 것은 아마도 칼슘과 비타민 D의 조합일 것이다. 5만 명의 실험자를 대상으로 했던 33개의 임상실험 결과를 분석한 최근의 연구에서 골절 감소에 미치는 보충제의 영향은 크지 않은 것으로 나타났다.[8] 그러나 결과들을 종합한 이 연구에는 이번 장 앞에서 다뤘던 것처럼 일부 통계적 오류가 있기 때문에 이런 결과들을 해석할 때는 주의할 필요가 있다.

유감스럽게도 전문가들은 혈중 적정 비타민 수치에 동의하지 않는다. 최근 미 국립의학연구소(NIM)는 혈중 20ng/ml의 활성형 비타민을 추천했다. 이것은 그보다 낮은 비타민 수치를 가진 (백인) 남녀에게서 골절 위험이 증가한 결과를 나타내는 연구들을 바탕으로 정한 것이다. 만약 이 추천이 합리적이라 판단된다면, 51~70세는 적어도 600IU, 71세 이상에게는 800IU를 권고하는 매우 명망 있는 과학자 그룹인 미 국립학술원의학부(Medicine of The National Academies) 식품영양위원회(FNB)의 식생활 지침도 적절할 것이다(IU는 비타민 국제단위).

내분비학회(Endocrine Society) 회의의 최근 발표에 의하면, 더 정확하고 새로운 방법으로 폐경 후 여성들의 혈중 비타민 D를 측정한 결과 혈액 내에 20ng/ml를 채우기 위해서는 400IU에 가까운 보충제가 필요했다고 한다.[9] 복잡하게 느껴지는 것이 당연한데, 조금 더 많이 섭취한다고 해도 불리한 점은 없다. 몇 개월에 걸쳐 어마어마한 양을 섭취해야 독이 되는 수준에 도달하니까.

문제는 음식이나 영양제, 그리고 햇빛으로부터 얻는 모든 비타민 D가 우리 몸에서 활성형으로 전환되어야 하며, 이것도 우리 몸이 섬세하게 조절해야 하는 일이다. 그러나 이 조절이 제대로 되지 않는 사람들도 있다. 또한 비타민 D가 너무 많으면 혈중 칼슘 수치가 높아질 수 있다. 이것은 메스꺼움과 구토, 무기력, 빈뇨와 같은 여러 가지 불편한 증상들을 일으킬 수 있다.

호르몬 요법

에스트로겐과 프로게스테론 모두 앞에서 설명했던 것처럼 뼈 형성을 촉진시키는 것은 물론 뼈 손실도 억제한다. 미국과 유럽에서 진행된 연구들 모두 에스트로겐을 단일로 또는 프로게스테론과 함께 섭취한(이렇게 함께 섭취하는 것을 일반적으로 호르몬 요법, HRT라고 한다) 폐경 후 여성들에게서 고관절 골절 비율이 50%까지 크게 줄어들었음을 보여주었다. [10]

1장에서 그 방법론을 비판했던 우먼스헬스이니셔티브(WHI)에서도 골절 비율이 감소했음을 보여주었다. 골다공증으로 인한 골절의 위험을 해결하기 위해 에스트로겐, 또는 호르몬 대체요법을 사용하는 단 하나의 문제점은 사전 대비의 형식으로 계속 복용해야 한다는 것이며, 폐경 직후에 시작하여 지속적으로 복용하는 것이 가장 좋다. 유감스럽게도 에스트로겐 복용을 중단하면 그 보호 효과는 사라진다. [11]

호르몬 대체요법은 골밀도도 향상시킨다. 이것은 3년에 걸친 무작위 실험법으로 폐경 후 에스트로겐/프로게스테론 조정 방법(PEPI)을 진행한 연구에서 밝혀진 것이다. 875명의 건강한 여성들에게 각기 다른 조합의 호르몬 대체요법을 실시하거나 아무런 호르몬제도 투여하지 않았는데, 에스트로겐과 프로게스테론을 조합한 모든 호르몬 대체요법이 골밀도를 크게 향상시켰다. [12]

테스토스테론 역시 뼈 손실을 막아줄 수 있다. 일반적인 호르몬 대체요법과 에스트로겐 또는 프로게스테론에 테스토스테론을 더하는 방법을 대조한 연구 결과, 두 방법 모두 뼈 손실을 감소시키고 척추와 엉덩이뼈의 골밀도를 높였다. 테스토스테론을 추가하면 엉덩이뼈의 골밀도가 훨씬 높아졌다.⌐13

약물 요법

약물들은 오랫동안 판매되어왔고 그 장단점 또한 잘 알려져 있기 때문에 포사맥스 같은 2-인산염 등의 여러 의약품을 다루지는 않을 것이다. 의약품 산업에서 다양한 종류의 활동을 통해 공격적으로 판매를 하고 있는 새로운 종류의 약물이 있다. 로모소주맙(romosozumab, 골형성을 저해하는 단백질인 스클레로스틴의 표적치료제-옮긴이)처럼 생소할 수도 있는 새 약품인 **단일클론 항체(MA)**에 대해 알아보자.

우리가 알다시피, 면역 시스템이 외부 침입자와 싸우는 한 가지 방법은 항체라는 단백질을 생성하는 것이다. 항체는 2차 분자의 특정 조직을 인식한다. 이 특정 조직을 항원이라고 한다. 이미 알려진 항원에 반응시키기 위해 단일클론 항체를 시험관에서 만들면, 이 단일클론 항체가 항원에 붙는다. 이 결합으로 2차 분자가 평상시에 하는 일에 필요한 능력이 막혀버린다. 외부 침입자의 경우에는 항체가 이것을 비활성화시키지만, 단일클론 항체가 약으로 사용되는 경우에는 체내의 일부 정상적인 과정들도 막는다.

단일클론 항체를 약으로 사용하는 경우는 아주 많다. 일반적으로 더 다양한 작용을 하는 기존의 약물들에 비해 부작용이 거의 없기 때문이다. 그건 좋은데 항원을 가진 분자의 활동이 늘 잘 알려져 있는 건 아니라서 단일클론 항체가 부정확한 영향을 줄 수도 있다. 예를 들어 새로운 골다공증 단일클론 항체인 로모소주맙은 심장마비의 발병을 살짝 증가시키기도 한다.⌐[14] 다시 말해, 약물요법을 택하려면 부작용을 주의 깊게 살펴보라는 것이다. 일반적으로는 현저하게 낮은 부작용이라 하더라도 가족력이 있는 사람에게는 위험신호가 될 수 있으니까.

콜라겐 보충

동물을 대상으로 한 골다공증 뼈 손실 연구 결과를 신중히 해석해야 하는 이유는 대부분의 동물들이 폐경기를 겪지 않기 때문이다. 실험용 설치류의 경우에는 난소를 제거함으로써 이 문제를 처리할 수 있다. 암컷 쥐들을 대상으로 한 실험에서, 부분적으로 쪼개진 상태의 젤라틴인 **가수분해(저분자) 콜라겐(HC)**을 고용량으로 주입했더니 뼈 무게와 강도가 향상되었고, 심지어 난소를 제거하지 않은 쥐들보다도 향상되었다.

개인적으로는 위산에 의해 결국 모두 분해되는 경구용 단백질을 흡수하는 우리 몸의 능력에 대해 회의적인 편이지만, 콜라겐의 경우에는 나의 삐딱한 태도가 대부분 부적절해 보인다. 그 이유는 첫째, 가수분해 콜라겐은 이미 쪼개진 상태라서 대부분 흡수되어 뼈와 관절에서 사용되기 때문이고 둘째, 동물실험 결과에서도 흡수된다는 것이 밝혀졌기 때문이다. 가수분해 콜라겐을 방사선으로 처리한 후에 쥐에게 투여했는데, 가수분해 콜라겐의 15~25%가 이 쥐들의 뼈와 관절까지 도달했다. 이 실험으로 가수분해 콜라겐이 뼈를 강하게 만드는 데 필요한 적정량이나 기간을 알 수는 없지만, 결과 자체는 고무적이다. 또한 가수분해 콜라겐은 우리 몸이 섭취하기에도 상당히 순하다(뒤에서 소개하는 골관절염을 위한 가수분해 콜라겐 섭취 부분을 읽어보자).[15]

뼈 건강 유지시키는 운동

쓰지 않으면 사라져버린다는 명언은 뼈에도 적용된다. 뼈를 쓰라는 건 골격에 무게를 실으라는 뜻이다. 다시 말해서, 뼈를 유지하기 위해서는 체중부하를 통해 중력을 거스르는 운동을 해야 한다. 체중부하 운동에는 역기 들기, 걷기, 하이킹, 조깅, 계단 오르기, 테니스, 춤추기 등이 있다. 수영과 자전거 타기는 체중부하 운동이 아니다.

운동을 해야 하는 이유, 그리고 나이가 들수록 운동이 더 중요해지는 이유는 아래에서 더 자세히 설명하겠지만, 확신이 필요한 사람들을 위해 몇 가지 예를 들어보겠다. 중력이 낮은 곳에 있는 우주인들은 매달 골밀도의 2%까지 잃는다. 정반대의 경우로 프로 테니스 선수들은 공중으로 공을 띄우는 팔보다 공을 때리는 팔의 골밀도가 3분의 1 더 높다.

신체 운동이 골격에 스트레스를 주는 이유는 여러 가지인데, 가장 분명한 것은 근육이 뼈를 잡아당기고 중력이 추가적으로 뼈에 무게를 더 싣기 때문이다. 어떤 종류의 하중이 골밀도 증가로 이어질까? 우선 걷기, 달리기, 웨이트 트레이닝과 같은 간헐적 하중이어야 한다. 뼈를 만들겠다고 높은 중력 장치 안에 무작정 앉아 있으면 안 된다!

서고 걷고 달리는 동안 뼈는 그 뼈에 붙어서 뼈의 형태를 실제로 변형시키는 근육에 의해 당겨지는 인력을 경험한다. 뼈에는 꽤 탄성이 있는 비교적 부드러운 조직이 많다는 것을 기억하고 있을 것이다. 뼈에 하중이 실리고 변형에 반응하면서, 세포들은 재형성 시스템이 주도하는 뼈 형성 과정을 증가시킨다. 뼈세포가 자라게 하는 정확한 자극제에 대해서는 과학자들에게도 수수께끼로 남아 있다. 물론 지나치게 무거운 하중이나 변형은 뼈의 탄성력을 넘어서서 부상이나 골절을 일으킬 수도 있다.⎺16

운동을 하면 운동하는 근육으로 가는 혈류가 증가하여 혈관계, 즉 혈액순환을 활성화시킨다. 이것이 뼈의 건강에 중요한 이유가 무엇일까? 뼈에서 확인되지 않은 부분이 뼈에서 큰 부분을 차지하는 혈관 조직이기 때문이다. 뼛속 혈관은 발달, 기본 항상성, 그리고 복구를 비롯한 거의 모든 뼈의 기능에 반드시 필요하다. 전체 혈류의 10~15% 정도나 되는 많은 양이 뼈를 통과한다. 역기 등 무거운 도구를 이용한 근력 운동으로 뼈에 하중이 실리면 부분적으로 혈류가 증가하여 뼈의 성장이 촉진된다. 반대로 (소파에 앉아 있는 것처럼) 하중이 없으면 뼈의 질량도 줄어든다. 단 며칠만 뼈에 하중이 실리지 않아도 뼈로 가는 혈류가 줄어든다. 핵심은 운동이 여러 방면에서 뼈 건강을 유지시킨다는 것이다.⎺17

혈관계 건강과 골다공증 치료의 관계

앞에서 다뤘던 골다공증을 다시 살펴보자. 골다공증을 뼈의 부상으로 생각할 수도 있겠지만, 사실 골다공증은 대사에 생기는 장애다. 따라서 뼈로 흘러들어가는 혈류가 이 증상이 호전되는 데 큰 역할을 할 수 있다. 65세 이상의 여성들 2,000여 명을 대상으로 한 연구 결과, 뼈 손실, 특히 엉덩이뼈의 손실이 혈류 감소와 연관이 있었다. 이 연구를 포함한 여러 연구들은 혈관계 건강을 높이는 조정 방법들이 골다공증 치료에 도움이 될 수 있다고 주장한다. 사실, 이것은 비타민 D와 호르몬 대체요법이 뼈 손실에 대처하는 하나의 방법인 이유이기도 하다. [18]

최근에는 하중이 실리는 뼈에 명령을 내리고, 그래서 스스로 생성되게 하는 다른 종류의 신호가 확인되었다. 양과 쥐를 대상으로 한 연구들에서 고주파 저강도 기계 자극법(LMMS)이 뼈의 양과 밀도 모두를 향상시켰음을 보여주었다. 놀랍게도 자극, 즉 진동의 강도는 상관이 없었고, 오히려 빈도 또는 속도가 핵심이었다. 이 자극법이 허약한 노인들, 또는 부상이나 질병에서 회복 중인 사람들에게 특히 유익할 수도 있는 이유는 기계에서 전달된 압박이 운동 중 경험하는 압박보다 훨씬 낮기 때문이다. LMMS를 진행했던 초기 임상실험 결과들은 폐경기 이후 여성들과 장애 어린이들에게서도 가능성을 보여주었다. [19]

유감스럽게도 5장에서 소개했던 혈류를 제한하는 운동 역시 여성을 대상으로는 연구가 거의 이뤄지지 않았지만 뼈 질량을 증가시키는 것으로 나타났다. [20]

식습관 개선

나이 들수록 근육감소증이 증가하면서 근육 조직이 서서히 지방 조직과 섬유 조직으로 대체되는 것을 기억하는가? 이와 유사한 현상이 뼈에서도 일어난다. 정상적인 골수 조직은 나이가 들면서 지방 세포로 서서히 대체된다. 그러나 이것이 간단한 관계는 아니다. 뼈에 더 많은 하중이 실리기 때문에 비만인 사람이 대체적으로 더 높은 골밀도를 가지고 있는데도 골절에는 훨씬 더 취약하다는 사실을 생각해보자. 그 이유를 정확히 아는 사람은 아무도 없다. 새로운 뼈 조직의 근원인 줄기세포들이 있는 골수 속에 지방이 증가하면서 줄기세포들이 지방세포에 흡수될 수 있다는 의견이 있다. 뼈의 줄기세포가 지방세포로 변형되면 더 이상 절대로 뼈를 만들 수 없게 되는 것이다.

뼈를 관찰하기 위해 음식 섭취와 운동을 마음대로 조정할 수 있는 쥐 실험에서 발견한 결과들을 보면, 첫째, 고지방식은 골수 내의 지방 조직을 증가시키지만, (3개월 미만의) 단기 실험에서는 음식 섭취가 모든 종류(치밀뼈나 해면골 모두)에 영향을 주지 않았다. 각각의 음식 섭취 그룹에서 선별한 쥐들을 달리기 장치에 넣었을 때, 지방의 양은 감소하고 뼈의 부피는 높게 유지되었다.

나이 들면서
관절 경직과 통증이 증가하는 이유

관절은 뼈 사이의 접합, 또는 연결 부위로, 다양한 운동을 가능하게 하도록 만들어졌다. 무릎 등의 일부 관절들은 무거운 하중에도 부드럽게 움직이는 동시에 매우 다양한 움직임을 가능하게 하지만, 두개골 연결 봉합 부위 등의 관절은 어린 시절에 고정된 이후 절대 움직이지 않는다.

해부학자들이 분류하는 관절의 용어는 놀라울 정도로 다양하기 때문에 여기에 소개하여 부담을 주지는 않겠지만, 관심이 있는 사람들은 위키피디아에서 확인할 수 있다. 여기서는 특별히 나이에 영향을 받는 몇 가지 관절들만을 소개하기로 하겠다.

나이와 함께, 우리 대부분은 윤활 관절의 경직과 통증이 증가한다. 윤활 관절이란 무릎, 손목, 팔꿈치, 고관절 등으로, 이 관절들은 뼈의 직접 연결과는 반대로 종종 광범위한 움직임을 통해 자유로운 운동을 가능하게 한다. 관절 표면의 세포막은 관절 낭액이라는 윤활액을 분비하는데([그림 6-3]), 나이와 함께 이 관절 낭액의 생성이 줄어든다.

거기에다 관절과 관절 사이에 있는 연골은 관절 표면이 그렇듯, 세포막도 손상될 수 있다. 연골은 질기고 고무 같은 조직으로 관절에 있는 뼈들을 덮고 있으며 코와 외이, 일부 흉곽 같은 특정 구조들이 이것으로 이루어져 있다. 연골은 뼈와 마찬가지로 연골세포라는 이름을 가진, 관절 내 살아 있는 세포들이 만든다.

관절 표면을 덮고 있는 연골, 즉 관절 연골은 마찰을 줄여주고 충격 흡수제의 역할도 한다. 이 연골은 시간과 함께 닳아서 결국 뼈들이 서로 부딪치게 된다. 좋은 느낌은 아니다! 뼈들이 각각의 자리에 있도록 붙잡고 있는 인대 역시 오래된 고무줄처럼 닳아서 탄성을 잃는다. 이 모든 변화들이 모여 관절의 운동 범위를 좁힌다.

척추 역시 노화에 굉장한 영향을 받는다. 척추골에 인접한 돌기들 사이의 관절을 후관절이라고 하는데, 이 후관절은 휘어짐(구부리기)과 늘이기(곧게 펴기와 길게 늘이기)는 가능하지만 회전은 제한되

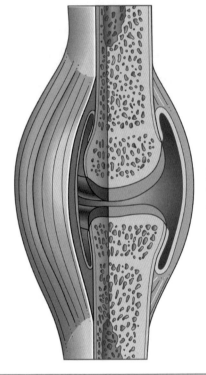

[그림 6-3] 무릎 윤활 관절의 모습. 관절 낭액이 두 뼈들이 만나는 표면에 완충작용을 하면서 보호하고 있다.
© iStock /Dorling Kindersley.

도록 만들어졌다. 각 후관절들의 형태가 모두 달라서 척추의 각 부분들이 가진 움직임의 양도 다르다.

척추에는 또 다른 형태의 관절도 있는데, 관절이라고 전혀 생각하지 못했을 추간판이 바로 그것이다. 추간판은 인접한 척추골들 사이에 위치하여 뼈들 사이의 쿠션 역할을 하는 동시에, 뼈들을 하나로 잡아줘서 움직임이 제한되도록 만든다. 척수 내의 충격 흡수 역할이 가장 중요하지만 유감스럽게도 추간판은 우리 몸의 그 어느 연결 조직보다 먼저 약화되어, 종종 요통을 유발한다.

관절에 생기는 문제들, 골관절염과 추간판 악화

관절염은 단순히 관절의 염증을 의미하지만, 다양한 관절 관련 증상들이 이 명칭으로 불린다. **골관절염(OA)**은 관절염의 가장 흔한 종류로 노화에 의해 생기는 장애의 가장 흔한 원인이기도 하다. 골관절염은 관절의 연골이 지속적으로 손실되는 결과를 가져오는데, 이 과정은 종종 부상이나 뼈가 어긋나는 문제와 함께 시작되며 나이가 들면서 악화된다. 골관절염을 일으키는 다른 위험 요인들에는 비만, 그리고 유전적 문제가 있다. 인구의 노령화가 점점 심해지면서, 골관절염의 발병 빈도와 영향도 극적으로 높아지고 있다.[21]

연골이 손상되면 염증의 표적이 된다. 앞서 소개했던 대로 염증은 정상적 치유 과정의 일부지만 제어할 수 없는 경우가 있으며, 나이가 들수록 더욱 그렇다. 연골 손상은 관절 보호 능력을 감소시켜 더 심한 손상과 염증으로 이어지고 이 악순환으로 만성 염증 상태가 된다.

염증의 유력한 용의자들은 관절 손상에도 작용한다. 5장에서 언급했던 최종당화산물인 AGE가 우리의 연골을 더욱 연약하고 잘 찢어지게 만든다. 역시 5장에서 소개했던 활성산소(ROS)는 성장 신호를 억제하고 연골을 찢어지게 하는 주변으로부터의 메시지를 증가시킨다. 낮아진 성장 호르몬 수치는 연골 세포들이 스스로 보수하는 능력을 더욱 약화시킨다. 그래서 결국 건강한 연골세포는 더 적어지고 노화세포들은 더 많아지게 되는 것이다. 이 나쁜 녀석들은 당연히 더 심한 염증을 일으켜 관절 악화의 악순환을 만들어낸다.

확실한 증상은 관절 통증으로, 엑스레이로 진단을 확인할 수 있다. 골관절염은 인공 관절 수술을 하는 가장 흔한 이유로, 이 수술을 받은 사람들을 알고 있거나 본인이 직접 받은 사람들도 있을 것이다. 하지만 다른 선택지도 있으니 확인해보자.

40세 이후가 되면 60% 이상이 추간판이 나빠지는 증상이 나타나지만, 모두가 느끼는 것은 아니다. 간단히 설명하자면 각각의 추간판은 질긴 바깥 가장자리가 젤리 도넛처럼 부드럽고 끈끈한 중심부를 감싸고 있는 형태로, 압력을 균등하게 배분하는 역할을 한다. 오른쪽 옆구리에 상자를 들고 있다고 생각해보자. 척추에 균형이 맞지 않는 무게가 실리지만 추간판 내의 젤이 다른 쪽으로 삐져나가 무게 균형을 맞춘다. 그런데 나이가 들면서 이 젤의 수분이 빠져나가 추간판이 줄어들게 된다. 이 과정의 극단적 결과를 분명 본 적이 있을 텐데, 교정하지 않으면 척추 윗부분이 구부러지는 버섯증후군의 원인이 된다.

추간판이 줄어들면 신장이 줄어드는 것은 물론, 추간판 자체도 더 건조하고 더 얇고 더 약해진다. 그러면 추간판이 찢어지거나 이탈할 위험이 커진다. 추간판 탈출은 추간판의 바깥 부분이 찢어져 중심부의 젤이 불룩 튀어나오는 증상이다. 이렇게 젤이 새어나오면 주변 신경에 압력이 가해져 그 신경이 연결된 팔이나 다리에 통증이나 마비가 생길 수 있다. 그러나 추간판 탈출이 생긴 사람들이 모두 이 증상들을 겪는 것은 아니다.

압력으로 통증이 생길 수도 있으며, 추간판의 중심에서 젤이 새면서 생긴 염증도 통증을 유발할 수 있다. 염증이 부상에 대한 몸의 반응이지만 부상 부위로 흐르는 혈액의 증가와 5장에서 자세히 설명했던 사이토카인의 분비로 인한 부기로 통증이 생길 수도 있다는 것을 기억하자.

동시에 척추골에서 뼈가 돌출되어 자라나는 뼈곁돌기증이 생길 수 있다. 뼈곁돌기증이 관절의 표면에 생기면, 매끄럽던 관절 연골이 거칠고 우둘투둘해진다. 연골 자체도 두꺼워지고 탄성도 떨어진다. 이 모든 변화는 아래쪽 허리가 정상적으로 휘어지거나 늘어나지 못하고 구부정한 자세가 심해지게 만든다. 결국 이 모든 변화는 무게 중심에 영향을 주어서 걸음걸이가 느려지고 보폭이 더 짧아지며 더 조심스럽게 만든다.

우리가 할 수 있는
골관절염 완화 방법은?

현재로서는 FDA의 승인을 받은 골관절염 기저 질환 치료법이 없다. 그 결과 많은 사람이 손상이 심각해져 인공 관절 수술을 받을 때까지 골관절염으로 고통을 받는다. 이부프로펜 같은 비스테로이드성 항염증제(NSAID)나 주사로 통증을 줄이고 뻣뻣한 증상을 완화할 수 있지만, 이 방법이 이 병의 진행을 바꾸지는 못한다.

콜라겐 보충

콜라겐은 뼈와 연골의 주요 성분이기 때문에 가수분해 콜라겐 섭취로 골관절염을 완화시킬 수도 있다. 심각한 무릎 통증을 겪는 35~65세 30명 대상의 무작위 임상실험에서 하루에 두 번씩 13주 동안 5mg의 가수분해 콜라겐 섭취로 무릎 통증이 상당히 감소했다. 연구자들은 소와 돼지에서 추출한 콜라겐을 사용했는데, 둘 다 똑같이 효과가 있었다. 중요한 것은 혈당, 콜레스테롤 등 다양한 지표의 혈중 수치까지 확인한 결과, 가수분해 콜라겐의 섭취가 이 지표들에 어떤 영향도 주지 않았다는 점이다.[22]

스테로이드 주사

스테로이드는 소염작용을 포함한 여러 효과를 가진 약품 종류로, 골관절염의 치료에도 사용된다. 증상을 완화시키기는 하지만, 장기간 사용할 경우 여러 해로운 부작용을 일으키고 치료 목적으로 사용했던 조직을 실제로 손상시킬 수도 있다.

히알루론산 주사

천연 윤활유인 히알루론산(HA)은 윤활 성분을 두툼하게 만들어 고정시켜주는 관절 윤활액의 주요 윤활 화합물이기도 하다. 히알루론산이 수분을 잡고 있음으로써 조직의 탄성이 유지되기 때문에 연골의 주요 성분이기도 한데, 나이가 들면서 관절과 연골 내의 히알루론산도 줄어든다. 이것을 되돌리는 한 가지 치료법이 히알루론산을 기본으로 하는 비스코 보충제라는 화합물질을 주사로 맞는 것이다. 과연 효과가 있을까? 여러 임상실험들을 검토한 결과 히알루론산 주입으로 통증, 관절 기능, 뻣뻣함이 매우 좋아졌고, 그 효과도 4개월까지 지속되었다. 대부분의 임상실험이 다양한 연령의 피실험자들을 대상으로 하는데, 65세 이상의 노인들에게 유사한 반응이 나타난 것으로 보이며 여러 제조사에서 만든 다양한 제형의 히알루론산들도 그 효과가 똑같았다.[23]

줄기세포 주사

더 많은 사람이 골관절염의 치료 방법을 줄기세포 주사로 전향하고 있다. 장기간의 연구 결과들은 부족하지만, 많은 연구에서 이 치료법이 고관절과 무릎의 골관절염에 단기적으로 꽤 효과가 있는 것으로 밝혀졌다.[24] 쥐의 경우에는 줄기세포가 골다공증까지 되돌렸다.[25]

정확히 줄기세포란 무엇이며 무엇을 할 수 있는지에 대해 좀 더 이야기해보자. 뾰족한 산꼭대기에 공이 놓여 있다고 상상해보자. 그 공은 어디로든 굴러갈 수 있다. 배아 내의 줄기세포는 그 공처럼 몸의 어디로든 갈 수 있고, 성인 세포의 어떤 종류로도 자랄 수 있다. 이 배아 줄기세포 대부분이 유산된 태아에게서 얻기 때문에, 미국에서는 배아 줄기세포 사용이 법적 제한을 받는다.

배아 줄기세포만큼 그 수가 많지 않고 놀랄 만큼 다용도가 아닐 뿐이지, 어른의 몸에도 줄기세포는 있다. 부상을 입을 때마다, 또는 힘든 운동을 끝낼 때마다 손상된 조직이 보수되어야 할 때, 줄기세포가 나타나 우리를 구해준다. 나이가 들면서 그저 그 수가 적어지고 예전만큼 제대로 일하지 못하는 것뿐이다. 모두 알다시피 어른들도 아이들보다 더디긴 해도 상처가 낫지 않는가.――[26]

아마도 스스로 상처가 치유된 때를 기억하는 일이 그리 어렵지는 않을 것이다. 나는 가파른 경사의 오솔길을 달려 내려올 때마다 꽤 자주 넘어지는데, 다행히도 가장 심한 부상이 멍이나 무릎 찰과상 정도였다. 우리에게 이런 상처와 찰과상이 생기면 우리 혈액에 도움을 요청하는 신호를 보낸다.

첫 번째 과정은 상처 부위에 혈액을 더 많이 공급하는 것이다. 혈액이 면역세포들을 운반하여 침입했을 수도 있는 박테리아를 골라낸다. 면역세포들도 국소 줄기세포에 활동 개시 신호를 보낸다. 줄기세포는 분열하기 시작하여 더 많은 세포들을 만들어 빈 곳을 메운다. 그때 줄기세포는 세포 분열의 브레이크를 풀고 더 많은 줄기세포들을 활성화시키는 '성장인자'를 분비한다. 대략 하루 만에 이 작은 세포 공장들은 상처 부위에 딱지를 만들고 새 살을 돋게 한다.

이같은 줄기세포의 활약상은 마법 같은 이야기 아닌가? 모든 종류의 문제를 치료할 수 있는 이 놀라운 줄기세포를 마다할 사람이 있을까?

줄기세포 치료에는 몇 가지 주의 사항이 있다. 먼저, 줄기세포를 채취하는 공급원이 다양하다는 것을 명심하자. 이상적인 방법은 줄기세포들을 우리 자신의 몸에서 채취하고, 실험실에서 배양하여 그 수를 늘린 다음, 우리 몸에 필요한 부분에 다시 주입하는 것이다. 다만 우리 몸의 여러 부위에 보내기 위해 줄기세포에 주소지를 달아서 주사기로 몸속에 주입하는 법은 아직 아무도 모른다.

대부분의 실험 연구에서는 **자가** 줄기세포라는 방법을 쓰는데, 여기서 '자가'란 본인의 것을 의미한다. 탯줄, 태반, 지방 흡입술, 골수 기증 등도 줄기세포를 얻을 수 있는 공급원이다. 모두 **동종이계** 공급원이라는 총칭으로 부르는데, '이계'란 타인의 것이라는 뜻이다. 태반 세포는 태반에 굉장히 많기 때문에 가능성이 높지만, 이 태반 세포나 지방 등 다른 공급원을 사용하려면 몇 가지 문제가 있다. 예를 들면 연골을 생성하는 줄기세포처럼 원하는 종류를 정제하는 것이다.

골관절염을 위한 줄기세포 치료 연구는 주로 **MSC**라는 줄기세포를 사용하는데, MSC는 골수에서 만들어지는 줄기세포다. MSC는 마치 위장술이 뛰어난 비밀 세포 같아서 피하지 못하면 거부 반응을 일으키는 면역 시스템의 주목을 피할 수 있다. 그러므로 동종이계 MSC가 자가 MSC의 대안이 될 수도 있는 것이다.⌐27 골관절염 환자들에게 줄기세포를 주사하는 미국의 병원들은 대부분 동종이계 MSC를 사용한다. 그런데 중요한 것은 골관절염 치료를 위한 줄기세포 연구 대부분이 자가 줄기세포를 사용했다는 점이다. 흥미롭게도 최근 한 연구에서 동종이계 MSC를 노인에게 주사했더니 신체 기능이 두드러지게 향상되고 염증이 감소했다는 결과가 나왔다. 표적이었던 하나의 관절에서가 아닌 전반적인 향상이 일어난 것이다.⌐28

MSC는 수집한 골수로부터 쉽게 정제할 수 있으며, 실험실에서 빠르게 배양된다. 수집 방법은 굵고 긴 바늘을 고관절에 찔러 넣어 골수를 모으는 것이다. 임상실험에 쉽게 적용할 수 있는 방법이긴 하지만, 시간이 지나치게 오래 걸리고 엄두도 못 낼 만큼 비싸기 때문에 상업적 용도로는 적합하지 않다. 지방 흡입, 제대혈, 태반 등의 공급원에서 얻은 MSC 모두 면역 반응을 피하는 능력이 있다. 동종이계 MSC는 저장도 쉽기 때문에 상업적 용도에 분명한 가치가 있다. 장기적 효과가 알려지지 않았다는 잠재적 단점이 있지만.

연구자들은 다른 기증자에게서 얻은 MSC 반응과 같은 기증자의 다른 뼈에서 얻은 MSC 반응에도 큰 차이가 있음을 밝혀냈다. 줄기세포 치료의 결과에 영향을 주는 다른 요인들은 줄기세포에 섞이는 물질, 줄기세포가 주입되는 방식과 주입되는 세포 수 등이다. 이 부분들을 모두 확인하기 위한 임상실험이 진행 중이지만, 명쾌한 답은 아직 나오지 않았다.⌐29

연골세포 주사

줄기세포 치료와 비슷한 치료법으로 자신의 관절(즉 자가 세포)에서 채취한 연골을 사용하는 방법이다. 베리셀(Vericel)[30] 사에서 개발하여 상용화된 이 치료법의 이름은 MACI(Matrix-applied Autologous Cultured Injected)다. 의사가 환자의 무릎에서 손상된 연골의 생검 샘플을 채취해서 실험실로 보낸 후 거기서 연골세포를 배양한다. 충분한 양이 준비되면 세포들을 돼지 콜라겐으로 만든 세포막 위에 펼쳐둔 다음, 우리 무릎에서 손실된 부분과 똑같은 크기로 제작한다. 그러면 다시 의사에게 가서 무릎에 MACI를 주입하는 것이다. 이 방법은 환자 본인의 무릎에서 채취한 연골 조직을 사용하여 배양한 것으로는 처음으로 FDA의 승인을 받은 제품이다. 5년간의 추적 연구에서 미세골절술보다 MACI 치료가 지속적으로 더 좋은 결과를 보였다.

1990년대에 개발된 **미세골절술**은 다소 논란이 많은 치료법으로, 연골과 뼈에 드릴로 미세한 구멍을 뚫어 연골이 스스로 치료하게 만드는 방법이다. 결과들이 엇갈리기는 하지만, 젊은 환자들에게서는 괜찮은 성공률을 보였던 방법이다. 그러나 MACI 치료 결과가 좋아서 MACI가 미세골절술을 대신하여 무릎 연골 손상에 가장 일반적인 치료법이 되었다.[31]

그밖의 대체요법들

새로운 치료법은 연구 개발 중에 있다. 윤활 관절액과 연골이 만들어지는 성분의 **세포외 기질**(ECM)을 표적으로 삼는 치료법이 있고, 손상된 골관절염 연골에서 많이 발견되는 **노화세포(SC)**에 초점을 맞춘 방법도 있다(노화세포를 잊었다면, 3장으로 돌아가서 기억을 환기시키면 된다). 쥐들을 대상으로 한 실험 결과, 심각한 골관절염을 앓는 동물의 노화세포를 선택적으로 죽이고 건강하고 통증이 없는 관절을 복원시키는 것이 가능했다.⎯[32] 현재 임상실험을 앞두고 있는 또 다른 전도유망한 연구 분야는 염증에서 생성된 화학신호를 억제하거나 차단함으로써 골관절염의 손상을 멈추고 심지어 되돌릴 수 있음을 보여주었다.⎯[33]

그러나 이 연구들은 현재 임상실험 단계에 있어 그 결과가 나오기까지 앞으로 몇 년이 걸릴 것이므로 실제 치료는 아마 그보다 더 오래 기다려야 할 것이다.

척추 수술은 신중하게

존스홉킨스 의과대학의 최근 보고에 의하면, 약 50만 명의 미국인들이 매해 허리 관련 수술로 110억 달러 이상을 쓴다고 한다. 소위 뼈대의 문제들, 즉 신경 손상, 척추 종양이나 변형, 외상, 척추가 좁아지는 척추관 협착증 등이 수술 후보 1번이다. 추간판 탈출이나 '파열'도 수술로 치료할 수 있지만, 불필요한 경우가 대부분이다.

나이가 들면서 종종 추간판 변형이 생기고 추간판 내의 '누출'이 일어난다는 사실을 기억하자. 그래서 많은 사람이 추간판 탈출증이 생겨도 아무런 증상을 느끼지 않는다. 또한 노화로 인한 추간판 퇴행으로 요통을 겪는 많은 사람도 수술 없이 몇 개월 만에 회

복되기도 한다. [34]

   1장에서도 밝힌 것처럼 현재 사용되는 의료행위들에 대해서는 여기서 언급할 수 없지만, 척추 수술의 결과에 대한 논쟁의 성격을 고려할 때, 퇴행성 증상으로 수술을 고민하는 사람이라면 직접 알아보고 통계 수치를 확인하거나 적어도 부족한 부분이 무엇인지 확인하기를 추천한다. 수술을 받은 많은 사람들, 여러 추정치에 따르면 20~50%의 사람들의 경우 통증이 완화되지 않았다. 반면, 수술을 받지 않은 많은 사람이 자력으로 회복했다. 캐나다의 척추 메커니즘 전문가는 그가 수술 후에 필요한 기간과 똑같은 휴식을 환자들에게 처방했더니 95%의 환자가 증상이 완화되었다고 보고했다. [35]

아시아인보다 백인에게 골다공증이 더 많은 이유를 설명하는 유전자

   유전자는 우리 신체 모든 부분과 마찬가지로, 골격의 발달과 유지, 그리고 구성에 중요한 역할을 맡고 있다. 하지만 유감스럽게도 유전자의 정확한 역할에 대해서는 대부분 아직 확인되지 않았다. 골격의 특징을 맡은 유전자들을 발견하고 그 결과를 메타 분석하는 연구의 모든 결과가 그런 유전자가 많이 존재한다는 것과 각각의 유전자가 뼈의 건강에 미치는 효과들을 보여준다. '23nMe' 같은 대규모 게놈 프로젝트와 미국 국립생명공학정보센터(NCBI) 같은 다양한 국가 데이터베이스 간의 지속적인 협업으로, 뼈의 건강을 통제하는 유전자에 대해 비어 있는 우리 지식들이 채워지기 시작할 것으로 전망한다.

그렇기는 해도 일부 대립형질들, 즉 특정 유전자의 다양한 형태가 이번 장에서 다뤘던 일부 증상들에 도움을 줄 수 있다는 힌트가 있다. 예를 들어, 아시아인보다 백인에게서 훨씬 더 자주 발견되는 콜라겐 유전자의 대립형질은 백인의 더 높은 골다공증 위험을 부분적으로 설명해준다. 골다공증의 또 다른 위험 대립형질은 뼈를 만드는 세포인 조골세포의 활동에 영향을 주는 것으로 밝혀졌다. 이 대립형질들이 활동하는 방식이 알려지면서 결국에는 위험을 낮추거나 보호를 강화하는 치료법들이 개발되리라 기대한다.

중요한 것은 뼈와 관절의 유지에 관여하는 모든 생리학적 시스템은 환경적 요인뿐만 아니라 유전적 조절도 받는다는 것이다. 예를 들면 뼈를 형성하거나 재흡수하는 시스템에 영향을 주는 모든 유전자 속에 있는 변종들, 즉 각기 다른 대립형질들은 대부분 노화에 관련된 문제들을 일으킬 위험이 있다.

결론

골격과 관절의 치료에 관한 희망적인 새 치료법들은 아주 많지만, 안타깝게도 골격과 관절을 젊은 상태로 유지하는 것은 더 어려운 일이다. 식습관과 운동이 좋은 출발점이지만, 이런 예방 단계를 실천한다고 해서 골다공증으로 인한 뼈의 손실이나 관절염으로 인한 관절의 퇴행으로부터 자유로울 수 있는 것은 아니다.

줄기세포를 사용한 회춘 가능성은 곧 가능할 것 같다. 앞으로 10년 안에 연구와 기술적 발달 면에서 급격한 성장이 있을 것으로 기대한다.

약어 해설

AGEs: 최종당화산물 advanced glycation end-product

CT: 컴퓨터 단층촬영법 computerized tomography, 엑스레이의 일종

DEXA: 이중 에너지 엑스선 흡수계측법 dual-energy x-ray absorptiometry

EC: 세포외 기질 extracellular matrix

FDA: 미국 식품의약국 The Federal Food and Drug Administration, 미국의 모든 약물을 승인하는 기관

GH: 성장 호르몬 growth hormone

HC: 가수분해 콜라겐 hydrolyzed collagen

HA: 히알루론산 hyaluronic acid 신체 부위에 수분을 공급하는 천연 윤활제

HRT: 호르몬 대체요법 hormone replacement theraphy

IL-6: 면역 시스템이 만드는 분자로 염증을 일으키는 인터류킨-6 interleukin-6,

IU: 비타민 용량을 측정하는 국제단위 International Unit

LMMS: 고주파 저강도 기계 자극법 high-frequency low-magnitude mechanical stimulation

MA: 단일 표적을 가진 면역 시스템 분자인 단일클론 항체 monoclonal antibody

MSC: 골수에서 생성되는 줄기세포의 한 종류

MRI: 자가공명 영상법 magnetic resonance imaging, 연조직을 보여주는 고해상도 이미지

OA: 골관절염 osteoarthritis

RL: 조골세포를 활성화시키기 위해 R(RANK)이라는 수용체에 묶이는 물질

OPG: 오스테오프로테게린 osteoprotegerin, 조골세포가 파골세포에게 보내는 신호를 활성화하지 못하도록 방해하는 일종의 미끼 수용체

OSC: 오스테오칼신 Osteocalcin, 조골 활동을 일으켜 뼈의 형성을 증가시키는 호르몬

SC: 노화세포 senescent cell

WHI: 우먼스헬스이니셔티브 Women's Health Initiative, 여성 건강의 여러 방면에 영향을 미치는 호르몬의 효과를 다룬 대규모 연구

7장

혈액의 급배수 시스템
심혈관계

수면 중에도 일하는
우리 몸에서 가장 바쁜 기관

심혈관계(cardiovascular, CV)는 심장, 혈관, 그리고 이 시스템을 끊임없이 오가는 약 5L의 혈액으로 구성되어 있다. 일종의 급배수 시스템으로, 우리 주먹 정도 크기의 펌프인 심장과 다양한 굵기의 관들로 이루어져 있다. 관들은 수동적 조직이 아니고 펌프는 여러 기능을 조절한다. 심장은 우리 몸에서 가장 열심히 일하는 근육이다. 우리가 가만히 앉아 있거나 심지어 잠자는 동안에도 1분에 5L가 넘는 혈액을 몸 구석구석으로 뿜어낸다.

우리 몸의 모든 시스템이 그러하듯, 심혈관계도 일반적인 노화의 과정을 겪는다. 몇 가지 변화를 들어보자면 심장박동이 서서히 느려지고, 리듬이 비정상적으로 바뀌기도 하며, 심장 근육의 일부가 손실된다(근육감소증을 기억해보자). 심혈관계의 여러 부분이 뻣뻣해지는데, 이것은 나이가 들면서 탄성 단백질이 노화하고, 덜 늘어나는 섬유 결합 조직으로 대체되기 때문이다. 이렇게 대체되면 심실을 연결하는 판막과 여러 혈관 벽도 뻣뻣해진다.

많은 사람이 나이가 들면서 혈압이 높아진다. 말 그대로 **고혈압**이 되는데 혈압이 130/80 이상일 때 의학적으로 고혈압 진단을 내린다. 약 8,500만 명의 미국인들에게 고혈압 증상이 있다고 한다(2021년 기준 우리나라의 고혈압 환자 수는 1,374만 명으로 전체 성인 인구의 30.9%에 이른다. -옮긴이).

고혈압이 생기는 데는 동맥의 내벽 경직 외에 다른 요인들도 있다. 예를 들어, 우리 혈관 벽에는 특별한 종류의 신경세포가 있어서 혈압을 체크하고 그 내용을 뇌로 전송한다. 그러면 뇌가 다시 혈관 벽의 근육에게 압력을 조절하라고 명령을 내린다.

몸에 더 많은 혈류가 필요한 경우처럼 때때로 혈압을 조절해야 할 때가 있는데, 이 신경세포들이 나이와 함께 무뎌져서 혈압을 조절하는 능력이 떨어질 수 있다. 우리가 갑자기 자리에서 일어날 때, 뇌로 가는 동맥의 혈압이 예전처럼 잘 조절되지 않아서 어지러움을 느낄 때가 그런 경우다.

심혈관계란 무엇이며 어떤 역할을 하는가?

심혈관계의 주요 임무는 산소와 영양분, 호르몬, 그리고 노폐물을 실어 나르는 것이다. 이상하긴 하지만, 이 물질들을 적혈구, 백

혈압과 심혈관계 질환

혈액이 혈관 벽을 미는 압력을 **혈압(BP)**이라고 한다. 모두가 BP를 측정해본 경험이 있을 텐데, 혈압은 앞에서 말했던 것처럼 자주 바뀐다. 뇌에서 보낸 신호들뿐만 아니라 일부 호르몬들도 심장 수축의 횟수와 힘에 영향을 주는데, 심장이 더 세게, 더 빨리 수축해도 혈압이 높아진다. 혈관 역시 혈압에 영향을 준다. 혈관이 수축하면 혈관 지름이 줄어드니까.

혈관 수축은 호르몬과 뇌의 신호로 조절되며, 좁은 혈관에서는 혈압이 높아지고 혈류가 느려진다. 물을 관으로 통과시킨다고 생각해보자. 관이 좁아지면 관을 통과하는 물의 양은 줄어들고, 더 많은 물이 통과하려고 하기 때문에 좁아진 관의 압력은 더 높아진다. 체내 혈액량 역시 혈압에 영향을 준다. 혈액량이 많으면 심장 수축으로 뿜어내는 혈액량이 많아지기 때문에 혈압이 높아지게 되는 것이다. 마지막으로 수분 부족이나 응고 장애로 인해 찐득해지고 점성이 생긴 혈액도 혈압을 높일 수 있다.

심혈관계 질환(CVD) 같은 변수들은 병리학적인 문제로 현대 사회의 심각한 질병과 죽음의 주요 원인이다. 심혈관계 질환은 심장과 혈관에 관련된 질병이다. 여기에는 고혈압, 관상동맥심장병, 뇌졸중, 울혈성 심부전을 비롯한 여러 질병들이 포함된다. 심혈관계 질환은 1900년 이후로 매해 미국인 사망 원인 1위를 기록하고 있다. 2,600명에 가까운 미국인들이 매일, 34초에 한 명꼴로 심혈관계 질환으로 사망한다. 미국심장협회(AHA)는 2030년까지 미국 성인의 40%가 적어도 한 가지 심혈관계 질환을 앓게 될 것이고, 심혈관계 질환에 드는 의료비는 세 배가 될 것이며, 이러한 증가세는 인구의 노령화에 의해 생기게 될 것이라면서 심혈관계 질환에 의한 사망 문제를 강조했다.[1]

이제 노화와 관련된 여러 병리학적 기저를 이루는 메커니즘들, 그리고 세포와 생화학적 원인들을 해결할 잠재적 전략들을 소개할 텐데, 특정 병리학에 초점을 맞추지는 않을 것이다. 다양한 심혈관계 질환들이 많고, 그에 따라 사람마다 각자의 결정으로 진단과 치료를 하기 때문에 여기서도 콜레스테롤 및 포화지방 가설은 소개하지 않을 것이다. 이에 대한 좋은 서적이나 논문들이 많이 나와 있고, 이 책에서 다루는 노화 관련 영향에는 중요하지 않으니까.

혈구, 혈소판, 그리고 혈장으로 이루어진 액상 결합조직인 혈액을 타고 실어 나른다. 심혈관계도 보호 기능을 수행한다. 우리 면역 시스템의 일부인 백혈구는 죽었거나 죽어가는 세포들을 치우고 혈액 속 병원균들과 싸운다. 혈소판과 적혈구는 병원균들이 몸으로 들어오는 것을 막고 필수 성분들이 몸 밖으로 빠져나가는 것을 막기 위해 상처를 봉쇄한다. 혈액은 면역 시스템에서 생성한 항체들과 다른 화합물들도 실어 나른다.

마지막으로 심혈관계는 우리 몸이 일정한 내부 환경을 유지하는 데 꼭 필요한 시스템이다. 일례로 혈관은 피부로 가는 혈액을 조절하여 체온을 안정시킨다. 혈액 구성 요소들이 적극적으로 변화함으로써 우리 몸의 산도 또는 pH, 그리고 당분과 산소 같은 다양한 물질들의 농도가 유지된다.

혈관에는 **동맥**, **모세혈관**, **정맥**의 세 가지 주요 유형이 있다. 혈관의 굵기는 혈액이 흐르는 **내강**이라는 혈관 중심부를 통과하는 혈액량을 결정한다. 내강 주위를 혈관 벽이 감싸고 있는데, 모세혈관은 혈관 벽이 얇고 동맥은 혈관 벽이 매우 두껍다.

물이 관을 통과할 때 지름이 클수록 더 빠르게 흐르는 것을 생각하면, 혈액이 혈관을 통과하는 방법을 이해할 수 있다. 굵은 혈관에서는 혈액이 꽤 빠르게 흐르고, 압력도 더 세다. 가는 혈관에서는 활력이 거의 없이 천천히 흐른다. 모든 혈관은 혈구를 혈관 내에 유지하고 응고되지 않게 도와주는 **내피**라는 얇고 부드러운 내벽으로 덧대어져 있다. 내피는 모든 순환계에 덧대어 있으며 심혈관계에서 중요한 역할을 맡고 있기 때문에 곧 자세히 다루도록 하겠다.

동맥은 심장에서 나오는 피를 운반하는 혈관이다. 동맥이 운반하는 혈액은 일반적으로 폐에서 바로 받은 산소를 가득 머금은 상태로, 심장이 아주 강한 힘으로 혈액을 뿜어낼 때 동맥 안에는 높은 혈압이 생긴다. 이 압력을 견디기 위해 동맥의 벽은 다른 혈관 벽보다 더 두껍고 더 탄성이 있으며 근육질도 더 많다. 심장에서 가장 가까운 동맥이 가장 두껍고, 조직도 가장 탄력적이라서 심장이 뛸 때마다 수동적으로 늘어나고 이완한다. 동맥이 적을수록 근육질의 벽은 더 많다.

주로 내장 벽에 있는 **평활근**은 심혈관계의 특정 부분을 통과하는 혈액량을 조절하기 위해 수축하거나 팽창하면서 각기 다른 상황에서 몸의 각 부분에 흘려보낼 혈액량을 조절한다. 예를 들어 식사 후, 장은 소화된 영양분을 사용하거나 저장할 조직으로 보내기 위해 더 많은 혈액을 필요로 한다. 그래서 장으로 혈액을 운반하는 혈관들이 최대한 늘어나고 다른 혈관들은 좁아진다. 평활근은 자발적으로 조절되지는 않는 대신, 호르몬과 다른 화학 신호들은 물론, 우리 의지와는 상관없이 작용하는 자율신경계의 신호에 반응한다.

세동맥은 동맥에서 뻗어나온 더 가는 동맥으로 모세혈관으로 혈액을 운반한다. 혈압이 낮기 때문에 동맥보다 혈관 벽도 더 얇다.

모세혈관은 가장 작고 가장 가는 혈관이며 개수도 가장 많다. 사실상 몸의 모든 조직에 스며 있고 혈액을 직접적으로 공급하지 않는 일부 조직들, 즉 눈의 각막, 피부의 일부 층, 그리고 힘줄과 인대 같은 결합 조직의 경계에 접해 있다. 모세혈관은 한쪽 끝은 동맥에, 다른 쪽은 **세정맥**에 연결되어 있으며, 모세혈관의 벽은 얇은 내피층으로 구성되어 있다. 다시 말해서 혈액과 조직 사이의 분리가 거의 없다는 뜻이다. 내피가 필터 역할을 하여 혈액이 안으로 들어오는 것을 막는 동시에 액체, 용해 가스, 그리고 다른 화합물들이 조직 안팎으로 퍼지게 한다.

이 모든 혈관들을 통해 혈액을 뿜는 펌프인 심장은 정교한 장치다. 심장은 두 쪽으로 나뉘는데, 오른쪽은 이산화탄소를 버리고 산소를 채우는 곳인 폐로 혈액을 뿜어내고, 왼쪽은 산소가 풍부한 혈액을 온몸으로 뿜어낸다. 양쪽의 윗부분은 더 작고 혈액이 들어오는 **심방**, 아랫부분은 더 크고 혈액을 뿜어내는 **심실**로 이루어져 있다.

심장이 한 번 박동하는 동안, 즉 매 **심장 주기**마다 혈액은 우선 각 심방으로 들어가 한쪽 방향으로만 이동할 수 있는 판막을 통해 심방에 연결된 심실로 흘러들어간다. 이 모든 구조들은 [그림 7-1]에서 확인할 수 있다.

이렇게 흘러들어온 혈액은 심실을 부분적으로 채운다. 그런 다음, 심방이 수축하면서 최대한 많은 양의 혈액을 심실로 짜낸다. 이것이 심장박동의 콩닥콩닥 소리 중 '콩' 소리다. 자, 심실이 거의 채워지면서 압력이 높아지면 심실도 수축하여 심장 밖으로 혈액을 짜내어 동맥으로 보낸다. 심실이 수축하고 심장의 압력이 최대치가 되면, 심장은 **수축기** 상태가 된다. 심실이 수축한 후, 다

심혈관계

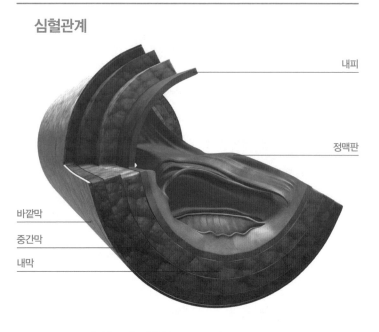

내피

정맥판

바깥막

중간막

내막

[그림 7-1] 혈관 구조 © iStock / MedicalRF.com.

시 이완하고 수동적으로 혈액이 다시 채워지기 시작한다. 심장 주기에서 이완하는 때를 **확장기**라고 한다. 기억해야 할 것은 이것이 혈압을 측정할 때 나타나는 두 숫자들로, 수축기(높을 때)/이완기(낮을 때)로 표시된다.

심장에서 그 리듬을 만드는 것은 **심장박동 보조세포**라는 특정 세포로, 이 세포는 전기 신호를 만든다. 이 세포가 손상되거나 활동을 멈추면, 이 전기 신호를 내보내는 역할을 맡을 인공 보조 장치를 삽입한다.

나이가 들면서 일어나는
심장의 적신호들

심혈관계 질환(CVD)이 생기는 주요 위험 요인은 심장 노화다. 70세 이상의 미국인들 중 10% 이상이 심부전 증상을 갖고 있다. 심부전은 심장이 적절한 수준만큼 혈액을 뿜어내지 않아서 충분한 양의 혈액을 세포들에게 공급하지 못하는 증상이다. 80세 이상의 미국인들 중 90% 이상은 심혈관계 질환을 일으키는 동맥질환 증상을 갖고 있다. 이 증상들로는 피로와 숨 가쁨, 종종 기침 등이 있다. 그중 가장 심각하고 생명까지 위협하는 동맥질환은 심장마비로, 전문 용어로는 **심근경색(MI)**, 글자 그대로 심장 근육의 죽음을 의미한다.

이와 비슷한 비율로, 60~70세 노인들의 4%, 80세 이상의 10~17%에게서 **심방세동**이 생긴다.──[2] 심방세동이란 심장의 윗부분, 즉 심방이 리드미컬한 박자를 잃고 아무렇게나 불규칙적으로, 아래쪽 심실과의 조율도 없이 수축하기 시작하는 증상이다. 심방세동의 증상으로는 이상하게 뛰거나 박동을 건너뛰는 심장 두근거림, 숨 가쁨, 힘 빠짐이 있다.

구조적으로 나이가 들면서 생기는 가장 두드러진 변화는 좌심실 벽의 두께가 두꺼워지는 것이다. 좌심실은 심장에서 대부분의 일을 하는 곳으로, 산소가 공급된 혈액을 몸 전체로 뿜어내는 일을 한다. 두께가 두꺼워지는 것을 **비대증**이라고 하는데, 비대증이 생기면 심실 안에 혈액을 저장할 공간이 줄어들기 때문에 몸에 공급할 양을 유지하기 위해서 심장이 훨씬 더 많이 일을 하게 된다. 심방 역시 나이가 들수록 비대해진다.

기능적으로도 나이가 들면서 몇 가지 변화들이 생긴다. 이 변화들 대부분 서로 연관되어 있다. 첫째, 이완기에 심방이 수축하면서 심실에 혈액이 채워지는 속도가 느려진다. 이것은 심방이 더 열심히 일을 해야 한다는 의미이며, 심방이 비대해지는 결과를 낳는다. 이완기에 생기는 이 문제는 심방세동을 앓는 사람들에게서 더 나빠진다. 수축기의 문제는 심실이 수축할 때, 최대 심장박동수와 심실에서 뿜어나오는 혈액량이 줄어드는 것이다. 이 감소는 결국 심부전으로 이어지게 된다.

그런데 심부전의 절반가량은 심장수축성 기능 장애를 나타내지 않는다. 이런 경우를 심실에서 나온 혈액량이 감소하지 않았으므로 **박출률 보존(PEF)** 심부전이라고 한다. PEF는 특히 노인들에게서 흔히 나타나는데, 이해하기가 쉽지 않아서 적절한 치료법도 없다. 심장 혈관에 덧대어 있는 내피 세포들이 PEF의 영향을 받는다는 일부 증거가 있는데, ⎯3 뒤에서 더 자세히 살펴보자.

둘째, 나이가 들면 심장박동 보조세포들도 잃는다. 이 세포들이 심장박동의 규칙적 박동을 만들기 때문에 이 세포들을 잃으면 심장 두근거림, 어지러움, 피로가 생길 수 있다. 또한 노화하는 근육에서 일반적으로 나타나는 변화들(근육에 관한 5장에서 다룬 내용으로, 근육세포들이 결합 조직으로 대체되는 것)이 심장박동 보조세포들 사이의 전기적 연결을 차단할 수 있다. 모든 전기회로가 그렇듯, 전선이 교란되면 회로의 기능이 망가진다. 그 결과는? **부정맥**이라 불리는 엉망진창이 된 심장박동 패턴이 가장 흔한 심방세동 증상과 함께 온다.

노화하는 심장세포에서 가장 눈에 띄는 변화는 일종의 반흔 조직(염증이 생긴 다음 조직이 정상적으로 재생되지 않아서 생긴 섬유성 흔적-옮긴이)의 발달이다. 이 과정을 **섬유증**이라고 한다. 왜 심장에 이런 증상이 생길까? 손상된 조직에는 면역 시스템 세포들이 붙는다. 손상을 일으키는 초기 원인은 제대로 알려지지 않았다.

최근 일부 연구에서 노화로 인해 혈관에 있는 세포들이 염증성 사이토카인을 배출한다고 밝혀졌다. 염증성 사이토카인은 장기간의 산화 손상이 있다고 면역 시스템에 알리는 신호 물질이다. 손상이 부위에 가장 먼저 도착한 면역세포가 보수를 시도한다. 그다음으로 밀려오는 면역세포들은 염증을 일으키도록 특화된 세포들로, 일부 상황에서는 유익할 수도 있지만, 심장과 혈관에서는 재건을 방해하고 섬유증을 촉진시킨다. 나중에 온 세포 그룹이 노화와 함께 우세해져서 앞에서 소개했던 **염증 노화** 현상으로 이어진다.

이 염증이 바로 심장 근육이 섬유 조직으로의 전환에 기초를 이루는 메커니즘이라는 것은 이제 우리 모두가 안다. 근육이 줄어든다는 것은 심장이 더 열심히 일해야 한다는 의미이며, 그렇게 심장이 자라면서 비대증이 극에 달하게 된다.

4장에서 **콜라겐**이 세포 바깥에서 세포를 제자리에 고정시켜주는 분자와 같다고 했던 것을 기억할 텐데, 콜라겐과 그 자매인 **엘라스틴**은 강하고 탄성이 있는 물질로, 세포를 고정시킬 뿐만 아니라 세포가 평상시에 활동하면서 늘어나거나 줄어들게 해준다. 박동

때마다 끊임없이 수축하고 이완하는 심장 근육 같은 조직에는 정말 중요한 성분이다. 이 유익한 단백질은 우리 심장이 노화하면서 재형성이라는 과정을 통해 그다지 탄력적이지 않은 섬유 성분으로 대체되고, 이 섬유가 심방에 침적되어 심방세동이 생긴다.⎯4 심장질환을 가진 사람들의 경우, 심장에서 발견되는 섬유 단백질의 높은 혈중 수치로 심장 문제의 심각성을 예측할 수 있다.

노인들의 심장에 나타나는 또 다른 변화는 **아밀로이드의 축적**이다. 아밀로이드는 서로 엉겨 붙는 단백질 덩어리다. 정상적으로 짝을 이루거나 서로 다른 기능적 형태를 가진 단백질들이 응집되면 정해진 대로 활동하지 않고 문제를 일으키는 것은 너무나도 당연한 일이다.

아밀로이드는 세포 내의 품질관리 시스템이 잘못된 모양의 단백질들을 잡아내지 못할 때 생긴다. 단백질이 3차원 구조를 가진 크고 복잡한 모양(레고 건축물을 떠올리면 된다)이기 때문에 실수로 그 구조 안에 잘못된 형태가 미끄러져 들어가기 쉽다. 품질관리 시스템이 훌륭하긴 하지만 어쩌다 실수를 하기도 하는 것이다. 그때 이 비정상적인 단백질들이 서로 뭉쳐서 정상적인 세포 기능을 방해할 수 있는 덩어리가 된다. 아밀로이드는 알츠하이머병의 주요 원인으로 가장 잘 알려져 있지만, 심장병을 비롯한 기타 병리학적 증상들에도 일조한다.

아밀로이드 축적은 심방과 심실에서 모두 나타나는데, 함께 뭉쳐지는 특정 단백질은 위치에 따라 다양하다. 심방에 축적되는 아밀로이드가 더 흔하고, 당연히 심방세동의 악화에도 일조한다.

심장과 평활근 세포 미토콘드리아의 손상

세포와 장기의 구조와 기능의 변화는 궁극적으로 세포 내의 사건들로부터 시작된다. 심장질환을 일으키는 병리학을 이해하기 위해 심장 내 세포들에 생기는 몇 가지 변화들을 살펴보도록 하자.

심장의 끊임없는 활동을 생각하면, 심장세포들은 당연히 많은 에너지가 필요하고, 그 에너지는 주로 **미토콘드리아**로부터 공급받는다. 미토콘드리아는 3장에서도 소개했던 **세포 소기관**이라는 세포 아래 구조들 중 하나다. 다른 조직들과 마찬가지로 심장세포들이 노화하면서 미토콘드리아도 제대로 활동하지 않는다. 이 퇴보는 앞에서 소개했던 서로 연관된 많은 요인들 때문이다.

첫째, **산화 손상**과 **활성산소(ROS)**를 되짚어봐야 한다. 활성산소는 그 구조상 음식으로부터 연료를 만드는 방법 때문에 불가피하게 미토콘드리아에서 만들어진다. 의외로 미토콘드리아는 자신이 만든 활성산소에 굉장히 민감하다. 산화 손상은 미토콘드리아의 활동을 낮추고 나아가 활성산소 생성을 증가시킨다. 이 활성산소에 대항하는 선천적 방어기제가 있음에도 불구하고, 일생의 과정 동안 일부 미토콘드리아는 손상을 입게 된다.

둘째, 유감스럽게도 손상된 미토콘드리아들은 급증할 수 있고, 나쁜 이웃이 생겨나듯 세포의 미토콘드리아 개체군은 차선의 미토콘드리아로 구성될 수 있다. 손상된 세포 소기관은 더 적은 에너지를 만들 뿐만 아니라 더 많은 활성산소를 배출하고 다시 더 많은 손상이 생기는 악순환이 쌓인다. 마지막으로, 자가포식의 분자 정리 과정이 손상된 미토콘드리아를 제거할 수 있지만, 우리가 노화하면서 이 기능도 제대로 활동하지 않는다.

고혈압, 높은 콜레스테롤, 당뇨병, 흡연 등 심혈관계 질환의 모든 위험 요인들은 활성산소 생성을 높여 혈관 벽에 산화 부담을 준다. 활성산소 수치가 높아지면 우리 몸에 내재된 항산화 방어 기제가 어쩔 수 없이 한도를 초과한다.[5]

활성산소는 미토콘드리아의 DNA를 손상시킬 수 있으며, 실제로 손상시킨다. 곧 설명하게 될 인간 혈관의 평활근 세포를 실험실에서 활성산소와 결합시키면, 심혈관계 질환을 가진 사람의 세포 소기관에 나타난 손상의 일부가 평활근 세포의 미토콘드리아에 나타난다. 이 세포들은 ATP 수치를 낮출 뿐만 아니라 3장에서 소개했던 **세포 노쇠**와 세포사를 일으키는 커다란 구조적 변화를 겪을 가능성도 높다.[6]

DNA 복구가 진행되지 않으면, 미토콘드리아는 스스로를 고칠 수가 없다. 그렇게 되면 이 중요한 세포 소기관 유전자들은 호전되지 못하고 변형되어 버린다. 그 결과는? 이 유전자들이 생산하는 단백질들이 정해진 역할을 수행하지 않고, 미토콘드리아도 정상적으로 생산하던 에너지를 만들지 않는다.

(추가정보 1) **칼슘 펌프의 손상**

심장 조직에서 활성산소의 영향을 받는 구조는 미토콘드리아만이 아니다. 활성산소로 인해 손상을 입을 수 있는 근육 내 주요 단백질은 칼슘 펌프로, 이것은 칼슘 분자를 근육세포 주변으로 옮기는 단백질이다. 칼슘이 근육세포 내로 들어가면 근육은 수축을 일으킨다. 필연적인 결과로, 근육이 이완하기 위해서는 그 칼슘이 다시 밖으로 뿜어져나와야 한다. 이 펌프질에는 ATP 형태의 에너지가 필요하다. 손상된 미토콘드리아는 ATP를 덜 생산하고 이것은 근육세포가 펌프질을 하기 위한 시간이 더 오래 걸린다는 것을 의미하며, 손상된 펌프는 당연히 활동을 제대로 하지 않는다. 심장 확장기의 변화들이 심장 주기의 이완기를 연장시켜 그 효율을 감소시킨다는 것을 기억하는가? 이 문제의 주요 원인이 칼슘 펌프의 손상이다.

심혈관계 질환의 주범
동맥 기능장애와 혈관 내피 기능장애

동맥 기능장애는 주변에서 변화하는 요구 사항들을 진단하고 반응하는 동맥의 능력이 저하된다는 의미다. 그 이유를 알아보자.

우리가 늙어가면서 동맥은 심혈관계 질환의 위험을 높이는 두 상황으로 변화한다. 이 두 상황은 서로 연결되어 있음을 뒷부분에서 확인하게 될 것이다.

하나는 크고 탄성적인 동맥, 특히 머리와 뇌에 혈액을 공급하는 대동맥과 경동맥이 뻣뻣해지는 것이다. 동맥은 혈액이 심장에서 뿜어나올 때 팽창하고 다시 움츠러들도록 만들어졌다. 이 반동은 기본적으로 꾹 눌렀던 스프링 같아서 심장이 조직과 세포에 혈액을 내보낼 때 수동적으로 보조역할을 한다. 그런데 동맥이 노화와 함께 뻣뻣해지면서 동맥 내의 압력이 증가하고 (혈액을 뿜어내는) 좌심실은 탄성이 떨어진 동맥으로 혈액을 밀어내느라 더 열심히 일해야 한다. 결과적으로 심장이 커졌다는 것을 멋지게 표현하는 단어인 심장비대증을 일으킨다. 결국 뇌와 신장처럼 많은 혈류가 필요한 장기의 조직은 혈액이 더 세게 밀고 들어와 충돌하면서 손상을 입게 된다.

노화와 함께 일어나는 또하나의 주요 변화는 혈관 내피 기능 장애다. 내피란 동맥의 내강(가운데 빈 공간) 내의 혈액과 동맥의 벽 사이에 있는 층이다. [그림 7-2]에서 볼 수 있듯이 이 단일 세포 층은 여러 중요한 일들이 일어나는 무대로, 산소와 이산화탄소가 안팎으로 이동하고 수분과 호르몬은 물론, 영양소와 노폐물도 비슷하게 오간다.

과학자들은 동맥의 내피가 일종의 체와 같은 역할을 하여 그 기저를 이루는 조직과 혈액 사이를 오가도록 물질을 수동적으로 걸러준다고 생각했던 적이 있었다. 지금은 이 내피가 동맥과 주변 조직의 기능과 건강에 영향을 미치는 여러 활성 분자들을 합성하고 배출하는 내피의 결정적 역할까지 추가로 알려진 상태다. 논란의 여지는 있으나 이 분자들 중 가장 중요한 것은 **산화질소(NO)**로, 산화질소는 혈관을 확장시키고 소염 효과가 있으며 불필요한 응고를 예방한다. 그렇기 때문에 내피에 기능 장애가 생긴다는 것은 이 조직의 정상적이고 건강한 구조와 기능이 뒤흔들린다는 뜻이며 이 기능 장애는 거의 대부분 산화질소 생성의 감소에서 비롯된다.

내피 기능 장애는 아테롬성 동맥경화증, 즉 '동맥 경화'의 주요 위험 요인으로 심혈관계 질환 위험의 예측기다. 더 자세히 설명하면, **아테롬성 동맥경화증**('아테로'는 부드럽고 끈적끈적한 것을, '경화증'은 단단해지는 것을 뜻한다)은 **플라크**가 쌓여서 생기는 것으로, 플라크는 혈관과 면역 시스템 세포, 지방질, 콜레스테롤, 칼슘, 그리고 죽은 세포의 폐기물들이 섞인 걸쭉한 혼합물이다. 손상된 미토콘드리아가 일으킬 수 있는 세포의 노쇠를 기억하는가? 바로 거기서 죽은 혈관 세포들이 생긴다. 동맥부터 쌓이기 시작하는데, 심장에 혈액을 공급하는 것이 동맥이라는 점이 여기서 특히 중요하다. 30세에는 어쩌면, 그리고 40대에는 확실히 이 플라크가 쌓여 있을 것이다.

아테롬성 동맥경화증을 전문적으로 설명하면 중형동맥과 대동맥에 플라크가 쌓이는 증상인 반면에 동맥 경화증은 소동맥의 내막에 일어나는 변화를 말한다([그림 7-2] 참고). 그러나 이 두 명칭은 종종 구별 없이 사용된다.

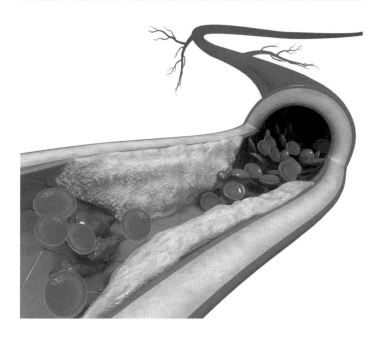

[그림 7-2] 플라크 축적으로 좁아진 동맥
© Science Photo Library /PIXOLOGICSTUDIO.

　활성산소나 염증 등으로 내피 손상을 입었을 때, 면역세포는 손상 부위에 일종의 딱지를 만든다. 이것이 플라크의 시작이다. 콜레스테롤도 여기서 중요한 역할을 하기 때문에 플라크와 아테롬성 동맥경화증에 대해서는 곧 자세히 알아보도록 하자.

　만성 스트레스는 모든 과정을 악화시킨다. 투쟁 혹은 도피 반응의 상황에서 우리 몸이 만드는 호르몬은 혈압을 높이고, 혈관 손상을 증가시키고 플라크를 만들어내는 쪽으로 혈액의 화학적 특

성을 변형시킨다.[7]

내피 기능 장애는 인지 장애, 알츠하이머병, 인슐린 저항, 근육 감소증 등의 대표적인 노화 관련 질환들의 용의자이기도 하다.[8]

나이 들면서
LDL 콜레스테롤이 더 많아지는 이유

일명 악당으로 불리는 콜레스테롤 역시 나이와 함께 증가한다. 사람들은 콜레스테롤이 우리의 모든 세포 하나하나를 감싸고 있는 세포막의 핵심 성분이기 때문에 생명에 꼭 필요하다는 사실을 종종 잊는다. 그러나 지나치게 많으면, 특히 LDL 콜레스테롤이라는 특정 종류가 지나치게 많으면 심혈관계 질환을 일으킨다. LDL과 심장질환 간의 관계는 복잡하고 완전히 이해할 수도 없다는 것을 알아두자. 여기서는 겉핥기 정도로만 소개하고 더 자세히 알고 싶다면 미주를 참고하면 된다.

먼저 명칭부터 살펴보자. LDL은 저밀도 지방단백질을 뜻한다. 당연히 LDL이라고 부르면 된다. 콜레스테롤이 지방질이라는 것은 기억할 텐데, 마치 기름처럼 콜레스테롤도 물에 녹지 않는다는 뜻이다. 오일과 식초를 섞은 샐러드드레싱을 떠올려보면, 물이 많은 식초는 오일과 섞이지 않는다. 그래서 우리 몸은 콜레스테롤과 다른 지방들을 단백질 포장지로 감싸서 혈액의 수용성 환경 사이를 이동할 수 있게 만들어야 한다.

수송 작전에 대해 이야기하기 전에, 콜레스테롤이 어디에서 오는지를 생각해보자. 콜레스테롤은 모든 동물들의 필수요소이기 때문에 거의 모든 세포가 콜레스테롤을 만들 수 있다. 이것은 우리가 동물성 식품이 전혀 없는 완벽한 채식을 해도 콜레스테롤 부족으로 고생하지 않는다는 뜻이다. 하지만 우리는 콜레스테롤의 일부를 식품에서 얻고, 일부는 스스로 만들어낸다. 어디에서 생기든지 결국 콜레스테롤의 대부분은 LDL **입자**로 포장되는 간으로 가게 된다. 현재는 LDL이 초래할 위험을 파악하기 위해서 이 입자들을 세는 것보다 그 입자들이 실어 나르는 콜레스테롤의 전체 양을 측정하는 것이 더 낫다고 생각한다.

지나치게 복잡한 수준까지 갈 필요 없다. LDL의 여러 유형들은 모두 콜레스테롤이 필요한 세포로 콜레스테롤을 전달한다. 체세포들은 **수용체**를 거쳐서 콜레스테롤을 받아들이는데, 수용체는 오직 LDL 입자만을 통과시키는 특별한 입구와 같다.

혈액 속에 순환하는 LDL이 많을 경우 문제가 생긴다. 이 경우에는 혈액세포들이 LDL 운반을 거부하기 때문에 LDL이 혈액 속에 더 오래 남아 있게 된다. LDL은 산화 손상에 특히 민감하다. 일단 손상이 되면, LDL은 혈관 내피에 손상을 입히고 이렇게 내피가 손상을 입으면 LDL 입자가 그 혈관 벽의 내부 막으로 더 쉽게 넘어가는 심각한 양성적 피드백 고리가 생긴다.

여기서 **대식세포**라는 면역 시스템이 LDL을 알아본다. 대식세포라는 명칭은 글자 그대로 '많이 먹는' 세포라는 뜻으로 이 세포들이 딱 그렇다. 대식세포는 신체의 진공청소기로 외부에서 침입한 세포들과 노폐물을 흡수하여 잘게 부순다. 그 대신, 쉽게 쪼개지지 않는 노폐물은 쌓아둔다. 흡연과 고혈압 등, 활성산소 생성 증가를 일으키는 위험 요인들은 앞에서 언급했던 대로 더 투과하기 쉬운 내피가 LDL과 대식세포에 더 쉽게 먹히게 만든다.

나이가 들면서 우리가 더 많은 LDL을 받아들이는 이유는 LDL을 혈액에서 제거하는 LDL 수용체를 더 적게 만들기 때문이고, 수용체를 더 적게 만드는 주요 원인은 담즙산 생성이 줄어들기 때문이다. 간에서 콜레스테롤로부터 생성되는 담즙산은 지방 소화를 돕도록 장으로 수송된다. 한 술 더 떠서 LDL은 나이가 들면서 더 많아지는 반면, 지방을 섭취하고 소화시키는 능력은 떨어진다. 하지만 여기서 다시 콜레스테롤로 돌아가보자. 간이 담즙산을 만들기 위해 사용하는 콜레스테롤이 줄어든다. 간도 LDL 수용체를 생성하는데, 우리가 더 이상 출퇴근하지 않으면 운전을 줄이는 것처럼 근검절약하는 장기인 간도 콜레스테롤이 줄어드니 수용체 생성을 줄이는 것이다.

그것으로도 부족해서 나이가 들면서, 유익하기도 하고 어떤 종류들은 그다지 유익하지 않은 장내 박테리아 종들인 마이크로바이옴(미생물군)에도 변화가 생긴다. 비록 마이크로바이옴이 아직까지 블랙박스로 남아 있지만, 역할이 확실하게 알려진 여러 종들이 있다. 그 일부 종들이 콜레스테롤 수치에 영향을 줄 수 있다. 바로 앞에서 소개한 담즙산을 기억하는가? 그 담즙산의 일부가 장내 박테리아에 의해 배설되는 형태로 분해된다. 간은 오케스트라의 지휘자 같은 역할로, 인체 내 모든 종류의 물질의 수치를 꿰뚫어

보면서 더 많은 담즙산을 만들기 위해 일부 콜레스테롤을 사용하여 반응한다. 그리고 이 반응은 다시 혈중 콜레스테롤을 떨어트린다. 그런데 나이가 들면서 이 말끔한 묘기를 발휘하는 박테리아가 다량으로 감소하여 혈중 콜레스테롤이 높아지는 것이다. [9]

무엇이
이 모든 변화를 일으키는가?

동맥 기능에 일어나는 위와 같은 변화들을 피하거나 바로잡는 법을 알고 싶다면, 무엇이 이 변화들을 일으키는지부터 알아야 한다. 이 메커니즘의 대부분은 앞 장들에서 소개했던 것들이라 이제 다 아는 내용일 것이다.

경직

경직성 증가는 동맥 벽의 구조가 변하면서 생긴다. 근육이 콜라겐과 칼슘으로 대체되고(이 대체 과정은 [그림 7-2]에서 보듯 안쪽 층에서 일어난다), 피부에서 일어나는 것과 마찬가지로 탄력 단백질이 파손되며, 우리의 오랜 친구인 **최종당화산물(AGEs)** 등이 변화한다. 혈액 내의 당분이 서로 뭉치기 위해서 다양한 단백질과 반응하여 만들어내는 이 분자를 당연히 기억할 텐데, 이 AGE 형성이 **활성산소** 증가에 따른 산화 스트레스로 악화된다는 것은 놀랄 일도 아니다. 그리고 플라크도 당연히 한몫한다.

내피 기능 장애

우리 혈관의 내피가 그 기능을 얼마나 잘 수행하는지 평가하기 위해서, 연구원들은 혈관이 자극을 받았을 때 얼마만큼 확장되는 지를 측정했다. 이 측정법을 '내피세포 의존 확장(EDD)'이라고 하는데, EDD가 클수록 내피의 기능이 좋은 것이다. 당연히 작을수록 좋지 않은 것이다. EDD가 좋은 동맥은 플라크로 걸쭉해지면 더 쉽게 확장되어, 플라크가 쌓여서 동맥이 좁아지는 영향이 어느 정도 경감된다.

이렇게 보상적인 확장으로 작은 동맥류가 생길 수 있다는 것이 EDD의 단점이다. 이렇게 부푼 부분을 [그림 7-3]에서 확인할 수 있다. 동맥이 이렇게 풍선 모양으로 팽창하는 것은 동맥 내부 지름이 좁아지지 않아서 혈류가 방해받지 않는다는 의미이지만, 유감스럽게도 그 부위의 벽이 과도하게 팽창되면 약해지고 파열되기 쉽다.

우리 몸이 동맥을 확장하는 여러 방법들은 모두 내피 세포에서 **산화질소(NO)**를 만들어내는 효소를 필요로 한다. 이 세포에서 배출하는 산화질소는 근육세포 속으로, 즉 안쪽 층 속으로 이동하여 근육세포가 진정하게 만든다. 그러면 동맥이 확장되고 그 결과 혈류가 증가한다. 혈관 내 산화질소의 감소는 심혈관계 질환에 나타나는 내피 기능 장애의 주요 원인이다. 손상된 미토콘드리아는 당연히 산화질소의 생성을 감소시킨다. 콜로라도 볼더에서 최근에 진행했던 한 연구에서, 60~79세의 건강한 남녀 20명에게 특별히 미토콘드리아를 표적으로 하는 노화방지제(10장에 자세히 설명할 미

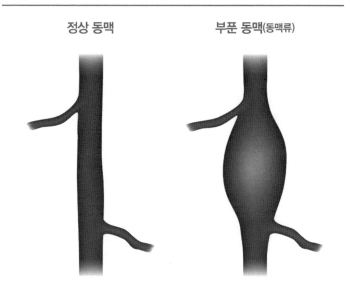

정상 동맥　　　　　　**부푼 동맥(동맥류)**

[그림 7-3] 정상 동맥과 부푼 동맥(동맥류)
© VERONIKA ZAKHAROVA/SCIENCE PHOTO LIBRARY.

토-Q)를 투여했는데, 노화로 인한 혈관 내 변화들이 6주 안에 뒤바뀌면서 15~20년 젊은 성인의 EDD를 선사했다. [10]

산화 스트레스

동물과 사람 모두, 내피 기능 장애는 동맥의 산화 스트레스와 관련이 있다. 산화 스트레스를 일으키는 것은 무엇일까? 그 원인으로는 두 가지 메커니즘이 있는데, 모두 복원에 관련된 장래성 있는 분야들이다. 첫째는 활성산소의 높은 수치와 정상적인 항산화 방어 수치의 감소(또는 불변!)다. 증가한 활성산소는 산화질소와

이를 만드는 효소와 반응하여 동맥 세포에서 산화질소를 빨아들인다. 이렇게 산화질소가 떨어진다는 것은 수축 감소, 그로 인한 혈류량 감소, 그리고 내피 기능 장애가 의미하는 모든 나쁜 하락을 의미한다.

염증

염증과 산화 스트레스는 서로 힘을 보태는 관계이기 때문에, 혈관이 노화하면서 만성 저강도 염증이 생기는 것은 당연한 일이다. 앞 장들에서 검토했던 것처럼 염증은 면역 시스템의 정상적인 부분이지만, 나이와 함께 과도해져 3장에서 소개했던 만성 '염증 노화' 현상을 일으킨다. 면역 시스템은 **사이토카인**을 생성하여 염증에 반응하는데 사이토카인은 염증을 증가시키기도 약화시키기도 한다(사이토카인을 다시 확인하려면 근육을 다뤘던 5장의 관련 내용을 참고하면 된다). 사이토카인은 기본적으로 다른 세포의 요청에 반응하기 위해 세포가 배출하는 전달자로, 노화하는 혈관에서 생산한 사이토카인은 당연히 염증을 증가시킨다.

기타 면역 시스템 반응

우리 면역 시스템의 또 다른 기능은 박테리아 같은 외부 침입물질이나 손상된 세포들을 찾아다니며 몸을 순찰하는 것으로, 면역 시스템 순찰대는 전문화된 세포들이다. 사람들은 면역 시스템을 곧잘 군대에 비유하는데, 일부 면역세포들은 혈관 내피에 이끌려 혈관 내피를 꿈틀거리며 통과해서 기저 세포들을 조사하는 소규모 잠행 순찰대에 비유된다. 혈관 벽을 침투하는 과정에서 면역세포들이 그 부위의 세포들을 자극할 수 있는데, 이 가능성은 당연히 노화와 함께 높아진다. 나이 들면서 침투율이 높아지기 때문일 것이다. 그 대신, 혈관 벽 안으로 들어가는 면역 시스템 세포들도 더 많아질 것이다. 이 면역세포들을 순찰대의 병사들이라 한다면, 조심성 없는 늙은 병사나 대형 순찰대를 상상하면 된다. 어떤 과정이 염증을 일으키는지는 알려지지 않았지만 뒤에 더 자세히 풀어놓았듯이, 규칙적인 유산소 운동은 면역세포들을 순환시켜 염증 반응을 억제한다. 운동은 대부분의 다른 혈관 노화 메커니즘들을 감소시킨다.

노화세포

전에도 논의했던 것처럼, 노화세포는 나이를 먹어감에 따라 축적되며 노화세포의 비적응성 신호들은 심장 같은 장기들을 망가뜨릴 수 있다. 노화세포는 정상적인 수명 이상까지 살아 있는 것으로, 만성 염증을 일으키고 불필요한 콜라겐을 축적하며(7장의 앞부분에서 말했던 섬유증) 기타 노화와 관련된 문제들을 만든다.

심혈관계에서는 내피층의 노화세포가 칼슘을 축적해 동맥 경화와 고혈압을 일으키며, 혈관에서 면역세포가 노화하면 혈관 벽을 좁히고 약화시키는 플라크를 만들어낸다. 이 두 과정들, 즉 고혈압과 혈관 약화가 합쳐지면 심혈관계 질환에 의한 사망자 비중이 높아진다. 그리고 심장의 경우, 만성 염증이 모든 주요 근육들을 결합 조직으로 대체시키는 변화에 일조한다.[11]

플라크가 만들어지는 과정과 예방책 [12]

앞의 모든 과정들은 함께 작용하되, 사람마다 각기 다른 비율과 순서로 플라크를 생성할 것이다. 플라크는 심혈관계 질환의 대표 선수이므로, 계속 읽어가며 어떻게 형성되는지, 무엇을 할 수 있는지를 알아봐야 한다.

이제 모두 알다시피, 동맥의 내벽에 손상을 입으면 면역세포의 반응이 자극을 받게 된다. 이 세포들은 움푹 파인 곳을 때우는 도로 작업반 같다. 종종 LDL 콜레스테롤 입자들을 평활근 층으로 이송하는 것으로 시작하는데, 입자가 작을수록 모으기가 더 쉽다. 그러므로 더 작은, 소위 지질단백 입자들이 심장병에서 중요한 역할을 하게 된다.

일단 들어가고 나면, LDL이 활성산소에 의한 산화 손상을 지속시킬 수 있다('활성산소'에 대한 자세한 내용은 3장에서 확인할 것). LDL이 미토콘드리아의 기능 부전으로 인한 산화로 손상되면, 면역 시스템은 대식세포라는 세포를 보낸다. '많이 먹는' 대식세포는 면역 시스템의 세포들을 청소한다. 이 세포들이 손상 부위에 딱지를 만드는데, 이것이 플라크 형성의 시작이다. 그런데 산화된 LDL은 동맥의 평활근 층의 변화도 일으켜 마치 뼈세포처럼 변하게 만든다. 세포가 이렇게 변한다는 것은 내피층에 칼슘이 점점 더 쌓여서 뻣뻣하게, 정말 뼈처럼 변하게 만든다는 뜻이다.

활성산소에 의한 손상에 반응하는 대식세포는 자기가 '먹어치운' LDL의 콜레스테롤로 울혈이 생긴다. 그 결과 폭신해 보이는 외형이 되고, 그래서 '학명'도 거품세포다. 거품세포는 혈관 내벽, 즉 내피층의 손상 부위에 붙어, 플라크가 커지는 것을 거든다. 그러고는 더 많은 염증을 일으키는 화합물도 배출한다. 악순환이 시작되는 것이다.

플라크가 커지면서 쌓이는 많은 물질은 거품세포에서 얻어온 콜레스테롤로 채워져 있다. 콜레스테롤이 고정된 구조가 거의 없는 끈끈한 물질이라는 것을 기억할 것이다. 그래서 플라크도 끈적끈적하다. 면역 시스템은 이를 인식하고 혈액 안으로 새어 들어가지 않도록 뚜껑을 만든다. 플라크 위에 덮인 이 딱지는 둘 중 하나다.

소위 '취약성 플라크'를 보면, 바깥쪽 딱지가 그리 단단하지 않아서 스치는 혈액에, 특히 혈압이 높을 때 약해져서 떨어져나갈 수 있다. 그러면 지방질로 된 중심부가 풀어지고 자리를 벗어나 혈전의 형태로 순환계를 떠돌게 된다. 혈전이 좁은 혈관을 막으면, 혈액 공급을 방해한다. 이것이 심장에서 발생하면 심장마비에 걸리는 것이고 뇌에서 발생하면 뇌졸중에 걸리는 것이다. 이제 이해가 될 것이다.

이것만이 아니라 혈관 내에, 그리고 표면에도 걸쭉한 혈액이 쌓이면 내강이 좁아져서 당연히 혈류를 방해한다. 이것은 수축기 혈압을 더 높이고 확장기 혈압은 더 낮춰서, 앞에서 소개했던 심장 관련 질병들을 일으킨다.

두 번째 유형은 '안정형 플라크'로, 예상대로 더 두꺼운 딱지를 덮는다. 파손과 혈전 방출에 강하지만, 여기엔 대가가 따른다. 더 두껍기 때문에 혈류 감소가 생겨 동맥이 더 좁아진다.

일명 '좋은 콜레스테롤'이라는 HDL은 실제로 산화된 콜레스테롤을 동맥 벽에서 제거한다. 또한 혈관 벽에 쌓여 있는 칼슘의 양을 줄여서 동맥의 뻣뻣함도 줄여준다.

역설적으로 LDL 콜레스테롤을 줄이는 데 사용하는 약제인 스타틴은 플라크에 쌓인 칼슘을 증가시킨다. 그 이유를 아는 사람은 아무도 없지만, 스타틴이 심혈관계 질환을 해결해준다는 것은 잘 알려져 있다. 과학자들은 칼슘이 많을수록 플라크가 더 안정적이 된다고, 그래서 마음대로 돌아다니다가 심장마비를 일으킬 가능성이 줄어든다고 추측한다.

스타틴의 또 다른 역설적 효과는 콜레스테롤을 낮추는 이 약의 효과가 모든 사람에게 똑같이 나타나지는 않지만, 이 약을 복용하는 대부분의 사람이 건강상의 이익을 나타낸다는 점이다. 일부 스타틴은 노화하는 면역 시스템이 해로운 질병의 위치를 찾아내는 능력을 향상시키는 것으로 밝혀졌다. 적어도 스타틴이 가져다주는 일부 혜택들은 이런 예상 밖의 발견에 기인하는 것일 수도 있다.

새로운 검사로 심장 동맥 칼슘 검사(CAC)는 심장 동맥의 칼슘량을 측정하는 일종의 엑스레이다. CAC 수치는 완벽하지는 않아도 비교적 괜찮은 심장병 예측기다. 여기까지 제대로 읽었다면, 아마도 그 이유를 알고 있을 것이다.

최악의 심혈관계 질환은
뇌 관련 질환 악화를 동반한다

뇌는 끊임없이 산소와 영양분의 공급을 필요로 하기 때문에, 혈관의 영향력이 더 크다. 그래서 뇌의 혈관구조에는 혈액 공급을 조절하는 특별한 통제 메커니즘이 갖춰져 있다. 신경세포가 활동하면서 추가적인 혈류를 필요로 할 때, 이 메커니즘이 혈관에 신호를 보낸다. 그러면 혈관 내막 세포와 근육이 반응하여 신경세포 활동 수준과 긴밀히 관계를 맺고 일시적으로 혈류를 늘린다.

고혈압, 알츠하이머병, 그리고 뇌졸중 같은 증상이 있는 경우엔 이 협동 반응이 붕괴되고, 결과적으로 활동적인 신경세포들은 필요한 혈액을 얻지 못해서 조직 손상이 더 심해진다. 뇌에서 필요로 하는 것과 혈관 반응 사이의 신호 전송이 붕괴되는 것은 주로 활성산소에 의한 혈관의 산화 손상 때문이다.[13] 이 활성산소의 근본 원인과 가능한 치료법들에 대해서는 뒤에서 더 자세하게 다루도록 하겠다.

심혈관계 증상들이 '최악의 상황'을 이룰 때, 치매와 기타 뇌 질환들도 악화된다. 뇌의 모세혈관 시스템은 나이와 함께 나빠지기 때문에, 충분한 영양분과 산소를 세포에 전달하는 능력도 떨어진다. 심부전이 생기면 이 상황은 더 악화된다. 높아진 혈압으로 상황이 더 복잡해지면, 세포들은 손상되거나 죽는다. 이런 상황들이 뇌에서 동시에 생기면 약하고 조용한 뇌졸중이 여러 번 발생하는데, 그때마다 뇌조직의 아주 작은 부위가 파괴되지만, 시간이 지나면서 그 부위가 더 심해진다.

심혈관계 질환을 개선하는
유산소 운동의 극적 효과

저항 운동, 즉 근력 운동만 할 경우 5장에서 소개했던 다른 여러 가지 이득을 얻을 수 있지만 동맥 건강이 개선되는 것은 아니다. 저항 운동이 뇌로 혈액을 운반하는 굵은 동맥인 경동맥의 경직도를 더 높인다는 일부 연구 결과들이 있는데, 약간의 유산소 운동을 추가하면 경동맥이 뻣뻣해지는 저항 운동의 부정적 효과가 상쇄된다. 이런 유산소 운동의 효과가 굵고 탄력 있는 대동맥과 경동맥에 한정되어 있으며 가는 혈관의 강도에는 영향을 주지 않는다는 연구 결과들도 있다.

더 자세히 알아보기 위해 동물 연구들부터 확인해보자. 설치류의 경우, 인간처럼 앉아서 생활하는 늙은 쥐들의 경동맥이 어린 통제그룹의 쥐들보다 더 뻣뻣했다. 노화로 인한 경직은 동맥 벽의 구성에 생기는 두 가지 변화들과 관련이 있다. 첫째, 더 많은 콜라겐(섬유 조직)이 바깥 면에 쌓인다. [그림 7-1]에서 혈관 구조를 다시 살펴보고 와도 된다. 둘째, 경동맥 중간층에서 조직에 탄력과 탄성을 유지하게 해주는 단백질인 **엘라스틴**이 사라진다. 이 두 가지 변화는 결국 혈관 벽에서 배출되는 신호 물질인 사이토카인을 증가시켰고, 이로 인해 더 많은 콜라겐 합성을 자극하는 악순환이

일어난다.─14

실험실의 쥐들을 상대로 연구원들이 유산소 운동을 확인한 방법은 쥐들에게 달리는 수레바퀴를 주는 것이다. 쥐와 다른 설치류들은 이런 장치들을 매우 좋아한다. 나이가 많은 쥐들에게 수레바퀴를 쓸 수 있게 해주었더니 곧바로 달려들었고, 이 유산소 활동은 달리는 수레바퀴를 제공하지 않은 통제 상태에서 보였던 경동맥 경화를 역전시켰다. 특히, 콜라겐과 다른 경화 요소들이 감소했다. 산화질소에 의해 조정되는 혈관의 확장은 어린 통제그룹 동물들에게 나타나는 수준으로 되돌아왔다. 면역세포에 의한 콜라겐의 산화 손상도 감소했다. 세상에! 쥐에게 유산소 운동은 젊음의 샘과 같았다!

노인 남성의 경우, EDD를 평가하기 위해 혈류를 자극했을 때(혈관을 확장하는 EDD를 기억해낼 것), 움직임이 많지 않은 피실험자들은 젊은 통제그룹보다 증가폭이 작았다. 더 많이 확장될수록 혈관이 쉽게 팽창되어 혈류의 변화를 수용할 수 있다는 의미이기 때문에 좋은 것임을 기억하자. 그에 비해, 젊은 그룹과 규칙적으로 유산소 운동을 했던 남성들의 EDD는 변화가 없었다. 이전에는 움직임이 많지 않던 노인들이 더 젊은 EDD 수준을 회복하는 데는 12주간의 활발한 보행으로 충분했다. 동맥의 경직도와 혈압을 측정해보니, 노인들에게서 똑같은 운동의 유익한 결과가 나타났다.─15

여성의 경우에는 내피의 기능과 동맥 경직도에 있어서 규칙적인 유산소 운동의 역할이 그렇게 명확하지 않았다. 움직임이 많지 않은 폐경기 이후 여성들과 활동적인 폐경기 이후 여성들을 비교했을 때(두 그룹 모두 에스트로겐 수치가 낮았다), 동맥 확장에는 차이가 없었다. 동맥 확장은 더 많은 혈액을 운반하는 능력을 나타낸다는 것을 기억해야 한다. 남성의 동맥을 확장시켰던 활발한 보행 프로그램이 일부 실험에서 폐경기 이후 여성들에게는 같은 결과를 나타내지 않았다.

여기에 에스트로겐 대체요법을 추가했더니, 에스트로겐을 투여받은 여성들의 경우에는 유산소 운동을 한 후에 혈류가 증가했으나, 호르몬 대체요법을 받지 않은 통제그룹은 그렇지 않았다. 이 결과는 여성들이 노화로 인한 변화들과 싸울 때 호르몬 대체요법의 효과에 더욱 힘을 실어준다.⎺[16]

산화 손상과 활성산소 감소

노화로 인한 변화들은 운동으로 되돌릴 수 있는데, 이 변화들을 일으키는 내피세포에는 대체 무슨 일이 일어나고 있는 걸까? 기억하다시피, 나이가 들수록 우리의 항산화 방어기제는 약해지고 심지어 손상을 일으키는 활성산소는 더 많이 생겨난다. 동맥 내에서도 이러한 일들이 실제로 일어난다.

항산화 방어기제가 나이와 함께 약해지는 이유는 알려지지 않았다. 여하튼 활성산소의 수치가 높아질수록 **산화질소**의 효능이 떨어진다. 활성산소는 내피세포에서 배출하는 산화질소에 반응하여, 산화질소와 그 유익한 효과들을 제거한다. 설상가상으로 그 제거 과정에서 생기는 부산물이 산화질소의 생성을 억제하고 동시에 활성산소의 생성을 증가시킨다!

그런데 규칙적인 유산소 운동이 쥐와 남성의 동맥에서 측정된 산화 손상을 막고 심지어 되돌리기까지 했다. 광범위한 생체 검사가 가능했던 쥐의 경우, (세포의 에너지 공장인) 미토콘드리아가 나이가 많아질수록 더 많은 활성산소를 생성했지만, 수레바퀴 위를 달렸던 늙은 쥐들은 활성산소의 생성이 줄어들었다.

미토콘드리아 같은 중요한 세포기관이 마치 정기적으로 관리를 받지 않은 자동차처럼 우리의 나이와 함께 손상이 축적된다는 것을 떠올려보자. 저항 운동과 유산소 운동이 이 작은 녀석에게 영향을 주는 방법은 두 가지다. 첫째, 미토콘드리아가 더 많이 복제되어 기능적 세포기관의 수가 늘어난다. 둘째, DNA가 손상된 미토콘드리아가 제거된다. 이런 정화 과정에는 에너지 생산 개선과 죽어가거나 노쇠한 세포 수의 감소라는 중요한 효과가 있다. 이것이 무슨 의미인지 짐작이 되는가? 플라크 감소, 아테롬성 동맥경화증 감소, 그리고 심혈관계 질환 감소를 의미하는 것이다.

염증 감소로 동맥 기능 향상

늙은 쥐들의 경우 노인들과 똑같이 앞에서 플라크 형성을 설명했던 것처럼 면역세포들이 점점 혈관 벽 속으로 슬그머니 들어간다. 그런데 늙은 쥐들에게 달릴 수 있는 수레바퀴를 주면, 이 세포들이 사라진다. 이것은 유산소 운동이 동맥 벽 안으로 들어가려는 면역세포의 능력이나 성향을 억제한다는 뜻이다. 면역세포가 줄어든다는 것은 염증을 일으키는 사이토카인 신호를 덜 내보낸다는 의미이며, 염증이 줄어들면 당연히 동맥의 기능이 좋아진다.

심장세포 재생

쥐를 대상으로 한 실험에서, 정상적인 상황과 심장마비를 겪은 경우 모두, 운동이 심장을 자극하여 새로운 근육세포를 만들게 한다는 것이 밝혀졌다. 인간의 심장은 스스로 재생하는 능력이 정말로 없다. 젊은 사람들이 매해 심장 근육세포를 재생하는 수준은 1% 정도이며, 이 비율마저 나이와 함께 줄어든다. 심장 근육의 손실은 심부전과 관련이 있기 때문에 근육세포 형성을 증가시키는 모든 것이 심혈관계 질환을 막을 수 있는 길이다. ─[17]

운동 이외에
시도해볼 수 있는 방법들

항산화제 복용

혈관과 심장 조직에 미치는 산화 손상의 영향을 생각하면, 그냥 고용량의 항산화제를 섭취하면 되지 않을까 싶을 것이다. 하지만 그렇게 하면 우리 몸이 필요한 부위와 시간에 따라 정교하게 조절하여 생성할 수 있는 이 화합물질들의 양이 제한될 수 있다는 점을 기억해야 한다. 또한 활성산소가 세포 내에서 유용한 역할을 담당하기도 하기 때문에, 항산화제의 부적절한 사용이 오히려 해가 될 수도 있다는 점을 인식하는 것도 중요하다.

대부분의 활성산소가 발생하고 해가 될 수 있는 가능성이 가장 높은 부위는 미토콘드리아 내부다. 지난 10년간, 특별히 미토콘드리아를 표적으로 하는 항산화제를 개발하기 위해 많은 노력이 있어왔다. 실험실에서 미토콘드리아를 연구한 결과, 일부 항산화제들이 미토콘드리아 DNA의 돌연변이와 세포막 손상 등, 과다한 활성산소에 의한 해로운 영향으로부터 미토콘드리아를 보호한다는 것이 밝혀졌다. [18]

쥐를 대상으로 한 예비 실험에서는 미토콘드리아 특정 항산화제가 움직임이 적은 늙은 쥐들의 EDD를 향상시켰으나 어린 쥐들이나 수레바퀴 위를 달리는 늙은 쥐들에게는 아무런 효과가 없었다. 이와 비슷하게, 고용량으로 복용하기 위해 강한 항산화제가 되는 비타민 C를 주입하면 움직임이 없는 노인들의 경우에는 EDD가 선택적으로 회복되었지만, 젊은 통제그룹과 활동적인 노인들에게는 효과가 없었다. 건강하고 에스트로겐이 부족한 폐경기 후 여성의 경우, 움직임이 없는 피실험자들에게 고용량의 비타민 C를 투여하자 경동맥의 경직도가 유산소 운동을 하는 여성들의 수준까지 향상되었다.

이 결과는 활성산소가 움직임이 적은 앉아만 있는 사람의 내피 기능 장애에 영향을 미친다는 것을 뒷받침한다. 어쨌든 운동이, 그리고 중년 여성의 경우에는 에스트로겐이 내피 기능의 활성산소 손상을 줄여준다. 이처럼 항산화제가 도움이 되지만, 그 부작용에 대한 경고도 늘 명심하자. [19]

미토콘드리아 특정 항산화제 중 하나인 미토-Q는 쥐의 심장비대증과 아테롬성 동맥경화증을 감소시키는 것으로 나타났다. 여러 예비 임상실험들이 진행되었는데, 최근 한 연구에서 미토-Q

를 복용한 사람들의 EDD가 40%나 높아졌다. 이것 역시 현재 진행 중인 연구 분야로, 이 특정 복합체에 대해서는 10장에서 다시 다루도록 하겠다.[20]

소염제 복용

산화 손상은 염증을 유발하고 염증은 다시 산화 손상을 유발하므로, 나이가 들면 혈관 구조 내의 '염증 노화'가 생길 수밖에 없다. 근육의 경우와 마찬가지로, 실험용 동물들과 부검한 인간의 동맥 조직을 확인한 결과, 염증성 **사이토카인**은 시간이 흐를수록 증가한다(근육을 다룬 5장에서 사이토카인 목록을 확인할 수 있다). 실험용 쥐에게 소염제인 살리실산나트륨이라는 약물을 사용하여 이 사이토카인의 일부를 막자, 산화 손상이 감소하고 내피세포 의존 확장(EDD)은 어린 쥐 수준으로 늘어났다. 사람의 경우, 이 약이 움직임이 적은 노인 남성의 내피 세포 내 사이토카인을 감소시켰으나, 젊은 남성이나 활동량이 많은 노인에게서는 아무런 효과를 보이지 않았다. 움직임이 적은 남성은 살리실산나트륨 투여로 동맥 확장이 향상되었다.[21]

초콜릿 먹기

정말로, 농담이 아니다. 초콜릿 소비와 심장질환을 메타 분석한 결과(결과를 도출하기 위해 7개의 연구를 분석했다), 초콜릿 섭취가 '높을수록' 뇌졸중과 심장마비, 심혈관계 질환 등을 비롯한 다양한 심혈관계 질병을 예방한다. 이런 유형의 분석에는 앞 장들에서도 설명했듯이 많은 제약이 있다. 유감스럽게도 이 메타 분석에 포함되었던 대부분의 연구도 섭취한 초콜릿의 양을 수량화하지 않았기 때문에, 초콜릿을 얼마나 먹어야 한다고 말할 수가 없다! 그렇기는 해도, 다소 농담처럼 들리겠지만 다크 초콜릿에 항산화 성분이 있다는 점을 생각하면 흥미로운 자료이며, 적당량의 초콜릿 섭취로 칼로리가 지나치게 높아지지도 않을 것이다. [22]

노화세포 표적 약물 세놀리틱스 투여

혈관에 쌓이고 노화 과정을 가속화하는 노화세포는 세포 분열을 멈추고 염증을 부추기는 세포다. 사과 자루 속의 썩은 사과 같은 이 세포들은 심부전, 당뇨병, 아테롬성 동맥경화증을 비롯하여 노화에 관련된 수많은 질병의 원인을 제공한다. 반대로 이 악당들이 제거되거나 억제되면, 노화의 많은 양상들이 되돌려지는 것이 동물실험에서 밝혀졌다.

세놀리틱스는 노화세포를 표적으로 하는 약물이다. 이 약물을 사용한 여러 임상실험이 현재 진행 중이다. 처방전 없이 살 수 있는 자연 성분의 퀘르세틴이라는 소염제는 암 치료에 쓰이는 다사티닙(만성 골수 백혈병과 급성 림프모구 백혈병 치료제—옮긴이)에 추가할 수 있는 장래성 있는 약이다. 다사티닙은 사람의 지방세포 노화를 제거하는 반면, 퀘르세틴은 인간의 내피세포 노화에 더 효과적으로 작용했다. 이 두 가지의 조합(다사티닙 + 퀘르세틴)이 전반적으로 가장 높은 효과를 나타냈다. 지금까지는 이 두 조합만이 임상실험을 진행했고, 현재 진행 중인 임상실험들 중에서 세놀리틱스 약품들이 심혈관계 질환을 억제할 수 있는지 확인하는 실험은 없다. 그러나 쥐 실험에서 노화세포를 표적으로 삼아 제거하자 혈관 질환의 진행도 멈췄다. 이 내용은 10장에서 더 자세히 논의하겠지만, 4장에서 소개했던 화장품 형태로 개발된 색다른 약제도 기억해두자.

심층 분석 4 **노화세포 발달 억제 전략**

노화세포 발달 자체를 처음부터 억제하는 전략이 있다. 이 방법을 설명하기 위해서는 **시르투인**(약어로는 SIRT1)이라는 단백질의 배경을 조금 설명해야 한다. SIRT1이 우리 세포 안에서 많은 일을 하는 이유는 여러 단백질을 활성화시키고 특히 온갖 일들에 사사건건 참견하기 때문이다. 그중 알려진 두 가지는 SIRT1을 칼로리 제한과 연계하여 (세포 제거 과정인) **자가포식**을 활성화시키는 것과 세포의 노화를 제한하여 만성 염증을 억제하는 것이다.

쥐의 경우, SIRT1 수치가 높아지자 동맥의 경직도가 복구되고 수명이 늘어났다. 쥐의 노화를 억제한다고 여겨졌던 적포도주 성분인 레스베라트롤이 SIRT1을 활성화시켰다. 레스베라트롤에 가능성이 있을 수도 있지만, 쥐에게 나타난 효과를 우리도 얻으려면 알약 형태를 아주 많이 먹어야 할 것이다. SIRT의 활동은 NAD^+에 의해 좌우되는데, 이것은 3장에서 소개했던 아주 중요한 세포 내의 중재자로, 나이와 함께 우리의 모든 세포에서 감소하는 경향이 있다. 실험실에서 배양한 혈관 세포에서 NAD^+수치가 증가하면 노화세포 수가 감소했고, NAD^+가 낮아지면 노화세포의 수가 증가했다.[23] NAD^+에 대해서는 곧 다시 알아보도록 하자. 더 자세한 내용은 10장까지 기다려주시길.

사람을 대상으로 한 자료는 아직 많지 않지만, 이 결과들이 그저 심혈관계 질환뿐만 아니라 노화세포와 관련된 여러 노화 질환들에 고무적이라는 것은 분명하다.[24]

미녹시딜 복용

로게인으로도 알려져 있는 미녹시딜은 처방 없이 판매되는 발모제다. 여러 형태 중에서 경구용 미녹시딜은 다른 약에 반응하지 않는 고혈압에 종종 처방된다. 이 약이 이런 효능을 가진 이유는 아마도 엘라스틴 생성을 증가시키기 때문일 것이다. 쥐를 대상으로 한 실험 결과, 미녹시딜이 엘라스틴 형성을 유도하고 혈압을 낮추며 동맥의 지름을 늘렸다.

나이가 많은 동물들의 경우, 노화에 따른 경직도와 줄어든 지름이 복구되었다. 또한 혈류 속에 더 이상 이 약이 남아 있지 않은 후에도 몇 주 동안이나 이 변화들이 지속되었다. 심혈관계 질환을 가진 탈모 환자들에게 안전했다는 초기 연구들이 있으나,[25] 사람을 대상으로 한 연구 결과는 아직 아무 것도 없다.

라파마이신 투여

메커니즘을 다룬 3장에서 소개했던 세포 성장의 핵심 조절 장치, mTOR를 기억하는지? 사람들은 만약 라파마이신 같은 약으로 mTOR를 낮추면 칼로리 제한이 성장에 주는 억제 효과와 비슷한 결과를 얻을 것이라고 생각했다. 라파마이신이 암을 억제하여 수명을 연장하는 것으로 보이는데, 일부 연구들은 심장병에 미치는 영향을 확인했다. 이 연구들의 대부분은 사람과 마찬가지로 나이가 들면서 심혈관계 질환의 증상들이 생기는 쥐를 대상으로 진행되었다. 쥐에게 라파마이신을 투여한 결과, 늙은 쥐의 경우에 EDD의 향상, 동맥의 활성산소 수치와 경직도 감소 등, 여러 증상들이 향상되었다.[26] 라파마이신에 대해서는 10장에서 다시 소개하기로 한다.

시롤리무스라고도 하는 라파마이신이 심혈관계 질환에 사용되도록 승인된 방법은 이 약으로 코팅한 스텐트를 사용하는 것이다. 스텐트는 혈관, 주로 동맥을 넓히기 위해 혈관에 삽입하는 튜브다. 코팅된 스텐트로 치료한 환자들의 동맥 경직 비율이 일반 금속 스텐트를 삽입한 환자들에 비해 낮아서 더 성공적인 결과를 보였다.[27]

NAD⁺ 자극제 투여

NAD^+는 SIRT1을 조절하는 것은 물론, 세포에 더 많은 항산화 물질을 생산하도록 명령하는 중요한 신호라는 것을 기억하자. NAD^+의 생성 역시 신체의 기타 유용한 여러 화합물들과 마찬가지로 나이와 함께 줄어든다. 다양한 시스템 내에서 NAD^+의 수치를 늘릴 수 있는 여러 화합물들의 효과들이 시험 중에 있는데, 그 중 하나인 NMN은 NAD^+의 구성요소로, 노화로 인한 여러 병리학에 미치는 효과를 확인하고 있다. 노화 중인 쥐의 경우, NMN이 동맥과 내막의 여러 기능장애들을 되돌려놓았다. 대동맥의 세포들이 NMN으로 커지면, NAD^+와 항산화 수치가 높아진다. NAD^+의 또 다른 구성요소는 NR로, 여러 소규모 임상실험에서 이 비타민이 안전하고 NAD^+의 수치도 높여주는 것으로 밝혀졌다. NR은 현재 사용이 가능하며 니아겐이라는 이름으로 판매되고 있다.[28] NR에 대해서는 10장에서 더 자세히 알아본다.

줄기세포 주사 치료

심혈관계 질환은 심장 조직에서 산소를 빼앗아 심장의 근육세포를 죽일 수 있다. 이것은 다시 반흔 조직 형성, 혈류와 혈압의 보정적 상승, 그리고 남아 있는 심장세포들의 스트레스 증가 등, 재난의 연속을 일으킨다. 결국 심장은 약해진다. 줄기세포를 통한 보수나 재생을 통해 손상된 심장 근육 조직을 회복시키는 흥미로운 새 연구 방안도 있다.

설치류를 대상으로 한 실험에서 배아 줄기세포(ES), 심장에서만 발견되는 심장 줄기세포, 성인 골수세포 등을 포함한 여러 종류의 줄기세포들이 긍정적인 결과를 보였다. 사람을 대상으로 몇몇 소규모 실험들도 진행되었는데, 주로 심장 절개 수술을 받고 있는 환자들이 대상이었다. 이 실험들로 순환하는 혈액에 주입되거나 손상된 심장 조직에 직접 주입된 줄기세포가 심장의 기능을 향상시킨다는 결과를 얻었다. 훨씬 더 많은 연구가 필요하지만, 이 예비 임상실험들을 통해 줄기세포가 언젠가 손상된 심장 조직을 치료하는 데 사용되고 그렇게 함으로써 심혈관계 질환의 부담을 줄이게 될 것임을 알게 되었다.[29]

사람에게 생기는 혈관 질병 하나가 줄기세포로 치료된 연구가 있는데, 이 연구는 5년간 진행된 장기 연구였다. 혈관염에 의한 심각한 사지 허혈(AICLI)은 팔이나 다리 혈관의 사지 동맥이 염증으로 막혀서 생기는 질병이다. 심한 경우에는 절단해야 하고 일부의 경우 사망에 이르기도 한다. 환자의 20% 정도가 사지 허혈을 치료할 수 있는 외과적 재건술을 견디지 못한다. 한 소규모 연구에서 27명의 환자들이 줄기세포 주사 치료를 받았는데, 그중 90%가 팔다리 절단 없이 생존했고, 65%가 정상적인 삶을 다시 살 수 있었다. 다른 혈관 장애의 줄기세포 사용에 고무적인 결과들이다.[30]

종합비타민 대신 과일과 채소 섭취

지금껏 설명한 긍정적인 결과들과는 달리, 종합비타민 복용이 특별히 심장병의 위험을 줄여준다는 자료는 별로 없다. 장기 실험이었던 피지션즈 헬스 스터디 II를 포함한 여섯 개의 대규모 실험들의 결과는 모두 종합비타민 복용으로 심장병의 위험이 줄어들지 않는다는 것이었다. 심장의 건강과 장수에 도움을 주고, 어쩌면 비타민 복용보다 더 저렴한 방법은 과일과 채소의 섭취를 늘리는 것이다. 특히 심장마비와 뇌졸중의 위험을 줄이기 위해서는 하루에 적어도 600g의 과일과 채소를 먹는 것을 목표로 삼도록 하자.[31]

식습관 개선

심장 건강을 위한 식습관에 관련된 서적들은 많이 나와 있으니 여기서 다시 정리하지는 않겠다. 이 책의 목적은 아직 널리 알려지지 않은 새로운 연구들을 소개하는 것임을 기억해주기 바란다. 그렇기는 해도 심혈관계 질환을 비롯한 다양한 건강 문제에 미치는 음식의 유익한 효과를 다룬 마이클 그레거의 엄청나게 두꺼운 책은 꼭 소개하고 싶다.

그레거는 이 주제를 다룬 경이적인 양의 연구들을 한데 모아 일목요연하게 분석했다. 독자들의 식단을 채소 위주로 바꾸겠다는 의제가 있음을 미리 알아두자. 그가 심혈관계 질환에 추천하는 저지방 식습관이 모든 과학자에게 인정받지는 않는다.

높은 동물성 단백질 섭취와 높은 사망률의 상관관계에 관한 연구들이 많지만, 이것은 논란이 많은 분야로, 거의 매주 새로운 연구들이 나온다. 그레거는 다양한 상황에 맞는 폭넓은 영양학적 해결책들을 장려하는데, 모든 방법들에 그 효과를 뒷받침하는 증거 자료가 있는 것은 아니므로 우리가 그의 광범위한 참고문헌들을 찾아가며 알맹이와 쭉정이를 구별해야 한다.[32]

언제나 그렇듯, 인간을 대상으로 한 영양학적 연구들은 대부분 완전히 관찰법적 방법으로 진행된다. 1장에서도 설명했지만, 이런 연구들에는 심각한 문제가 있으며, 특히 이렇게 반복되지 않은 실험이거나 소규모의 실험일 경우 여러 문제점들이 있다. 다양한 영양학적 연구들이 이 두 경우에 해당하는 경향이 있다.

마지막으로, 마이크로바이옴(몸속 미생물)에 영양분을 공급하자. 현재로서는 어떤 종들 간의 상호작용이 심장과 다른 시스템에 최선인지 모르지만, 예비 실험의 결과들은 일부 종들의 보호적 역할을 분명하게 보여준다. 살아 있는 유산균이 함유된 요구르트와 발효 식품 같은 프로바이오틱 식품들은 우리의 장내 세균이 우선적으로 대사 작용을 하는 마늘, 양파, 콩과 식물들 같은 프리바이오틱스와 마찬가지로, 나이 들면서 생기는 보호 세균 감소를 상쇄하는 하나의 방법이다.[33] 이 중요한 주제는 마지막 두 장에서 더 다루기로 한다.

심층 분석 5 **음주와 심장 건강 관계의 진실은?**

적절한 음주는 심장 건강에 이득을 가져다주는 것으로 오랫동안 여겨졌지만, 이 결론은 논란의 여지가 있어왔다. 최근 몇몇 대형 연구들은 적절한 음주가 심장 시스템에 이득을 제공한다는 결과를 지지했다. 이 연구들이 관찰법에 의한 연구였음을, 즉 동향은 확인하지만 관찰의 원인까지 확인한 것은 아니라는 의미임을 염두에 두기 바란다(1장의 내용을 기억하자). 술의 건강 효과는 강력한 사회관계망처럼 적절하게 음주를 즐기는 사람들 사이에 공통적으로 통용되는 다양한 생활방식 요인들로부터 나올 수 있다. 또한 많은 사람이 건강상의 다양한 이유로 술을 마시지 않기도 하는데, 이런 사람들을 연구에 포함시키면 술을 마시지 않는 사람들을 더 건강하지 않은 사람들로 보이게 만들어 음주가 건강상의 이익과 연결되는 왜곡된 결과를 가져올 수 있다.

이런 주의사항을 고려할 때, 술이 주는 이득은 무엇일까? 영국의 대규모 CALIBER 연구에서, 비음주자들과 적당한 음주를 즐기는 사람들을 비교했을 때 12가지 심장 질환 검사 중 8개에서 비음주자들이 더 높은 위험을 보였다. 이 질환들에는 심장마비, 뇌졸중, 심장 관련 돌연사 등 가장 흔한 심장질환들이 포함되었다.

하루에 한두 잔의 술을 마시는 사람들과 비교했을 때, 비음주자들은 심장이 충분한 혈류를 공급받지 못하는 질병인 협심증의 위험이 33% 더 높았고 심장 관련 돌연사의 위험은 56%가 더 높았다. 그러나 적절한 음주는 뇌로 가는 혈류가 막혀 경미한 뇌졸중을 일으키거나 뇌에서 출혈이 일어나는 등의 덜 흔한 문제들을 막지는 못했다.[34]

CALIBER 연구는 전혀 술을 마시지 않았던 사람들과 예전에는 술고래였다가 술을 끊어서 심장병의 위험이 높을 수 있는 사람들을 구별하기 위해 '비음주자'들을 다른 카테고리로 구별했다는 점에서 유일무이하다. 이 두 그룹을 하나로 모았던 과거 연구들에서는 비음주자들의 위험이 더 높게 보였다. 물론 지나친 음주는 모든 이득을 무효화하고 심장질환의 위험을 높인다.

그러나 이 결과들을 가지고 술을 마시지 않는 사람들에게 심장질환을 예방하기 위해 술을 마시기 시작하도록 유도해서는 안 된다. 음주는 간질환을 일으킬 수 있고, 유방암을 일으킨다고 주장하는 연구들도 있으니까. 금연, 규칙적인 운동, 건강한 식습관처럼 심장질환의 위험 요소를 줄이는 더 안전한 방법들이 있다. 이 방법들은 모두 상식적인 권고이지만, 최근에 게이츠 재단(Gates Foundation)에서 지원한 세계 적인 연구로 보증을 받은 방법들이기도 하다.

이 연구에서는 추후에 진행했던 영국 그룹에 비해 연구 대상이 매우 다양했고, 이전 연구 결과들을 결합한 '메타 분석법'을 사용했는데, 지금쯤이면 이 분석법에 대한 나의 의견을 아마 알 것이라 생각한다. 그럼에도 음주야말로 '모든 원인에 의한 사망', 즉 어떤 이유로든 사망에 기여한다는 이 연구의 결론은 정신이 번쩍 들게 한다.━35

심장 질환 일으키는 환경적 요인에 주의

이쯤에서 몇 가지 경고를 해야겠다. 동맥 경화증의 원인이기도 한 플라크가 점점 약해져 결국에는 터지면서 심장마비를 일으킬 수 있는 환경적 상황이 많기 때문이다. 통계적으로 심장마비는 기온이 낮을 때와 이른 아침에 더 많이 발생한다. 서머타임제에 맞춰 사는 약 15억 명의 사람들이 모두 초대형 비규제 실험에 참가하면서 수면의 중요성도 강조되었다. 우리가 한 시간의 수면 시간을 잃는 봄이면 며칠 만에 심장마비가 25%나 증가한다. 반대로 추가로 얻는 1시간은 보호 요소로 작용해 관상동맥 질환을 20%나 줄여준다.

유행성 독감이나 폐렴을 포함한 상부 호흡기 감염 역시 심장마비의 큰 위험 요인이다.

마지막으로 치명적 심장마비의 위험은 운동 중, 그리고 운동 직후에 치솟는데, 특히 체력이 그다지 튼튼하지 않은 사람의 경우에 그렇다. 이것이 운동 프로그램을 시작하기 전에 의사의 상담을 받으라는 경고를 항상 따라야 하는 이유다. 운동과 연관된 위험은 공해, 특히 미세먼지 등에 의한 공기 오염으로 더 높아진다. 물론 정서적인 스트레스 또한 심장마비 같은 관상동맥의 문제들을 촉발시킬 수 있지만, 이 둘의 상관관계를 다룬 연구는 아직 부족하다.

심혈관계를 보호하기도 손상시키기도 하는 유전자들

많은 유전자가 심혈관계를 보호하는 역할과 손상시키는 역할을 동시에 한다는 새로운 증거가 속속 밝혀지고 있다. 따라서 아래에 나열된 유전자 목록은 매우 임시적이지만, 그 역할을 뒷받침하는 자료들이 있는 유전자들이다.

그렇다 해도 수면과 식습관 같은 여러 생활방식 요인들이 유전자의 활동에 영향을 준다는 것을 기억하자. 다시 말해서 우리가 심혈관계 질환의 위험을 높일 수 있는 유전자 형태인 일부 **위험 대립형질**들을 가지고 있을 수도 있지만, 어떤 생활방식을 선택하느냐에 따라 그 위험을 낮출 수도 있다는 뜻이다. 위험 대립형질의 활동에 대해 나눴던 3장의 내용을 기억하기 바란다.

CETP. 이 유전자는 콜레스테롤을 HDL에서 LDL로 전환하는 단백질을 암호화한다. LDL은 혈관 벽에 스며들어 아테롬성 동맥

경화증과 심장질환을 일으킬 수 있기 때문에, 이 유전자는 우리 몸에 좋지 않다. 그러므로 이 단백질의 전형적인 활동을 줄이는 (즉 LDL을 HDL로 전환하는) 대립형질들은 보호적 성향을 띤다. 이 대립형질들 중 몇 가지는 사람을 대상으로 한 실험을 통해 확인되고 확정됨으로써 CETP의 활동을 억제하여 LDL을 감소시킬 수 있는 약품 개발로 이어졌다.[36] CETP 변형 유전자는 LDL 입자를 더 크게 만들어 동맥 벽 안으로 파고들어가기 어렵게 하기도 한다. 입자가 더 크면 동맥질환을 예방할 수 있다.

NPC1L1. 콜레스테롤을 내장 밖으로 내보내고 혈류 안으로 들여보내는 '출입구' 활동을 결정하는 유전자다. 그래서 이 유전자의 활동성을 떨어트리면 LDL이 감소하고 혈관 손상 위험이 줄어든다. LDL 기준 수치에 영향을 줄 뿐만 아니라, 이 유전자의 변형으로 출입구 차단 활동을 하는 일부 콜레스테롤 감소 약물에 대한 반응에도 영향을 줄 수 있다.[37]

ApoE. ApoE에는 세 개의 공통 대립형질이 있다. 이 대립형질들이 만든 단백질들을 ApoE2, 미국에서 가장 흔한 ApoE3, 그리고 ApoE4라 부른다. ApoE4의 복제 유전자를 한두 개만 가지고 있어도 말단소체 단축이 가속될 뿐만 아니라 아테롬성 동맥경화증, 알츠하이머병, 여러 경화증을 비롯한 다양한 질병의 위험도 높아진다. ApoE2 대립형질은 꽤 보호적이고, 흔한 대립형질인 ApoE3는 이런 질병들에 아무런 영향을 주지 않는 것으로 보인다. 흔하지 않은 대립형질인 ApoE5는 심장마비의 위험을 높이는 것으로 보인다.[38]

HMGCoA. 이 유전자는 콜레스테롤 합성의 주요 효소를 암호화한다. 이 효소는 스타틴에 의해 차단된다. 스타틴은 콜레스테롤을 낮추고 심장병을 예방하기 위해 처방되고 있는 주요 약이다. 흥미로운 사실은 이 효소, 그리고 이 효소의 유전자가 스타틴이 개발되기 전까지, 그러니까 과학자들이 이 약의 효과를 이해하게 되기 전까지 알려지지 않았다는 점이다. LDL 수치를 낮춰서 심혈관계 질환의 위험을 낮추는 이 유전자에는 여러 형태가 있다. 이 보호적 대립형질은 일부 스타틴이 LDL을 낮추는 능력에도 영향을 줄 수 있다.⎯39

LIPC. 이 유전자는 간에서 생성하는 지질 단백질 대사에 역할을 하는 효소로 간 리파아제(HL)를 암호화한다. 높은 활동성을 가진 효소를 생성하는 유전자를 가진 사람들의 경우, LIPC가 HDL을 빠르게 분해한다. 반대로 덜 활동적인 효소를 담당하는 유전자의 대체형을 가진 사람의 경우에는 HDL 콜레스테롤 수치가 더 높다.

LPL. 이 유전자는 LDL로 운송되는 트라이글리세라이드(글리세린과 지방산 3분자로 구성된 지방질)를 분해하는 효소를 암호화한다. 일단 분해되면, 남은 지방산은 에너지로 쓰일 수 있다. 심장이 이 지방산들을 특별히 좋아해서 이 지방산들을 포도당으로 바꾸는 것을 선호한다는 것이 밝혀졌다. 그래서 제대로 활동하지 않는 효소를 가진 사람들은 지방산 수치가 더 낮고, 그 결과 심장이 조금 더 열심히 일해야 해서 심장질환에 취약해진다.⎯40

프로트로빈(트롬빈). 이 유전자는 혈액 응고에 관여하는 같은 이름의 단백질을 결정한다. 가장 흔하고, 분명 가장 문제가 많은 이 유전자의 변종은 프로트로빈 G20210A이다. 이 위험 대립형질은 혈전의 위험을 높인다. 가장 심각한 혈전은 심정맥 혈전증과 폐색전이다. 이건 또 무슨 뜻일까? 정맥에서 혈전이 떨어져서 혈액 속을 타고 다니는 것을 정맥 혈전증이라고 한다. 정맥은 혈액을 심장의 오른쪽으로 돌려보내기 때문에, 만약 정맥에서 형성되었던 혈전이 떨어져나오면 심장으로 혈전이 가게 된다. 혈액이 여기에서 폐로 흘러가므로 만약 혈전이 폐까지 가게 되면 막혀버린 혈전이라는 의미로 폐색전이라고 부른다. 이 형태의 색전증은 심각한 상황에 이르게 할 수 있으며, 미국에서 일어나는 돌연사의 15%는 색전증에 의한 것으로 여겨진다.

이 위험 대립형질의 복제형을 가진 사람은 이 유전자형이 없는 사람의 1,000분의 1에서 1,000분의 2.5까지, 혈전의 발달 위험이 높아진다. 이 복제형이 두 개라면 그 위험은 1,000분의 20으로 높아질 수 있다. 그에 비해 대부분의 사람들은 평생 이 혈전이 절대 생기지 않는다.

프로트롬빈이 혈전을 활성화하는 데 꼭 필요한 관련 유전자는 팩터 V라는 유전자다. 이 유전자 역시 혈전증을 일으키는 유명한 위험 대립형질을 가지고 있다. 변종 형태의 복제형 하나로 위험률이 4배까지 높아진다. 남성이면 5배, 경구 피임약을 복용하는 여성이라면 6배로 조금 더 높아진다.

앤지오텐신 전환 효소(ACE). 이 유전자는 혈압에 간접적으로 영향을 주는 효소를 암호화한다. 이 효소를 더 많이 생성하는 이

유전자의 변종은 혈압을 살짝 상승시킨다. 흥미로운 것은 혈압에 미치는 영향은 이 유전자를 가진 사람이 포화지방 함량이 높은 식사를 할 때 악화된다는 것이다.

많은 약이 이 효소를 차단하여 혈압을 조절한다. 이 유전자의 가장 흔한 변이 형태는 그 형태를 지닌 사람들이 일부 약들의 혈압 감소 효과에 얼마나 빠르게 반응하는지에 영향을 미치는 것으로 비교적 소규모 연구를 통해 밝혀졌다.

FTO. 이 유전자에는 '지방의 양과 비만에 연관된' 단백질을 만드는 설명서가 담겨 있다. 이 단백질은 여러 유전자들을 깨우도록 DNA와 상호 작용하는 효소들 중 하나다. 이중 많은 효소가 뇌의 음식 섭취 결정에 관련이 있다. 이 유전자는 다수의 변이 형태를 가지고 있는데, 그중 일부가 비만과 2종 당뇨병을 증가시키는 것으로 나타났으니 심혈관계 질환도 취약하게 만들 수 있다.

결론

심혈관계 질환은 거의 100년간 미국인의 사망 원인 1위였다. 새로운 약들과 중재적 치료법들 덕분에 심혈관계 질환이 그 자리를 암에 넘겨주기 시작하는 중이다. 우리 대부분은 생활습관에 의한 방법과 보조제를 사용하는 방법으로 이 극단적 질병들을 미연에 방지할 수 있다. 이 방법들에 대해서는 마지막 두 장에서 더 자세하게 다루기로 한다.

AICLI: 혈관염에 의한 심각한 사지 허혈

ATP: 세포가 사용하는 에너지 운반체인 아데노신 3인산 adenosine triphosphate

BP: 혈압 blood pressure

CV: 심혈관 cardiovascular

CVD: 심혈관계 질환 cardiovascular diseases

ED: 내피 기능 장애 endothelal dysfunction

EDD: 내피세포 의존 확대 endothelium-dependent dilation

LDL: 저밀도 지방단백질 low-density lipoprotein

MI: 심근경색 myocardial infarction

NMN/NR: NAD⁺를 억제하는 구성 요소들, 니코틴아미드 모도뉴클레오타이드/니 코틴아미드 리보사이드 nicotinamide mononucleotide/nicotinamide riboside

NO: 산화질소 nitric oxide

PEF: 보존된 박출률 preserved ejection fraction

ROS: 활성산소 또는 활성산소종 reactive oxygen species, 화학적으로 반응성이 뛰어난 산소 원자를 포함하는 분자, 일명 프리라디칼

SIRT: 시르투인 sirtuin, 스트레스 저항성에 관련된 효소 그룹

인간을 인간답게 하는
뇌와 인지능력

과학계에서 아직도 해결되지 않은 미스터리가 하나 있다.
바로 인간의 뇌다.
뇌가 춤과 예술과 문학과 음악은 물론이고
생각과 감정, 희망과 욕구, 사랑과 아름다움의
경험을 일으킨다는 것은 정말 미스터리다.

– 폴 처치랜드

나이 들수록 가장 걱정되는
뇌 기능 손실과 인지능력 저하

인지라는 신체 기관은 당연히 존재하지 않지만, 어쩌면 우리 대다수가 나이 들수록 걱정하는 것은 뇌의 기능일 것이다. 뇌는 우리의 자아를 지탱하며 이것이 노화와 함께 손실되는 것이 우리가 가장 두려워하는 부분이다.

8장에서는 뇌의 구조와 기능을 소개하고 인지와 인지능력의 잠재적 손실을 이해하는 기초를 다질 것이다. 그다음에는 노화로 인한 '정상적인' 뇌의 변화들, 인지능력에 영향을 줄 수 있는 특정 병리학들, 그리고 당연히 인지능력의 손실을 최소화하기 위해 우리가 할 일들을 살펴보도록 하자.

위키피디아에는 인지가 '인간다운 정보 처리, 지식 적용, 그리고 선호도 변경을 담당하는 기능'이라고 정의되어 있다. 꽤 광범위하지만 인간의 경험에 반드시 필요한 기능이다. 인지 과정은 의

식적일 수도, 무의식적일 수도 있으며, 마음·논리·지각·지능·학습·기억 등의 추상적 개념이 포함된다.

인지 과정은 뇌 세포 간의 복잡한, 쉽게 이해되지 않는 방법들로 이루어진 상호관계에서 발생한다. 이 분야의 여러 돌파구들이 근육을 다룬 5장에서 소개했던 자기공명영상법(MRI)이라는 영상 시스템의 결과로 생겨났다. MRI의 사용 범위가 확대되어 뇌의 여러 부위의 활동을 측정하는데, 이 방법을 기능적 자기공명영상법(fMRI)이라고 한다.⎺1

fMRI를 사용하면 피실험자들의 뇌를 MRI 기계로 촬영하는 동안 그들에게 여러 작업을 수행하도록 요청할 수 있다. 이 기계는 혈류량의 증가를 추적하는데, 혈류로 세포 활동을 측정할 수 있으므로, 뇌의 특정 부위의 혈류량 증가는 그 작업이 그 부위에서 처리되고 있음을 보여준다. 흔히 검사되는 작업은 문제 해결, 악기 연주, 독서, 글쓰기 등이다. fMRI로 얻은 결과는 이러이러한 뇌의 부위가 어떠어떠한 과정을 담당한다고 말하는 오류로 이어질 수도 있다. 실제로는 하나의 작업을 하기 위해 뇌의 여러 부위들이 협력하지만, 특정 부위가 그 작업에 핵심일 수도 있고 작업을 완성하기 위해 조화를 이룰 수도 있기 때문이다.

어떠한 과제 하나를 담당하는 것이 뇌의 한 부위만이 아니라고 방금 얘기했던 말을 바꿔야겠다. 과제에 따라 다르기 때문이다. 두 가지 예를 들어보도록 하겠다. 첫째, 1950년대부터 신경외과 전문의들은 뇌 양쪽을 연결하는 신경 묶음을 절단하여 일부 간질로 생기는 발작을 줄이거나 심지어 치료할 수 있다는 것을 발견했다. 이 연결 부위를 **뇌량** 또는 **뇌들보**(corpus collosum)라고 한다. 뇌 자체에는 통증 감지기가 없다는 것을 알기 전에는 굉장히 끔찍한 소리로 들렸겠지만, 수술 중에 환자들은 깨어 있었다. 두피는 국소마취로 쉽게 마취가 된다. 많은 외과 수술 환자들이 의사가 약한 전기가 통하는 작은 도구로 뇌의 여러 부위를 건드리는 실험에 참여하겠다고 동의했다. 신경외과 전문의들은 특정 부위가 우울증, 장미 향기, 고양이 그림 등의 명확한 반응을 확실하게 이끌어 낼 수 있다는 것을 밝혀냈다.

둘째, 종양 등의 병리학이나 트라우마에 의해 특정 뇌 부위에 발생하는 다소 엉뚱한 신경학적 증상들이 많다. 이 전형적 장애를 '시각 인지불능(visual agnosia)'이라고 하며 올리버 색스의 책 『아내를 모자로 착각한 남자』에 묘사된 용어다. [2] **인지불능**은 감각 정보를 받아들이고 해석하는 능력이 없는 것을 뜻한다. 이 경우 알츠하이머병의 일종이 시각 정보를 통합하는 뇌 부위를 악화시켜 환자가 보는 세상이 짜깁기되고 뒤죽박죽되어버리는 결과를 초래한다. 이 말의 요점은 크고 복잡한 작업은 다양한 뇌 영역의 입력을 통합해야 수행할 수 있으며 각 영역에는 고유한 작업이 있다는 것이다.

먼저, 몇몇 주요 부위를 강조하기 위해 뇌의 구조적 조직을 소개하고 뇌세포의 종류와 각 뇌세포가 신경계 규정 활동을 위해 어떻게 작용하는지 알아볼 것이다. 그다음, 반가운 소식, 바로 노화로 인해 뇌세포와 뇌 기능에 일어나는 일과 인지기능 저하를 늦추거나 막는 방법에 대한 새로운 연구 결과를 알아보자.

뇌란 무엇이며
어떻게 인지능력을 만들어내는가?

일반적으로 우리의 뇌는 **전뇌·중뇌·후뇌**의 3개의 부위로 나눌 수 있다. 전뇌와 중뇌는 여러 엽과 기저 부위들을 에워싸고 있고, 후뇌는 뇌간과 소뇌로 이루어져 있다. 이 부위들은 배아가 발달하는 아주 초기에 생성되어 매우 전문화된 부위들로 완성된다. 예를 들어, 전뇌는 **대뇌피질**의 외피가 되는데, 대뇌피질은 인지, 학습, 수의운동의 의식적 과정을 담당한다. 피질은 인간이 다른 포유류와 (그 광범위한 크기로) 구별되는 뇌의 부위로, 매우 구불구불하게 접힌 형태는 사람에게만 있으며, 매우 전문화된 일부 세포들이 자리 잡은 엄청난 표면적을 제공한다.

전뇌에도 감각 정보를 처리하고 배고픔, 목마름, 투쟁-도피 반응, 성관계 등의 생리적으로 중요한 행동을 조절하는 더 깊숙한 부위들이 들어 있다. 소뇌와 뇌간 같은 하위 뇌 부위들은 다른 척추동물에게도 있다. 이 부위는 움직임 및 균형(소뇌)과, 호흡과 심장박동, 소화 등 신체의 무의식적 기능들(숨뇌)을 조절한다.

신경세포(뉴런)와 '전선으로 연결된' 뇌

뇌는 다른 신체 기관들과 마찬가지로 다양한 종류의 여러 세포들로 구성되어 있다. 뇌에서 가장 열심히 일하는 작업대장은 신경세포인 뉴런이다. 이 세포의 특별함은 서로 이야기를 할 수 있다는 점이다. 뉴런이 서로 대화하는 방법에 관련된 모든 화학적 세부사항들은 다루지 말고, 하나의 전선을 타고 흘러간 전류가 두 번째 인접 전선으로 그 신호를 전송하는 것과 비슷하다고 이해하자. 뇌에서 교류하는 어마어마한 양의 뉴런들이 받아서 조합할 수 있는 메시지의 복잡성이 중요한 것이니까.

[그림 8-1]에 이 뉴런들 중 2개를 볼 수 있다. 각 뉴런들에 둥근 세포체로부터 뻗어나간 여러 개의 줄기들이 있는데 이것이 세포

화학적 시냅스

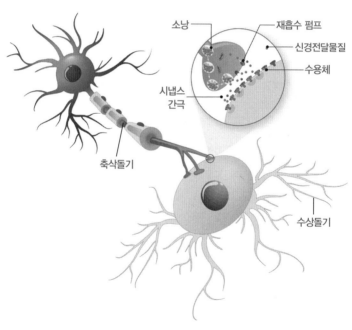

[그림 8-1] 연결된 두 개의 신경세포(뉴런).
이 그림은 두 뉴런의 시냅스 연결을 보여준다. © iStock / ttsz.

막이 확대된 **수상돌기**라는 것으로 다른 뉴런들에 연결된다. 뉴런 하나에 수백 수천 개의 수상돌기가 생길 수 있으며, 모두 **자극**이라는 신호를 세포로 받아들인다. 이렇게 입력된 신호들은 모두 세포체에서 취합되어 신호를 내보내는데, 얼마나 많은, 그리고 어떤 종류의 자극이 들어오는가에 따라 신호 송출이 결정된다.

신호를 내보내야 한다면, 두 번째 세포로 이어지는 **축삭돌기**라는 긴 소시지 모양의 관이 활성화되면서 그 자극이 말단부에 도달한다. 두 세포 간의 접합 지점은 그림에서 확인할 수 있는데, 두 세포가 실제로는 서로 닿지 않는 것에 주목하자. 이 접합 지점을 **시냅스**라고 한다. 여기서 전기 신호가 **신경전달물질(NT)**이라는 일종의 호르몬을 작은 점들로 방출하는데, 신경전달물질은 시냅스가 두 번째 세포로 이동하기 위한 미세한 공백을 건너는 화학물질이다.

신경전달물질이 두 번째 뉴런에 닿으면, 이 세포의 송출을 만들게 될 새로운 전기 신호가 생성된다. 뇌에는 수십 개의 다양한 신경전달물질이 있다. 단일 뉴런이 하나 이상을 만들어낼 수도 있다. 각기 다른 신경전달물질들이 이끌어낸 신호들은 서로 상쇄할 수 있으며, 이것은 뉴런이 두 번째 신호의 전송 여부를 '결정'하는 방법들 중 하나다. 예를 들어 하나의 뉴런에 생긴 두 개의 수상돌기로부터 신호가 나온다고 치자. 하나는 그 시냅스에서 신경전달물질을 활성화하고, 두 번째는 신경전달물질을 억제하는 신호를 내보낸다. 그렇게 되면 그 뉴런은 다음 단계로 신호를 전달하지 않게 되는 것이다.

뉴런들 간 대화의 영향에 대해 생각해보자. 떨어져 있던 뉴런이 후속 세포들에 신호를 전송하기로 '결정'하면, 그에 연결된 각각의 시냅스들은 연결되어 있는 다른 세포로부터 똑같은 신호를 유도해낼 수 있다. 인간의 뇌에는 900억(이 숫자는 500억에서 1000억 개까지 왔다 갔다 한다) 개의 뉴런이 있다는 것과 각 뉴런이 다른 세포들과 수천 개의 시냅스를 만들어낼 수 있다는 점을 생각하면, 뉴런 사이에는 믿기 어려운 양의 대화가 오갈 수 있다.

이 신호 중 일부는 체온, 혈압, 혈액 화학반응 등 몸으로부터 받은 정보들을 포함한다. 이 신호들은 뇌간이나 소뇌 같은 '하위' 뇌 부위에서 받는다. 신호를 전달받는 뉴런은 신호가 왔던 몸의 부분으로 다시 신호를 보내게 될 반응 세포에 연결할 수 있다. 예를 들어 피부 온도를 나타내는 신호를 받았다 치자. 신호를 받은 세포는 그 메시지를 피질 내의 감각 중추로 보낼 수 있으며, 감각 중추에서는 우리가 그 온도를 알아차리게 만든다. 피질에서 이 신호를 수신하면 뇌의 아래쪽 부위의 운동 중추에 자극을 유도해 우리는 난로에서 떨어지라고 말하게 된다. 그다음 우리가 불의 미학이나 타는 장작의 환경적 해석을 생각하도록 그 신호는 뉴런의 다양한 경로나 연결망을 타고 이동하게 될 것이다.

이중 많은 경로는 단순한 '**신호전달**' 고리들로, 예를 들어 열기(heat)라는 한 형태의 신호가 피부의 감각 뉴런에 의해 축삭돌기의 전기 신호(impulse, 자극)로 전환된다는 뜻이다. 그러면 그 신호는 첫 시냅스를 건널 척수에 있는 중계 세포로 이동한다. 척수의 뉴런 축삭돌기는 뇌의 다양한 세포들과 시냅스를 이루어 다시 척수를 타고 혈관 확장이나 땀 배출 등 반응해야 하는 신체 부위로 되돌아가는 반응을 이끌어낸다.

우리가 인지 과정에 대해 논의하는 목적에 맞게, 우리의 관심사는 피질에서 일어나는 일들이다. fMRI를 통한 실험에 근거하여, 인지능력에 관련된 대부분의 부위가 피질, 뇌 표면의 대부분을 덮고 있는 쪼글쪼글한 이 덮개와 연관이 있다는 것은 알고 있다. 언어, 음악, 예술 능력이 여기에서 생긴다. 기억을 담당하는 일부 기능들도 여기에서 발견된다. 이 능력들은 이 부위에 있는 뉴런들 사이의 정보(신호, 자극)가 얼마나 부드럽게 흘러가는가에 달려 있다.

음악을 예로 들어보자. 악기를 연주하려면 악보로부터 얻은 시각적 자극에 의존하고, 멜로디를 기억하는 경우라면 뉴런의 정보에 의존하게 된다. 이 정보는 더 잘게 나뉜다. 신호의 일부는 음표의 소리를 전달하고, 다른 일부는 음표의 패턴들과 연주되는 방법을 기억하고 있는 뉴런의 활동에서 생기며, 또 다른 일부 신호들은 자발적인 수의운동을 조절하는 피질 부위로 이동한다. 그러면 이 마지막 신호들은 악기를 조작하는 근육들을 수축하거나 이완시키는 운동 뉴런과 함께 신호를 보내기 위해 척수와 소통하는 아래쪽 뇌 부위들로 전달된다.

뉴런 사이의 네트워크에 의존하는 기억

우리 뇌의 주요 활동은 학습이다. 의식적으로 배우고 사실과 경험을 저장하는 데 신경을 쓰든 아니면 감정적, 생리학적 반응을 무의식적으로 저장하든 우리 뇌는 학습을 하느라 바쁘다. 학습은 신경과학자들이 암호화라고 부르는 것 또는 우리가 기억이라 부르며 무언가를 암기하는 것을 포함한다.

예를 들어, 어떤 사물을 인식하면 뇌의 다양한 부위에 있는 뉴런들이 그 형태, 색, 냄새, 소리 등에 관한 정보를 처리한다. 그러면 뇌는 이 뉴런들 사이의 연결을 만든다. 나중에 우리가 그 사물을 떠올릴 때, 그 연결들을 활성화하는 것이다. 그러나 이것은 중요한 내용인데, 피질이 그 네트워크를 활성화하면 뉴런들의 연결이 바뀐다. 다시 말해, 기억이란 절대 그대로 보존되고 기억되지 않는다는 뜻이다.

자, 기억에는 여러 다양한 종류(단기 기억, 장기 기억, 에피소드 기억, 작업 기업, 그 외 몇 가지는 명칭을 정하는 중이다)가 있으며, 모두 별도의 노화과정을 견뎌낸다. ¯³ 여하튼 모든 종류가 뉴런 사이의 네트워크에 서로 의지한다. 뉴런이나 그 사이의 연결을 손상시키는 과정은 모두 기억에도 영향을 주게 된다. 노화가 이 손상 과정에 어떻게 영향을 미치는지는 곧 살펴보게 될 것이다.

신경전달물질(호르몬)로 뉴런의 활동을 조절하는 뇌

'전선으로 연결된' 뇌, 즉 시냅스로 연결된 네트워크 안에서 감각과 운동 정보는 빠르게 소통된다. 채소를 잘게 자르다가 칼날이 손가락에 닿는 속도를 생각해보자. 촉각 신호가 감각 뉴런을 타고 척수의 첫 번째 시냅스로 달려가면 거기서 그 정보가 처리되어 운동 신호가 다시 손으로 전달되고 그러면 우리는 손가락을 뒤로 뺀다. 손가락을 자르기 전에 말이다.

뇌는 집중력, 수면, 불안, 즐거움처럼 오래 지속되는 상태도 만들어낸다. 이런 상태는 뇌의 더 큰 부위를 통해 축삭돌기를 뻗어내는 뉴런에 의해 만들어진다. 여기에서 신경전달물질(NT)을 널리 배출하고 동시에 여러 시냅스에 영향을 미친다. 그런 뉴런 하나가 마치 어마어마한 방송 네트워크처럼 수천 개의 다른 뉴런들의 활동을 조절할 수 있다. 어떻게? 단일 뉴런이 세포들 사이의 공간으로 자신의 신경전달물질을 배출하고, 신경전달물질이 수천 개의 세포를 가진 큰 네트워크의 모든 시냅스 속으로 퍼져나가는 방식을 통해서다.

신경과학자들은 이 대규모의 신경전달물질과 그 효과를 **신경조절**이라고 부른다. 신경조절의 효과는 전선으로 연결된 뇌의 시냅스에서 받은 신호를 수정하는 것으로, 전화기의 소리조절 버튼이 신호의 소리 크기는 수정하지만 그 내용은 건드리지 않는 것과 매우 비슷하다. 신경조절은 시냅스의 신호에 비해 생성되는 데도 더 오래 걸리고 지속 시간도 더 길다.

뇌가 사용하는 신경전달물질을 생성하는 뉴런은 뇌간과 중뇌의 작고 특별한 부위에서 발견된다. 각각의 신경전달물질 배출을 담당하는 특정 세포의 무리가 있다. 이 세포의 축삭돌기는 자신의 신경전달물질 조절 신호를 전달하기 위해 전뇌와 중뇌의 큰 부위로 이동한다. 예를 들어, 보상 및 즐거운 감정, 그리고 근육 조절에 관한 특정 신경전달물질인 **도파민**을 이런 방법으로 배출하는 뉴런은 중뇌의 세 무리들 속에서 발견된다.

그 결과, 이 부위들 사이의 연결은 **보상경로**라고 알려졌다. 뇌가 어떤 행동에 대해 스스로에게 보상을 하면 이 신경조절 시스템이 활성화된다. 많은 약물 남용 역시 이 보상경로를 활성화시킨다. 이렇게 되면 그 활성화가 약물을 섭취하는 행동을 보상하여 중독으로 이어지는 것이다. 보상경로가 과도해지면 섬망과 환각도 일으킨다.

도파민을 생산하는 뉴런 무리 중 하나는 흑질이라는 부위에 있다. 이 단어는 라틴어로 검은 구조라는 의미로, 초기 현미경 사용자들이 이 부위를 검게 묘사하여 그렇게 불리게 되었다. 이 부위는 움직임을 조절하는 뇌 부위들로 도파민을 보낸다. **파킨슨병**에 걸리면 이 세포 무리가 손상되는데, 이로써 흑질이 이 질병에 관련해 신체의 떨림과 조절 문제를 맡고 있음을 알 수 있다.

중추신경계의 90%를 구성하는 교세포

뇌와 척수로 구성된 중추신경계 세포의 90% 이상은 뉴런이 아니며, 대부분이 **교세포**로 구성되어 있다. 원래는 힘이 없는 뉴런들을 제자리에 고정시키는 연결 조직 '접착제'로 생각했지만, 이제 우리는 교세포가 뇌의 기능에서 중요한 역할을 많이 담당하고 있다는 것을 안다. 여기에는 구조적 지원(그렇다, 접착제!) 기능, 산소와 영양분을 뉴런까지 전달하는 운반 기능, 질병을 일으키는 유기체와 독소로부터 보호하는 면역 기능, 그리고 노폐물 제거 등이 포함된다. 기본적으로 뉴런은 메시지를 교환하는 데 매우 전문화되어 있어서 그 외의 많은 일을 아주 잘 수행하지는 못한다. 대신 그 기능을 교세포에 맡긴다.

나이 들면서
뇌가 작아지는 이유는 뭘까?

노화로 인한 인지력의 변화는 굉장히 다양하다. 95세의 나이에도 긴 시를 암송으로 낭독하거나 어려운 수학 문제들을 풀 수 있는 사람이 있는 반면, 50세에 치매가 생기는 사람도 있다.

이렇게 되는 데는 전반적인 건강 상태, 교육 정도, 사회경제적 지위, 그리고 유전을 포함한 여러 원인들이 있다. 건강한 노인의 대부분은 인지능력이 그리 많이 떨어지지 않는다. 사실, 우리는 축적된 경험을 통해 지혜가 늘어나고 한평생 새로운 기술을 계속 배울 수 있다.￣4

200년이 넘도록 노화로 인한 뇌의 변화들을 연구해왔지만 '정상적인' 변화를 구성하는 것이 무엇인지에 대해서는 여전히 알지 못한다. 이런 불확실성이 생기는 이유는 살아 있는 사람의 뇌를 검사하는 것이 어렵기 때문이다. 그런데 MRI 같은 기술의 진보가 이 불확실성을 변화시키고 있다. 가장 명확한 변화는 뇌의 무게 측정 분야에서 나타났다. 중년까지 상당히 안정적이던 뇌의 무게는 중년 이후부터 떨어지기 시작한다. 뇌의 무게와 연관성이 높은 뇌의 볼륨은 30~50대에는 1년에 0.1~0.2% 빠지다가 70세가 지나면 1년에 0.3~0.5%씩 줄어든다.￣5

우리가 잃는 것은 무엇인가?

과학자들은 우리가 나이를 먹으면서 점점 더 많은 뉴런을 잃는다고 생각했었다. 최근 연구에 의하면 전반적으로 나이에 따른 뉴런의 손실은 감지할 수 없거나 비교적 미미하다고 한다. 그러나 80세를 넘기면서 모든 것이 백지로 돌아간다. 80세 이후에는 때때로 알츠하이머병을 일으키는 과정에 의해 뉴런이 소실되는데, 이 과정에 대해서는 아래에서 좀 더 자세하게 다루도록 하겠다. 뉴런의 개체수는 7장에서 소개했던 혈관 손상인 뇌혈관 질환에도 영향을 받는데, 이것 역시 나이 들면서 점점 흔해진다.

죽은 뉴런이 교세포로 대체되는 이유는 일부 예외는 있지만 성인이 되면 새로운 뉴런을 만들지 않기 때문이다. 흥미롭게도 뇌간의 뉴런 수는 평생 꽤 변함없이 유지되는데, 이것은 아마도 뇌간의 많은 부위가 호흡과 심장박동 같이 매우 중요한 생리적 기능을 조절하기 때문일 것이다.

나이와 함께 줄어드는 뇌간의 부위는 첫째, 스트레스와 공황에 대한 생리학적 반응을 조절하는 부위, 둘째, 보상 신경전달물질이라는 도파민을 생산하는 부위다. 셋째 부위인 해마는 뇌의 한가운데에 있는 중요한 기억 영역으로 역시 나이와 함께 줄어든다.⎺[6] 그러므로 우리는 이 부위의 영향을 받는 행동들이 일부 변화할 것을 예상할 수 있다. 예를 들어, 해마에서 노화에 관련된 위축이 생기면 기억력이 손상된다.

나이가 들면서 그렇게 많은 뉴런을 잃지 않는데도 뇌가 작아지는 이유는 무엇일까? 각각의 뉴런이 줄어들기 때문이다. 특히, 수상돌기가 사라진다.⎺[7] 앞에서 살펴봤듯이 **수상돌기**는 다른 뉴런에게 '말을 하는' 뉴런의 가지 부분으로, 뉴런으로 가는 대부분의 자극은 그 뉴런의 수상돌기를 통해서 온다. 수상돌기의 소통이 제거되면 뉴런이 받는 정보가 줄어들고, 그렇게 시스템이 축소하는 것이다. 휴대폰을 생각해보자. 만약 일부 무선 기지국들이 작동하지 않으면 우리는 통화를 할 수가 없다. 그와 똑같이 뉴런 간의 연결이 기억에서 중요한 역할을 하는 것이다.

수상돌기는 평생 동안 끊임없이 대체된다. 수상돌기가 손실되면 당연히 뉴런 간의 연락이 줄어들지만, 일반적으로 이것은 인지능력 저하의 요인이 아니다. 그리고 나이가 들수록 건강을 유지하면, 즉 심혈관계 질환이나 당뇨병 같은 대사 질환을 이겨내면, 신경전달물질 수치도 그리 심하게 줄어들지 않는다.

그렇기는 하지만, 신경전달물질 수치의 변화는 나이에 따른 뇌 변화의 이유가 될 수도 있다. 신경계에서 가장 많이 알려진 퇴행성 질환 중 하나가 **파킨슨병**이다. 파킨슨병에 걸리면, 일부 **운동 뉴런**의 활동을 조절하는 도파민 수치가 낮아진다. 운동 뉴런은 근육을 활성화하는 신경세포다. 도파민이 줄어드는데 근육의 활동을 일으키는 **흥분성** 신경전달물질의 수치는 동일하게 유지되면 소근육 수축이 조절되지 않는다. 파킨슨병의 특징인 떨림이 이렇게 해서 생기는 것이다.

감각 인식 일부가 떨어지는 이유는 이 종류의 자극을 감지하는 뉴런이 소멸된 후에도 대체되지 않기 때문이다. 그러면 어떤 일이 일어날까? 예전에 했던 일을 못 하게 되는 것은 물론, 듣지도 보지도 냄새를 맡지도 못한다. 그리고 이 자극의 일부를 잃으면서 뇌의 활동 역시 영향을 받는다. 이것이 노인들이 체온을 잘 조절하지 못하는 이유다.

영향을 받는 또 다른 기능은, 근육을 다룬 5장에서 언급했던 대로, 자세와 균형 조절 능력이다. 여기에 노화의 또 다른 영향으로 뉴런 사이를 오가는 메시지 속도가 줄어든다. 그 결과, 자극에 대해 무의식적으로 일어나는 반사 운동이 더 느려진다. 다행스러운 것은 우리가 이것을 예상하고 보완하는 법을 배울 수 있다는 점이다.

달갑지 않은 소득 리포푸신의 증가

나이와 함께 **리포푸신**이라는 황갈색의 끈끈한 과립이 늘어난다. 리포푸신은 나이를 먹으면서 여러 장기에 쌓인다. 그 시작은 제대로 알려지지 않았지만, 과학자들은 망가진 세포막이나 세포 소기관 등의 세포 구조를 위한 일종의 쓰레기통이라고 생각한다. 이 세포 구성요소가 예를 들어 활성산소(ROS)에 의해 손상되면, 부분적으로 분해되었다가 재활용된다. 이 자가포식 과정은 메커니즘을 다룬 3장에서 소개했었다.

자가포식은 다른 과정들과 마찬가지로 우리의 노화와 함께 그 역할을 제대로 하지 않는다. 분해와 재생이 덜 철저해지면서 잔여 오물이 리포푸신으로 함께 뭉친다. 이것 자체로는 해로울 수도, 그렇지 않을 수도 있으나, 세포 내의 공간을 차지하는 것이 분명하고 그렇게 되면 그 자리에 있어야 할 것들이 밀려나게 된다. 리포푸신의 양은 뉴런의 종류에 따라 매우 다양하지만, 피질의 대형 뉴런과 운동 뉴런 안에 더 많이 쌓이는 경향이 있다.

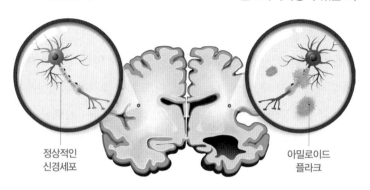

| 건강한 뇌 | 알츠하이머병이 있는 뇌 |

정상적인
신경세포

아밀로이드
플라크

[그림 8-2] 건강한 신경세포를 보여주는 건강한 뇌와
뉴런에 아밀로이드 플라크가 있는 알츠하이머병의 뇌. © iStock / ttsz.

플라크와 매듭에 의한 신경퇴행성 질환

나이와 함께 많이 생기는 또 다른 종류는 **플라크**와 **매듭**이다.
플라크는 [그림 8-2]에서 보듯 뇌의 뉴런들 사이에 쌓이는 단백
질 덩어리다. **아밀로이드 플라크**라는 것은 알츠하이머병의 특징
으로, 아밀로이드는 몸에서 일반적으로 만들어내는 단백질 조각
을 뜻하는 일반적인 명칭이다. 알츠하이머병과 관련 있는 아밀로
이드 베타는 뉴런의 세포막에서 발견되는 특정 단백질로부터 잘
려나온 조각이다. 건강한 뇌에서는 이 단백질 조각이 분해되고 제
거되는데, 알츠하이머병의 뇌에서는 이 조각들이 단단하게 뭉쳐
서 플라크라는 동화되지 않은 덩어리가 된다.

알츠하이머병을 앓는 사람들에게는 대개 이 플라크가 많지만,

이 병에 걸리지 않은 사람들도 이 플라크를 가지고 있을 수 있다. 대다수 과학자가 많은 양의 플라크는 독성이 있어서 뉴런을 손상시킨다고 생각하는데, 이건 아주 뜨거운 토론 주제다.

플라크는 첫 단백질이 함께 뭉치는 조각들을 만들기 위해 효소에 의해 잘려질 때 형성된다. 아밀로이드 베타 조각은 실험실에서 배양된 뉴런들의 시냅스에 특히 해로웠다. 뉴런들이 서로 소통하는 곳이 시냅스이므로 시냅스가 손상되면 뇌에 광범위한 붕괴가 생길 수 있다는 점을 기억하자. 이런 이유로 과거에 알츠하이머병을 치료하기 위해 특정 시냅스나 신경전달물질들을 표적으로 했던 치료법들이 실패했던 것이다. 앞으로 기대되는 새로운 치료법은 단백질을 자르기 시작하는 효소를 표적으로 한다. 'BACE 억제제'라는 이 치료제는 현재 임상실험 중이다.⎺8

가장 흔한 두 가지 신경퇴행성 질환인 알츠하이머병과 파킨슨병의 특징이 노화에 가장 크게 영향을 받는 세포들의 손실이라는 것은 아마도 우연의 일치가 아닐 것이다. 알츠하이머병의 경우에는 **피질**과 **해마** 세포, 파킨슨병의 경우에는 **흑질** 뉴런이 가장 크게 영향을 받는 세포들이다. 피질과 해마는 학습과 기억력, 흑질은 움직임에 영향을 준다.

거의 모든 사람들이 나이가 들면서 기억력과 움직임이 어느 정도 퇴화하는 것을 경험한다. 이 기능들은 앞 문단에서 굵은 글씨로 표시한 부위의 뉴런들이 있는 네트워크에 의존하며, 알츠하이머병과 파킨슨병에 영향을 준다. 그러나 나이에 따른 일부 기억력과 운동 능력의 상실은 정상이며 알츠하이머병이나 파킨슨병으로

알츠하이머병 일으키는 타우 단백질과 프리온 단백질

신경원섬유 매듭은 뉴런 내에 쌓이는 단백질 덩어리다. 알츠하이머병에서 매듭은 주로 **타우**라는 단백질로 구성된다. 일반적으로 타우는 양양분과 다른 주요 성분을 신경세포의 한 부분에서 다른 부분으로 이동시키는 기능을 한다. 알츠하이머병의 경우, 타우 단백질이 비정상화되어 결국 분해되면서, 매듭을 형성하게 된다. 타우의 정상적 기능 역시 상실되는데, 이것은 뉴런이 서서히 굶어죽는다는 뜻이다. 시냅스를 형성하는 축삭돌기의 한쪽 끝은 다른 뉴런과 교류하기 때문에 제일 먼저 기능을 상실한다. 그 결과, 영향을 받은 뉴런들이 다른 세포들과 교류하지 못하면서 뇌 회로가 붕괴되기 시작한다.

과학자들은 알츠하이머병을 다루기 위한 노력으로 플라크와 매듭을 처리하기 위해 여러 방법을 시도해왔지만, 어떤 것도 효과가 없었다. 최근 일부 알츠하이머병 환자들을 통해 플라크와 매듭이 **프리온** 활동에 의한 것임이 밝혀져 새로운 치료법에 희망을 걸게 되었다.

프리온은 일상에서 듣게 되는 단어는 아닌데, 그럴 만한 이유가 있다. 프리온은 잘못 형성되었다고 불리는 비정상적 형태의 단백질, 또는 단백질 조각이다. 이 비정상적 형태는 마치 감염과 같은 영향을 주어, 정상적인 형태의 단백질을 비정상적 형태인 프리온으로 변형시킨다. 그렇게 되면 새로 만들어진 이 프리온들은 똑같은 활동을 하면서 그 과정이 퍼져나간다. 광우병처럼 뇌를 파괴하는 질병을 일으키는 것이 프리온이다. 알츠하이머병의 원인인 이 프리온은 젊은 발병 초기 환자들에게 흔하고 노인들에게는 적게 나타나는데, 그 이유는 아직 알려지지 않았다.⁻⁹

진단하지 않는다. 다시 말해, 우리 모두 극단적인 경우에는 신경 퇴행성 질환으로 진단받는 수준의 노화에 따른 뇌의 변화를 겪지만, 대부분의 사람은 그 수준이 될 정도로 오래 살지 않는다.

다른 만성 질환들과는 다르게, 알츠하이머병은 노년 인구에서 점점 더 흔해지고 있다. 최근 집계에 따르면 알츠하이머병이 미국의 65세 이상 인구에서 관상동맥성 심장질환과 암에 이어 세 번째 사망 원인이 되었다. 우리 중 많은 사람이 알츠하이머병에 대해 염려하는 것은 놀라운 일이 아니다.

혈류 변화에 따른 문제들

많은 치매의 가장 핵심적인 원인은 뇌로 가는 혈액 순환의 손상이다. 뉴런이 크고 대사적으로도 활발한 세포임을 감안할 때, 뇌로 가는 원활한 혈류는 당연히 중요한 요소다. 뇌는 체중의 5% 미만을 차지하지만, 신체 에너지 공급량의 약 25%를 사용한다. 뇌의 혈류는 산화질소(NO) 수치가 떨어질 때 느려진다. 7장에서 혈관 확장을 일으키는 말초 또는 신체 순환 시스템에서 산화질소의 역할을 떠올려보자. 대뇌 혈류의 감소는 플라크 단백질, 아밀로이드 베타의 제거를 감소시켜 알츠하이머병 환자의 뇌에서 이것들이 높은 수치로 쌓일 수 있다.⎯[10]

줄어든 혈류는 비교적 감지하기 쉬워서 알츠하이머병의 좋은 초기 진단 도구가 될 수 있다. 그러니 혈류를 검사하지 않을 이유가 없다. 우선, 만약 우리가 알츠하이머병이 생길 위험이 있다는 것을 알면 이 장의 후반부에 소개할 생활습관의 변화 중 일부를 실천하기 시작하면 된다. 범인은 모세혈관 벽에 붙어서 이 가느다란 혈관에 끈끈한 성분을 붙이는 혈액세포의 한 종류인 백혈구인 것 같다.

알츠하이머병이 생기도록 유전자를 조작한 쥐들을 대상으로 한 실험에서, 백혈구가 모세혈관에 붙는 것을 막는 항체를 이용한 치료가 혈류를 회복시켰다. 사람과 마찬가지로 이 쥐들은 기억을 잃었었지만 항체 치료로 기억이 되돌아왔으며, 심지어 알츠하이머병이 진행된 나이 많은 쥐들에게서도 같은 결과가 나타났다.⌐[11]

일부 경우에서는 뇌의 산화질소를 억제하는 효과도 있다. 과학자들은 교세포가 활성화되고 그에 의해 염증성 화합물을 배출할 때, 이 과정이 신경퇴행성 질환의 발병에 기여할 수 있다고 믿는다. 따라서 이 교세포들을 억제할 수 있다면, 뉴런의 퇴행을 막을 수 있을지도 모른다.

세큐리네(Securinine)는 식물의 뿌리에서 추출한 자연 성분으로, 근위축성 측삭 경화증(일명 루게릭병), 소아마비, 그리고 복합 경화증과 같은 신경 질환들의 치료에 사용된다. 벅노화연구소의 최신 연구는 세큐리네가 교세포 종류의 산화질소 생성을 크게 억제한다고 밝혔다. 또한 세큐리네를 주입한 실험실 배양 세포 추출물이 파킨슨병을 일으키는 뉴런의 퇴행을 줄이는 것도 밝혀졌다.⌐[12]

게다가, 나이가 들면서 우리 뇌에는 철분도 더 쌓인다. 그 이유는? 아무도 모른다. 철분은 뇌의 여러 효소에 필요한 필수 요소이지만, 활성 철분의 농축 정도가 높아지면 산화 손상에 영향을 줄 수 있다. 이 이야기는 곧 더 자세하게 다루도록 하겠다.

피부를 다룬 4장에서 최종당화산물(AGE)의 일부 유해한 영향들을 자세하게 소개했던 것을 기억할 것이다. 그런데 이 최종당화산물은 순환계에 끈끈한 물질을 덮기 때문에 문제가 생기는 뇌에 쌓인다.

뇌에 문제를 일으키는 범인들

뉴런의 많은 에너지 소모

뉴런은 많은 에너지를 소모한다. 우리 몸무게에서 최대 5%밖에 되지 않는 뇌는 우리 몸의 총 에너지 공급량의 20%를 넘게 빨아들일 수 있다.

이렇게 에너지 비용이 높은 데는 몇 가지 이유가 있다. 첫째, 뉴런은 다른 세포들에 비해 정말로 크다. 이 커다란 세포들 주변으로 영양분을 운반하기만 하는 데에도 많은 에너지가 소모된다. 두 번째, 뉴런은 신호를 전송하기 위해서 지속적인 전하를 유지해야 한다. 이것은 우리가 작업하기 위해 전화기 전원을 계속 연결해야 하는 것과 같다.

음식물 섭취로 에너지를 얻는다는 것은 미토콘드리아가 활동적이어야 한다는 뜻이다. 미토콘드리아가 활동적일수록 활성산소, 또는 유해 산소의 생성 가능성이 커진다는 것은 당연히 알고 있을 텐데, 이 활성산소가 과도한 상태가 되면 단백질, 세포막, DNA, 그리고 당연히 미토콘드리아 자체도 손상시킬 수 있다.

손상된 미토콘드리아는 에너지 생성도 덜 효율적이고 그로 인해 뉴런의 활동도 제한할 뿐만 아니라, 더 많은 활성산소를 생성할 가능성이 있다. 부검을 통해 보여지듯 만약 뉴런 내의 DNA가 손상되면 주요 유전자들은 기능을 하지 못하고, 뉴런의 활동에도 부정적인 영향을 주게 된다.─[13]

낮은 산소 수치

7장에서 읽은 대로 나이는 심혈관계 질환의 위험 요인이다. 심장이 제대로 혈액을 뿜어내지 않으면 아주 짧은 순간에도 혈액의 산소 수치가 떨어진다. 미토콘드리아에 의한 활성산소 생성의 증가와 함께 뇌의 낮은 산소 수치가 NMDA라는 활성화 신경전달물질의 배출을 높이고, 이것은 다시 신경전달물질이 뉴런에 더 많은 칼슘을 배출하게 한다. 무엇이든 지나치게 많으면 세포에 막대한 피해를 입히는데 뉴런 내의 과도한 칼슘도 예외는 아니어서 세포를 망가트리거나 죽일 수 있다.[14]

뇌의 염증

염증은 노화 과정에 중요한 요소이기 때문에 3장에서 염증의 메커니즘에 대해 많은 내용을 소개했었다. 최근에 알려진 염증의 측면은 근육을 다뤘던 5장에서 소개된 염증 화합물인 사이토카인이 뇌에서 만들어내는 일련의 특정 증상이다. 여기에는 발열, 식욕부진 등과 관련된 대사 효과들, 그리고 피로함과 우울함, 가벼운 인지 장애 등을 포함한 일부 행동 변화들이 포함된다. 이런 행동 영향을 총괄해 '질병 행동'이라고 부른다. 뇌의 면역세포인 **미세 아교세포**(microglia)는 뇌의 혈관계와 함께 질병 행동적 변화들을 시작하고 지속시킨다.[15]

우리는 유행성 감기 등 질병에서 회복될 때 이 질병 행동에 익숙해진다. 피로와 우울증은 우리가 질병에 걸렸을 때 면역 시스템이 치료하도록 에너지를 절약시켜주는 적응적 증상일 수 있다. 그러나 만약 염증이 지속되면 이 행동은 굳어질 수 있으며, 신경학적 증상들을 악화시킬 수도 있다. 예를 들어, 염증 수치가 높은 알츠하이머병 환자들은 아프지 않아서 염증 수치가 낮은 알츠하이머병 환자들보다 세균성 감염에 따른 인지력 저하를 더 심하게 겪는다.[16]

쥐를 대상으로 한 실험에서는 미세 아교세포를 제거할 수 있었다. 왜 이 세포를 제거하려 할까? 자, 다른 조직들과 똑같이 이 세포들도 노화하고 염증을 일으킬 수 있는 화학적 혼합물을 쏟아내기 시작하는데, 쥐의 미세 아교세포를 제거하자 세포들이 몇 주만에 다시 자라났고 쥐의 인기지능을 측정하는 여러 시험을 더 잘 수행했다. 물론, 공간 능력 시험을 더 잘 수행하고 더 낮은 불안감 수치를 보이는 결과가 인지기능 회복에 대한 우리의 기대를 충족시켜주지는 않을 것이다! 실험실에서 치료된 쥐들도 여전히 높은 염증 수치를 보였으니까. 이 결과들이 의미하는 것은 무엇일까? 미세 아교세포의 교체가 인지기능의 회복이나 보호의 한 단계일 수 있다는 것이다. 이것은 논란의 여지가 있다. 미세 아교세포 외에도, 고령의 뇌는 염증을 일으키는 어떤 활동을 하고 있는 것으로 보인다. 모두 예비 결과들이며 추후 연구가 반드시 필요하다.

mTOR에 의한 뇌의 산소량 감소

mTOR는 메커니즘을 다룬 3장에서 소개했던 단백질이다. 세포 대사에서 핵심적인 역할을 하기 때문에 뇌의 기능에도 지대한 영향을 미칠 수 있다는 것은 놀라운 내용도 아닐 것이다. 구체적으로 풀어보자면, mTOR는 알츠하이머병과 다른 치매의 발전에 연루되어 있었다. 이 과정이 생기는 방법을 이해하려면 앞부분으로 돌아가서 뇌의 순환 체계를 살펴봐야 한다.

다른 신체 기관들과 마찬가지로, 뇌는 심장에서 뿜어내는 지속적인 혈류에 의존한다. 이 양은 일반적인 성인의 전체 심박출량의 약 15%에 이른다. 뇌의 섬세한 조직과 대사 요구는 뇌 안에서 정확하게 조절되는 혈압을 필요로 한다. 압력이 너무 높으면 조직이 손상되고, 압력이 너무 낮으면 충분한 산소가 전달되지 않아 차후의 문제들로 이어진다.

주로 설치류를 대상으로 한 실험들에서는 최적의 혈압에서 아주 살짝만 떨어져도 인지 장애, 대개 좋지 않은 시냅스의 변화, 그리고 플라크의 전구체인 아밀로이드 베타 조각들의 뭉침이 생길 조짐이 있었다.

mTOR가 중요한 이유는 이것이 뇌의 산화질소량을 줄이기 때문이다. 산화질소가 혈관의 내피층을 확장시켜 혈류를 증가시키기 때문에 중요하다는 것은 기억할 것이다. 반대로, 10장에서 자세히 다루게 될 mTOR 차단제인 **라파마이신**이 mTOR를 차단하면 그 효과를 되돌린다. 운동과 저탄수화물 식사법, 특히 9장에서 자세히 설명할 케토제닉 식사법(저탄수화물 고지방 식단) 같은 생활습관 변화 역시 mTOR의 활동을 변동시키는 것으로 나타났다. 이와 관련된 요인인 뇌의 순환 감소는 일반적으로 내부 혈류에 의한 아밀로이드 베타 같은 노폐물의 자연스러운 제거를 낮추지만, 라파마이신은 아밀로이드 베타의 제거율도 높인다.⎯[17]

뇌에 미치는
운동의 긍정적 효과들

1970년대부터 과학자들은 나이가 많은 운동선수들이 다양한 지각, 인지, 그리고 운동 과제에서 운동선수가 아닌 사람들보다 더 좋은 결과를 낸다는 것을 발견했다. 비록 사소한 효과이기는 하지만, 이 결과는 첫 측정 이후 수십 년 동안 유지되었고, 계속 긍정적이고 올바른 방향으로 영향을 미치고 있다. 놀랍게도 전두 피질과 해마는 규칙적인 유산소 운동으로 그 크기가 실제로 커졌다.

여러 실험들을 종합해보니, 운동으로 인한 다음과 같은 매우 구체적인 혜택을 정확히 짚어낼 수 있었다(이 실험 과정에 대한 주의사항을 기억하기 바란다).─18

- 조심성, 집중력, 조직력을 특징으로 하는 고차원의 정신 과정인 실행 기능이 다른 인지 과정보다 더 증가했다.
- 여성이 남성보다 운동의 혜택이 많았다.
- 근력 운동과 유산소 운동을 혼합하면 유산소 운동만 하는 것보다 이득이 더 많았다.
- 30분 이상의 운동이 더 짧은 시간의 운동보다 더 유익했다.
- 쥐에게서 나타난 잦은 유산소 운동의 혜택을 하나 더 보태자면, 유산소 운동은 녹내장을 일으키는 망막의 손상을 예방했다.

운동이 뇌에 좋은 이유를 진화적으로 살펴보면

운동은 뇌에 어떤 자극을 할까? 이쯤에서 진화의 경로를 되짚어보자. **호미닌** (hominin, 현대 인간과 가까운 멸종 종족들을 포함한 집단)은 우리와 가장 가까운 살아 있는 친척인 침팬지와 보노보가 포함된 그룹에서 약 600만 년 전에 분리되었다. 그 당시, 호미닌은 우리를 다른 영장류와 구별하는 여러 해부학적, 행동적 적응들을 발달시켰다. 이 진화적 변화들 중 두 가지가 현대 인간들에게 여전히 중요한 운동과 뇌 기능 간의 관련성을 제대로 제공했을 수도 있다.

첫째, 인류의 조상은 4족보행에서 직립보행으로 자세를 바꾸었다. **2족보행 자세** 란 우리 몸이 유인원처럼 둘 또는 그 이상의 팔다리 대신 한 발로 위태롭게 균형을 잡는 순간들이 있다는 뜻이다. 우리 뇌는 수많은 자세와 감각 정보를 통합한 다음 우리가 균형을 잡은 상태를 유지하기 위해서 적절한 근육 조절을 이뤄낸다. 또한 우리 조상은 길 위의 장애물, 마주칠 수 있는 포식자, 그리고 당연히 주변에 놓여 있었을 식량을 잘 살펴보아야 했을 것이다. 우리가 2족보행을 하기 때문에 뇌는 4족보행을 하던 조상들의 뇌보다 훨씬 많은 인지적 자극을 받았다.

둘째, 호미닌의 생활방식은 더 많은 유산소 활동을 포함한다. 200만 년 전까지 이 호미닌 조상들의 환경은 춥고 건조했고, 그들이 이전에 먹던 식물들은 사라지기 시작했다. 200만 년 가까이 근근이 살아가던 채식 생활은 약 1만 년 전 농사가 발달하기 전까지 수렵과 채집 생활로 대체되었다.

수렵과 채집을 하던 조상들은 움직임이 적은 영장류 사촌들보다 더 긴 거리를 이동해야 했다. 이 이동은 과거 우리의 진화 과정 중 더 많은 유산소 운동을 했음을 의미한다.

더 멀리 이동할 때 우리는 머릿속에 더 많은 지역 정보를 저장해야 집으로 돌아올 수 있다. 이것은 더 긴 여행 거리가 기억을 저장하는 데 주로 사용되는 뇌의 부위인 해마를 성장시킨다는 것을 시사한다. 거기에 수렵과 채집을 하는 사람들은 식품 가용성에 대한 감각 정보를 처리해야 하는데, 이것도 해마를 자극하는 또 다른 과제다. 또한 그 사람들은 경로를 결정하고 계획해야 하는데 이것도 해마와 전두엽은 물론 다른 뇌 부위들이 주도하는 인지 과제들이다. 수렵과 채집을 하는 사람들은 또한 종종 집단을 이뤄 먹이를 구하는데, 이것은 균형을 유지하고 자신이 속한 환경 속에서 공간적인 자리를 유지하는 데 뇌를 쓰는 동시에 다른 사람들과 대화를 나눠야 하는 상황이다. 이 모든 다중 과제들은 부분적으로 전두엽의 통제를 받는데, 전두엽 역시 나이와 함께 약해진다.

현대 인간들은 먼 슈퍼마켓까지 운전해야 하는 경우가 아니면, 먹을 것을 얻기 위해 긴 거리를 이동할 필요가 없다. 종종 노화와 함께 나타나는 뇌 위축과 기억력과 인지능력 저하는 진화적 측면에서 우리에게 새로 생긴 앉아 있는 버릇과 관련이 있을 수도 있다. 하지만 일주일에 몇 번 달리기를 하는 것만으로는 이런 저하들을 되돌릴 수 있는 최선이 되지는 못한다.

운동과 뇌 성장 간의 관계가 위에 소개한 도전들로 발전된다면, 운동 체계는 일부 인지 활동을 포함하는 것이 분명하다. 그것은 어쩌면 나이가 들면서 우리의 사고 과정을 북돋는 운동의 능력을 증가시킬 수도 있고, 어쩌면 알츠하이머병과 같은 신경퇴행성 질병의 과정을 바꿀 수도 있다.

이 조합이 쥐에게 효과를 보였다. 인지적으로 강화된 환경에서 다양한 감각적 자극을 이용하여 운동을 했을 때의 결과는 지루하기만 한 우리 안에서 운동했을 때보다 좋았다. 부가 효과도 있었는데, 운동만 하는 것은 해마에 좋았으나, 자극적 환경 안에 신체활동과 인지적 과제를 묶었더니 결과가 더 좋았고 심지어 더 많은 뉴런들이 새로 생기기까지 했다. 운동 중과 운동 후에 뇌를 사용하는 것이 새로운 세포의 생존을 향상시키는 것으로 보인다.

이제 막 실험실에서 이 개념을 사람에게도 적용하기 시작하는 중이지만, 기다릴 필요는 없다. 사실 나는 많은 사람이 이미 인지적 도전 상황을 운동 습관에 결합시키고 있다고 생각한다. 일반 도로보다 숲길을 달리는 것이 더 흥미롭고, 친구와 함께 대화를 하면서 달리거나 자전거를 타는 것이 더 재미있지 않은가. 그러니 그대로 계속하면 이렇게 큰 뇌를 물려준 우리의 수렵-채집 조상들의 활동을 되풀이하는 것이 될 것이다![19]

뇌를 건강하게 하는
식습관과 생활습관

지중해식 식단과 케토제닉 식단

식습관이 뇌 건강에 중요한 보호 요소로 떠오르고 있다.[20] 여러 연구들을 통해 과일과 채소, 그리고 견과류가 풍부한 식사가 심혈관계뿐만 아니라 뇌의 건강에도 보호적 역할을 하는 것으로 밝혀졌다. 특히 과일의 보호적 역할은 아마도 뇌의 미세 아교세포의 염증 효과를 억제하는 능력이 있는 과일의 플라보노이드 복합체 때문일 것이다. 이러한 결과들은 채식과 단일 불포화지방이 풍부한 지중해식이나 고혈압관리 식단 같은 식습관을 권장한다.

최근 연구들을 통해 케토제닉 식단이 인지능력에 보호적 효과가 있는 것으로 밝혀졌다. 이 결과들이 서로 상충하는 것은 아니다. 지중해식, 그리고 이와 유사한 식습관은 고도로 정제된 것과 반대되는 좋은 탄수화물이 높은 반면, 케토제닉 식단은 탄수화물이 낮다.

사람마다 신진대사가 다르기 때문에 내게 맞는 식습관이 다른 사람에게는 맞지 않을 수 있고, 비교적 높은 탄수화물 섭취 식단을 해도 운동과 식사 제한 같은 생활습관으로 낮은 혈당을 유지할 수 있다. 비록 그런 식단이 인지기능 저하를 막아주는 보호적 효과가 있는지에 대한 대규모 임상실험은 아직 이루어지지 않았지만, 스티븐 매슬리 박사는 여러 번의 소규모 실험을 통해 이 내용을 지지한다. 늘 그렇듯이 표본이 작고 통제되지 않은 연구를 대할 때 유의해야 한다는 1장에서의 경고를 명심하기 바란다.

(추가정보1) **좋은 지방과 나쁜 지방**

65세 이상의 성인 2만 3,688명을 조사한 연합 분석을 포함하여, 노인들을 대상으로 한 여러 대규모 연구들은 특히 연어나 참치와 같은 냉수성 어류에서 일반적으로 발견되는 긴 사슬 오메가3 지방산이 인지 건강에 미치는 보호적 효과를 강조한다.[21] 장기 연구를 진행했던 시카고헬스앤드에이징 프로젝트는 오메가-3 지방산의 전체 섭취가 높을수록 알츠하이머병의 위험을 매우 낮춘다고 밝혔다. 이 지방산의 한 종류인 DHA가 가장 강력한 연관성을 보였고, EPA는 아무 연관이 없었으며, α-리놀렌산은 알츠하이머병의 위험 인자로 알려진 APOE-ε4 대립형질을 가진 사람들에게만 알츠하이머병의 위험을 낮췄다.[22]

(추가정보2) **알츠하이머병에서 콜레스테롤의 역할**

아직은 견해가 매해 변하는 것 같아 여기서 콜레스테롤에 관련된 식단에 대한 조언은 하지 않겠지만, 콜레스테롤은 알츠하이머병에 중요한 역할을 하는 것 같다. 일례로 콜레스테롤은 아밀로이드 베타의 생성과 퇴적에 모두 관여한다. 알츠하이머병을 일으키는 가장 중요한 유전적 위험 요인은 APOE-ε4로, 이것은 뇌의 주요 콜레스테롤 운반체를 생성한다(이 단백질에 대해서는 유전자의 역할을 다루는 이 장의 마지막 부분에서 더 자세히 소개하기로 하겠다).

동물실험 결과 혈중 콜레스테롤 수치를 높이는 식단은 뇌에 아밀로이드 베타 퇴적도 증가시켰다. 반대로 대부분 불포화지방으로 이루어진 식단을 진행했던 동물들은 학습 속도가 더 빨랐고 기억력도 더 좋았다.[23] 이 주제는 실제로 논란의 여지가 있으며 지금 이 시간에도 빠르게 변화하는 분야라는 것을 강조하고 싶다. 현 시점의 최신 자료를 확인할 수 있는 출처는 이 장의 뒷부분에 제공될 것이다.

인지능력 저하와 치매 예방하는 엽산 섭취

인지능력 감소를 막아주는 다양한 보조제의 역할에 대한 주장들이 인터넷에 쏟아지고 있지만, 임상실험은 부족한 실정이다. 간과할 수 없는 예외가 비타민 B군의 엽산이다. 엽산은 뇌의 발달과 기능에 꼭 필요한 영양소다. 엽산 수치가 낮거나 엽산이 부족하면 쌓이는 호모시스테인의 수치가 높아져 노화 중 인지기능 장애로 이어진다. 인터넷에서 호모시스테인 검사에 관한 언급을 들어본 적이 있을 것이다. 호모시스테인 검사는 엽산이 부족한지 확인하는 방법이다. 엽산이 호모시스테인 조절에 관여하는 방법을 더 자세히 알고 싶다면 [그림 3-1]을 참고하면 된다.

여기서 또 한 가지 조심할 것이 있다. 호모시스테인을 들어본 적이 있다면, 아마도 MTHFR 유전자를 검사하라는 제안도 들어본 적이 있을 것이다(그런 경험이 없다면 걱정하지 않아도 된다). MTHFR은 여러 대사 과정 중에서 DNA 손상을 복구하고 독소와 몸에 불필요한 물질을 분해하는 중요한 과정에 관여하는 여러 유전자들 중 하나다. 만약 MTHFR 검사를 고려해본 적이 있다면, MTHFR의 역할에 대해 내가 확인한 대부분의 내용이 전반적으로 지나치게 단순화된 것이라는 점을 감안하라. 우리에게 특정 형태의 유전자, 이를테면 3장에서 논의했던 **SNP** 또는 **변종**이 있다면 (해독이라고 잘못 부르기도 하는) **메틸화**의 문제가 생긴다고 많은 사람들이 주장한다.

메틸화는 탄소와 세 개의 수소로 이루어진 메틸에 이어달리기처럼 분자들이 추가된다는 의미로 단순하게 이해하면 된다. MTHFR

은 가장 빠른 달리기 선수이므로, 몇 개의 변종들만으로도 팀 전체가 늦어질 수 있지만, 대부분의 형태들은 활동을 유지한다.

엽산을 다른 비타민 B군들과 함께 보충해야 한다는 증거도 있다(본질적으로 폴산과 같은 엽산은 여러 비타민 B군 중 하나다). 2년에 걸친 무작위의 위약 대조 실험에서 가벼운 인지 장애를 가진 168명의 노인 피실험자에게 800μg의 엽산과 500μg의 비타민 B_{12}, 그리고 20mg의 비타민 B_6를 매일 섭취하도록 했다. 두 그룹 모두 알츠하이머병으로 인한 일반적인 뇌 부위 수축 증상이 있는 상태였다. 또한 이 위축은 인지능력 저하와 상관관계가 있었다.

좋은 소식은 비타민 B군을 섭취한 그룹의 손실이 더 적었다는 것이다. 실험 시작 시점에 호모시스테인 수치가 더 높았던 그룹에서 더 큰 혜택이 나타났다. 그러므로 호모시스테인을 낮추는 것이 인지능력 저하와 치매를 막는 요소일 수 있다. [24] 비타민 B군 보충의 효과는 반드시 대규모 장기 임상실험으로 연구되어야 한다.

칼로리 제한

마지막으로, 그리고 어쩌면 쓸데없는 헛수고로 보일지도 모르겠지만, 칼로리 제한(CR)이 뇌 기능을 유지시킬 수 있다. 칼로리 제한은 뉴런의 복구와 유지 활동을 증가시키고 보호적 단백질 생성을 향상시키는 등 여러 방법을 통해 이 기능을 수행할 수 있다. 또한 과도한 음식 섭취로 생기는 대사 활동을 피하는 것만으로도 높은 콜레스테롤과 혈압 같은 많은 인지능력 저하 위험 요소들을 최소화할 수 있다. [25]

알츠하이머병 예방 위한 양치하기

잇몸질환을 유발하는 박테리아가 뇌에 침입하여 알츠하이머병에 관여하는 단백질들의 손상을 유발한다는 새로운 연구 결과들이 나오고 있다. 더 자세히 알고 싶은 사람을 위해 간단히 설명한다면 이렇다. 그 박테리아가 뇌 단백질을 잘게 썰어버리는 물질을 만들면 짜잔! 알츠하이머병에 영향을 주는 조각들이 생성된다. 쥐의 경우, 그 박테리아의 생성물을 흡수하는 약이 아밀로이드의 생성을 되돌렸다. 앞에서 말했듯이 아밀로이드는 알츠하이머를 앓고 있는 사람들의 뇌에서 발견된 쪼개진 뇌 단백질이다. 사람을 대상으로 한 예비 임상실험에서도 유사한 결과가 나왔으며, 규모가 더 큰 임상실험들이 진행 중이다.[26]

인지기능을 향상시키는
도우미들

보조제, 기능식품, 기타 약

건강수명을 늘리고 삶의 질을 향상시킨다고 알려진 여러 대체화학 요법들은 10장에서 살펴본다. 아데랄, 호르몬, 비타민, 기타 화합물질들 등의 흥분제들이 인지능력을 향상시키는 능력을 알아보려면 그때까지 기다리거나 10장으로 건너뛰면 된다. 미리 알려두는데, 대부분은 증거 자료가 희박하다.

알츠하이머병 치료 연구의 현주소

알츠하이머병의 발달에는 다른 감염들도 영향을 준다. 이 연구 결과들은 분해되면 아밀로이드 플라크를 만드는 전구체 단백질의 보호적 역할을 뒷받침한다. 아래에 소개하는 학제간 통합적 접근에는 박테리아에 의한 감염 및 바이러스성 감염의 평가와 알츠하이머병 치료의 한 분야로서의 치료법을 담고 있다.

많은 노력을 쏟았음에도 불구하고 알츠하이머병에 대한 약물 치료는 성공하지 못했다. 사실 이 노력 중에 시도했던 수천 개의 약물들 중, FDA의 승인을 받은 것은 1% 미만이다. 심하지 않은 초기 알츠하이머병을 위한 치료제는 현재 세 가지가 판매되고 있는데, 모두 **콜린에스테라아제 억제제**라는 약들로, **아세틸콜린**이라는 신경전달물질(NT)을 분해하는 효소의 활동을 막는다.

효소를 억제하여 신경전달물질의 활동을 연장하는 것이 어떻게 치매 증상을 줄이는지는 아무도 모른다. 한 가지 가설은 아세틸콜린이 주의력, 기억, 인지 활동에 관여하는 뇌 부위 사이의 소통 진로에 중요한 신경전달물질이라는 것이다. 아세틸콜린의 분해를 억제하면 기억력을 향상시킬 수 있을 뿐만 아니라 알츠하이머병이나 파킨슨병에 의한 치매를 앓는 사람들이 독립적으로 생활하고 자신의 성격을 되찾도록 도울 수 있다. 이른 나이에 발병하거나 영양 상태가 좋지 않거나 망상이나 환각 같은 증상을 겪는 사람들처럼 더 공격적 형태의 치매를 앓는 사람들에게 더 효과가 있는 것으로 보인다.

네 번째 치료제는 좀 더 심각한 알츠하이머병을 위해 승인된 메만틴으로 다른 신경전달물질의 활동에 영향을 준다. 유감스럽게도 콜린에스테라아제 억제제들과 마찬가지로, 이로운 효과는 제한적인 반면에 부작용은 심각할 수 있다. 그렇다 해도, 콜린에스테라아제 억제제 중 하나인 리바스티그민이라는 약물(상품명은 엑셀론Exelon)을 메만틴과 함께 투여하면 일부 환자들의 기억력과 기분을 향상시킬 수 있다. [27]

이것은 몇 가지 실험들을 통한 메타 분석을 바탕으로 얻어낸 결론이며, 각 실험들의 실험대상자 수도 비교적 적었다(1장에서 표현했던 메타 분석에 대한 망설임을 아마 기억할 것이다). 논문 저자들이 설명한 개선점은 적지만 일반적이었다. 현재로서는 확인되지 않았으나 이 치료법으로 큰 혜택을 볼 수 있는 사람이 우리 중에도 있을 것이다. 그러나 모든 약물에는 부작용이 있을 수 있기에, 이 약물을 선택할 때도 신중하게 해야 한다.

약물 치료의 부족으로 인해 일부 과학자들은 대안들을 찾게 되었다. 지난 몇 십 년간의 집중적 연구로 알츠하이머병을 일으키는 많은 잠재 원인 요소들이 밝혀졌다. 벅노화연구소의 한 그룹은 알츠하이머 같은 신경퇴행성 질환으로 인한 인지능력 저하를 치료하기 위한 개인 맞춤형 방법을 개발하기 위해, 혈당, 호르몬과 스트레스 수치 등의 요소들을 확인하고 사용하는 연구를 진행했다. 이 방법은 소규모 임상에서 인상적인 성공을 거두었으며, 개인화된 치료 프로그램을 개발하는 데 함께 사용할 수 있는 **생체표지자**(콜레스테롤, 호모시스테인, 혈당 등 쉽게 얻을 수 있는 지표들) 집단을 개인별로 평가하여 암을 치료하는 개별화된 면역 요법과 그 개념이 비슷하다.[28]

웨일코넬의과대학과 뉴욕 프레즈비테리언 병원에서 진행된 대규모 학제간 연구 그룹에서는 예방에 중점을 둔 비슷한 접근법을 개척했다. 이 그룹과 다른 과학자들도 알츠하이머병의 여러 위험 요인들을 발견했다.

그중 일부는 운동, 혈당수치, 혈압 등과 같이 생활습관의 변화로 개선할 수 있는 것들이고, 다른 요인들은 알츠하이머병에서 가장 큰 위험 요인인 연령과 유전자처럼 바꿀 수 없는 것이었다. 이 위험 요인들을 가진 각각의 환자들의 데이터를 모아 분석하면 미래의 위험을 예측하고 그 위험을 줄이기 위한 개인 맞춤형 전략을 세울 수 있다. 흥미로운 것은 위험을 줄이는 데 가장 큰 효과는 운동과 식습관에서 온다는 점이다.[29]

현재 임상실험 초기 단계에 있는 흥미로운 치료법은 아밀로이드 베타 단백질에 대항하는 백신이다. 아밀로이드 베타 단백질은 쪼개진 정상 단백질로 알츠하이머병을 앓는 환자의 뇌에서 발견된다는 것을 기억할 것이다. 동물실험에서는 백신의 효과가 나타났다. 경미한 알츠하이머병 증상을 가진 사람들을 대상으로 한 초기 실험에서, 이 백신은 어떠한 부작용도 일으키지 않았고 면역 반응을 활성화시켰다. 이 백신이 증상들을 감소시키는지 결정하기 위한 임상들이 현재 진행 중이다.[30]

어린 시절의 경험

어린 시절에 읽기와 쓰기 능력을 키우는 인지능력 활동을 더 많이 할수록 후에 인지기능 감소 비율이 낮아지는 효과가 있다는 것이 여러 연구들을 통해 보고되었다. [31] 이 결과는 우리가 노년기에 우리를 보호해줄 수 있는 인지능력을 어린 시절에 비축해놓을 수 있다는 추측을 가능하게 한다. 여기서 이런 훈련을 얼마나 이른 시기에 미리 할 수 있는가라는 흥미로운 질문이 생긴다.

두뇌훈련보다 운동과 사교활동이 더 효과적

십자말 퍼즐, 켄켄 퍼즐, 스도쿠, 루미노시티 두뇌 게임이 공통적으로 가지고 있는 것이 무엇일까? 여러 출판사들이 인지능력을 높여주는 이 게임들의 효과를 홍보한다. 이런 두뇌훈련 활동이 십자말 퍼즐, 스도쿠 등을 잘하는 법을 알려주는 것 말고는 어떤 효과가 있다는 증거는 없다. 사실 이런 활동을 하면서 시간을 보내느라 운동이나 사교활동처럼 실제로 정신적 능력을 향상시킬 수 있는 다른 일들을 하는 시간이 줄어들 수도 있다. [32]

인지 기능을 저하시키는
위험 요소들

시각과 청각 손실

알다시피 이 두 장애들은 나이와 함께 흔해지지만 이 두 가지

역시 인지능력 감소의 위험 요인이라는 것은 잘 알려지지 않았다. 시력 손실은 50세 이상의 미국인 3,700만 명, 그리고 80세 이상에서는 네 명 중 한 명꼴로 일어난다. 노인 환자에게 나타나는 시각 손실의 대부분은 일반적인 네 가지 문제들에 의해서 생긴다. 시각 손실이 인지능력 감소의 위험 요인이라는 증거가 있기 때문에, 일반적인 원인과 가능한 치료법을 소개하도록 하겠다. ⌐33

황반변성은 우리가 보는 이미지를 기록하고 눈에서 뇌로 전송하는 눈동자의 뒷면인 망막의 일부가 손상되어 생긴다. 망막은 옛날 카메라의 필름과 같아서 시신경이 그 이미지를 뇌로 전달한다. 황반변성은 노년층 시력 손실의 가장 큰 원인이다. ⌐34 비타민 보충제로 그 진행을 지연시킬 수 있으며, 최근에 이 병의 일부 유형들에서 시력을 보존할 수 있는 약이 개발되었다.

녹내장은 눈의 앞부분에 체액이 쌓여서 발생한다. 여분의 체액이 눈의 압력을 높여 시신경이 손상되는 것이다. 일단 손상된 신경은 다시 회복되지 못하지만, 일부 치료법으로 더 이상의 손상을 막을 수는 있다. 의료용 안약들은 눈에서 생성되는 체액의 양을 감소시켜 녹내장을 앓는 환자들의 시각 손실 진행을 지연시킬 수 있다. 또 다른 대안으로 눈의 자연적 배수 시스템을 향상시킬 수 있는 안약들도 있다. 일부 녹내장의 유형에 따라 안압을 완화하기 위한 두 종류의 레이저 수술도 개발되었다. ⌐35

당뇨병의 **여러 부작용**들 중 하나는 시력 손상이다. 이 질병의 특징인 높은 혈당 수치가 망막을 손상시킬 수 있다. 당뇨병은 녹내장과 백내장은 물론, 당뇨병성 황반부종이라는 드문 질병의 위험 요인이기도 하다. 혈당을 잘 관리하면 손상을 늦출 수 있지만, 노인들의 경우 혈당이 너무 낮아지면 심각한 결과가 생길 수 있다. 여러 치료 방법들이 있으나 손상을 되돌릴 수는 없다.[36]

백내장은 나이가 들면서 점점 흔해진다. 미국에서는 80세 인구의 절반 이상이 백내장 증상을 갖고 있다. 이 시각 손실 유형은 수정체의 변화 때문에 생긴다. 수정체는 빛을 망막에 모아주는 투명한 부위로, 수정체의 단백질이 우리가 보는 이미지에 초점을 맞춘다. 나이가 들면서, 단백질이 서로 뭉쳐서 수정체를 뿌옇게 만들어 망막에 닿는 빛이 줄어드는데, 이 뿌연 증상은 시야를 흐릿하게 만들 정도로 심해진다. 초기에는 교정용 안경이 도움이 될 수 있지만, 흐릿한 증상이 심해지면, 효과가 있는 치료법은 수술이 유일하다. 백내장 제거술은 미국에서 가장 흔한 수술 중 하나이며, 가장 안전하고 가장 효과적인 수술 중 하나이기도 하다. 약 90%의 사례에서 백내장 수술을 받은 사람들의 약 90%가 수술 후 시력이 좋아졌다.[37]

수면 장애

수면 무호흡증이나 다른 호흡 문제들을 가진 노인들을 대상으로 한 여러 연구들에서 이들이 그런 증상이 없는 사람들에 비해 더 많은 인지 장애와 치매를 갖고 있는 것으로 밝혀졌다. 예를 들면 불면증이나 깊은 잠을 자지 못하는 경우처럼 수면의 질이 집중적으로 관찰되었던 더 많은 실험 대상자들의 경우, 짧은 수면시간과 인지기능 저하 사이에 연관성이 있었다. 더 많은 연구 결과가 신경퇴행성 질환뿐만 아니라 다른 증상들에 대한 수면의 보호적 역할을 보여주고 있다. 비록 지금까지의 실험 연구들이 부족하긴 하지만, 실험 결과들은 좋은 수면이 노인들의 인지기능을 향상시킨다고 강조한다. ⁻38

수면의 질이 나쁘거나 수면이 부족할 때 인슐린 감수성이 낮아지는 이유는 밤에 깨어 있을 때 성장 호르몬과 스트레스 호르몬인 코르티솔 수치가 더 높기 때문이다. 이 호르몬들은 다시 포도당을 효과적으로 사용하는 뇌의 능력을 떨어트린다. 알츠하이머병 환자들의 수면 장애 치료에 점점 더 많이 사용하고 있는 멜라토닌은 수면의 질이 나쁜 증상에 관련된 위험을 줄여줄 수도 있다. 이 내용은 우리가 건강수명을 향상시키기 위해 할 수 있는 선택들을 다루는 9장에서 다시 살펴도록 하겠다.

심혈관계 질환 위험 요소

좋지 않은 혈액순환, 그리고 신경퇴행성 질환과 치매 사이의 연관성 때문에, 심혈관계 질환 위험 요소를 관리하라는 것은 정말로 중요한 경고이며, 이 위험 요소들에는 혈압, 흡연, 그리고 당뇨병이 있다.

약물 치료 주의

인지기능과 정서 상태에 영향을 줄 수 있는 약들이 있다. 통증을 완화시키는 진통제인 오피오이드, 진정제의 일종인 벤조디아제핀, 신경전달물질 아세틸콜린의 활동을 막는 항콜린제 세 가지는 특히 인지 장애의 위험을 높인다. 노인들이 흔하게 범하는 다른 약제와의 혼용으로 이 위험이 더 높아진다. 이 가능성을 염두에 두고 모든 신약들의 잠재적 부작용을 살펴야 한다. 소위 영양보조제로 불리는 것들, 보충제와 처방받은 약들과 서로 영향을 줄 수 있는 일반 시판 약품들도 포함된다. 잦은 음주도 치매와 노인들의 인지 장애에서 쉽게 간과하는 위험 요소다.

하면 안 되는 일

흡연이 제일 위험하다. 관상동맥 질환과 관련이 있고, 위에서 논의했던 것처럼 두뇌 건강에 영향을 줄 수 있기 때문이다. 흡연은 두뇌 건강에 분명한 그리고 종종 가장 큰 영향을 주는 뇌졸중의 위험을 높이기도 한다. 흡연이 그 자체로도 인지능력에 악영향을 줄 수 있다고 주장하는 증거들이 있지만, 그 자료는 전혀 명확하지 않다. 마리화나도 이와 비슷하게 인지기능에 영향을 줄 수 있다고 주장하는 일부 연구들이 있으나 설득력이 없는 연구들이다.

스트레스 역시 인지 감소와 기억 손실의 위험 요인이다. 장기간의 보스턴 연구에서 112명의 실험 대상자들을 10년 이상 추적하면서 일상 스트레스와 기억을 측정했다. 자기 보고 형식으로 취합된 스트레스 수치와 스트레스 혈액 지표인 코르티솔의 높은 수치가 더 많은 기억력의 문제들과 연관이 있는 것으로 밝혀졌다.[39] 약 7년간 6,000명 이상 노인들의 스트레스와 인지기능을 연구했던 시카고 헬스앤드에이징 프로젝트에서도 똑같은 연관성이 나타났다.[40]

또 다른 잠재적 부작용은 선택적 수술이다. 전신 마취를 경험해 본 사람들은 마취 후에 생기는 의식 장애를 알고 있다. 대부분은 금세 회복된다. 노인들의 경우에는 이 회복이 더디다는 주장이 이어지고 있으며, 이것은 수술 전 상태로 인한 것일 수 있다. 최근에 쏟아지는 소규모 연구들은 마취제로 인한 위험이 없다고 주장한다. 우리는 소규모 연구들의 문제점들을 당연히 알고 있으니, 이 내용, 특히 선택적 수술을 고려 중인 사람이라면 더더욱 더 많은 결과들을 기다리는 것이 좋겠다.

마지막으로, 우리 자신이나 주변에 가까운 사람이 우울한 경우도 인지기능 감소의 위험 요인이다. 우울증이 인지기능에 영향을 미치는 메커니즘은 알려지지 않았으나, 코르티솔과 같은 스트레스 호르몬, 염증, 아밀로이드 베타 조각 생성 증가 등의 일부 가능성이 대두되고 있다.[41] 나이와 함께 점점 일반적 증상이 되어간다는 점에서 우울증은 관심있게 지켜봐야 할 위험 요소다.

신경계와 두뇌 건강에 영향을 주는 유전자[42]

심혈관계 질환의 경우와 마찬가지로, 우리 신경계의 기능 및 건강과 두뇌 건강에 영향을 주는 유전자들의 수가 증가하고 있다. 아래에 소개하는 유전자 목록도 계속 바뀔 것이다. SNPedi.com 이라는 사이트는 여러 질병과 관련된 유전자들과 그 영향을 찾는

데 도움을 주는 훌륭한 정보를 제공한다. 기억해야 할 것은 이 정보들을 우리 자신 또는 다른 개인에게 적용하기 위해서는 상업적으로 유통되는 많은 유전자의 특정 정보에 대해 알고 있어야 한다는 점이다. 이 문제에 대해서는 3장의 유전자 부분에서 심도 있게 다뤘다.

프레세닐린. 이 유전자가 생성하는 단백질은 알츠하이머병 환자들에게서 축적되는 아밀로이드 단백질의 생성에 관여한다. 이 유전자의 일부 변형들이 가족력으로 발병하는 알츠하이머병의 조기 발생 형태를 일으킨다.

ApoE. 이 유전자는 뇌에서 콜레스테롤을 주변으로 이동시키는 주요 역할을 암호화한다. 이 유전자는 아마존 택배 트럭 같은 존재로 생각하면 된다. 세포막 내에서 콜레스테롤이 차지하는 중요한 역할 때문에, 배달 시스템에 변화가 생기면 두뇌 건강에 영향을 미칠 수 있다. 이 유전자에는 세 가지 일반적 형태들, 또는 대립형질들이 있는데, 이들(ApoE4 대립형질) 중 한두 세트를 가지고 있으면 고령에 알츠하이머병 발병 위험이 높아지게 된다. 두 번째 형태(ApoE2 대립형질)는 어느 정도 보호적이며, 가장 일반적인 형태(ApoE3 대립형질)는 알츠하이머병의 발병 위험에 별 영향이 없는 것으로 보인다.

ApoE4 대립형질이 알츠하이머병의 직접적인 결정 인자는 아니다. 적어도 알츠하이머병을 앓는 환자의 3분의 1은 이 대립형질을 갖고 있지 않으며, 두 세트를 가진 사람들 중 일부는 이 병이 전혀 생기지 않는다. 대체로 두 세트를 가진 사람들은 E3 형태를 가진 사람보다 알츠하이머 발병 위험이 약 15배 높다. 이 숫자는 대단히 중요한, 그런데도 종종 잊히는 유전자의 경고를 다시금 보여준다. 유전자는 청사진과 같다. 세포에 의해 유전자가 '해석되는' 방법은 많은 생활습관 요인들의 영향을 받을 수 있다. 유전적 정보가 모든 사람에게 동일한 형태로 똑같이 나타나는 일은 극히 드물다.

아밀로이드 전구 단백질(APP). 이 유전자는 아밀로이드 전구 단백질을 암호화한다. 단백질을 형성하는 유전자 정보가 이 유전자에서 발견된다는 것을 간단하게 표현한 말이다. APP는 세포막에서 나타나며, 고로 뉴런의 활동에 개입될 수 있다. APP의 기능은 알려지지 않았으나, 시냅스 형성과 어쩌면 철분 전송에 일조하는 것으로 알려졌다. APP는 아밀로이드 베타의 모체이므로, 다시 알츠하이머병 환자들의 뇌에서 발견되는 플라크에 주요 역할을 담당한다. 알츠하이머병에 관련되었다고 보는 APP 유전자 변형은 20여 개다.

TREM2(아밀로이드 세포에 발현되는 촉발 수용체). 이 유전자에서 드물게 생기는 변형이 알츠하이머병의 심각한 위험을 초래하는 이유는 아마도 항염증성 기능 때문일 것이다. 정상적인 단백질은 플라크의 생성을 막는다고 알려져 있다.

CR1(클루스테린). APOJ라고도 알려져 있으며, 세포로부터 노폐물을 치우는 역할을 하는 이 유전자의 여러 형태가 확인되었다. 어떤 대립형질은 미미한 보호적 효과를 지니고 있는 반면, 다른 대립형질은 알츠하이머병의 후기 발병 위험을 높인다.

CCL11(C-C 동기 케모카인 11 또는 에오탁신-1). 이 유전자는 염증 단백질인 에오탁신-1을 암호화한다. 에오탁신은 뇌와 척수에 흐르는 유체에서 발견되는데, 나이와 함께 증가하고 나이와 함께 감소하는 뉴런의 수에도 기여한다. 이 유전자의 한 형태를 가진 사람들은 알츠하이머병이 걸리지 않는 것이 여러 개의 소규모 실험에서 확인되었다.

결론

나이가 들면서 인지 건강을 유지하는 것은 모든 사람의 가장 큰 바람이다. 비교적 최근에 연구가 진행되고 있는 분야이고 결과들도 계속 바뀌는 중이라서 완벽한 결과를 발표하기 어렵기는 하지만, 반박의 여지가 없는 몇 가지 제안들이 있다. 첫째, 최대한 오랫동안 많이 움직일 것. 운동은 신체에 이롭고, 이것은 뇌에도 좋다는 뜻이다. 스트레스를 최대한 멀리할 것. 운동은 스트레스 완화에도 도움을 준다. 이 내용은 마지막 장에서 더 다루도록 하겠다. 그리고 마지막으로, 잘 먹을 것. 비록 논란의 여지는 있지만 탄수화물, 특히 정제된 탄수화물을 적게 먹으라는 뜻이다. 이 내용도 마지막 장에서 더 알아보도록 하자. 론다 패트릭 박사가 운영하는 아주 훌륭한 웹사이트는 내용이 자주 업데이트되면서 이 분야에 대한 새로운 결과들이 실린다. ⌐43

AD: 알츠하이머병 Alzheiner's disease

AGEs: 최종당화산물 advanced glycation end product

ALS: 근위축성 측색 경화증, 일명 루게릭병 amyotrophic lateral selerosis

CR: 칼로리 제한 caloric restriction

CVD: 심혈관계 질환 cardiovascular disease

DHA: 도코사헥사엔산 docosahexaenoic acid, 사람의 뇌, 대뇌 겉질, 피부, 망막 등 주요 세포막을 형성하는 데 중요한 오메가-3 지방산

EPA: 에이코사펜타엔산 eicosapentaenoic acid, 세포막을 형성하는 데 중요한 또 다른 지방산으로 체내에서 다른 효소의 도움을 받아 DHA로 변환된다.

FDA: 미국 식품의약국 Food and Drug Administration

MRI: 자기공명 영상법 magnetic resonance imaging 연조직을 보여주는 고해상도 이미지

fMRI: 기능적 자기공명 영상법 functional magnetic resonance imaging

MTHFR: Methylene tetrahydrofolate reductase, 독성 아미노산인 호모시스테인 대사를 위한 필수 효소, 엽산을 비롯해 비타민 B_6와 비타민 B_{12}의 대사를 조절하는 역할을 담당한다.

mTOR: 라파마이신 표적 단백질 mammalian target of rapamycin, 세포 활동을 조절하는 단백질

NMDA: N 메틸 D 아스파르테이트 N Methyl D Asparate, 활성화 신경전달물질

NO: 산화질소 nitric oxide

NT: 신경전달물질 neurotransmitter

PD: 파킨슨병 Parkinson's disease

ROS: 활성산소 또는 활성산소종 reactive oxygen species, 화학적으로 반응성이 뛰어난 산소 원자를 포함하는 분자, 일명 프리라디칼

9장

우리가 할 수 있는 대안 1
행동과 생활습관 바꾸기

"우리가 얼마나 빨리 노화를 이기게 될지는 모르겠습니다.
기대수명과 상관없이 사람들이 젊은 시절의 건강함을
실제로 유지할 수 있어야 하죠.
얼마나 오래 살든,
사망 위험을 높이지 않으며 사는 것이 중요합니다."

－오브리 드 그레이, 노화연구가

건강을 유지하는
가장 효과적이고 실행 가능한 방법은?

지금쯤이면 나이가 들면서 우리 몸에 생기는 모든 일들이 버겁게 느껴질 수도 있을 것이다. 죽음은 피할 수 없지만, 좋지 않은 건강 상태는 대체적으로 피할 수 있다. 물론 특정 질병의 위험을 겪게 만드는 유전자가 많긴 하지만, 건강한 상태를 유지할 더 나은 가능성을 만들어주는 유익한 유전자도 있다.

어떤 상태든지 우리가 먹는 음식과 우리가 유지하는 수면시간, 그리고 우리가 받는 스트레스 수치를 포함한 환경이 유전자의 작용에 영향을 준다. 오랜 기간에 걸쳐 나타나는 결실을 향상시키기 위해 우리가 할 수 있는 일들은 많다. 그중 일부는 우리 유전자에 영향을 주겠지만, 대부분은 특정 신체 시스템에 작용하여 보다 직접적인 효과를 가져다준다.

그 효과가 우리 수명을 연장시키는 것이기도 하지만, 나의 보잘

것없는 견해로 보건대 무엇보다 중요한 효과는 우리 삶에 **건강수명**, 즉 건강한 상태로 사는 혜택을 제공한다는 점이다.

본문의 내용을 통해 우리가 할 수 있는 많은 일을 이미 소개했는데, 이번 장에서는 그 내용들을 한데 모아 입증 자료와 함께 우리가 할 수 있는 가장 효과적인 방법들을 검토한다. 내가 **행동적 조정 방법** 또는 **개입**이라 표현했던 생활습관의 개선이 건강을 증진시키고 노화의 해로운 영향들을 늦추기 위한 어쩌면 현재로서는 가장 효과적이고 실행 가능한 방법일 것이다. 다시 말해서, 생활습관 개선이 보조제나 약 없이 우리가 할 수 있는 해결책이다.

생활습관을 고치는 것이 어떤 사람들에게는 쉬운 일이지만 어떤 사람들에겐 여러 이유로 어려운 일이다. 생활습관을 고치는 것이 어려운 사람들을 위해, 약품 개발자들은 이 행동이 건강을 증진시키는 이점을 설명하는 세포 메커니즘을 밝혀서 이런 사람들에게 적용하려고 애쓰고 있다. 이 방법들은 노화를 지연시키는 가능성이 있는 보조제와 영양제, 일명 **'기능식품'**과 함께 10장에서 다루도록 하겠다.

가장 잘 알려진 행동적 조정 방법은 칼로리 또는 식이 제한과 운동이다. 이 두 가지는 비교적 비용이 적게 들고 건강수명을, 그리고 어쩌면 수명까지 바꾸는 데 가장 효과가 크다. 그러나 모든 선진국의 경우에서 보듯, 대부분의 사람이 원하는 효과를 얻기에 가장 어려운 방법일 수도 있다. 그래서 이 두 방법과 똑같은 효과를 얻을 수 있는 약이나 '기능식품'을 찾는 것이다.[1]

칼로리 제한(CR)

칼로리 제한은 영양실조를 일으키거나 필수 영양소를 줄이지 않으면서 섭취하는 칼로리를 줄이는 방법이다. 줄인다는 말은 상대적인 말이라서 개인의 섭취 또는 비슷한 체형을 가진 평균적인 사람의 섭취에 비례하여 그 의미가 정해질 수 있다. 칼로리 제한은 다양한 동물실험 분야에서 건강수명과 수명을 연장하기 위해 가장 많이 연구되고 있으며 그것을 찾기 위한 연구 중 가장 강력한 비약물성 조정 방법이다.

이 연구들의 경우, 피실험 동물이 자유롭게 먹는 양에 비해 보통 30%가량을 적게 제공했다. 효모균과 초파리, 선충의 경우, 칼로리 제한이 수명을 200~300% 연장시켰는데, 이것은 일반적인 수명의 2~3배에 해당하는 것이다. 또한 이 동물들은 그 기간 내내 더 건강한 상태를 유지했다. 일부 쥐들에게서는 칼로리 제한으로 수명이 50% 연장되었고, 비만, 2형 당뇨병, 암, 심장병, 신경퇴행성 질환, 그리고 일부 자가면역 질환 등의 여러 만성 질환들을 막거나 발병 시기를 늦추었다.

일반적으로 사람이나 다른 영장류보다 더 작은 동물들에게서 칼로리 제한에 의한 수명 연장 효과가 나타난다. 이는 진화적 측면에서 일리가 있다. 야생에서 보통 1년 미만인 쥐의 수명이 기근의 계절에 영향을 받는 비중을 생각해보자. 그렇다, 아주 크다! 그렇다면 2장에서 다뤘던 것처럼 수명 연장을 위한 주요 진화적 추동력이 그 동물의 번식기를 늘리는 것임을 떠올려보자. 힘든 여름철을 보내며 굶은 쥐는 번식하기 위해서 최소한 몇 개월, 또는

50%까지 수명을 늘려야 한다. 사람의 경우, 힘들게 보낸 여름 한철은 우리 조상들의 평균 수명이었을 30년 수명에서 큰 비중이 아니기 때문에, 쥐가 누리는 만큼의 이득을 기대할 수는 없지만, 건강수명은 연장할 수 있다.

연구 계획에 일부 문제는 있으나, 영장류인 원숭이를 대상으로 칼로리 제한의 장점을 보여주는 장기 연구 두 가지가 있다. 사람과 마찬가지로 영장류에게도 당뇨병, 심혈관계 질환, 근육감소증, 뼈 손실, 면역기능의 변화, 인지능력 감소 등 노화와 관련된 질병들이 생긴다. 두 연구 모두 내겐 끔찍하게 보이는 식단을 사용했지만, 칼로리를 제한한 원숭이들이 원하는 만큼 먹었던 비교군에 비해 더 오래, 그리고 더 건강하게 살았다. 이 연구들과 다른 몇몇 영장류 연구들이 다른 연령의 동물들을 대상으로 실험을 진행했고 중간에 실험 방법들도 바꾸었기 때문에 칼로리를 제한했던 원숭이들이 얼마나 더 오래 살았는지 말하기는 어렵지만, 칼로리 제한으로 향상된 건강은 대단했다. 두 연구 모두 칼로리를 낮추자 심장병 같은 노화에 의한 질환들이 50%까지 줄어들었다.

그렇다면 사람의 경우는 어떨까? 칼로리 감소는 아마 인간 역사의 큰 부분을 차지하는 규범이었겠지만, 영양실조가 주로 기근 기간과 연결되기 때문에 칼로리를 적게 먹는 효과를 알아내기는 어렵다. 제2차 세계대전 중에 일어났던 유명한 예가 있는데, 오슬로 주민들은 1941년부터 1945년까지 4년 동안 노르웨이 정부가 식량을 배급했기 때문에 영양실조 없이 20%의 칼로리 제한을 경험했는데, 이 기간 동안 남녀 모두의 사망률이 전쟁 이전보다

30% 낮았다.⎯²

　사람을 대상으로 한 여러 임상실험들은 칼로리 제한의 혜택을 뒷받침한다. 흥미로운 것은 칼로리 제한을 받은 대상자들이 신체 활동에 필요한 에너지가 부족함을 느끼지 않았다는 것이다. 다시 말해서, 칼로리를 적게 먹어도 걷기, 앉기, 잠자기 등의 일상적 활동에 필요한 칼로리를 쓸 수 있었다.

　직관에 반하는 이 결과는 혈당과 지방 축적을 조절하는 호르몬인 **인슐린** 민감도가 칼로리 제한으로 향상되었다고 설명할 수 있다. 이 민감도는 우리가 탄수화물에 얼마나 제대로, 그리고 얼마나 빨리 반응하는가의 측정치, 그러니까 우리가 섭취하는 칼로리로부터 본전을 뽑는지를 나타내는 것이다. 마치 연비가 더 좋은 차를 가지고 있으면 더 적은 연료로 더 멀리 갈 수 있는 것과 같다. 또 다른 요소는 미토콘드리아 활동에 관련된 것으로, 이 내용은 곧 다시 설명하도록 하겠다.

　젊은 사람들의 경우에도 6개월간 25%의 칼로리 제한을 실시했더니 10년 내의 심혈관계 질환 위험이 30% 가까이 감소했다. 이 연구에서는 피실험자들의 전체 콜레스테롤과 HDL 콜레스테롤, 혈압, 연령 같은 심혈관계 질환 위험 요소들을 측정했다. 칼로리 제한으로 손상된 미토콘드리아(3장 확인)의 양을 보여주는 **산화 스트레스** 수치는 낮아졌고 근육의 **미토콘드리아** 수는 35% 증가하였다. 그것만이 아니라, 전체 지방과 내장 지방, 골다공증, 두뇌 건강, 관절염, 근감소증, 당뇨병, 장 건강, 암 발병, 그리고 염증을 포함한 여러 가지 건강 표지들도 개선되었다.⎯³

다양한 식이 제한(DR) 해보기

건강과 칼로리 제한의 장기적 이익을 뒷받침하는 자료가 있지만, '정상' 체중을 유지하는 것보다 30%나 낮은 식사 섭취를 받아들이는 사람이 얼마나 될까? 그리 많지 않다. 내 생각에, 나이가 들면서 장기간 칼로리를 제한하는 것은 특히 더 많은 단백질이 필요한 노년에는 건강한 방법이 아니다(근육을 다뤘던 5장에서 설명했던 내용이다).

75~80세 이상의 노인의 경우에는 대부분 체중을 유지하는 것이 어려운데, 이것도 이 연령군의 칼로리 제한에 대해 반박하게 되는 이유다. 우리 게으름뱅이들에게는 다행스럽게도, 칼로리 제한을 흉내 낸 덜 고통스러운 방법이 있다.

간헐적 단식(IF). 이 식이법은 괜찮은 대안이다. 간헐적 단식 계획은 하루 걸러 한 번씩 먹는 격일 단식과 일정한 간격을 두는 방법이 있다. 예를 들면 '5:2 식단'은 일주일에 닷새 동안은 음식을 먹고 이틀은 단식이나 칼로리를 크게 제한하는 식이다.

그런데 하루나 이틀을 굶는 것은 너무나 힘들고, 칼로리 제한과 간헐적 단식을 함께 사용하여 체중을 감량하는 것이 많은 사람에게 이롭다 해도 노화로 인해 근육량과 골밀도가 감소하는 정상 체중의 노인들에게는 문제가 될 수 있다.

좀 더 쉬운 방법으로 **시간제한 섭식(TRF)** 또는 **단식 모방 식단(FMDs)**이 있다. TRF로 정상적인 칼로리를 섭취하는 방법은 6~12시간 동안 섭취하고 남은 시간은 굶는 것이다. 내겐 가장 쉬운 방법으로 보이는 이 시간대 단식의 예를 들어보면, 오후 5~6시 사이에 이른 저녁을 먹고, 그다음 날 아침 식사는 건너뛰고 오후 12시에서 1시 사이에 첫 끼니를 먹는 것이다. 단식을 하는 시간이 길어질수록 당연히 더 힘들겠지만, 많은 사람이 건강 또는 정신적 이유로 이 방법을 정기적으로 실천한다. 동물실험연구에서 밝힌 단식의 확실한 효과는 장기간 단식과 시간제한 섭식 모두 암세포의 화학요법 해독작용을 촉진시키는 동시에 정상 세포들이 그 독성 효과를 견디고 치료 후 더 빠르게 재생할 수 있게 만들었다.ㅡ4

그럼에도 과학자들 사이에는 단식하는 기간을 얼마로 제한해야 하는지에 대한 합의가 없다. 이 문제를 정확하게 해결하기 위해 사람을 대상으로 결론을 낸 연구들도 없다. 이 시점에서 말할 수 있는 것은 식사 제한의 유익한 효과를 보여주는 증거가 분명하다는 점이다. 나 역시도 이 방법을 신뢰하기 때문에 시도하고 있다. 식사 제한을 실천해보고 싶다면 이 책 뒤에 제공한 미주와 참고문헌들을 반드시 읽어보고 마음을 정하기 바란다.

다량영양소(Macronutrient) 제한. 이제 칼로리 제한이 유익하다고 생각할 테니, 상황을 좀 복잡하게 만들어보겠다. 다량영양소란 탄수화물, 지방, 단백질, 물 등 신체가 비교적 많은 양을 요구하는 영양소를 말한다. 과학자들이 쥐를 대상으로 칼로리 섭취는 제한하지 않은 상태로 지방 칼로리만 제한하자 수명에 유익한 영향이 전혀 없었다. 마음껏 먹게 하면서 단백질만 제한했을 때는 꽤 엄격한 칼로리 제한을 했을 때 수명이 늘어난 것에 비해 반 정도 늘어났다. 뭐라고?

메커니즘을 다뤘던 3장에서 소개했고, 아래에서도 조금 더 설명할 mTOR 시스템이 수명에 작용하는 역할을 떠올려보자. 간단히 정리해보자면, mTOR는 우리를 구성하는 대사 경로를 함께 생산하는 여러 개별 요소들을 종합하는 오케스트라 지휘자 같은 존재로, 단백질이 감소하면 mTOR의 활동이 느려진다. 왕성한 성장이 줄어든다는 것은 세포가 불필요한 것들을 제거하고 재활용하면서 더 효율적으로 일해야 한다는 뜻이다.

흥미로운 것은 단백질을 생성하기 위해 사용하는 20가지 아미노산 중에서 단일 아미노산(메티오닌)만 제한해도 똑같은 수명 연장 효과가 나타난다는 것이다. 동물성 단백질을 식물성 단백질로 대신했을 때 mTOR 활동의 둔화 역시 약간 줄어드는 것으로 나타나, 식물의 보호 역할을 보여준다.⎯[5] 그러나 5장에서도 자세히 다뤘던 것처럼 나이 들수록 필요한 단백질의 양이 늘어나는데, 이것은 부분적으로 소화 시스템이 노화되어 우리가 섭취한 음식에서 아미노산 구성 요소를 추출하는 활동의 효율성이 떨어지기 때문이다.

제한하는 것이 더 유익하다고 알려진 또 다른 다량영양소는 탄수화물이다. 우리는 오랫동안 탄수화물은 많이, 지방은 적게 먹으라고 배웠지만, 이제 알다시피 이 식습관 조언은 기본적으로 연구를 바탕으로 한다. 전염병학 연구에는 1장에서 언급했던 것처럼 여러 문제가 있다.

최근에 진행된 여러 연구는 다른 것은 제한하지 않고 탄수화물만 제한하면 장수와 건강의 유익을 가져온다고 밝혔다(감안해서 듣기 바란다).⎯[6] 최근 연구들을 확인하는 이유는 과학은 이전에 발견했던 것들을 새로운 예측과 실험에 포함함으로써 이전 연구에서 배우는 장점이 있기 때문이다. 새로운 결과를 통해 탄수화물이 인슐린에 작용하는 방법과 인슐린이 조절하는 다양한 신체 시스템을 더 잘 이해하게 된다.

탄수화물을 섭취하면 췌장에서 인슐린을 분비하는데, 인슐린은 탄수화물이 빠르게 분해되어 생긴 혈액 내의 당분을 붙잡기 위해 일반적으로 체세포, 특히 근육과 간세포를 활성화시킨다. 그런데 탄수화물, 특히 가공식품에 들어 있는 단당이 많이 포함된 식사를 하게 되면 우리 몸은 인슐린을 지속적으로 분비하게 된다. 그리고 세포가 필요로 하지 않아 제거되지 않은 혈액 속 당분은 지방세포의 저장소로 빠르게 보내진다.

이 책에서 소개한 모든 신체 시스템들은 어떤 식으로든 인슐린의 영향을 받으며, 특히 인슐린 저항성에 영향을 받는다. 인슐린 저항성을 양치기 소년으로 생각하면 된다. 인슐린이 너무 많이, 너무 자주 분비되면 우리 세포는 인슐린의 신호를 듣지 않는다. 그러면 어떻게 될까? 혈당이 높아진다.

가장 일반적이면서도 해로운 결과는 2형 당뇨병이지만, 높은 혈당은 아주 다양하고 고약한 문제들을 일으킨다. 4장에서 다뤘던 단백질 당화 반응, 3장에서 다뤘던 염증, 그리고 8장에서 다뤘던 신경 손상 등 이미 몇 가지는 이 책을 통해 들었을 것이고, 거기에 더해서 인슐린은 혈액에서 당분을 빼내어 지방으로 저장하라고 지방세포에게 명령한다. 비만의 증가가 고탄수화물 식단에 2형 당뇨병 치료제인 인슐린 사용을 동반하는 것은 놀라운 일이 아니다.

신체에 에너지 제한이 이루어지는 방식

기본적으로 칼로리 섭취를 줄이는 것은 그 기간이 평생이든 12시간씩이든 상관없이 우리 세포에 영향을 미치는 것 같다. 대부분의 효과는 메커니즘을 다뤘던 3장에서 소개된 과정들이다. CR/IF/TRF 모두 어떤 방법으로 진행되는 것인지에 답하기위해 적절한 세포 및 분자 프로세스를 되짚어보도록 하자.

우선, **미토콘드리아**가 우리 생명에서 맡고 있는 필수 역할을 기억하자. 대부분의 세포 속에 있는 수백 개의 미토콘드리아가 끊임없이 활발하게 움직이면서 우리몸의 에너지 단위인 필수 ATP(아데노신 3인산)를 만들기 때문에, 이 작은 친구가 세포에 없으면 우리는 몇 분 내로 죽게 될 것이다. 칼로리가 줄어든다는 것은 미토콘드리아 막 내에 줄지어 선 전자들에 제공되는 양이 줄어든다는 뜻이다. 그러나 전자들은 의도치 않게 자기 양동이를 흘려서 **활성산소(ROS)**, 일명 **프리라디칼**을 형성한다. 이 프리라디칼은 미토콘드리아 내의 DNA, 세포핵 내의 DNA, 그리고 세포 내의주요 단백질을 손상시킬 수 있는데, 이것을 산화라고 한다. 요약하자면, 몸 안으로들어오는 음식 에너지가 줄어든다는 것은 산화를 일으키기 위해 밖으로 나가는 전자가 줄어든다는 것을 의미한다.

유감스럽게도, 앞 문단의 내용은 상황을 지나치게 단순화한 것이다. 과학자들은칼로리 제한을 진행하고 있는 동물들에게서 실제로 미토콘드리아 활동이 증가하는 것에 주목했다. 앞에서 언급했던 사람을 대상으로 칼로리 제한을 진행한 연구들에서 신체활동에 필요한 에너지를 생산하는 데는 아무 문제가 없었던 것을 기억하는가? 이 결과는 에너지를 발생시키는 이 세포 소기관들의 활동이 늘어나는 것으로쉽게 설명된다. 그렇다면 우리가 예상하게 될 활성산소 생성의 증가는 어떻게 되는지 질문하게 된다.

새로운 연구 결과들은 활발한 미토콘드리아로 인해 활성산소 수치가 증가하면보호적 유전자들이 깨어나는 것을 보여준다. 이 유전자들은 마치 한 줄로 선 도미노의 첫 번째 조각 같아서 수많은 적응 반응을 일으키는데, 이 적응 반응이란 더 나은건강과 연장된 수명을 제공하는 방어기제들과 향상된 스트레스 저항성 등이다.

미토콘드리아 막은 처음부터 끝까지 모두 음식으로 얻은 에너지를 줄줄이 이어진 전자들을 통해 전달받아 ATP 생성에 사용하는 기지다. 음식 에너지가 적게 들어온다는 것은 ATP가 적게 만들어진다는 뜻이며, 이것은 별로 좋은 소식이 아니다. 하지만 ATP 공급이 줄어들면 감지기 장치가 작동된다. 이 상황은 우리 집의 실내 온도가 온도계에 정해놓은 수치 이하로 떨어질 때 생기는 일들과 비슷하다. 실내 온도가 떨어지면, 보일러가 작동을 시작하여 온도를 다시 올려놓는 상황 말이다.

ATP 감지기는 AMP라는 것으로 작동되는데, 이건 조금 자세히 설명해야 하는 정말 똘똘한 메커니즘이다. ATP는 3P 그룹, 즉 인산염을 가진 분자로, 도식으로 표현하자면 A-P-P-P다. 우리 세포가 에너지를 필요로 하는 반응에서 ATP를 사용할 때, 마지막 P그룹이 제거된다. 이건 우리가 매매행위를 할 때 필요한 돈을 사용하는 것과 같다. 남은 ADP(D는 di-phosphate의 표시로, 이제 P가 두 개 남았다는 뜻이다)라는 분자의 모양은 A-P-P다. 두 번째 P도 제거되면 AMP(단일 인산mono-phosphate: A-P)가 형성된다. AMP는 보통 줄지어 선 전자로부터 도태된 에너지가 두 번째 또는 세 번째 P에 연결되는 미토콘드리아 부위로 다시 돌아간다. ADP와 AMP 모두 마치 은행에서 당좌대월(overdraft) 통지서를 보내듯 ATP 공급이 줄어들고 있다고 세포에 전달하는 신호들이다. ADP와 AMP 모두 에너지 생성의 고리에서 또 다른 첫 번째 도미노로, 실제 신호 분자를 활성화할 수 있다.

연속으로 이어지는 이 상황들은 더 많은 ATP를 만드는 것은 물론, 세포를 효율적이고 성공적인 상태로 지속시키는 유지 및 복구 과정 전체를 시작하고 노화의 여러 퇴행 과정들을 완화한다.

그다음 **자가포식**은 보호적 과정 중 하나로, 우리 세포 내의 모든 집안 청소 과정들의 총합이다. 세포 내의 단백질과 다른 구조들이 손상을 입으면, 청소 시스템에게 제거 명령을 내리는 일종의 바코드가 붙는다. 이 청소 시스템은 진공청소기처럼 활동하는 미토콘드리아와 크기 및 모양이 비슷한 현미경적 구조로 구성되어 있다. 이 청소 구조가 진공청소기보다 더 나은 점은 자기가 분해한 것의 구성 요소들을 뱉어내어 그 구성 요소들이 다시 사용될 수 있게 만든다는 것이다. 자가포식이 일어나지 않는다면, 세포 내에 오물이 쌓이고 결국에는 세포를 손상시켜 세포 노화 형성으로 이어지게 될 것이고, 이 과정들은 모두 노화로 인한 질병의 원인이 된다.

CR, TRF, 운동 등 이 장에서 제시했던 여러 행동적 조정 방법들과 다음 장에서 소개할 라파마이신과 레스베라트롤 같은 수명 연장 물질들은 자가포식을 활성화하여

그 효과의 일부를 발휘한다.⎴[7]

자가포식의 한 형태인 **미토파지**는 손상된 미토콘드리아를 분해하고 재활용한다. 그런데 잠깐, 만약에 미토콘드리아를 제거하면 ATP가 바닥나는 것 아닌가? 자, 영리하게도 AMP 신호가 건강한 미토콘드리아를 나누고 더 많이 생산하게 만드는 과정도 활성화시킨다.

그게 다가 아니다. AMP 신호는 mTOR도 낮춘다. mTOR가 세포 형성 과정들을 조정하는 만능 스위치임을 떠올려보자. 이 과정은 분해보다 생성을 담당하는 대사의 한 부분으로 **동화작용**이라 불린다. 음식이 충분할 때는 mTOR의 부피 조절이 증가해서 음식 자원들이 새로운 세포 성분과 새 세포를 만드는 데 쓰인다. 가끔은 괜찮지만, 종종 우리가 지나치게 많은 칼로리를 섭취해 mTOR가 높아진다. 절약을 좋아하는 우리 신체는 절대 자원을 낭비하지 않기 때문에 더 큰 근육세포를 만드는 데도 사용하지만 지방세포에 저장하기도 한다. 반대로, 음식 에너지가 CR/IF/TRF으로 제한되면, 자원이 한정되어 있기 때문에 mTOR도 낮아진다. 더 궁금한 독자들을 위해, 몇 페이지 뒤에서 mTOR를 다시 설명하도록 하겠다.

식이 제한과 유사한 효과 있는 기아 호르몬

포유류에게 중요한 것으로 보이는 또 다른 물질은 기아 호르몬이라는 별명을 가진 **FGF21**이다. 이 물질은 음식 섭취가 적을 때 간에서 생성된다. 그 후 FGF21은 혈액 속으로 분비되어 혈관을 타고 온몸을 돌면서 세포들에게 지방산을 모아서 연료로 태우라고 명령한다.

이 호르몬을 더 많이 생성하는 쥐를 대상으로 한 실험에서, 음식 제한이 없이도 쥐들은 대조군에 비해 더 오래 살았고 인슐린에도 더 민감하게 반응했다. 인슐린이 식사 후 혈액 밖으로 당분을 빼내도록 세포에게 명령하는 췌장 호르몬이라는 것을 기억하자.

심층 분석 2 **신체가 음식에 복잡한 반응을 하는 이유**

진화적 해석에 반감이 없다면 이 문단을 읽어보기 바란다. 우리 세포는 세포 대사, 복구, 세포 분열, 성장의 리듬을 날마다 만들어낸다. 오르내리는 이 리듬 사이클은 사실상 모든 생물에서 발견되지만, 종마다 다르게 나타나는 분명한 특성은 각 종들의 생활주기에 달려 있다. 대부분의 생물은 24시간 주기를 사는 세포들에게 명령하는 **생체시계**를 만들어놓았다. 이 정보는 우리 행동과 대사가 하루의 특정 시간에 조정될 수 있는 생존의 이점을 제공한다.

우리 조상을 포함한 대부분의 동물의 경우, 하루 중 한정된 시간에만 음식을 섭취했을 것이다. 반대로 지금 우리는 더 자주 먹기 때문에 굶는 시간이 더 짧다. 이 패턴으로 인해 음식 섭취 후에 일어나는 대사 작용이 증가한다.

우리가 음식을 먹으면 인슐린이 분비되고 곧 mTOR 활동이 뒤따르면서 단백질과 다른 세포 구조들이 부수적으로 쌓인다. 한편 단식 기간은 AMP 시스템을 활성화시켜 복구와 동화작용 또는 분해 과정들을 유도한다. AMP 시스템은 mTOR 활동도 억제한다. 이 억제 반응은 당연하다. AMP 시스템이 멈추는 동안 가속페달, 즉 mTOR을 밟으면 안 되니까.

먹는 것과 굶는 것 모두 다양한 유전자들을 잠재우고 활성화시키는 단백질들을 만들어서 생체시계에 영향을 주는 신호들을 보낸다. 우리가 먹는 패턴이 대사의 체내 패턴에 영향을 줄 수 있는 방법을 설명하는 것은 다소 길고 지루한데, 수십억 년이 넘도록 우리 조상들은 먹을 수 있는 음식을 최대한 이용하고 대체 기간을 복구와 유지 기간으로 쓰기 위해서 이 패턴들을 발달시켰다.

야간 근무처럼 '정상적인' 24시간 주기의 패턴을 망치는 요인들 역시 우리의 대사 패턴에 영향을 준다. 사실, 수면 패턴의 변화는 비만, 2형 당뇨병, 그리고 심혈관계 질환에 영향을 주는 것으로 밝혀졌다. 마지막으로, 놀라운 일도 아니지만, 나이 역시 이 생체 리듬에 영향을 준다. 그러나 리듬을 변화시키는 원인이 무엇이든 상관없이, 12시간 혹은 그 이하 단위의 음식 제한은 복구와 유지를 담당하는 대사 요소를 정상적인 패턴으로 되돌릴 수 있다. [9]

인슐린이 보내는 메시지에 덜 민감한, 즉 내성이 있는 사람과 쥐는 2형 당뇨병이 발생할 위험이 높다.

FGF21을 더 많이 생성하는 쥐는 성장 호르몬과 인슐린 유사성장인자에 반응하지 않기 때문에 더 작다. 만약 우리가 굶고 있으면, 한정된 에너지 비축량을 성장하는 데 쓰지는 않으니 당연한 말이다. 쥐처럼 사람을 작게 만들려는 것은 아니지만, 일부 질병의 치료를 위해 FGF21 사용에 대한 관심이 생기고 있다.⌐8

적당한 음주, 하지만 주의할 것

적당한 음주는 건강에 이로울 수 있다고 제안하는 연구들이 있으나, 이 결과들은 논란의 여지가 있다. 이 연구들의 일부 문제점들은 7장에서 언급했다. 적포도주가 종종 항노화 효과가 있다는 이유로 선택되는데, 어떻게 그 효과를 나타내는지에 대한 더 많은 연구가 필요하다. 이 효과를 나타내는 데 한몫할 수도 있는 레스베라트롤에 대해서는 다음 장에서 논의하도록 하겠다. 심장에 도움을 준다는 이점은 암, 특히 유방암 위험의 증가로 상쇄될 수 있다. 한 가지 더 특별히 보태자면 술은 칼로리를 높일 수 있다.

건강수명과 삶의 질을 높이는 운동하기

운동이 가져다주는 혜택에 대해 아직 충분히 읽지 않은 독자를 위해 요점만 정리해보자면, 건강수명과 삶의 질을 높이기 위해 딱 한 가지만 할 수 있다면 그건 아마 적당한 운동일 것이다.⌐10 모든 연령에서 유산소 운동과 근력 운동이 신체의 모든 시스템에 빠른 효과를 가져다준다. 심혈관계 기능 향상이 어쩌면 이 많은 효과들의 기저를 이룰지도 모르겠다. 나이를 먹으면서 근육량을 유지하는 것이 점점 중요해지는데, 5장에서 구구절절 설명했듯 근육량 유지 역시 운동의 또 다른 효과다.

근육은 우리가 원하는 대로 움직이게 해줄 뿐만 아니라, 우리가 원하는 기능을 최대한 유지시켜준다. 활동적인 근육 조직은 노화로 인한 질병들의 가장 큰 원인 중 하나인 염증을 상쇄하는 다양한 화합물을 방출한다. 우리가 운동을 하는 동안, 근육이 수축하면서 실제로 일부 세포를 손상시킨다. 여느 부상처럼 급성 **염증**이 일어나는데, 이것은 면역 시스템이 도움을 요청하는 신호를 보내는 과정이다. 복구가 진행되는 동안 그 근육세포는 다시 **항염증** 물질을 배출한다. 운동을 할 때 가능하면 소염진통제를 먹지 말라는 것은 이런 이유 때문이다. 노년에 근육량을 늘리고 근감소증을 피할 수 있는 새로운 의견들은 5장에 소개되어 있다.

빠른 걸음, 달리기, 자전거 타기 등의 **유산소 운동**과 근력 운동 같은 **저항성 운동** 모두 미토콘드리아에 좋은 영향을 미친다. 근육량을 유지하고 향상시키기 위해 한 가지만 골라야 한다면, 최근 연구들은 저항성 운동이 조금 더 낫다고 본다. 저항성 운동은 모든 주요 구조들의 기능과 더 많은 미토콘드리아가 생성되게 하는 단백질 합성을 증가시킨다. 유산소 운동은 저항성 운동이 주지 못하는 심혈관계 효과를 가져다준다는 사실을 기억하자. 또한 유산소 운동은 간접적으로 근육량을 늘리고, 그로 인해 미토콘드리아에 저항성 운동과 똑같은 좋은 효과도 일부 가져다준다.

어떤 종류의 운동을 하느냐와 상관없이, 운동은 우리가 살아온 햇수를 말하는 실제 연령과 반대로, 우리의 진짜 연령 혹은 신체나 이에 중요한 요소다. 최근 12만 5,000명 이상의 피실험자를 대상으로 심장질환을 진단하는 일반적인 방법인 운동자극검사를 실시했던 유럽의 한 연구 결과, 운동자극검사의 결과가 향후 10년간 생존율의 가장 좋은 지표임을 밝혀냈다. 이 결론은 실제 연령, 성별, 흡연, 신체질량지수, 관상동맥 질환, 고혈압을 고려한 것이다.[11]

조금 더 설명해보자면, 150만 명 이상의 미국인들을 대상으로 설문조사를 분석한 또 다른 연구는 운동으로 정신 건강이 매우 좋아졌다는 결과를 말해준다(하지만 1장에서 다뤘던 자기 보고 방법에 대한 정확도 문제를 기억하자). 이 분석은 '상태가 나쁜 날'로 자기 보고한 자료를 바탕으로 운동을 한 사람들과 운동을 하지 않은 사람들을 비교했다. 운동을 하지 않은 사람들에 비해 운동을 한 사람들은 설문조사를 하기 전 달보다 정신 건강이 나쁜 날들이 적었다. 더 좋은 소식은 모든 종류의 운동이 정신 건강을 향상시킨다는 점이다. 설문조사에 제공된 종목들은 많지 않았지만, 가장 큰 긍정적 효과는 단체 운동, 자전거 타기, 그리고 체육관 운동에서 나타났으며, 약 45분간 일주일에 3~5회 하는 경우였다.[12]

이제 운동이 젊음의 샘물처럼 들린다고 생각하고 있을 것이다. 여기서 생기는 합리적 의문은 얼마나 많이, 그리고 얼마나 자주 운동을 해야 하는가다. 제한된 식사를 하는 경우와 마찬가지로, 이 질문에 정확한 수치를 제공할 수 있는 대규모 인간 대상 실험이 없었다. 5장에서 일부 소개했던 대로, 많은 연구가 다양한 형태의 운동이 노인들에게 가져다주는 혜택을 분명하게 보여준다.

최적의 운동'량'을 체계적으로 살펴보는 논문들도 늘어나고 있다. 일례로 근육이 생긴 이후 그 근육을 유지하는 데 필요한 운동량을 두고 60~75세 노인들을 20~35세의 젊은이들과 비교한 실험이 있었다. 명확하게 하기 위해 세부사항들까지 소개하자면, 70명의 성인을 두 연령군으로 나눠서 두 단계의 실험에 참가시켰다. 첫 번째 단계는 16주 동안 주 3회의 근력 운동(저항성 운동)으로 구성되었다. 이 1단계 실험 기간 중, 젊은 그룹과 노인 그룹 모두 근력과 근육량이 증가했다. 젊은 그룹은 더 높은 기준치에서 시작했지만, 두 그룹 모두 비슷한 양의 향상치를 나타냈다. 줄자로 측정한 다리 근육 둘레만을 이야기하는 것이 아니라, 다리 둘레와 들어올린 최대 역기 무게는 물론, 근육 생검도 실시한 결과였다.

1단계가 끝나고 모든 참가자들은 32주 동안 다음 세 그룹 중 하나에 무작위로 참여하게 되었다. 1)운동을 하지 않는 그룹, 2)1단계의 3분의 1만큼 운동하는 그룹(1단계에서 했던 것과 똑같은 운동량과 운동 종류를 일주일에 하루만 하기), 3)1단계의 9분의 1만큼 운동하는 그룹(1단계에서 했던 것과 똑같은 운동량과 운동 종류를 일주일에 하루만 하되, 두 번째 그룹이 3회 반복을 실시하는 데 비해 3가지 운동을 각각 1회씩만 하기).

여기서 뜻밖의 결론이 나왔다. 젊은 그룹의 경우, 3분의 1과 9분의 1 과정에 참여했던 사람들의 근육량은 그대로 유지되었다. 그러나 노인들의 경우에는 두 과정에 참여했던 사람들 모두 근육량이 감소했지만(3번 그룹보다 2번 그룹이 덜 감소), 1단계 동안 증가했던 근육의 일부는 유지했다. 그리고 중요한 것은, 노인들은 어떤 그룹에 속해 있든지 근력을 많이 잃지는 않았다는 점이다. 요약해보면, 4개월 동안 주 3회씩, 3가지 근력 운동을 각각 3세트씩 할 때 큰 효과를 얻을 수 있었으며, 운동 시간을 줄여도 이 효과는 8개월 이상 지속되었다.

이 실험 결과의 핵심은, 나이와 상관없이 근력 운동은 본전을 뽑고도 남을 만큼의 효과가 있다는 것이다. 한 가지 주의할 점은, 근력 운동을 해본 적이 없는 사람은 강사와 함께 시도하거나 전문가가 진행하는 수업으로 시작해야 한다는 것이다. 제대로 하지 않을 경우 부상을 입기 쉬우니까.⎯[13]

열기와 냉기에 노출되기

대부분의 사람은 극단적인 온도를 좋아하지 않는다. 우리가 집 안에 보일러나 에어컨을 켜는 이유가 있는 것이다. 그러나 과학자들은 인간의 경우 이런 극단적인 온도에 짧은 기간 노출되면 건강한 효과가 촉진된다는 것을 발견하기 시작했다. 이것은 메커니즘을 다룬 3장에서 소개했던 **호르메시스** 개념의 예다.

호르메시스는 극도의 추위나 더위 같은 작은 스트레스가 우리 세포의 방어 메커니즘을 깨운다는 개념이다. 이렇게 되면 이 보호적 메커니즘이 작동 상태를 유지하여 건강을 더 좋아지게 한다. 극도의 온도에 노출되는 것은 오래전부터 선충, 초파리, 쥐와 같은 경우에 다른 스트레스를 견디는 능력이 향상되는 것은 물론이고 수명도 연장되었다고 보고되어왔다.

일반 사우나 효과는 핀란드 중년 남성 그룹을 대상으로 한 대규모 연구로 진행되었다. 그중 절반가량이 규칙적으로 사우나를 즐겼는데 일주일에 한 번 사우나를 하는 남성들과 더 자주 사우나를 하는 남성들을 비교했다. 사우나광들은 모든 사망률뿐만 아니라 여러 종류의 심장질환 위험이 훨씬 낮았다(주 2~3회 사우나를 하는 사람들은 78%, 주 4~7회 사우나를 하는 사람들은 39%). 주 4~7회 사우나를 하는 그룹은 주 1회 사우나를 하는 사람들에 비해 모든 형태의 치매 위험이 66%나 낮았고 알츠하이머병의 위험은 65% 낮았다. 과학자들은 혈압, 염증, 뇌졸중과 호흡기 질환에서도 비슷한 감소치를 발견했다.⎺[14] 개인적으로 나는 사우나에 10분 동안 앉아 있는 것보다 15km를 뛰는 게 낫지만, 그만큼의 운동량이 모두에게 가능한 것은 아니니, 규칙적인 사우나를 무시할 이유는 없다.

열기의 효과는 **열충격 단백질(HSP)**이라는 단백질군에 의해 일어나는 것이다. HSP는 파리에게서 처음 발견되었고, 박테리아에서 인간까지, 사실상 살아 있는 모든 유기체에서 발견되는데, 이 단백질은 추위, 자외선, 부상과 조직 치료를 포함한 기타 스트레스에 노출될 때 배출된다. HSP는 열기나 다른 스트레스 원인들에 의해 파괴될 수 있는 단백질들을 안정화하면서 세포 안정성을 보호한다.

이 역할 때문에 HSP는 심장 보호, 면역 시스템 활동, 자가포식을 비롯한 여러 주요 대사 기능을 수행한다. 쥐의 경우, 매일 사우나와 같은 상황에 노출되는 열기 스트레스, 그리고 그에 따른 HSP 활동이 실제로 근육의 미토콘드리아와 산화 손상을 뒤바꿔 놓았다.⎺[15]

얼음 목욕탕에 앉아 있는 것처럼 냉기에 노출되는 것이 건강에 이로운 효과가 있다는 결과들도 있다. 여기서 말하는 효과에는 염증 물질과 스트레스 호르몬 감소, 그리고 혈액 화학치 변화 등이 있다. 이 효과들은 감염과 염증에 반응하는 면역 시스템을 향상시키는 것으로 나타났다.[16] 하지만 호흡 조절을 통한 명상으로도 똑같은 결과를 가져오는 것 같다.

간헐적 생활방식 실천하기

여기서 제시하는 방법 중 무엇을 시도해야 할지 생각 중일 것이다. 당연히 일부 과학자들은 혼합법을 제안한다. 우리의 진화적 배경을 되짚어보자. 우리 조상들은 추위, 더위, (비교적) 짧은 기간 동안 적은 양의 음식 섭취(기근이라고 해야 할까?), 그리고 내부 장기들의 복구 시스템을 촉발시키는 적은 양의 '독성' 음식(상한 음식 등)을 정기적으로 소비했다. 적은 양의 나쁜 자극이 그것을 이기려는 건강한 반응을 일으킨다는 호르메시스 개념을 떠올려보자.

오늘날까지 살아남은 수렵·채집 인간들은 계절에 따라 결정되는 매우 다양한 음식물을 섭취한다. 우리 대부분이 파충류, 쓴 나물, 벌레 등 조상들이 억지로 먹어야 했던 것과 똑같은 음식을 먹지는 않겠지만, 그렇게 다양한 음식이 호르메시스와 영양분의 원료도 제공하지 않았을까.

유럽에서 진행된 여러 소규모 연구들은 앞서 언급한 냉기, 열기, 단식 등의 일부 스트레스가 체중, 인슐린, 포도당과 콜레스테롤을 포함한 다양한 지방질의 혈액 수치 같은 대사 표지 수치들을 향상시켰다고 밝혔다. 이 과학자들은 이 방식이 인간의 고대 생활 방식을 닮았기 때문에 이 방법을 **간헐적 생활방식**이라고 부른다. 매달 며칠 동안 여러 요소를 섞어서 시도하면 우리 조상들과 마찬가지로 현대 생활방식에서 생기는 여러 위험들로부터 보호하는 메커니즘을 만들기 위해 세포에 힘을 더해주는 일종의 백신 역할을 할 수 있다고 생각한다. ⌐17

만성 스트레스 낮추기

우리 조상들은 짧은 기간 동안 많은 환경적 도전을 겪으면서 급성 또는 단기 스트레스 반응을 일으켜 필요한 시스템에 자원을 이동시켰다. 스트레스가 사라지면 스트레스 반응도 사라졌다. 그러나 현대 생활방식은 장기 스트레스가 넘쳐나고 많은 사람이 신체의 스트레스 반응 시스템을 오랫동안, 또는 매일매일 짧은 기간씩 여러 번 켜놓고 산다.

스트레스 반응의 주요 요소는 스트레스가 진행되도록 배출되는 호르몬이다. 이 호르몬에는 아드레날린과 코르티솔이 있다. 코르티솔은 정서적인 스트레스로 인해 분비되는 호르몬으로, 코르티솔의 효과로는 예상되는 응급상황의 에너지를 만들어내기 위해 근육 조직을 붕괴하고, 위산 형성을 증가시켜 위궤양의 원인을 제공하는 것 등이다. 최악의 경우, 높은 코르티솔 상태가 지속되면 우리 뇌가 새로운 상황에 적응해 학습하고 그 상황에서 해야 할 방법을 기억해 저장하는 능력을 떨어트린다.

마음 챙김 훈련과 명상, 요가, 인지행동 요법을 비롯하여, 우리 생활습관을 바꾸는 방법은 수없이 많다. 너무 많아서 여기에 다 소개할 수도 없을 정도다. 시도하는 데 도움을 줄 여러 가지 읽을거리들은 미주에 소개해두었다. ⌐18

8시간 수면 시간 지키기

행동 개선을 다루는 이번 장을 마무리하면서 내린 적절한 결론은 수면이다. 우리의 생체시계가 여러 가지 생물학적 과정을 조절한다는 것은 알고 있을 텐데, 이 리듬이 깨지면 신경퇴행, 비만, 2형 당뇨병 등 노화로 인한 병리학적 증상들이 생긴다. 어려운 일이라는 것은 알지만, 잠을 잘 자는 것은 뇌부터 피부까지 모든 신체 시스템이 최적의 건강 상태가 되도록 도움을 준다.

심혈관계 건강에서 잠의 즉각적인 역할을 보여주는 깜짝 놀랄 자연실험 하나가 있는데, 서머타임제로 인해 봄에 시간이 바뀌면서 수면 시간이 딱 1시간 줄어드는 날, 24시간 동안 관찰한 결과 심장마비가 20%나 증가했다! 더 최근에 진행한 연구에서는 건강수명에서 수면의 중요성을 강조하면서, 수면의 질을 높일 수 있는 방법들을 제안한다. 이중 몇 가지는 미주에 달아둔다. ⌐19

결론

우리가 생활습관을 조금 고치면 수명은 물론, 건강수명에도 큰 효과를 얻을 수 있다. 현재 자신의 행동 패턴에 따라, 이 행동 수정이 쉬울 수도 어려울 수도 있을 것이다. 너무 빨리 많은 것들을 바꾸려고 시도하지 말아야 한다. 자신이 할 수 있다고 생각하는 한 가지를 시도하면서 몇 개월에 걸쳐 긍정적인 효과가 있는지 스스로 관찰해보자. 자기실험 방법에 대해서는 다음 장에서 더 자세히 설명하도록 하겠다. 만약 지금 당장 행동 개선이 너무 어렵게 느껴지는 상황이라면, 다음 장의 내용을 참고하기 바란다. 노화의 흐름을 막는 데 사용할 수 있는 몇 가지 약들이 소개되어 있다.

약어 해설

ATP: 세포의 에너지 분자인 아데노신 3인산 adenosine trophophate

ADP, AMP: 각각 두 개 또는 한 개의 P를 가진 ATP의 작은 형태

CR: 칼로리 제한 caloric restriction

DR: 식이 제한 dietary restriction

FGF21: 기아 호르몬 starvation hormone

FMD: 단식 모방 식단 fasting-mimicking diet

HSP: 열 충격 단백질 heat shock protein

IGF-1: 인슐린유사성장인자 insulin-like growth factor

IF: 간헐적 단식 intermittent fasting

mTOR: 포유류 라파마이신 표적 단백질 mammalian target of rapamycin, 세포 활동을 조절하는 단백질

ROS: 활성산소 또는 활성산소종 reactive oxygen species

TRF: 시간제한 섭식 time-restricted feeding

10장

우리가 할 수 있는 대안 2

적절한 약과 보조제 섭취

나는 일을 통해 불멸을 이루고 싶지 않다.
죽지 않음으로써 이루고 싶다.

– 우디 앨런

장수와 건강수명에 효과적인
약과 보조제 알아보기

앞 장에서 소개한 생활습관의 개선 말고, 뭔가 다른 것을 시도하고 싶은 마음이 들 수도 있다. 이번 10장에서는 식이 제한이나 운동을 할 수는 없지만 그래도 건강수명을 향상시키기 위해 노력하고 싶은 사람들을 위한 내용을 다룬다.

이 장에서 소개하는 여러 화합물질을 보충하는 것에 대한 증거 자료는 예비 실험 결과들뿐이지만, 개인적으로 꽤 괜찮은 자료들이라고 생각한다. 일부 화합물질들은 구하기도 어렵고, 인간을 대상으로 한 자료가 한정적이라서 적정량과 투여 기간을 이리저리 시도해봐야 하는 것들도 있다.

지금 많은 사람이 직접 투여해보면서 정말로 작은 실험 대상으로 채워지는 필수 실험들의 경험을 나누고 있다. 실험 대상 수가 적은 실험에 대한 나의 견해는 이제 모두 알고 있을 것이다. 그러니 우리 각자가 최고의 통제군이다. 보조제를 먹을 때와 먹지 않을 때의 느낌을 비교하고 대조해보자. 실험 과학자가 되어보는 것이다.

몇 가지 물질들은 그 효과에 관해 작은 생명공학 회사들이 제공한 제대로 된 증거자료들과 함께 소개한다. 그 약품이나 보조제, 혹은 그 회사를 홍보하는 것이 아님을 명심해주기 바란다. 또한 이런 실험을 하는 과학자들은 대부분 그 약품을 만드는 회사의 구성원임을 명심해야 한다. 분명히 이해관계의 상충이 일어나는 상황이니까 말이다.

이번 장 첫 번째 부분에서는 장수와 건강수명에 긍정적 효과를 주는 것으로 밝혀진 약품들을 소개한다. 노화를 전문으로 다루는 일부 과학자들과 의사들이 추천하고 처방하는 약들이다. 많은 사람들이 스스로를 항노화 치료의 전문가라고 광고하지만, 기껏해야 우리가 여기서 읽고 있는 것과 똑같은 정보들을 갖고 있는 사람들이고, 최악의 경우엔 인터넷에서 떠도는 허위정보들에 기대고 있는 사람들이다. 1장에서 알맹이와 쭉정이를 구별하라는 나의 경고를 잊지 않았기를.

두 번째 부분에서는 살아 있는 세포들이 만들어내는 화합물질인 '생물학적 제제'를 살펴본다. 이 생물학적 제제들은 대부분 처음부터 만들어지는 것이 아니라, 실험실에서 배양한 세포들로부터 정제하여 얻는다. 여기에는 호르몬, 효소 활성화 물질, 그리고 노화세포를 파괴할 수 있는 치료적 물질들이 포함된다.

세 번째 부분에서는 보충제와 일명 천연물질들을 건강수명을 촉진시킨다는 증거자료들과 함께 소개한다. 여기에는 비타민과 다른 보충제들은 물론이고 음식에서 얻을 수 있는 물질들이 포함된다. 이 물질들을 '기능식품'이라고 한다. 마찬가지로 이 화학물질들이 우리의 건강이나 수명에 어떻게 영향을 주는지 그 방법들도 소개한다.

그다음 부분은 수명과 건강수명에 미치는 영향이 알려진 유전자들을 다룬다. 특별히 여기에서는 이 유전자들이 작동하는 방법에 대한 지침서들도 제공된다. 유전자들이 서로 영향을 주고받는 여러 방법을 이해하고 나면, 같은 유전자의 다른 형태들이 우리를 보호하기도, 위험에 빠트리기도 할 수 있다는 점을 이해하게 된다. 또한 유전자 활동이나 이 마지막 두 장에서 읽었던 조정 방법, 즉 해결책의 효과를 측정할 수 있는 지표인 생물지표도 소개한다.

마지막으로 자가 실험에 대한 이야기를 소개한다. 이번 장에 소개된 여러 화합물은 널리 알려진 것이 아니기 때문에, 담당 의사에게 처방을 받아 구하기보다는 스스로 찾아다녀야 할 것이다. 이 화합물의 대부분은 진행 중인 대규모 임상실험이 전무하기 때문에 정해진 용량이나 복용 시간표 역시 없다. 그러나 이 내용을 스스로 적용해볼 수 있는 계획서들이 있으며, 그것을 여기에 소개할 것이다.

항노화 복합체는 신생 분야다. 우리는 제약 회사들이 이 분야를 뒤쫓아올 때까지 몇 년 또는 몇십 년을 기다리거나 우리 스스로 조사를 하는 것 중 선택하면 된다.

화학적 개입 1
저분자 의약품과 건강수명의 관계

일명 '저분자 의약품'이란 우리가 일반적으로 약이라 생각하는 것들, 즉 아스피린, 이부프로펜, 그밖에 우리가 일상적으로 떠올리는 알약들이다. 화학자들은 이 화합물들을 우리 몸이 만들어내는 고분자 물질들보다 훨씬 쉽게 합성한다. 이들 중 일부 의약품은 오랫동안 사용되어왔기 때문에 안전성과 관련된 자료들이 많다. 더 작은 저분자 의약품의 경우에는 약의 사용과 수명 연장 같은 특정 결과 사이의 상관관계에 기반을 두고 연구한 자료들도 많다.

건강수명과 수명 연장의 맥락에서 저분자 의약품을 사용하는 것은 앞에서 다뤘던 행동적 개입에 비해 추측에 더 의존한다. 확실한 실험적 자료가 있는 약들과 보충제들로 한정하겠지만, 이것도 대부분 대규모 장기간의 임상실험과 인간을 대상으로 한 자료가 부족하다. 그럼에도 여기에 소개하는 이유는 동물실험 결과와 인간을 대상으로 한 예비 임상실험 결과들이 관심을 가질 만큼 꽤 괜찮기 때문이다. 여기에 소개하는 모든 약은 추가 조사가 진행 중이다.

내 생각에 이들 중 어떤 것을 복용할 계획이라면 스스로 약간의 조사를 해야 한다. 그런 의미에서 이 주의사항을 참고하면 될 것 같다. 그것을 위해 조사를 시작할 때 참고할 만한 인용문헌들을 미주에 몇 개 실었다.

면역 억제제 라파마이신, mTOR의 복잡한 작용 규명

비록 여기에 소개하는 모든 화합물이 좋은 실험 자료들을 가지고 있다고 말했지만, 일부 불편한 부작용들로 인해 눈 밖에 나버린 라파마이신부터 시작해보도록 하겠다(라파마이신과 흡사한 일부 물질들은 암 치료 임상실험 중이다). 엄밀히 말해서 라파마이신은 '저분자' 의약품은 아니지만, 현재 화학자들이 합성하는 화합물이다.

라파마이신부터 시작하는 이유는 라파마이신이 활동하는 방법이 행동적 조정 방법과 화학적 조정 방법 모두에 영향을 받는 여러 세포 과정들을 설명하기 때문이다.

3장에서 소개한 라파마이신에 의한 수명 연장은 쥐를 대상으로 면역억제 약제, 즉, 신체가 이식된 장기를 받아들이도록 하기 위해 장기 이식 환자들의 면역 시스템을 낮추는 데 사용된 약을 조사했던 초기 실험 결과로 주목받았다.

수명을 연장시키는 효과 외에도, 라파마이신은 쥐의 건강수명을 눈에 띄게 연장했다. 또한 쥐에게 나타난 노화로 인한 여러 질병들, 이를테면 앞 장들에서 논의했던 심혈관계 질환, 근육 손실, 관절염과 알츠하이머병 등에도 긍정적 효과를 가져다주었다.

라파마이신은 역시 3장에서 소개한 세포의 성장 호르몬의 마스터키, 포유류 라파마이신 표적 단백질의 약자인 mTOR를 억제한다. 우리 인간 같은 다세포 유기체를 구성하는 각각의 세포들은 스스로의 역할을 하기 위한 결정을 할 때 모든 종류의 정보들을 통합해야 한다. 이런 식의 정보 통합 과정은 우리의 잔고와 그 돈으로 살 수 있는 것과 살 수 없는 것을 생각하면 익숙하다.

우리 세포들은 세포가 성장하고 분열하는 능력을 결정해주는 영양소 유효도, 세포에게 성장하고 분열하라고 명령하는 단백질인 **성장인자**, 그리고 다른 세포에 영향을 주는 면역 시스템이 만들어내는 화학물질인 **사이토카인** 등의 정보를 이용하여 할 일을 결정한다. 이 화학적 메시지들은 혈관을 타고 이동하면서 몸 전체가 필요로 하는 것을 전달한다. 만약 성장을 필요로 하는 상태라면 mTOR는 다음의 4가지 신호들을 세포에 전달한다.

1) 인슐린과 인슐린유사성장인자
2) 사용할 수 있는 음식 에너지의 양
3) 산소
4) 단백질 구성 성분인 **아미노산** 수치

이를 통해 mTOR는 세포 성장을 활성화할 수 있다. 이 신호들 모두 단백질과 지방질 합성 같은 **동화작용**(성장 촉진 과정을 뜻하는 용어) 과정과 미토콘드리아의 복제를 시작하도록 mTOR를 활성화할 수 있다. 암과 2형 당뇨병 같은 질병에서 mTOR 신호 전달이 엉망이 되는 것은 당연하다. 암 발병 위험과 관련된 높은 단백질 섭취로 mTOR 시스템이 활성화되면 과도한 세포 성장과 복제, 바로 암의 전형적인 특징으로 이어질 수 있다.

mTOR 활동과 관련된 흥미로운 실험 결과가 있다. mTOR를 음량 조절 버튼이라고 생각해보자. 신체가 만들어내는 단백질 신호들인 높은 영양소 수치와 성장인자들이 이 버튼을 켠다. 그러면 성장이 일어난다. 쥐의 경우, 연구원들이 하나의 성장인자를 발견하여 피부 세포에 있는 그 성장인자의 유전자를 활성화시켰더니 주름이 생겼다. 그것도 엄청 많은 주름이.[1] 만약 세포들이 점점 커지면 서로 모여 쌓이게 될 테니 이해가 되는 결과다. 이 문제를 최소화하기 위한 방법을 알려면 계속 읽어보자.

반대로, mTOR가 멈추면 세포 구성 요소들을 무너뜨리고 재활용하여 영양소를 제공하는 **자가포식**이 시작된다(이 개념도 역시 3장에서 소개했다). 단백질인 mTOR는 종종 재활용센터에 붙어 있다. 이 위치는 분명 영양소 감지기가 작동하기에 최상의 장소다.

쥐의 경우, 라파마이신과 DR(식이 제한)이 수명을 연장시켰다. 두 조정 방법은 mTOR을 억제하고 자가포식을 활성화하는 것과 유사한 효과를 나타낸다. 이 조정 방법들은 **세포 노화**도 감소시킨다. 그러나 중요한 것은 포도당과 포도당 대사에는 정반대의 효과를 나타낸다. 식이 제한은 인슐린 민감성을 높이는 반면, 라파마이신은 인슐린 저항성을 일으킨다. 인슐린 저항성은 2형 당뇨병의 위험 요소이며, 혈중 당 수치를 높은 상태로 유지시키는 결과를 가져오기 때문에 바람직한 효과는 아니다. 라파마이신을 쥐에게 투여하면 더 오래 더 건강한 삶을 살지만, 사람에게는 똑같은 결과가 나오지 않을 수 있다.

식이 제한은 지방의 분해를 촉진시킨다. 이것이 라파마이신과의 더 큰 차이점이다. 이런 결과들은 mTOR의 조절 기능이 가진 복잡한 특성을 잘 보여준다. 나는 mTOR가 세포 내에서 자연스럽게 발생하는 여러 신호들을 통합하기 위해 진화했다고 생각한다.

다시 말해서 mTOR가 자연에서 자주 일어나는 운동과 식이 제한으로 가장된 주기적 굶주림 같은 단식 상황들을 해석하기 위해 만들어졌다는 것이다. mTOR 시스템의 자연주의적 관점을 확장하기 위해 그 기본값은 계속 유지되어야 한다. 포도당, 류신(아미노산의 유용성을 보여주는 지표), 산소 등의 일부 주요 영양소가 부족하다고 감지되면, mTOR는 동화 과정을 정지한다. 그러면 동전이 뒤집히듯 유지와 복구 활동이 전면으로 나선다. 그러나 라파마이신이 mTOR 시스템의 하위 부분에 영향을 주는 반면, 운동과 식이 제한은 더 전반적인 통제를 한다. 이런 이유로 라파마이신이 건강 수명에 각기 다른 영향을 미치는 것이다.

mTOR 이야기의 마지막 반전은 mTOR가 신체 각 부분별로 다르게 통제된다는 것이다. 예를 들어, 저탄수화물 식단은 간의 mTOR를 낮추지만 근육의 mTOR는 높인다. 둘 다 바람직한 반응이다. 여기서 중요한 것은, 자연스럽게 일어나는 이 특이함을 만들어낼 수 있는 화학적 조정 방법은 어디에도 없다는 것이다.

처음에는 이식 환자들의 면역억제제로 사용되다가 최근에는 암 치료에, 그리고 현재 알츠하이머병의 통제를 위해 연구되는 등, 라파마이신이 임상적으로 사용되긴 하지만, 사람에게 항노화 약품으로 사용하는 효과는 확실하지 않다. 현재 진행 중인 쥐 실험에서는 부정적인 부작용 없이 수명을 연장시키기 위해 적은 양, 또는 간헐적인 투약이 가능할 수도 있을 거라고 제안한다.

또 다른 가능성은 부작용 없이 바람직한 효과를 만들어내는 화학적 조작 형태의 라파마이신의 사용 가능성이다. 이 연구들의 결과에 상관없이 라파마이신은 이전에는 알려지지 않았던 mTOR 시스템의 복잡함을 해명하는 데 귀중한 역할을 담당했다. ⎯2

당뇨병 치료제 메트포르민의 다양한 건강 개선 효과들

메트포르민(메포민) ⎯3은 당뇨병 치료제로 가장 먼저 승인받은 약 중 하나다. 사실, 메트포르민이 처음 추출된 식물인 콩과 식물, 남방등갈퀴는 아주 오래전 중세 시대부터 당뇨병 치료제로 사용되었을 수도 있다. ⎯4 이 물질이 혈당을 낮추기 때문에 혈중 인슐린 수치가 내려간다. 메트포르민은 인슐린을 낮춤으로써 2형 당뇨병의 증상인 인슐린 저항성 발달을 약화시킨다.

당뇨병의 경우, 메트포르민, 그리고 이와 비슷한 약들의 즉각적 효과는 혈당을 낮추는 것이다. **당화혈색소(헤모글로빈A1c)를** 낮춘다는 중요한 장기적 효과도 있다. 명칭이 길고 어려워 **HbA1c** 라고 부른다. 이 약어가 어떤 단어들의 줄임말인지까지 신경 써야 할 필요는 없지만, 중요한 용어임에는 분명하다. 헤모글로빈은 혈액 내에 산소를 운반하는 단백질로, 앞에서 이야기했던 신체 내의 여러 다른 물질들(피부를 다뤘던 4장의 AGE를 떠올려보자)과 마찬가지로 당분을 싫어한다. 혈당이 높아지면 HbA1c의 양도 높아진다.

손가락을 찌르거나 다른 혈액 검사를 통해 즉각적인 혈당 수치를 확인할 수 있다는 것이 결정타다. 혈당 수치는 하루 중에도 엄청나게 달라질 수 있기 때문에 우리가 정말로 원하는 것은 더 장기간의 수치, 일종의 평균이다. HbA1c를 살펴보자. 몸 구석구석에 헤모글로빈을 운반하는 적혈구의 수명은 3개월 정도다.

HbA1c는 혈당에 대한 장기간의, 더 유용한 평가를 내려줄 수 있어서 높은 수준의 HbA1c는 심혈관계 질환은 물론 신장, 신경, 당뇨병으로 인한 망막 기능의 위험을 나타내는 지표가 된다. 그러므로 이 지표를 낮추는 메트포르민이 좋은 효과를 보이는 것이다.

또한 메트포르민은 노화의 기저를 이루는 일부 메커니즘들을 표적으로 삼는다. 특히 메타포르민은 성장을 조절하는 인슐린 시스템의 일부인 IGF-1과 세포의 성장 같은 동화작용을 줄이는 mTOR 신호를 약화시킨다. 이 약은 미토콘드리아를 통한 전자의 움직임을 느리게 하여 **활성산소(ROS)의** 생산을 감소시키고 AMP 신호도 증가시킨다. 이 중요한 신호를 기억하지 못하는 경우를 위해 설명을 보태자면, AMP는 세포에게 더 많은 ATP를 생산하도록 하고, 동화(성장) 활동을 감소시키며, DNA 손상 보호를 활성화하고, 자가포식과 소염 활동을 촉진하도록 명령한다.

이 모든 효과는 쥐 실험으로 증명되었다. 대부분의 투여량에서 설치류를 대상으로 한 메트포르민 치료는 수명과 건강수명을 연장시켰다. 메트포르민이 다양한 세포 경로에 유리하게 작용하는 선행 목록을 만들기는 했지만, 이 약물이 이런 효과를 나타내는 방식은 알려지지 않았다.

당뇨병을 포함한 여러 인간 대상 임상에서 메트포르민의 효과는 표로 작성될 정도다. 약물 치료가 당뇨병의 사망률을 현저히 줄이는 것은 물론, 심혈관계 질환 위험 요소들, 아테롬성 동맥경화증, 암의 진행과 인지기능 개선에도 연관이 있었다. 이 모든 결과는 관찰법에 의한 것이다. 다시 말해, 좋은 효과들은 당뇨병 때문에 이 약을 투여받았던 환자들이 작성한 것이다. 하지만 매우 놀라운 그 결과는 설치류 연구가 뒷받침한다. 건강한 노인들에게 나타나는 메트포르민 효과에 대한 새로운 대규모 장기 연구가 현재 진행 중이다.

그렇기는 하지만, 많은 중년의 성인들과 노인들은 이 연구의 결과를 기다리지 않고 차후에 발병할 당뇨병과 심혈관계 질환을 예방하기 위해 예방적 차원에서 메트포르민을 복용하기 시작하고 있다. 최근에 진행되었던 소규모 연구는 메트포르민이 유산소 운동의 유용한 효과를 감소시킬 수 있음을 보여주었다.

50명의 피실험자 모두가 주 3회, 각 45분씩 적당한 유산소 활동에 참여했다. 그런 다음 피실험자의 반이 메트포르민을 복용했다(적은 수의 참가인원을 주목하기 바란다. 이 결과를 확정해줄 대규모 연구가 현재 진행 중이라는 것도). 이제 우리 모두 알다시피 유산소 운동은 여러 신체 시스템에 유용한 효과를 가져다주고, 2형 당뇨병의 위험을 지속적으로 줄여준다. 메트포르민을 복용한 그룹 중 모두는 아니지만 일부의 경우, 유산소 운동의 여러 유용한 효과들이 감소했다. 이 결과는 사람들이 메트포르민을 받아들이는 미토콘드리아의 차이에서 비롯되는 것 같다.

활성산소 생성은 우리 몸에서 분비되는 항산화 물질들을 켜는 신호로 사용되기 때문에, 활성산소를 감소시키는 항산화제를 복용하는 것이 항상 좋은 건 아니라는 걸 기억할 것이다. 3장에서 미토콘드리아를 소개하면서 미토콘드리아가 다른 비율로 노화한다는 내용도 기억할 것이다. 이 두 개의 퍼즐 조각을 맞춰보면 미토콘드리아의 활동에 좌우되는 메트포르민 같은 약은 개개인의 미토콘드리아의 활동성과 효율성 수준에 영향을 받게 될 것이라는 결론을 낼 수 있다. 요점이 뭐냐고? 메트포르민에 대한 판결은 아직 나오지 않았지만, 다른 약들과 마찬가지로 허가받지 않은 효과들이 분명히 있다는 것이다.

심층 분석 1 **염증과 비스테로이드성 항염증제(NSAIDS)**

아스피린과 이부프로펜을 포함한 NSAID의 항노화 효과를 이해하기 위해서는 **염증**에 대해 조금 더 알아야 한다. 염증이 부상이나 감염에 대한 정상적 반응이라는 것은 기억할 것이다. 이런 상황에서는 혈류가 증가하고, 면역 시스템의 활성화가 촉발되며, 죽거나 죽어가는 세포들과 다른 잔해들을 청소하고, 치유를 시작하는 '급성 염증'이 일어난다. 이 활동들이 모두 제대로 되면, 이 급성 반응은 멈춘다.

그러나 산화 손상처럼 제대로 알려지지 않은 여러 다양한 원인의 경우, 염증을 일으키는 면역 반응은 우리가 늙어가면서 그 상태대로 고착될 수 있다. 그러면 혈류와 면역세포 활동을 증가시키는 지속적 염증의 특성들이 스스로에게 손상을 입힐 수 있다. 제로사이언스 학계에서 '염증 노화'라 부르는 이 **만성 염증**은 노화로 인한 여러 질병을 일으킨다.

만성 염증을 가라앉히는 한 가지 방법은 NSAIDS를 신중하게 사용하는 것이다. 이 약물들은 **프로스타글란딘**의 합성을 억제한다. 이것은 혈관을 확장시키는 우리 몸의 신호다. 이제 이 확장이 그 부분의 혈류를 증가시킨다는 정도는 당연히 알고 있을 텐데, 여기에 관련된 것은 프로스타글란딘이 급성 염증을 일으키고 지속시킨다는 것이다. 전문 용어를 알고 싶은 사람들을 위해 소개하자면, NSAIDS는 프로스타글란딘의 생산을 통제하는 **COX-1**와 **COX-2**라는 두 효소의 활동을 막는다. 특히 COX-2는 염증 과정을 활성화하는 프로스타글란딘의 생성에 중요한 효소다. COX의 두 형태는 중증 알츠하이머병 환자들에게서 발견되며, 이 질병을 늦추는 항염증제의 일부 효과를 뒷받침한다.

이 시점에서 우리는 NSAIDS를 예방 차원으로 복용하는 것이 좋은 이유를 이해하기 시작한다. 그러나 잠깐, 이 비스테로이드성 항염증제에는 덜 반가운 부작용들도 있다. COX-1이 만든 프로스타글란딘의 한 종류는 위와 장벽을 보호한다. 대부분의 비선택적 NSAIDS은 COX의 두 형태에 맞서서 작용하여 이 효소를 차단하기 때문에 위장(GI) 문제를 일으킬 수 있다. 이것이 어린이용 아스피린 같은 저용량 아스피린이 심장질환에 영향을 줄 수 있는 비선택적 염증 예방제로 추천되는 이유다.

COX-2만 표적으로 삼는 몇 가지 선택적 NSAIDS도 있다. 비선택적 NSAIDS로 인한 위장 문제에 대한 완벽한 해결책으로 들리겠지만, 생물학에서는 그 어떤 것도 그리 단순하지 않다. 일부 혈관 내에서 COX-2가 몇몇 항응고 메커니즘을 차단하는 것으로 밝혀졌다. 우리가 이 선택적 NSAIDS를 지나치게 많이 복용하면 혈전의 위험이 생긴다는 뜻이다.

(추가정보 1) **우리 몸이 만드는 효소와 신호의 특이성**

지금까지 많은 경우를 언급했는데, 모든 경우는 나름의 가치가 있다. 도저히 이해할 수 없는 일이지만, 우리 몸이 만들어내는 여러 주요 규제적 화합물질은 여러 가지 특징을 나타낼 수 있다. 바닐라 맛이나 초콜릿 맛밖에 없는 가게가 아닌 고급 아이스크림 전문점에 가는 것과 비슷하게 우리는 대개 많은 선택권을 가지고 있다. 효소와 다른 단백질들도 비슷하다. 오직 하나의 변종만 생기는 것이 아니다. 우리는 관련 단백질들의 전체 '가족'을 가지고 태어나는데, 더 흥미로운 것은 사람마다 이 특징들의 다른 세트를 가지고 있을 수 있다는 점이다.

마지막으로, 개개인의 특징으로 인해 각기 다른 조직에 각각 다른 효과가 나타날 수 있다. 마치 바나나가 요리할 때는 소스가 될 수 있지만 자동차에는 윤활제로 쓸 수 있는 것처럼 말이다. 각각의 위치마다 다른 형태의 단백질들이 나타내는 이런 복잡함 때문에 COX-2 억제제 같은 단일 약물을 계획하거나 처방하기가 어렵다. 바나나 예로 다시 돌아가서, 현실적으로 바나나는 부엌에선 유용한 재료이지만 자동차에는 그렇지 않듯이, 우리 몸에서는 같은 분자가 어떤 상황에서는 염증을 일으킬 수 있고 다른 상황에서는 항염증성 물질이 될 수도 있다.

염증 예방과 항염증은 다르다[5]

대개 시간이 지나면 급성 염증은 가라앉고 그로 인해 영향을 받았던 조직도 건강한 상태로 돌아간다. 종종 염증 **해소** 또는 종료는 능동적 과정으로, 이는 오메가-3 **필수 지방산**인 EPA와 DHA에서 생성되는 '**매개 물질**'에 달려 있다. 이것이 중요한 이유는 염증 예방과 항염증은 같은 것이 아니기 때문이다. 일부 NSAIDS는 실제로 염증 해소 과정을 차단할 수 있지만, 건강한 사람들의 경우에는 저용량의 아스피린만으로도 염증 해소 과정이 촉진될 수 있다.

비만은 분해 물질 수치를 떨어트리지만 DHA/EPA나 오메가-3 보충제로 그 효과를 되돌릴 수 있다. 필수 아미노산과 마찬가지로 필수 지방산도 우리 몸에서 만들어내지 못하기 때문에 견과류나 지방이 풍부한 어류와 같은 음식물을 통해 섭취되어야 한다. 오메가-3의 종류들은 화학 구조를 지칭하는 것으로, 다른 종류의 지방산인 오메가-6는 옥수수기름, 홍화기름, 그리고 콩기름 등의 구성 성분으로 흔히 소비된다. 일부 의사들은 염증 반응을 끊어주는 복합 지질인 염증종결인자(SPM) 성분의 보충제를 노인들에게 추천하기 시작하고 있다.

면역 시스템의 도구 안에는 염증을 종결시키기 위한 또 다른 도구가 있는데, **호산구(eosinophil)**라는 세포의 종류다. 이 세포는 대부분 기생충으로부터의 보호에 쓰인다. 면역 시스템을 견제하는 특별한 호산구 그룹이 복부 지방에 있는데, 나이가 들면서 이 소염 세포의 수가 감소하여 염증을 촉진하는 세포들이 우위를 차지하게 된다. 그렇게 해서 생기는 것이 **염증 노화**다!

쥐를 대상으로 한 실험에서, 어린 쥐에서 추출한 호산구를 늙은 쥐에게 주입하자 염증이 회복되었다. 이렇게 처치를 받은 쥐들의 경우, 국소적 염증은 물론이고 몸 전체의 염증까지 모두 회복되었다. 늙은 쥐들이 젊음을 되찾은 것으로 보이는 결과는 꽤 놀라울 정도였다. 문제 상황에 맞서는 면역 시스템의 반응이 향상되면서 체력과 지구력도 증가했다. 우리도 가까운 미래에 젊은 면역세포들을 주입받게 될지도 모르겠다.

다시 비스테로이드성 항염증제(NSAIDS)로 돌아가자. NSAIDS는 염증이 생긴 부위만이 아니라 신체 모든 곳의 혈류를 감소시킨다. 신장으로 가는 혈류가 느려지면 신장의 활동이 더 느려지고, 신장 활동이 느려지면 신체 내의 액체들이 몸에 쌓여 혈압을 높일 수 있다. 그러므로 혈압에 문제가 있는 사람이라면 NSAIDS를 주기적으로 복용하지 않아야 한다. 고혈압 역시 뇌졸중을 일으킨다는 사실로 장기간의 NSAIDS 복용이 뇌졸중의 가능성을 높이는 이유가 설명된다. NSAIDS 복용과 심장마비 위험 증가도 약간의 연관성이 있지만, 어린이용 아스피린은 예외다.

재미있는 사실은, 이부프로펜이 필수아미노산인 트립토판을 끌어오는 세포의 능력을 억제한다는 점이다. 기억하고 있겠지만, 단백질처럼 큰 분자를 만드는 신진대사를 동화작용이라고 한다. 위에서 논의했던 mTOR 시스템이 여러 동화 반응에 포함되어 있는데, 이부프로펜이 이 시스템의 한 부분을 막는 것으로 보인다. 그래서 이 약이 염증 억제 특성과는 별도로 항노화 효과를 갖게 된 것 같다. 이부프로펜은 대표적인 무척추동물인 효모, 선충, 초파리의 수명을 실제로 연장시킨다.

아스피린과 이부프로펜 같은 일부 비선택적 NSAIDS가 할 수 있는 마지막 활동은 에너지 감지 AMP 시스템을 활성화시키는 것이다(AMP는 9장에서 소개했다). 세포의 에너지 공급 물질인 ATP가 낮아져서 AMP가 상승하면, 마치 연료 게이지처럼 AMP가 세포에게 연료가 적으니 아껴 쓰라고 명령한다. 그러면 당연히 칼로리·식이 제한으로 유도되는, 이 절약 작전은 우리 세포와 우리 자신에게 여러 이로운 결과들을 가져다준다.[6]

(추가정보 2) 항산화제 써야 할까, 말아야 할까[7]

항산화제에 대한 내용은 모두 헷갈린다. 쓰라는 건지, 쓰지 말라는 건지 알 수 없다. 많은 경우와 마찬가지로 그때그때 상황에 따라 다르다는 것이 답이다. 3장에서 산화 손상과 프리라디칼(활성산소)의 폭탄을 처음 소개했던 것처럼, 비타민 C나 비타민 E처럼 광범위한 항산화제를 복용하는 것은 역효과를 낳을 수 있다. 이런 류의 보충제는 주변에 항산화 물질들이 많으니까 스스로 만들 필요가 없다는 메시지를 우리 신체에 전달할 수 있기 때문이다. 그렇게 되면 항산화제가 더 필요한 순간이 생기거나 보충제를 복용할 수 없을 때, 우리 스스로 항산화제 생성을 중단했기 때문에 산화 손상을 입게 된다.

반면, 미토콘드리아에서 내에서 활성산소가 생성되고 가장 큰 손상을 일으키는 곳에 항산화제를 쓴다면 잠재적으로 좋은 방법이 될 수도 있다. 과학자들은 바로 이런 종류의 표적 항산화제를 찾아왔고 몇 개의 후보가 추려진 상태이다.

이 후보 중 가장 성공적인 결과를 가져온 것은 미토-Q라는 물질이다. 천연 항산화제인 코엔자임 Q10, 일명 코큐텐을 화학적으로 변형하여 특별히 미토콘드리아를 표적으로 삼도록 만든 것이다. 심장병이 있는 사람들에게 종종 추천하기 때문에 코큐텐은 들어본 적이 있을 것이다. 한 소규모 임상실험에서 노인들에게 6주 동안 미토-Q를 제공했는데, 6주 후 혈관 건강에 관한 여러 (7장에서 설명했던) 지표들이 20년이나 어리게 나타났다.

산화 손상으로부터 지키기 위해 미토콘드리아를 표적으로 하는 다른 몇 가지 약들이 개발 중이지만, 현재까지 많은 실험이 진행된 것은 없다.

(추가정보 3) **단백질 뭉침을 예방하는 교차 결합 차단기**[8]

피부를 다룬 4장에서 혈액을 타고 순환하는 당분이 단백질과 결합하여 하나로 뭉친다는 개념을 소개했었다. 헤모글로빈 내에서 일어나는 소위 당화 반응 또는 교차 결합이 모든 종류의 문제를 일으키는 이유는 뭉친 단백질들이 원래 해야 하는 일을 하지 않기 때문이다.

이 반응은 혈중 당분 수치를 높이기 때문에 당뇨병에 더 해롭다. 6장에서 소개했던 뼈 재생으로 교차 결합이 제거될지라도 나이와 함께 그 속도가 느려지기 때문에, 당화 반응은 뼈에서 더 많이 일어난다. 피부의 경우, 당화 반응이 주름과 늘어짐을 유발하는 이유는 피부를 지지하는 콜라겐 단백질이 뭉치기 때문이다. 혈관이나 신경 같은 다른 신체 시스템에서는 이 교차 결합 단백질에 의한 손상이 생명을 위협할 수도 있다.

이 교차 결합의 형성을 방지할 수 있는 것들이 많다. 예를 들어 저탄수화물 식단과 함께 당분 섭취를 줄이는 것이지만, 여러 약들과 기능식품들도 당화 과정을 최소화할 수 있다. 발음하기도 어려운 이름을 가진 여러 물질들과 일부 비타민 B군들이 여기 포함되며, 이 내용은 이 장의 뒷부분에서 다룰 것이다.[9]

이 교차 결합 단백질, 일명 **AGE(최종당화산물)**을 분해할 수 있는 몇 가지 화합물들이 있다. 이 AGE들을 제거할 수 있는 물질들을 AGE 차단기라고 부른다. 설치류의 경우, 여러 가지가 혈관 내에 형성된 교차 결합들을 차단하고 심지어 이미 진행된 손상도 복구시켰다. 인간의 세포를 연구한 소규모 연구 결과 교차 결합에 의한 뼈 손실이 이 물질 중 하나에 의해 복구되었다. 유감스럽게도 진짜 사람들을 대상으로 한 연구들에서는 같은 결과가 나오지 않았는데, 아마도 우리가 쥐와는 다른 종류의 AGE를 가지고 있기 때문일 것이다. 인간의 AGE 중 하나인 글루코스페인이 인체 조직에서 발견되는 대부분을 구성하고 있다. 이것이 가능성 있는 치료 대상이기는 하지만, 이것을 표적으로 하는 임상실험은 현재까지 그것을 제거하는 데 성공하지 못했다. 이 연구는 계속 진행 중이며 장래도 밝은 연구 분야다.

화학적 개입 2
바이오 의약품과 고분자 의약품 바로 알기

고분자 물질은 합성 과정에서 작은 조각 하나만 잘못 결합되어도 작동을 멈추는 경향이 있기 때문에 화학자들은 고분자 의약품을 잘 만들지 못한다. 레고 조각으로 탑을 세울 때, 3cm 높이의 탑을 만드는 것은 훨씬 쉽지만, 3m 높이를 세우는 것은 아주 어려운 것과 마찬가지라고 보면 된다.

그러나 지난 몇십 년 동안 생화학자들은 세포가 만드는 물질들을 추출하거나 다른 세포들을 조작하여 원하는 물질을 만들어낼 수 있게 되었다. 이 물질들은 당분이 될 수도, 단백질, 핵산(DNA), 호르몬, 또는 살아 있는 세포가 될 수도 있다. 일명 **바이오 의약품** 또는 **생물제제**라는 이 물질들에는 백신, 혈액 성분, 유전자 치료, 면역 시스템 단백질, 그리고 세포 치료가 포함된다.

호르몬 대체요법(HRT)의 장단점

호르몬은 모든 신체 시스템에 중요한 성분이다. 호르몬의 효과에 대해서는 피부, 근육, 그리고 뼈를 다뤘던 앞 장들에서 소개했었는데, 성호르몬 대체요법이 수명과 장수에 영향을 줄 수 있다는 증거들이 증가하고 있다.

우리는 모두 나이를 먹어가면서 어떤 만성 경도 염증이나 '염증 노화'를 겪게 될 거라 예상한다. 염증 노화는 결국 손상을 보수할 수 있는 줄기세포를 포함한 모든 신체 시스템을 손상시킨다. 염증 노화는 여성보다 남성에게서 더 뚜렷하게 나타나는데, 이를 통해 남성이 여성보다 기대수명이 더 짧은 이유가 설명된다. 근육이 대사에서 작용하는 여러 인슐린 활동들에 영향을 주는 것은 물론, 우리 몸을 건강하고 활동적으로 유지시키는 중요한 역할을 한다는 점을 잊어서는 안 된다. 호르몬 수치 감소 등 근육 감소를 일으키는 모든 원인이 우리의 건강에 영향을 준다. 이 모든 요점이 호르몬 대체요법에 찬성표를 던지지만, 앞 장들에서 논의했던 것처럼 호르몬 요법에는 몇 가지 문제점들이 있다.

호르몬 대체요법에 대한 새로운 접근법은 남성과 여성 모두 에스트로겐을 가지고 있다는 사실로부터 시작되었다. 6장에서 다뤘던 내용을 기억하겠지만, 에스트로겐은 주로 항염증과 항산화 성질에 의한 여러 보호적 효과를 가지고 있는 것으로 여겨진다. 갱년기 여성을 대상으로 한 호르몬 대체요법은, 물론 일부 논란이 없는 것은 아니지만, 비윤리적으로 여겨지지는 않는다. 그러나 남성에게 에스트로겐을 투여하는 것은 '여성화' 효과가 생길 수 있기 때문에 일반적으로 허용되지는 않는다.

우리 몸에는 여러 형태의 에스트로겐이 존재하는 것으로 알려졌다. 이 형태 중 하나인 **알파 에스트라디올**은 베타 에스트라디올이라는 더 활성적인 형태와 똑같은 보호적 효과를 나타내면서도 여성화 효과는 나타내지 않는다. 중년 수컷 쥐와 늙은 수컷 쥐들을 대상으로 한 최근 연구에서, 알파 에스트라디올이 노화에 동반하는 염증과 대사 장애들을 되돌리는 것으로 나타났다. 호르몬 대체요법은 확실하게 칼로리 제한 같은 내적 환경을 바꿔서 체질량과 지방을 줄임으로써 이런 효과를 만든다. 호르몬 대체요법 매개에 의한 지방 감소는 간 기능도 향상시켰다. 나는 이 실험을 사람에게 해도 인슐린 저항성과 2형 당뇨병에 긍정적인 효과를 나타낼까 의심은 든다. 이 실험 결과들은 당연히 예비적 수준이지만, 어쨌든 전망이 밝다.──10

NAD$^+$가 건강에 미치는 영향──11

NAD$^+$가 복잡하긴 하지만, 지난 5년간 쌓여온 증거들은 NAD$^+$가 노화에서 중요한 역할을 하는 물질임을 분명하게 보여준다. 인간을 대상으로 했던 초기 연구들은 NAD$^+$ 보충제가 노화로 인한 일부 퇴화를 감소시키는 데 유익한 효과가 있을 수 있다고 제안했다. 또한 최근 여러 연구도 신체의 NAD$^+$ 수치를 높이기 위한 가장 좋은 방법을 찾는 중이다.

3장에서 NAD$^+$가 신호라고 소개했던 것을 기억할 텐데, NAD$^+$ 신호는 미토콘드리아에 몇몇 유전자들을 활성화시키도록 명령하고, 그러면 활성산소 생성이 줄어든다. 또한 항스트레스와 항산화 활동을 조절하는 세포핵 내의 유전자들을 작동시킨다. 지금까지 조사한 모든 유기체들은 나이가 들수록 NAD^+가 감소한다. 반대로 이 동물들에게 NAD^+를 회복시키면 일부 노화 증상들이 복구되었다. NAD^+는 식이 제한과 운동 등 수명과 건강수명을 연장시키는 활동들에 의해 증가하고, 노화 또는 수명과 건강수명을 줄이는 고지방 식단 등의 활동으로 감소한다. 이러한 결과들은 감소한 NAD^+ 수치가 노화 과정에 일조한다는 결론을 뒷받침한다. 또

(추가정보 4) **우리 몸 속의 신호 전달은 어떻게 이루어질까?**

지금까지 세포와 신체 내의 신호에 대해 자주 언급했는데, 아마도 이 신호가 무엇인지 궁금할지도 모르겠다. 이 신호를 교통 신호에 비유해보자. 우린 모두 매일 접하는 여러 교통 신호들에 익숙하다. 빨간불, 멈춤 표시, 양보 표시, 속도 제한 등 더 열거할 필요도 없을 것 같은데, 우리의 신체도 이와 비슷한 기능을 가진 수많은 신호들을 만들어 특정한 때와 위치에 따라 해야 하는 활동 메시지를 전달한다. 교통 신호가 대개 시각 신호인 반면, 신체의 신호는 화학 신호인데, 같은 화학 신호라도 위치에 따라 다른 의미를 전한다는 것이 중요한 차이점이다. 멈춤 표시가 어떤 지역에서는 '가라'는 의미라고 이해하면 된다.

그러나 우리 신체는 놀랍도록 섬세한 조직이라서 같은 신호를 지역에 따라 다르게 읽는 판독기를 가지고 그 모호함을 처리한다. 우리 눈이 똑같은 신호를 이번 골목에서는 가고 다음 골목에서는 서라는 표시로 보는 것과 같다고 보면 된다. 다행히 화학 신호를 해석하는 것이 수용체로 알려져 있는데, 수용체가 똑같은 신호를 읽고도 다른 활동을 할 수 있는 것이다. 똑같은 멈춤 표시를 보고도 가는 방법에 따라 우리가 보는 시야가 달라져 다른 정보를 얻게 되는 것처럼.

한 NAD^+ 보충제는 노화에 따르는 일부 유해한 영향으로부터 보호해준다.

NAD^+의 기능과 미토콘드리아의 관계

가장 많이 알려진 NAD^+의 기능은 세포 내에서 음식물 분자로부터 얻은 전자를 미토콘드리아로 이동시키는 것이다. 아서 하덴경과 한스 폰 오일러 켈핀은 이 중요한 분자의 구조와 기능을 밝힌 것으로 1929년 노벨 화학상을 받았다.

최근에 NAD^+가 미토콘드리아와 세포핵에 특정 유전자를 멈추게 하거나 작동하도록 명령할 수 있다는 것이 밝혀졌다. 영향을 받는 유전자들이 종종 미토콘드리아 활동과 연관이 있기 때문에 NAD^+가 연료 계기판 같은 역할을 한다는 점에서 이해가 되는 기능이다. 그 뒤로 또 다른 기능이 발견되었는데, NAD^+가 몇몇 주요 효소들과 보조를 맞추어 활동한다는 것이다. 이 효소들에 대해서는 아래에서 설명하겠지만, NAD^+가 없이는 활동하지 않는다.

NAD^+의 마지막 특징은 생체 리듬, 즉 우리 몸에 내재된 생체 시계에 따라 그 수치가 오르락내리락한다는 점이다. 이 말은 우리의 신체 부위들은 각각의 '시계'를 가지고 있기 때문에, NAD^+ 수치가 세포에 따라, 심지어 한 세포 내의 부위에 따라 실제로 달라질 수 있다는 뜻이다.

9장에서 수면을 다룰 때 논의했던 것처럼, 노인들이 일반적으로 불편하게 여기는 증상이 수면 주기가 나빠지는 것인데, 이 수면 장애로 생길 수 있는 영향 중 하나가 이 NAD^+ 감소다. 그러나

자, 이 보충제들이 우리에게 맞을지 결정할 수 있도록 NAD⁺와 그 역할에 대해 좀 더 알아보자. 앞서 언급했던 **시르투인(SIRT)**이라는 효소 그룹에 대해 먼저 짧게 살펴보자. 시르투인은 mTOR와 마찬가지로, 세포 내 모든 곳에 관여한다. 간단히만 언급해도 스트레스 저항, 염증, 세포사, 암, 유전자 조절, 그리고 신진대사 등이다. 뇌에서 SIRT 수치가 높아지면 여러 신경퇴행성 질병들을 막아준다.

시르투인이 풍부하면 우리의 세포 대사도 조절한다. 원래는 우리 몸이 스트레스를 받을 때 이 개체들이 인식하고 보호 반응을 조정하는데, 대부분은 후성유전학적 표시를 수정하는 방법으로 이 역할을 수행한다. 3장에서 말했듯이 이 후성유전학적 표시란 깨우고, 멈추고, 활성화시키고, 억제하도록 우리 유전자에 추가된 장치들이다. 이런 시르투인의 한 가지 효과는 식이 제한을 통해서 얻어진다.

시르투인이 염증을 줄이고, 세포사를 낮추고, 우리 세포의 에너지 공장이자 너무나 중요한 미토콘드리아의 수와 활력을 높이는 것으로도 밝혀졌다. 따라서 시르투인이 감소하면 노화에 따른 병리학적 결과들이 발생하는 것은 너무나도 당연하다. 여러 설치류를 대상으로 한 비교 실험에서, 자연적으로 장수한 개체들은 모두 활발한 시르투인 효소 형태들을 더 많이 가지고 있었다. mTOR가 성장을 촉진하고 그로 인해 암과 심혈관계 질환처럼 노화를 재촉하는 일부 질병들도 조장하는 것을 기억한다면, 시르투인의 항노화 효과도 이해할 것이다.⌐12

그러나 시르투인이 이 모든 것을 스스로 하는 것은 아니다. 유익한 효과들을 행사하기 위해서는 앞에서 소개했던 분자, NAD⁺에 의존한다. 다시 말해서 시르투인 수치가 높으면 NAD⁺도 높아지고, 그러면 건강과 장수의 효과가 따라오는 것이다.

시르투인이 높아지면 말단소체와 DNA를 보호하여 줄기세포가 노화하는 것을 막는다. 말단소체는 염색체 끝부분에 있는 것으로, 말단소체가 소실되면 DNA 손상으로 이어져 세포 활동에 혼란을 야기한다. 노쇠된 줄기세포는 아무런 일을 하지 않으며 그 줄기세포들이 있던 조직들은 재생 능력을 잃는다. NAD⁺를, 그리고 쥐와 다른 동물들의 SIRT 활동을 증가시키는 방법은 CR, 단식, 그리고 운동이 전부다.

NAD$^+$ 보충제가 수면을 향상시키는 효과를 다룬 연구들은 아직 접하지 못했다. 식이 제한이 그 보호적 효과를 행사하기 위해서는 그 동물의 생체시계가 반드시 작동해야 한다는 동물 연구 결과는 노화에 있어서 이 내적 리듬의 유익한 역할을 강조한다.

시르투인 활성제 레스베라트롤

우리가 들어본 적이 있을 수도 있는 시르투인 활성제 중 하나는 레스베라트롤이다. **레스베라트롤**은 적포도주를 만드는 포도에서 처음 정제되었고 프랑스인들이 고지방식에도 불구하고 주목할 만한 심장 건강을 유지하는 원인의 하나로 제시되었다. 식물에서 만들어지는 레스베라트롤은 곰팡이 감염으로부터 식물을 보호하는 작용을 하는데, 이 이야기는 라파마이신을 연상시킨다. 라파마이신도 균류로부터 보호하기 위해 박테리아가 만드니 말이다. 라파마이신은 TOR의 활동을 막고, 레스베라트롤 그리고 유사한 물질들은 결국 이와 동등하게 중요한 세포의 일부 보호적 과정에 영향을 준다.

초기 연구들에서는 레스베라트롤이 효모와 벌레, 초파리, 어류, 그리고 쥐의 수명을 증가시키는 것으로 밝혀졌다. 그러나 좀 더 광범위한 연구들을 진행한 결과, 레스베라트롤이 건강한 쥐의 수명은 연장시키지 않지만 노화로 인한 여러 변화는 물론, 비만 동물들의 초기 사망률도 낮추는 것으로 밝혀졌다. 쥐를 대상으로 한 연구 결과 중 고무적인 것은 레스베라트롤 보충으로 신경근 접합부(NMJ) 손상과 손실이 늦춰졌다는 결과였다. 신경근 접합부는 근육을 조절하는 신경이 실제로 근육과 연결되는 지점이다. 레스베라트롤은 늙은 쥐들의 신경근 접합부가 어린 쥐들의 신경근 접합부처럼 보이게 만들어, 노화를 되돌리는 효과를 보였다! 마지막으로 한 가지 주의사항을 남기자면, 이 쥐들의 경우, 칼로리 제한으로 가장 좋은 효과를 얻었고, 신경근 접합부는 늙은 쥐들과 어린 쥐들 사이에 사실상 똑같았다.⁻13

현재 인간을 대상으로 진행한 레스베라트롤 연구는 몇 가지 소규모 연구들뿐이지만, 레스베라트롤 보충으로 항산화 수치를 높이고 인슐린 민감도를 향상시키며 (5장에서 다룬 것처럼 혈관을 보호하는) **산화질소** 생성을 증가시키는 데 분명 어떤 효과가 있음을 보여준다. 이 연구들에서 사람들이 섭취한 레스베라트롤의 양은 적포도주 한두 잔으로 얻는 것보다 훨씬 많은, 어마어마한 양이었다. 중요한 것은 자료가 발표된 것은 아니지만 레스베라트롤 보충제가 꽤 안전해 보인다는 것이다. 그래도 우리 몸이 내장에서 흡수하는 것도, 흡수한 것을 세포에 조달하는 것도 그리 능숙하지 않기 때문에 하루에 1~2g이나 되는 많은 양을 섭취해야 한다는 점을 명심해야 한다.⁻14

NAD⁺ 보충제 NR과 NMN

노화한 쥐들이 어린 쥐들의 수준으로 NAD⁺ 수치가 복구되자 사실 3장에서 어쩌면 너무 지나치게 자세히 설명했을지도 모를 미토콘드리아 기능 장애가 복구되었다. 간단히 말해서, 미토콘드리아 기능 장애는 우리 세포의 에너지 단위인 ATP 생성을 감소시키고 활성산소(프리라디칼) 생성과 DNA 손상을 증가시킨다.

이 결과들은 마치 SIRT나 NAD⁺ 수치가 증가하면 항노화 효과를 얻을 수 있는 것처럼 들리게 한다. 맞는 말이지만, NAD⁺가 곧장 세포 속으로 들어가지 않기 때문에 그저 단순히 NAD⁺ 알약을 뜯는다고 되는 게 아니라, NAD⁺를 위한 구성요소와 함께 보충해야 한다. NAD⁺ 전구체로 시중에서 구할 수 있는 보충제가 두 가지 있는데, 하나는 NMN이라는 것이고, 다른 하나는 NR이라는 더 저렴한 제품이다. 각각의 약어들이 어떤 의미인지 알고 싶다면 장 마지막의 약어 해설과 미주를 확인하기 바란다.

[그림 10-1]에는 시르투인, NAD⁺, 그리고 그 전구체인 NR과 NMN 간의 관계가 나타나 있다. NR은 NMN을 만드는 데 사용되고, NMN은 NAD⁺를 만드는 데 사용된다. NAD⁺는 시르투인에 의해 활성화된 반응들에 지속적으로 사용된다. NR과 NMN 보충

시르투인, NAD⁺, 전구체의 관계

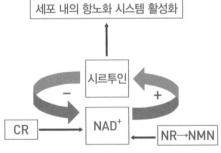

[그림 10-1]
시르투인을 활성화시키는 NAD⁺.
이 과정에서 NAD⁺는 바닥난다.
칼로리 제한(CR)과 보충제는
NAD⁺를 다시 채우고,
노화와 고지방식은
NAD⁺를 고갈시킨다.
Beth Bennett.

제는 NAD$^+$ 수치를 높여주는데, NMN이 더 안정적이지만 세포 속에 직접 들어가지는 못하고, NR은 세포막을 통과할 수 있다. NR의 수정된 형태인 NRH는 시험관과 쥐 실험에서 그 어떤 형태들보다 NAD$^+$ 수치를 높이는 것으로 나타났지만, 시중에서 구입할 수는 없다.

쥐에게 NR과 NMN을 보충하자 NAD$^+$ 수치와 SIRT 활동이 증가했다. NMN은 특히 세포막을 통과하지 못함에도 불구하고 늙은 쥐들의 심혈관 표지들을 향상시켰다. NMN이 NAD$^+$ 생성을 촉진시키는 방법은 확실하지 않아서 뜨겁게 논쟁 중이다. 우리는 이 방안을 따르는 동물실험에서 나온 많은 암시적 소식들을 듣는데, 이 연구자 중 여러 명이 NMN이나 NR을 매일 섭취한다고 공개적으로 시인했다. 사람을 대상으로 한 연구들을 살펴보자.[15]

NAD$^+$ 수치는 사람에 따라 다양하게 결정된다. 다양한 연령의 성인과 영아 수술 환자들로부터 조직을 채취한 연구가 있었다. 또다른 연구는 20~40세, 40~60세, 그리고 60세 이상의 세 그룹을 각각 10명씩 살펴보았다. 모든 연구에서 나이가 많을수록 NAD$^+$ 수치(그리고 SIRT도)가 더 낮았다. 흥미롭게도 이 상관관계는 여성보다 남성에게서 더 분명했다.

내 고향인 콜로라도 볼더에서 진행된 소규모 임상에서, NR 보충으로 건강한 중년과 그보다 나이가 많은 50~79세의 남녀 성인들에게서 NAD$^+$ 생성이 활성화되었다. NR과 함께 혈압과 동맥 경화도 감소했지만, 이 결과들은 더 큰 규모의 임상실험으로 다시 확인해야 한다. 10명의 남성을 대상으로 한 임상실험에서는 NMN

이 안전하다는 결과가 나왔지만, 장기 효과에 관한 연구들은 아직 보고되지 않았다. SIRT 시스템이 노화의 에너지 처리 과정에 중심적인 역할을 한다는 자료를 더 확인하고 싶다면, 이 점을 명심해야 한다. 앞에서 소개했던 기아 호르몬, FGF21 역시 SIRT가 활성화시키는 또 다른 호르몬이다.

건강한 60~80세의 성인 120명을 대상으로 진행한 임상실험에서, NR과 체내에서 더 활동적인 레스베라트롤의 형태를 함께 사용하자, 보충제에 의해 NAD^+가 증가했다. 권고량을 복용한 사람들은 NAD^+ 수치가 30일 후 기준치를 넘어 평균 40% 증가했다. 권고량의 두 배를 복용한 사람들은 30일 후 기준치의 90%, 60일 후에는 기준치의 55%가 증가했다. 플라시보(위약)를 복용한 사람들은 NAD^+가 전혀 증가하지 않았다. 이 연구에서 보고된 심각한 부정적 상황은 없었다.

이 보조제를 사러 달려나가기 전에, 1장에서 임상실험, 특히 긍정적인 연구 결과로 이득을 얻는 조직이나 단체에서 진행한 임상실험에 대해 경고했던 것을 기억해야 한다. 정확히 말하자면 이 연구는 독립된 그룹에서 진행했지만 연구를 설계한 곳은 그 제품을 만드는 회사였다.[16] 이것은 빠르게 발달하고 있는 연구 분야이므로 매주 더 많은 변화를 기대해본다.

노화세포 제거하는 세노테라피와 세놀리틱스

3장에서 소개했고 그 이후로 계속 언급했던 **노화세포**를 기억할 것이다. 이 달갑지 않은 꼬마 생물은 우리 몸이 노화할수록 점점 더 자리를 차지하지만 분열하여 더 많은 세포를 만드는 능력은 잃는다. 분열하지 못하는 이유는 부분적으로 염색체의 끝부분인 말단소체가 너무 짧기 때문이기도 하다. 그렇더라도 주변으로 배출하는 화학 신호는 여전히 생산할 수 있고 우리에겐 유감스러운 일이지만 주변 세포들을 노화시킬 수도 있다. 이 노화세포들은 무해하지만, 주변 세포들의 미토콘드리아를 손상시키고 염증을 일으킬 수 있는 물질을 배출한다.

세놀리틱스는 이 꼬마 괴물들을 표적으로 삼아 죽이는 약물이고, **세노테라피**는 이 노화세포들의 효과를 줄이는 치료법이다. 현재로서는 세노테라피에 대한 자료가 많지 않지만, 노화세포 파괴를 표적으로 삼는 방법으로 수명이 연장되고 회춘 효과도 보여주는 쥐 실험들은 많다. 반대 실험, 다시 말해서 쥐에게 노화세포를 주입하는 실험도 진행되었는데, 노화세포가 주입된 쥐들은 그렇지 않은 동료들에 비해 훨씬 빨리 늙었다.

노화세포 표적 제거가 이루어지는 방법은 이렇다. 세포 바깥의 분자는 세포가 주변과 교류할 수 있도록 돕는다. 각각의 세포 종류들은 서로 다른 분자 표면을 갖고 있는데, 이것이 그 세포의 표시 또는 이름표 역할을 한다. 이 표면 표시는 고유한 집 주소와 같다. 일례로, 간세포들은 혈액세포들과 다른 표면 분자들을 가지고 있다. 노화세포의 경우에도 자신만의 고유한 표면 분자들을 가지고 있어서 이 제거 요법의 매력적인 표적이 된다. 암을 치료하는 의사들인 종양학자들은 일부 암 치료에 이미 이 방법을 사용하고 있다. 새로운 약물들은 종양을 직접 죽이거나 면역 시스템이 그 일을 하도록 명령하는 방법으로 암세포를 표적으로 삼는다.

우리의 면역 시스템은 자연적으로 항체를 만듦으로써 이 전략을 쓰고 있다. 항체는 일종의 열 추적 미사일 같은 단백질로, 특정 노화세포 표지를 찾고, 그 세포에 꼭 달라붙어서 그 세포를 죽일수 있다. 늙은 쥐들에게 일주일에 두 번씩 3주 동안 노화세포를 표적으로 삼는 항체를 투여하자, 노화세포들이 크게 소멸했고 심지어 근육량도 급증했다. 처치를 받은 쥐들에게는 그 처치로 인한 어떠한 부작용도 없었고, 9주 후에는 일반적인 어린 쥐 수준의 큰 근육을 갖게 되었다. 늙은 쥐들에게 9주는 긴 시간이다. [17]

이와 유사한 방법으로, 세놀리틱스도 정상 세포들에는 어떠한 큰 해를 유발하지 않으면서 노화세포들을 선택적으로 파괴할 수 있다. 일부 세놀리틱스는 노화세포 내의 핵심 단백질을 표적으로 한다. 이것은 노화세포에 특정되어야 하는 방법들이지만, 그 운영체계가 전체에 영향을 주기 때문에 추가적 손상이 늘 생길 수 있다. 다시 말해서, 표적이 다른 세포 종류에 발생하면 그 세포 역시 파괴된다는 뜻이다. 이 문제를 방지하기 위해서, 1000만 분의 1m의 아주 작은 구슬인 나노 캡슐을 사용하여 약물을 세포 내로 운반하는 새로운 전략도 있다. 나노 캡슐이 오직 노화세포 안에서만 개봉되는 이유는 나노 캡슐의 피막이 오직 노화세포 안에만 있는 과정에 의해 용해되기 때문이다. [18]

또 다른 방법은 비활성적 '자살 유전자'를 주입하는 것이다. 무시무시하게 들리는 명칭이지만, 모든 세포에는 이 자살 유전자가 있으며, 그 역할은 앞 장들에서 소개했다(세포자멸사). 우리 몸에는 세포를 제거해야 하는 상황이 많은데, 자살 유전자는 원격으로 작동되는 폭탄과도 같다. 이 특별한 세놀리틱스의 경우 노화세포 내로 들어올 때만 활동한다. 펑! 세포가 사라지는 것이다! 쥐를 대상으로 한 실험에서는 좋은 결과들이 나타났다. [19]

세놀리틱스의 개발은 이제 막 사람들을 대상으로 한 임상실험을 시작한 수준이다. 이 약은 마치 트로이의 목마처럼, 세포 안으로 들어간 다음 노화세포들의 활동을 조절하는 여러 '신호등'을 엉망으로 만든다. 이 신호들이 꺼지면 노화세포 내의 자살 유전자가 활동을 시작한다. 현재 이 치료법을 위한 임상실험은 두 개가 진행되고 있는데, 하나는 골관절염, 다른 하나는 8장에서 소개했던 노화로 인한 안질환들에 관한 것이다. [20] 늘 그렇듯이 약이나 치료법을 개발하는 회사에서 진행하는 임상실험에는 언제나 잠재적 편견이 있다.

아직은 걸음마 단계인 마지막 전략은 면역 시스템을 북돋우는 것으로, 면역 시스템은 원래 노화세포를 청소하지만 우리가 봐온 것처럼 나이와 함께 그 효과가 감소한다. 사실 효과가 감소하는 이유는 부분적으로 노화세포를 청소하라고 면역 시스템에 요구하는 주문이 늘어나기 때문이다. 그래서 전체적인 면역 시스템의 활동을 향상시키는 것은 물론이고 특정 항노화세포 기능까지 향상시키는 것이 이 전략의 내용이다. 이제 알다시피, 앞에서 설명했던 항체의 활동 방법에 따르면 면역 시스템은 세포 외부에 있는 것을 관찰하여 표적을 삼는다. 이 방법은 제거하려는 세포를 인식하는 능력을 키우기 위해 면역세포의 유전 공학이 포함된 일부 새로운

항암 치료법들과 개념적으로 유사하다. ‾21

또한 먹는 약으로만 개발된 것이 아니라 피부의 노화세포를 위한 미용 크림으로 개발된 세놀리틱스도 있다는 점을 잊지 말자. 이 제품은 FDA의 승인을 받았고 사람들을 대상으로 대규모 임상실험 중에 있다. 이 내용은 4장에 자세히 언급되어 있다.

수혈을 통한 개체결합

10여 년 동안, 과학자들은 늙은 쥐와 어린 쥐의 순환계에 **개체결합**이라는 공상 과학 같은 기술을 적용해왔다. 어린 쥐의 혈액을 늙은 쥐에게 주입하면 겉모습도, 행동도 젊어진다는 것을 확인했다. 그 후 이 방법은 오직 여과된 혈장만을 사용하도록 개선되었는데, 이것 역시 똑같이 놀라운 결과를 가져왔다. 나이를 되돌리는 이 방법은 특히 늙은 쥐의 학습 능력과 새로운 정보를 기억해내는 능력을 눈에 띄게 향상시켰다. 혈장에 열을 가하자 그 효과가 떨어졌는데, 이는 고열에 의해 기능이 정지된 단백질이 그 원인임을 시사했다. ‾22

이 방법을 사용하여 알츠하이머병과 뇌성마비류의 질병들을 치료할 가능성을 조사하기 위해 여러 임상실험이 진행되고 있다. 내 개인적 판단으로는 허술하게 설계된 캘리포니아의 한 병원 임상실험에서 8,000달러의 비용을 받고 이 방법을 팔고 있다는 사실은 놀랍지 않다. ‾23 사람을 대상으로 한 임상들도 동물실험과 같은 결과를 얻기를 기대하지만, 유감스럽게도 많은 추정치를 통해 우리가 덩치 큰 쥐가 아니라는 것이 분명해지고 있다.

화학적 개입 3
기능식품과 보조제 바로 알고 섭취하기

경제적, 교육적, 문화적 이유 등으로 앞 장에서 소개한 행동적 조정 방법을 시도하지 않거나 시도할 수 없는 사람들이 많다. 이런 사람들에게는 건강한 노화에 도움을 줄 수 있는 대안이 필요하다. 많은 사람이 건강에 도움을 주는 성분이 함유된 개별 식품 원료인 기능식품처럼 좀 더 '자연스러운' 방법을 선호한다. 그러나 이 천연 물질에 함유된 활성 성분들은 합성 약품들과 마찬가지로 과녁을 벗어난 원치 않는 효과를 나타내기도 한다는 것을 명심하자.

기능식품이란 비타민 같은 식이 보충제와 일명 '기능성 식품'을 말한다. 기능성 식품은 식품에 함유된 단순한 영양소 이상의 효과를 얻기 위해 조작된 식품을 가리킨다.

기능식품의 예로는 비타민 C와 비타민 E를 비롯한 항산화 비타민과 항염증 화합물질인 오메가-3 다불포화지방산이 있다. 전자는 과일과 채소 비중이 높은 식단에 풍부하고 후자는 지중해식과 올리브 오일이 포함된 식단에 풍부하다.

10장의 앞부분에서 항산화 물질의 범위가 넓은 문제점들을 언급했는데, 그렇다면 오메가-3 오일은 어떨까? 이 종류의 항염증 화합물질에 집중하는 식단이 일반적인 미국 식단보다는 건강하고 이 식단에 관한 연구들도 많이 진행되었지만, 그 결과들은 엉망진창이다! 식단에 관한 연구가 어떻게 진행되는지를 생각하면 놀랄 일도 아니다 싶다. 사람들에게 몇 년 동안 무엇을 먹었는지 질문하거나(이 질문에 아주 정확히 대답할 수 있겠는가?), 통제가 거의 없는 특별한 식단에 참여하게 하는(나라면 매우 정확하게 지키지 않을 것 같은) 방식으로 진행되니까.

다시 말하지만, 오메가-3류의 기능식품들과 비타민 C, 비타민 E 같은 항산화제들이 가진 한 가지 문제점은 그 범위가 너무 넓다는 것이다. 이 말은 특정 세포 활동이나 특정 구조를 '표적으로' 삼지 않는다는 뜻이다. 그래서 노화의 특정 원인을 치료하고 세포가 스스로 보호할 수 있는 능력 즉, 자가포식이나 미토콘드리아 복구 같은 능력을 활성화하기 위한 표적 화합물 개발에 점점 관심이 증가하고 있다.

비타민 보충제

비타민을 살펴보자. 엽산, 비타민 B, 비타민 D는 심혈관계 질환 같은 특정 질병에 미치는 효과 연구에서 가능성이 있는 것으로 보이지만, 건강한 성인들에게 나타난 결과는 그리 명확하지 않다. 비타민 K 결핍은 골다공증, 관절염, 치매, 아테롬성 동맥경화증과 같은 노화에 의한 질병들의 위험 요소가 될 수 있다.

골다공증 환자들이 비타민 K 보충으로 얻는 유익한 효과는 골격, 즉 뼈를 다룬 6장에서 확인하기 바란다. 다른 질병에 미치는 효과는 덜 명확하며, 전염병 연구에서 얻은 자료들이기 때문에 설득력도 떨어진다.⎯[24]

6장에서 검토했던 대로 비타민 D가 뼈에 미치는 보호적 역할에 대한 자료들이 있지만, 인간을 대상으로 하는 연구들은 종종 정반대의 결과들을 내놓기도 한다. 그 이유에 대해서는 1장에서 다뤘다. 특히 소규모 임상실험, 또는 실험이 아닌 단체에 기반을 둔 연구에서 나온 결과들은 감안하여 받아들여야 한다.

이런 말들을 하는 이유는 알츠하이머병이라는 맥락에서 비타민 D가 가져다줄 수도 있는 흥미진진한 결과들을 소개하기 위해서다. 비타민 D 결핍은 알츠하이머병의 위험 요인이다. 알츠하이머병과 같은 증상을 가진 쥐들에게 비타민 D를 보충하자 세포사를 유발하던 일부 요인들이 감소했다. 그러나 인간을 대상으로 한 연구 결과가 전혀 없기 때문에, 비타민 D 복용을 권장하기엔 너무 이를 수도 있다.⌐ [25]

커피 속 폴리페놀 물질 클로로겐산

전망이 밝은 다른 몇몇 후보들은 커피에서 얻은 테르펜과 폴리페놀이라는 물질, 그리고 콩, 코코아뿐만 아니라 녹차에서 얻은 폴리페놀인 **클로로겐산**(CGA)이라는 물질이다. **폴리페놀**은 식물 화합물의 한 종류로 그 명칭이 구조를 뜻한다. 여기서는 그 구조까지 파헤칠 필요는 없다.

실험실 동물들과 시험관에서 여러 폴리페놀을 시험한 결과, 여기에는 산화 손상과 단백질 당화(AGEs:최종당화산물) 반응 전환 등의 유익한 효과들이 다양하게 나타났다. 선충의 경우, 사람으로 치면 하루에 몇 리터의 커피나 차에 해당하는 비교적 높은 용량의 CGA를 투여했을 때 수명이 연장되고 신경세포가 보호되었지만, 포유류를 대상으로 진행된 실험은 아직 없다.⌐ [26]

녹차와 아보카도 추출물

녹차에서 찾은 또 하나의 화합물이 NAD$^+$ 생성을 일으켜 이 음료를 권장하는 건강 정보의 증거자료를 제공했고, 다양한 종류의 과일과 채소 역시 실험실 내에서는 보호 작용을 하는 화학물질을 함유하고 있는 것으로 나타났다. 이 말은 사람을 대상으로는 아직 확인되지 않았다는 뜻이다. 사과, 마늘, 양파, (브로콜리, 무, 배추, 양배추 등의) 십자화과 채소들, 토마토, 피망 등이 여기에 포함된다.

이런 기능식품 중 익지 않은 아보카도 추출물로 만든 기능식품에는 매노헵튤로스(mannoheptulose)라는 이름의 생소한 당이 들어 있는데, 이 당은 포도당의 분해를 막는다. 쥐와 개를 대상으로 한 실험에서 아보카도 추출물이 인슐린 민감성을 향상시키고 수명까지 연장시키는 것으로 나타났다. [27] 이러한 물질들, 그리고 이와 유사한 작용을 하는 라파마이신과 메트포르민을 암 치료에 사용하는 데 많은 관심이 쏟아지는 이유는 많은 종양들이 포도당을 주요 에너지원으로 사용하기 때문이다. [28]

푸른 채소에 많은 아질산염

특정 신체 시스템에서 시험을 거쳤던 몇 가지 기능식품들을 조금 더 깊이 파헤쳐보자. **아질산염**, 그리고 아질산염 연관 화합물질인 질산염은 푸른 잎줄기채소와 비트에 고농도로 함유되어 있다. 7장에서 소개했던 혈관 유연성에 영향을 주는 **산화질소(NO)**의 역할을 기억할 것이다. 기억하지 못하는 경우를 위해 짧게 설명하자면, 산화질소는 동맥의 근육층이 완화되도록 자극하여 혈

(추가 정보 5) **아질산염과 질산염에 대한 오해와 진실**

여기서 잠깐, 질산염은 나쁜 것 아닌가? 암과 관련 있는 것 아닌가? 실은 그렇지 않다. 몇 해 전에 질산염과 암이 연관되어 있을 가능성이 발표된 이유는 아질산염과 그 사촌인 질산염이 베이컨, 햄, 소시지와 핫도그 같은 가공육에 첨가되어 있기 때문이었다. 이 질소 화합물들은 육류를 보존하고, 그 색에도 영향을 주어서 고기가 붉거나 선홍색을 띠게 해준다. 아질산염이나 질산염을 첨가하지 않으면 육류는 빠르게 갈변한다. 이런 현상이 생기는 이유가 궁금하다면, 아질산염이 체내에서 유익한 신호인 산화질소로 전환된다는 점을 기억하자. 고기 안의 산화질소가 산소에 반응하는데, 산소는 그 자체로 갈변제다. 잘라놓은 사과가 공기에 노출되면 갈변하는 것을 생각해보라.

알다시피, 우리 몸은 아질산염을 사용하여 산화질소를 생성한다. 식물들도 이렇게 한다. 사실, 식물은 우리 식단에서 질산염 또는 아질산염의 주요 공급원이다. 당연히 식물이 풍부하게 포함된 식단이 암으로부터 보호해주는 것으로 보인다. 그러니 암의 위험을 증가시키는 것은 가공육에 들어간 다른 무엇일 것이다. 이런 추측은 5장에서도 충분히 다뤘다.

관을 유연하게 유지하고 동맥이 굳는 **아테롬성 동맥경화증**이 시작되는 과정에 저항하도록 만든다.

아질산염이나 질산염이 많은 음식을 먹으면, 산화질소의 구성요소가 생기고 이로써 산화와 염증으로 생기는 손상을 막거나 최소화할 수 있게 된다. 이런 식단이 쥐와 노인들의 경우에 동맥 손상을 복구시켰다. 특히 아질산염은 노인을 대상으로 한 소규모 연구에서 근육과 인지기능을 향상시키는 결과를 보였다. 이런 결과를 확정하기 위한 더 큰 규모의 임상실험이 진행 중이다.[29]

강황 속 커큐민

산화질소에 영향을 주는 또 다른 기능식품은 커큐민이다. **커큐민**은 강황이라는 향신료에서 발견된 화학물질이다. 이것은 브로콜리, 콜리플라워, 케일, 방울양배추 등의 십자화과 식물들에 함유된 일부 활성물질들이 표적으로 삼는 것과 같은 경로를 활성화한다. 45~74세의 남성과 갱년기 이후 여성 노인들과 쥐에게 커큐민을 경구용 보충제로 섭취시킨 경우 혈관 건강을 증진시키고 염증이 감소했다.[30]

커큐민이 쥐의 뇌에 플라크 성장도 감소시키는 것으로 나타나, 어쩌면 알츠하이머병을 막을 수도 있음을 보여주었다. 역시나 인간을 대상으로 한 실험 자료는 많지 않지만, 치매를 앓지 않는 60세 이상의 노인들이 하루에 두 번, 90mg씩 복용하면 기억력과 집중력에 유익한 효과가 있음을 밝힌 연구가 있었다. 하지만 또 다른 소규모 연구에서는 알츠하이머병 진단을 이미 받은 사람들에게는 커큐민이 아무런 도움을 주지 않았다고 밝혔다.[31] 여기에서도 작은 규모의 실험 집단 문제를 잊어서는 안 된다.

황산화제 베르베린과 설푸로판

다불포화지방과 **베르베린** 같은 여러 기능식품들에 항노화 성분이 있다고 주목을 받지만, 그를 뒷받침하는 증거는 천천히 나타나고 있는 중이다. 일례로, 중국 허브인 황련에 함유된 천연 알칼로이드인 베르베린은 중국의 전통 약재로, 오랫동안 의료용 약으로 사용되었다. 인간의 세포와 쥐를 대상으로 한 최근 연구에서 베르베린이 세포 노화를 되돌릴 수 있다고 밝혔다. 라파마이신의 활동과 매우 유사하게 mTOR를 억제함으로써 이런 효과를 만들어낼 수도 있다.[32]

노화에 전반적인 보호 효과를 가진 것으로 소개했던 SIRT 역시 혈관 건강에 일조한다. SIRT는 혈관 벽 내의 산화질소를 생성하는 효소를 활성화한다(더 자세한 내용은 7장 참고). 이것은 9장에서 소개했던 모든 신나는 방법들로 음식 섭취를 제한한 결과로 SIRT가 더 많아지는 것이 혈관 건강에도 좋다는 의미다.[33]

커큐민과 브로콜리, 특히 싹이 난 브로콜리 씨앗에 농축되어 있는 **설포로판**은 우리 세포 내에서 함염증과 항산화 메커니즘을 활성화시킨다. 조금 더 설명하자면, 이 경로의 이름은 그것을 통제하는 단백질의 이름을 딴 Nrf2(너프2)다.

자가포식 활성화 기능식품

자가포식을 활성화하는 것으로 보이는 몇 가지 기능식품들이 있다. 3장에서 자세히 설명했던 자가포식은 우리 세포의 진공청소기로, 낡은 물질들을 치우는 것은 물론 실제로 그 물질들을 새롭고 유용한 구조들로 재활용한다. 그 종류 중 하나인 **트레할로스**는 버섯과 꿀에 함유된 당이다. 쥐의 경우, 트레할로스가 자가포식을 북돋우고 산화 손상을 복구시킨다. 자가포식을 촉진하는 또 다른 천연물질은 **스페르미딘**으로, 재미있는 이름의 이 물질은 자몽과 발효된 콩 식품에 함유되어 있다. 스페르미딘을 투여한 쥐들의 경우 손상된 정맥을 복구할 수 있었다. 중년과 노년을 대상으

로 한 연구에서 동맥 기능이 향상된 결과가 있다. 이 기능식품들의 효과는 여러 연구들이 보장한다.[34]

기능식품에 대한 정보가 알고 싶다면 여기서 다룬 몇몇 물질들의 추가 연구 결과들을 온라인에서도 확인할 수 있다. 국립노화연구소(NIA)는 많은 수의 가용 항노화 약품들과 기타 물질들을 '조정 방법 실험 프로그램'에서 실험하고 있다. 이 연구소의 웹사이트에서 실험명과 가능한 경우 그 결과도 확인할 수 있다.[35]

제로프로젝터(Geroprotectors.org)의 데이터베이스에는 쥐와 선충을 포함한 11개의 모델 유기체들을 대상으로 한 250개 이상의 생명 연장 실험들이 담겨 있다. 이 자료는 인간을 대상으로 사용 승인이 난 물질들을 포함해 장수를 촉진하는 200개 이상의 화학물질들을 바탕으로 하며, 수명을 늘리는 실험들과 그에 연계된 물질들, 노화 메커니즘 억제, 장수 메커니즘의 활성화, 그리고 연구 논문들과 데이터베이스에서 얻은 노화 관련 질병들에 대한 정보가 통합되어 있다.

개인적으로 나는 이 검색 엔진이 비효율적이라고 생각하며 데이터베이스 내의 물질 목록도 최근 자료들이 아니다. 그렇지만 찾고 있는 화학물질이 이 데이터베이스에 있다면, 그 정보는 굉장히 완벽하다. 파운드 마이 피트니스(Found my Fitness)의 웹사이트에도 건강수명과 장수에 효과가 있는 꽤 많은 기능식품들을 추적하고 있다. 그중 몇 가지는 미주에 달아두었다. 마지막으로, 나의 웹사이트에도 유사한 정보들을 다룬 웹사이트 목록들을 게재하고 업데이트하고 있다.

유전자의 영향을 단순화하는
사이비 과학의 위험

앞 장들에서는 위험 대립유전자와 보호 대립유전자에 관한 한 정된 정보들을 다뤘다. 이제 여기서는 특히 인터넷상에서 현재 맹위를 떨치며 건강과 질병에서 유전자의 역할을 주장하고 있는 사이비 과학에 대한 일련의 위험에 대하여 소개하고자 한다.

호모시스테인을 둘러싼 유전학의 오해와 오용

호모시스테인이 우리 세포 내에서 다양한 활동에 참여하는 방법을 보여주는 생화학적 경로들의 개념은 [그림 3-1]에서 소개했었다(잠시만 기다리면 호모시스테인이 무엇인지 곧 알게 되니 조금만 참아주시길). 이 호모시스테인이 유전학의 여러 오해와 오용에 연관이 있기 때문에 이 이야기를 조금 더 자세하게 해보고자 한다.

호모시스테인은 아미노산이지만 우리 몸이 단백질을 만들기 위해 사용하는 아미노산은 아니다. 그림에 나타난 것처럼 호모시스테인은 단백질을 형성하는 아미노산 중 하나인 **메티오닌**으로부터 만들어지고, 다시 우리 세포의 단백질을 형성하는 데 사용되는 또 다른 아미노산인 시스테인으로 전환될 수 있다. 일부 의사들이 호모시스테인을 검사해보라고 권하는 이유는 높은 호모시스테인 수치가 심혈관계 질환 및 알츠하이머병의 위험 증가와 종종 연관이 있기 때문이다. 그러나 이 연관은 논란의 여지가 있다.

[그림 3-1]은 많은 비타민 B군들이 호모시스테인을 제거하는

반응에서 중요한 역할을 한다는 것도 보여준다. 이 비타민들은 풍부한 과일과 잎채소로 섭취할 수도 있고, 보충제로 복용할 수도 있다. 비타민 B군을 사용하여 서로 연결되는 경로의 일부가 제거된다고 상상해보자. 경로 끝의 산출물 대부분이 생기지 않을 것이다. 이 연결고리들을 지도상의 한 부분이라 상상해보라. 연결 도로들의 일부가 사라지면 A지점에서 B지점까지 도달하는 것이 불가능하지는 않아도 어려워지게 될 것이다.

인터넷에 존재하는 건강 전문가들의 이야기가 선로를 이탈하는 지점이 이 그림 오른쪽 사이클의 맨 윗부분이다. 단백질 형성 기능을 제외한 메티오닌의 역할 중 하나는 '메틸'기를 내주는 것이다. **메틸**은 단순한 작은 화합물질로, 우리 세포 내에서 여러 주요 기능들을 수행한다. 이 메틸이 **메틸화**라는 과정으로 다른 물질에 결합될 때, 마치 우리가 신용카드를 사용하여 구매를 할 때 추가되는 수수료와 같다. 우리가 인식하지는 못하지만 당연하게 존재하는 수수료가 우리의 구매를 성사되게 해주는 것처럼, 메틸화 역시 여러 활동을 가능하게 해주는 신체 내의 중요한, 그리고 당연하게 존재하는 과정이다.

메티오닌이 세포 반응을 위해 메틸기를 내주면 호모시스테인이 남는다. 그러면 엽산 또는 비타민 B_6가 호모시스테인에 메틸기를 제공하여 메티오닌을 재생하게 해준다. 메티오닌은 우리가 섭취하는 단백질에서도 얻을 수 있으므로 이 재생 과정이 모든 메틸기기증의 유일한 원천은 아니라는 점을 명심하자. 이 메틸화 과정은 분명 우리 몸에 중요한 과정이다. 내가 강조하고 싶은 것은 여러 인터넷 사이트에서 주장하는 것처럼 이 경로가 메틸화 과정이 일어나는 유일한 방법이 아니라는 점이다.

주요 비타민 B군이 부족하다면, 또는 호모시스테인에 내주는 메틸기 제공 활동이 썩 좋지 않은 효소 형태를 가지고 있는 경우라면, 호모시스테인 수치가 높아질 수 있다. 이것 때문에 심장질환이 생길 수도, 생기지 않을 수도 있으나, 높은 호모시스테인 수치가 일부 메틸화 과정을 억제하는 것은 분명하다. 신용카드가 정지되면 정지 상태가 풀릴 때까지 어떤 구매 활동도 할 수 없는 것과 마찬가지다. 지나치게 많은 호모시스테인은 그 주요 반응들을 차단하는 것과 비슷한 영향을 미친다.

유전자 검사에 대한 주의 사항

심장병이나 알츠하이머병의 가족력이 있고 가진 재산이 무제한이라면, 호모시스테인 수치 검사를 받아보고 싶을 수도 있다. 아니면 이 경로와 다른 경로들에 영향을 주는 효소의 형태를 확인하기 위해 (23nMe 같은 게놈 검사 서비스 중 하나에서) 게놈 검사를 받아볼 수도 있다. 여기서 주의해야 할 것은 이 검사 결과들을 직접 해석하기 어렵다는 점이다.

유전학의 기본 개념 중 효소가 단백질이라는 것을 기억하자. 유전자는 본질적으로 단백질을 만드는 기본설명서다. 더 깊이 들어가보면, 유전자는 DNA의 긴 염기서열이고, 결국 DNA는 4가지 DNA 알파벳으로 구성된 아주 긴 줄기다. 우리 인간의 염색체 줄기에는 수만 개의 알파벳이 길게 늘어서 있다. 이 알파벳들은 한 유전자 안에서도 서로 다르게 배열되어 같은 유전자의 다른 **대립유전자**나 형태를 만들 수 있다. 그렇게 각각의 대립유전자들은 서로 조금씩 다른 기능을 하는, 가끔은 평범한 대립유전자보다 괜찮기도, 못하기도 한 단백질을 만들어낼 수 있게 되는 것이다.

예를 들어 23nMe나 Ancestry.com 같은 곳에서 DNA 검사를 하면, 2만여 개 유전자의 DNA 변화를 확인할 수 있다. 복잡한 일부 요인들은 접어두고, 이 과정이 정말로 하는 일은 근본적으로 앨리샤, 엘리아, 엘리사, 알리사 등등과 같이 같은 이름(같은 유전자)의 대체 철자들을 구분하는 것이다. 이를 통해 이들 중 일부 유전자들에 대해 어떤 철자, 즉 어떤 대립유전자가 더 일을 잘하는지, 다른 유전자들의 경우에는 어떤 철자가 문제를 일으킬 것으로 예상되는지 알 수 있다.

호모시스테인 이야기로 돌아가서, 실제로 메틸을 제공하는 화합물질을 만드는 과정에 대략 대여섯 단계가 있는데 각각의 단계들에는 그 단계를 이루는 효소가 있다. MTHFR이라는 이름의 이 마지막 효소는 가장 느린 효소로, 이 과정에서 호모시스테인을 제거하는 데 가장 중요한 물질이다.

운전자의 출근길을 예로 들어보자. 지나쳐야 하는 신호가 6개이고, 마지막 신호에서 화살표를 따라 좌회전을 해야 한다. 이 마지막 좌회전용 화살표가 빨리 바뀌는 날은 마치 느린 효소처럼 그 신호에 몇 대의 차들밖에 교차로를 통과하지 못한다. 또 좌회전용 화살표 신호가 좀 더 오랫동안 켜져 있는 날은 더 많은 차들이 통과할 수 있는데, 이것을 좀 더 효율적인 MTHFR의 형태와 같다고 보면 된다. 그러나 회사를 가기 위해 한 노선만을 택할 필요는 없다. 거리는 조금 더 길지만 좌회전을 할 필요가 없는 다른 길들도 있으므로, 그날의 정체 상황에 맞게 다른 길을 택하면 되는 것이다. 우리 세포들도 이와 똑같다.

우리 몸이 MTHFR 대립유전자라는 차선을 가지고 있다 해도 세포들은 차선 주변으로 살살 돌아갈 수 있다는 것을 장황하게 설명했다. 그러나 기능적 의료 집단에서는 MTHFR을 큰 문제로 여기고 우리가 떠올릴 수 있는 거의 모든 질병들의 위험 요인으로 보기 때문에 유전자 검사를 권유한다. 이런 잘못된 정의는 우리 세포에서 진행되는 복잡한 화학 반응을 지나치게 단순화하고 오해하는 데서 비롯된다.[36]

다른 여러 유전자도 비슷하다. 다시 말해서 하나의 유전자가 우리 건강에 영향을 주는 방법을 단순하게 설명할 방법은 없다. 그 내용을 판독하는 것은 복잡하고 시간도 오래 걸리는 일이다. 정말로 궁금하다면, 생화학을 이해하고 유전상담사와 함께 작업하는 데 시간과 노력을 들여야 할 것이다.

노화 연구에 유용한 생체표지자

이 장을 마무리하기 전에, **생체표지자** 개념을 소개하고 싶다. 이해하기 힘들고 생뚱맞은 주제처럼 보일 수도 있지만, 병리학에서는 아주 중요한 개념이다.

생체표지자란 무엇일까? 위키피디아는 "어떤 질병 상태의 심각성이나 질병의 출현을 나타내는 측정 가능한 지표. 조금 더 일반적으로는 특정 질병의 상태나 기타 생리학적 상태의 지표"라고 정의하고 있다. 질병이나 현재 진행 중인 상태를 측정하기가 늘 쉬운 것이 아니기 때문에 이 생체표지자가 정말로 유용하다는 점은 위키피디아에 직접적으로 표현되어 있지는 않다.

관상동맥성 심장질환을 예로 들어보자. 40대의 건강한 남성이 갑자기 심장마비로 사망한 소식들은 우리 모두에게 익숙하다. 제대로 된 생체표지자가 있었으면, 이 사람들은 이 병을 예측하고 훨씬 일찍 치료받을 수 있었을 것이다. 이해가 되는가?

이 개념을 노화에 적용해보자. 나이가 든 사람들을 구별하는 것이야 꽤 쉽다는 건 나도 안다. 내 주름들이 결정적 증거니까. 하지만 진지하게 만약 우리가 여기에 소개된 대안들을 시도하고 싶다면, 그리고 그 효과를 측정하고 싶다면, 우리에겐 제대로 된 생체표지자가 필요하다. 여기서 또 다른 '결정적 증거'는 노화 연구의 발달 속도가 엄청나게 가속화될 것이라는 점이다. 노화학자들이 치료 전과 후에 측정할 수 있는 신체나이를 평가할 수 있다면, 노화 연구의 실험과 유효성이 엄청나게 용이해져서 속도도 더 빠르고 비용도 더 저렴해질 수 있을 것이다.

현재는 노화에 관한 적절한, 그리고 신뢰할 수 있는 생체표지자가 부족하다. 괴물 같은 녀석을 확인하는 단 하나의 일반적 방법은 수명 연구를 진행하는 것이다. 쥐의 수명 연구는 저렴하지도 않고, 인간의 결과에 관련해서도 딱 들어맞지 않는다. 영장류 연구들의 한계점들에 대해서는 앞 장에서 이미 이야기했지만, 이 연구들은 연구비용이 훨씬 더 많이 들고 기간도 정말 길다!

이 책은 신체기관의 시스템별로 내용을 다뤘다. 이 기준대로 일부 생체표지자들도 시스템별로 특정화했다고 인식해도 된다. 예를 들어, 피부에는 당화 반응 물질을 위한 형광막이 있다(AGEs, 4장 참고). 논란이 지속되고 있고 비용도 결코 저렴하지 않지만, 알츠하이머병 진단을 위해 뇌의 플라크 형성을 측정할 수 있다(8장). 반면, 노화 생체표지자는 한 사람에게 축적된 손상의 양을 보여주는 것이다. 이 측정치는 다시 특정 시스템을 측정하는 데 사용될 것이다. 아마 건강을 유지하는 유전자에 대해 많이 들어봤을 것이다. 실제 나이가 70세여도 신체나이는 더 젊을 수 있다는 것은 값비싼 검사나 치료가 필요 없다는 의미다. 그 반대의 경우도 마찬가지이고.

그런 척도의 하나가 **사이토카인**의 한 종류다(사이토카인은 다른 세포들에 좋든 나쁘든 영향을 줄 수 있는 세포가 분비하는 물질들이라는 것을 기억할 것이다). 단핵세포 화학유인물질 단백질1(MCP1)이라는 특정 사이토카인은 침입한 병원균을 공격하는 면역 시스템 세포들을 소집하는 일을 담당한다.

주로 쥐를 대상으로 연구해온 MCP1이 노화 생체표지자의 괜찮은 후보로 여겨지는 이유는 여러 가지다. 첫째, MCP1 수치는 나이와 함께 상승한다. 둘째, 선천성 조로증(노화가 가속화되는 질병으로, 3장에서 소개한 베르너 증후군을 참고할 것)과 흡사한 증상을 보이는 쥐들의 MCP1 수치가 평범한 늙은 쥐들보다 높았다. 이 쥐 실험에서 노화를 늦추는 치료가 MCP1도 낮췄다. 셋째, 특정 유형의 심장질환을 앓는 노인들의 경우에는 MCP1 수치가 더 아픈 사람들보다도 높았다. 이 결과들은 MCP1이 신체나이를 나타내는 잠재적 표지자임을 뒷받침한다. 더 좋은 점은 MCP1이 조정 방법으로 바뀐다는 발견이 새로운 치료법의 효능을 시험하는 지표로서의 유용성을 돋보이게 한다는 것이다.[37]

산화 스트레스를 나타내는 생체표지자

산화 스트레스를 기억하는가? 산화 스트레스는 대부분 유산소 대사 중에 미토콘드리아에서 나오는 활성산소(ROS)가 그것을 중화하는 우리의 선천적 능력, 즉 항산화 메커니즘을 제압할 때 발생한다. 당연히 미토콘드리아를 활성화시키는 강도 높은 신체 운동이 산화 스트레스를 증가시킨다. 그밖에 비슷한 효과를 내는 상태로는 높은 수준의 스트레스 호르몬이 나오는 때와 추운 환경에 장기간 노출될 때다.

산화 스트레스가 지나치게 많으면 당연히 손상을 가져온다. 따라서 이 스트레스를 나타내는 생체표지자가 손상의 유용한 지표가 될 수 있다. 하지만 적은 스트레스는 좋은 것일 수 있다. 바로 우리가 알고 있는 호르메시스다. 간헐적 생활 스트레스가 산화 손상의 표지자에 주는 영향을 관찰한 한 조류 실험은 노화 측정에 생체표지자를 이용하는 실례를 제공한다. 이 내용을 여기에서 언급하는 이유는 이 연구에서 산화 스트레스를 측정하는 네 가지 쉬운 측정법을 사용했고, 건강에 이익을 가져다주는 스트레스, 특히 간헐적 음식 제한과 수명의 역할에 대한 흥미로운 결론들이 도출되었기 때문이다.

이 연구에서 사용했던 각각의 표지자들을 살펴보자. 이 표지자들은 활성산소가 DNA와 단백질을 손상시킨다는 사실을 기반으로 선정되었다. 첫 번째 표지자는 DNA가 손상되었을 때 생성된다(궁금한 사람을 위해 소개하자면, 이것의 이름은 8-OHdG로 혈장에서 발견되며 부상이 생긴 곳을 보여주는 핏자국 같은 것이다). 단백질이 손상을 입으면 적혈구에서 발견되는 PC라는 이름의 물질이 생성되는데, 이것이 두 번째 표지자다. 나머지 두 개의 표지자는 항산화 물질들로, 두 가지 모두 혈장에 있다. 세 번째 표지자는 일반적인 방어기제로 비타민 C, 비타민 E, 그리고 마치 자석이 금속을 집어올리듯 활성산소를 움켜잡는 물질들에 의존하며, OXY라고 부른다. 네 번째 표지자는 혈장에서 발견한 또 다른 항산화 물질로, 특별히 활성산소를 표적으로 하는 SOD라는 단백질이다.

이제 산화 스트레스를 나타내는 생체표지자들이 무엇인지 알았다. 그렇다면 조류 연구로 무엇을 알아냈고, 무엇보다 이 실험 결과들이 인간에게 어떻게 적용될 수 있을까? 당연히 새들이 나이를 먹을수록 두 가지 손상 표지자들의 수치도 높아졌다. 우리 짐작대로 만약 산화 스트레스가 평생에 걸쳐 일어나고 노화로 인한 손상에 일조한다면 예상할 수 있는 일이다. 음식의 가용성, 즉 건강을 위한 스트레스 역시 스트레스 표지자에 영향을 주었다. 음식 제한을 겪은 새들의 경우 DNA 손상은 높았으나 사망률은 증가하지 않았던 반면, 자유롭게 먹이를 먹었던 통제그룹의 새들은 DNA 손상 수치가 높을수록 어릴 때 죽는 확률이 높았다. 두 집단의 새들 모두, 단백질 손상이 많을수록 사망률이 높아졌다.

항산화 방어의 경우에는 상황이 더 복잡해진다. 통제그룹의 새들은 나이가 들면서 SOD 효소 수치가 높아졌지만 식이 제한을 한 새들은 그렇지 않았고, OXY의 경우는 그 반대였다. 여기에 이상한 점이 있다. SOD가 높아지는 것은 좋은 것이라고, 다시 말해 더 보호되는 거라고 생각하겠지만, SOD가 높을수록 그 새가 죽을 확률이 높았다! 아마도 그 새가 이미 높은 손상 수치를 낮춰보려고 노력했기 때문에 SOD가 높아졌던 것 같다.

결과를 설명하기 위해 연구를 통해 여러 조치를 취했지만, 다 건너뛰고 더 흥미로운 것, 이 표지자들을 인간에게 어떻게 사용할 것인가로 곧장 넘어가자. 똑같은 일반적 경향을 보여주는 인간 대상 소규모 연구들이 몇 가지 있지만, 복잡하고 정신이 없다.

하지만 인간에 대한 통제되지 않은 연구, 특히 소규모 연구에서는 아주 많은 변수들이 있기 때문에 우리가 이 점에 놀라서는 안 된다. 내가 말하려는 요점은 우리에게 사망률과 분명한 상관관계가 있는 표지자들이 있다면, 여러 다양한 노화 연구에서 유용하게 쓰일 수 있을 거라는 점이다. 앞으로 몇 해 안에 더 많은 표지자들을 찾아낼 수 있기를, 그리고 그것을 이용하는 범위가 확대되기를 기대한다. 그때까지는 믿을 수 있는 생체표지자라는 광고들에 속지 말기를.⌐38

후성유전학 시계 되감기

그다음으로는 일명 후성유전학 시계라는 것이 있다. 이 생체표지자는 DNA의 특정 변화들을 나타낸다. 세포가 DNA에 추가하는 또 다른 물질로 만들기 때문에, DNA 위에 이렇게 추가된 부분들이 있다는 의미로 **후성적**이라고 한다. 우리 유전자에 붙여놓은 포스트잇 쪽지라고 생각하면 된다. 스티브 호바스 박사가 51개의 건강한 조직들과 세포 종류들로부터 얻은 8,000개 이상의 공개 자료를 사용하여 개발한 것으로, 호바스 박사는 모든 샘플에서 350개의 똑같은 DNA 부위들을 확인하는 방법을 사용하여, 후성적 생체표지자들에는 나이와 함께 일관된 변화가 있었음을 밝혀냈고, 신생아부터 노인에 이르는 샘플들을 비교하여 시계에 눈금을 매겼다.

그런 다음 그는 신체나이를 예측하기 위해 각 샘플의 연령을 사용해 그 DNA 내의 변화의 양과 결합시켰다. 사람마다 각기 다른 속도로 나이를 먹는다는 것을 기억하는가? 이 가변성이 신체나이라는 개념의 기본이다. 실제 나이는 태어난 이후부터의 햇수이고, 신체나이는 정의하긴 어렵지만 기본적으로 얼마나 건강하고 얼마나 제대로 기능을 수행하는지 측정한 수치다.

최근 들어 이 시계 개념이 모든 원인의 사망률, 암, 신체 기능, 알코올 의존증, 알츠하이머병, 심지어 4장에서 다룬 피부 노화까지 포함된 다수의 노화 관련 요인들을 조사했던 DNA의 더 많은 분야로 확대되었다. 각 요인들은 신체나이와 관련이 있다. 다시 말해서 노화 관련 질병을 가진 사람의 신체나이는 실제 나이보다 훨씬 더 높은 연령의 시계 수치로 결정된다는 말이다. 그 시계, 즉 신체나이의 변화는 부분적으로는 유전적이고(장수하는 경향이 있는 가족을 떠올려보면 이해가 된다) 부분적으로는 환경적이다(더 자세한 내용은 말단소체를 설명하는 다음 문단을 참고할 것). 자신의 신체나이가 궁금한 사람에겐 이 내용이 유용할 수 있으나, 미리 경고하건대 비용이 적지 않으며, 건강수명에 대한 이용 가능성도 확실하게 입증되지 않았다. 그래도 최근 수정된 시계는 죽음까지 남은 시간을 예상할 수 있는 것으로 보인다.[39] 얼마나 더 살 수 있는지 알고 싶은지는 잘 모르겠지만.

후성유전학 시계로부터 나온 아주 흥미로운 파급 효과 한 가지는 그 시계를 되감을 수 있는 가능성이다. 공상 과학 소설처럼 들리지만, 더 젊은 상태로 부호화하기 위해 우리의 DNA에 붙은 포스트잇 쪽지를 바꾸는 것은 이론적으로 가능하다. 자신보다 어린 기증자의 골수를 이식받은 사람들에게서 이와 비슷한 결과들이 나타나고 있다. 수혜자의 후성적 표지자들이 기증자의 표지자들에 맞춰 바뀌는 것이다. 면역 시스템이 손상된 사람들에게 그 면역 시스템 활동을 회복시키는 치료와 더불어 노화를 되돌리려는 소규모 임상실험이 성공적으로 보인다. 하지만 이들은 자신의 면역 시스템이 손상되거나 파괴된 심각한 질병을 가진 사람들이었음을 기억하자.[40]

종종 연령의 표지자로 사용되는 또 다른 측정치는 3장에서 다뤘던 말단소체 길이다. 말단소체 역시 나이와 함께 쪼그라들기 때문에, 이 길이가 지표가 될 수 있다. 또한 짧아진 말단소체는 알츠하이머병과 관상동맥 질환 등의 위험 요인이다. 환경적 변화에 반응한다는 점은 생체표지자로서의 문제점이다. 다시 말해서, 우리의 행동과 공해와 같은 다양한 환경적 특성들에 노출됨으로써 말단소체의 길이가 바뀔 수 있다는 뜻이다. 이와 반대로, 채소 중심의 식단, 적당한 운동, 그리고 스트레스 줄이기 등의 건강한 생활 습관을 따름으로써 말단소체의 길이를 늘릴 수도 있다.[41]

이 모든 생체표지자는 장님이 코끼리를 만지는 옛이야기와 조금 비슷하다. 어떤 사람은 코끼리 코를 만지고서 코끼리가 밧줄이라고 하고, 어떤 사람은 코끼리의 엄니를 만지고서 코끼리가 칼과 같다고 하고, 또 어떤 사람은 코끼리 다리를 만지고서 코끼리가 나무 몸통과 같다고 했던 그 이야기 말이다. 무슨 뜻인지 알 것이다. 하나의 생체표지자가 어떤 정보를 줄 수는 있으나 반드시 전체 그림까지 보여주는 것은 아니라는 것을.

결론

우리는 건강수명과 어쩌면 수명까지 늘어나는 효과를 얻기 위해 많은 약품들 또는 보조제를 선택할 수 있다. 아스피린처럼 흔하게 구입할 수 있는 약부터 NAD^+ 증진제와 같은 추측성 화합물질, 다른 목적으로 만들어진 메트포르민 같은 처방약들까지 그 범위도 다양하다. 그러나 이들 중 그 어떤 것도 대형 임상실험으로 엄격하게 검증되지 않았다.

그렇기는 하지만 이들 중 여러 약물에 대한 꽤 괜찮은 자료들이 있다. 이미 시도되었거나 우리가 알고 있는 진짜 방법들이 건강수명을, 그리고 어쩌면 우리의 수명까지 증가시킬 것임을 잊지 말

자가 실험⌐42 시 주의사항

스스로 시험해보고 싶은 경우, 구체적인 방법을 제시하는 특정 식이요법들에 관한 수많은 자습서를 참고하면 된다. 예를 들어보자. 고강도 근력 운동, 간헐적 단식, 또는 관심 있는 보충제 등 시험해보고 싶은 변수를 검색창에 넣고 결과를 훑어보자. 여기서 경고 한 마디 하자면 어떤 경우든 저자나 웹사이트의 배경을 확인해서 어떤 상품이나 서비스를 팔려는 미끼가 아닌지 확인해야 한다.

1장에서 소개했던 웹사이트에 관한 주의사항을 기억하기 바란다. 온라인에서 읽은 의견을 믿지 말고 그 자료의 원출처를 확인해야 한다. 인간을 대상으로 한 연구 정보, 즉 관찰 결과, 부작용, 그리고 용량 정보가 담긴 과학 논문들을 읽으라는 뜻이다. 이 책에도 많이 제공되어 있고, 그 외의 자료들은 국립보건원이 운영하는 과학 논문 데이터베이스인 PubMed에서 쉽게 찾을 수 있다. 1장에서부터 누누이 권했던 것처럼, 더 최근에 출판된 자료들을 찾아보고, 미주에 제공한 참고 자료들도 활용하고, 발표된 날짜대로 검색할 수 있는 구글 스콜라http://scholar.google.com의 검색 영역에서도 그 자료를 찾아보자.

그다음엔 그 결과를 확인해봐야 한다. 어떤 사람들에겐 이것이 심장박동, 혈압, 체중, 또는 (개인적으로 정말 쓸데없다고 생각하는) BMI(체질량 지수)를 측정하듯 간단한 일이다. 활동 수치와 수면 같은 표지자들을 탐지하는 여러 과학적 기계 장치들도 있다. 더 자세히 알고 싶을 땐 혈액 화학 검사와 기타 생리적 지표들을 검사할 수도 있다.

건강수명이나 장수 문제에 관한 목표는 아마도 의사와 논의하여 결정하는 것이 가장 좋을지도 모른다. 자가 실험을 위해 고안된 단계들을 시도해보기로 결정한 경우든 아니든, 어떤 경우든지 그것을 만든 사람의 글을 읽어보기를 권한다.⌐43 그 물질에 대한 자세한 설명과 미토콘드리아의 항산화 물질에 대한 구체적인 방식이 개관과 함께 실려 있다. 심지어 대략적인 금액까지도. 미리 알려주는데, 저렴한 가격도 아니고, 메이요 클리닉에서 받는 검사처럼 정밀 검사도 아니다. 무엇을 하든 최대한의 자료를 확인하도록. 부디 자가실험에 성공하길 빈다!

자. 하지만 그 방법들이 결코 쉽지는 않다. 운동과 식습관의 변화를 이야기하는 것이다. 게다가 이 약들을 시도하는 방법이나 생활 습관을 바꾸는 방법에는 어떠한 공식도 없다.

그리고 당연히 모든 사람이 다르기 때문에 각자 자신만의 특별한 방법을 찾아야 한다. 이것이 '개인맞춤 의료'의 매력이다. 우리 담당의들과 의료진들로부터 개별화된 정보를 얻는 것은 미래에 가능한 일들이고, 지금은 우리 스스로를 대상으로 실험을 해야 한다. 각자의 식습관이나 운동 방법을 몇 주 동안 위에 설명한 방법대로 바꿔보고, 우리 몸이 어떻게 느끼는지를 살펴보자.

약어 해설

AD: 알츠하이머병 Alzheimer's disease

AGEs: 최종당화산물 advenced glycation end product

AMP: 아데노신 3인산염 또는 3P 형태의 ATP로부터 나온 단일 물질인 아데노신 1인산 adenosine monophophate

BBR: 베르베린 berberine, 중국 한의학 약제의 활성 물질

CGA: 녹차에 함유된 클로로겐산 chlorogenic acid

COX-1/2: 사이클로 옥시제나아제-1/2 cyclooxygenase-1/2, 프로스타글란딘을 생성하는 효소

CR/DR: 칼로리 제한/식이 제한 caloric/dietary restriction

DHA: 도코사헥사엔산 docosahexaenoic acid, 사람의 뇌, 대뇌 겉질, 피부, 망막 등 주요 세포막을 형성하는 데 중요한 오메가-3 지방산

EPA: 에이코사펜타엔산 eicosapentaenoic acid, 세포막을 형성하는 데 중요한 또 다른 지방산으로 체내에서 다른 효소의 도움을 받아 DHA로 변환된다.

HbA1c: 당화 헤모글로빈인 헤모글로빈 A1C 종류

HRT: 호르몬 대체요법 hormone replacement therapy

IGF-1: 인슐린유사성장인자-1 insulin-like growth factor-1

MCP1: 단핵세포 화학유인 물질 단백질 1 monocyte chemoattractant protein 1, 면역 시스템 세포가 침입 병원균을 공격하도록 활성화하는 단백질

mTOR: 라파마이신 표적 단백질 mammalian target of rapamycin, 세포 활동을 조절하는 단백질

NAD⁺: 니코틴아마이드 아데닌 다이뉴클레오타이드 nicotinamide adenine dinucleotide, 여러 대사 과정을 포함한 모든 세포에서 발견되는 신호

NMJ: 신경근 접합부 neuromuscular junction, 근육을 조절하는 신경이 근육에 붙은 부위

NMN/NR: 니코틴아미드 모노뉴클레오타이드/니코틴아마이드 리보사이드 nicotinamide mononucleotide/nicotinamide riboside, NAD⁺를 억제하는 구성 요소들

NO: 산화질소 nitric oxide

Nrf2: 핵 인자 에리트로이드 2-관련 요인 2 nuclear factor erythroid 2-related factor, 항산화 단백질 생성을 활성화하는 단백질. 너프2로 발음한다.

NSAIDS: 비스테로이드 항염증제(소염제) nonsteroidal anti-inflammatory drugs

ROS: 활성산소 또는 활성산소종 reactive oxygen species, 화학적으로 반응성이 뛰어난 산소 원자를 포함하는 분자, 일명 프리라디칼

SIRT: 시르투인 sirtuin, 스트레스 저항성에 관련된 효소 그룹

SOD/OXY: 슈퍼옥사이드 디스뮤타제/글루타치온 superoxide dismutase/glutathioine, 천연 항산화 물질

SPMs: 염증 종결 인자 specialized pro-resolving rediators

미주와 참고문헌

1장 노화란 무엇이며 우리는 왜 늙는가

1. 세계보건기구. '노화와 건강' 자료표. 최종 수정 2018년 2월 5일. https://www.who.int/news-room/fact-sheets/detail/ageing-and-health.

2. 나이를 먹으며 일어나는 영적, 심리적, 정신적 성장을 다룬 서적들은 어마어마하게 많다. 이런 서적들은 다양한 도서 목록 웹사이트에서 찾을 수 있다. 그러나 이 책은 그런 류가 아니다! 그런 시도도 하지 않을 것이다. 신경학적 내용을 바탕으로 정확히 지혜가 무엇인지를 다룬 위대한 서적을 원한다면 Elkhonen Goldberg의 *The Wisdom Paradox: How Your Mind Can Grow Stronger as Your Brain Grows Older*(London: The Free Press, 2005)를 추천한다. Daniel Levitin의 *Successful Aging: A Neuroscientist Explores the Power and Potential of Our Lives*(New York: Dutton, 2020)은 나이와 함께 우리의 처리 시스템에 생기는 혜택을 포함하여 노화의 수많은 신경학적 측면을 다룬 훌륭한 서적이다.

3. World Health Organization, "International Statistical Classification of Diseases and Related Health Problems (ICD)", *Classification of Diseases*. Last modified November 20, 2020. https://www.who.int/classifications/icd/en/.

4. 프레이밍햄 심장병 연구를 다룬 문헌들이 많지만, 괜찮은 요약본은 M. W. Higgins, "The Framingham Heart Study: Review of Epidemiological Design and Data, Limitations and Prospects", *Progress in Clinical and Biological Research* 147, no. 1 (1984:51-64. PMID: 6739495)에 있다.

5. 이 아침식사용 시리얼 연구와 그 문제점은 S. Stanley Young와 Alan Karr의 "Deming, Data and Observational Studies. A Process Out of Control and Needing Fixing," *Significance* 8 (2011: 116-120)에서 확인할 수 있다. 브래드포드 힐 표준은 위키피디아의 'Bradford Hill Criteria'에 소개되어 있고, 마지막으로 2020년 12월 9일에 수정되었다. https://en.wikipedia.org/wiki/Bradford_Hill_criteria. 여러 연구의 결점들을 더 자세히 들여다보고 싶다면 이 문제를 광범위하게 다룬 Peter Attia의 논문 "Studying Studies: Part II - Observational Epidemiology"(Topics. January 15, 2018)를 참고하면 된다. https://peterattiamd.com/ns002

6. 과학자인 나는 알코올 중독과 기타 약물 남용에 영향을 주는 유전적 메커니즘을 연구했다. 사람이 아닌 설치류를 실험 대상으로 하면서 인생이 더 편해졌다. 동물을 실험에 사용하는 윤리적 문제점들을 지적하는 사람들과 나도 같은 생각이지만, 살아 있는 유기체가 아니고서는 실험이 불가능한 연구들도 있다. 내가 실험관만 가지고도 실험을 할 수 있었다면, 당연히 그렇게 했을 것이다! 그렇다 해도, 나뿐만이 아니라 동물실험을 진행하는 모든 과학자는 우리 실험동물들에게 최고의 생활환경을 제공하려고 정말로 굉장히 노력한다. 이렇게 하는 이유는 세 가지가 있는데, 그것이 지각이 있는 생명체를 다루는 당연한 일이기 때문이고, 내 실험동물이 중대한 방식으로 고통을 받거나 결핍되는 경우에는 거기서 얻는 나의 실험 결과 역시 의심스러운 결과가 되기 때문이며, 연구비를 원하는 단체, 보통은 정부 기관에서 실

험동물의 복지를 보장해야 하는 굉장히 엄격한 규칙을 적용하기 때문이다. 사실 실험실 동물들은 식용으로 키워지는 대부분의 동물보다 훨씬 더 인도적으로 생활하고, 또 대우받는다.

7. R. A. Davidson, "Source of Funding and Outcome of clinical trials", *Journal of General Internal Medicine* 1, no. 3 (1986): 155-158. doi: 10.1007/BF02602327. PMID: 3772583.

8. WHI 사이트에는 굉장히 많은 출판물이 올라와 있는데, 결론들이 정리된 논문은 J. E. Rossouw, J. E. Manson, A.M. Kaunitz, Anderson, G.L. "Lessons Learned from the Women's Health Initiative Trials of Menopausal Hormone Therapy", *Obstetrics and Gynecology* 121, no. 1 (2013, 172-176. doi: 10.1097/aog.0b013e31827a08c8. PMID: 23262943)이다. WHI를 향한 비판의 목소리도 상당히 많다. 이런 비판들을 제대로 논의하고 호르몬 치료에 관한 정보까지 제공한 서적은 Avrum Bluming and Carol Tavris의 *Estrogen Matters: Why Taking Hormones in Menopause Can Improve Women's Well-Being and Lengthen Their Lives—Without Raising the Risk of Breast Cancer* (New York: Little Brown Spark, 2018)이다. 이 문제를 다룬 책을 통째로 읽기가 쉽지 않다면, 내 웹사이트에 잘 정리해둔 요약본을 봐도 된다(Beth Bennett, What Exactly Is Osteoporosis? Blog post. February 28, 2019). http://senesc-sense.com/what-exactly-is-osteoporosis 또는 Peter Attia, "Controversial topic affecting all women—the role of hormone replacement therapy through menopause and beyond—the compelling case for long-term HRT and dispelling the myth that it causes breast cancer", Podcasts. February 25, 2019. https://peterattiamd.com/caroltavris- avrumbluming/.

9. WebMD, "Curcumin May Prevent Clogged Arteries", Heart Disease. Last modified July 20, 2009. https://www.webmd.com/heart-disease/news/20090720/curcumin-may-prevent- clogged-arteries.

2장 우리가 늙는 이유를 진화적 측면에서 살펴보면

1. Leonard Hayflick, "Biological Aging Is No Longer an Unsolved Problem", *Annals of the New York Academy of Sciences* 100, no. 4(2007:1-13. doi: 10.1196/annals.1395.001. PMID: 17460161).

2. Felipe Sierra, "Moving Geroscience into Uncharted Waters", *Journals of Gerontology. Series A, Biological Sciences and Medical Sciences* 71, no. 11(2016:1385-1387. doi: 10.1093/gerona/glw087. PMID: 27535965)의 사설에 제대로 된 개요가 실려 있다. 이것은 노화 연구의 미래에 중요한 주제였다. 이 주제에 흥미를 느끼고 의욕적인 독자라면 *Aging, BMC Geriatrics, Aging Cell, Journal of Aging and Health, Journal of Nutrition, Health and Aging, Experimental Aging Research* 등의 훌륭한 과학 출판물들의 목록들을 정독하면 된다.

3. An editorial perspective by John C. Newman, Sofiya Milman, Sharukh K. Hashmi, Steve N. Austad, James L. Kirkland, Jeffrey B. Halter, and Nir Barzilai, "Strategies and Challenges in Clinical Trials Targeting Human Aging", *Journals of Gerontology. Series A, Biological Sciences and Medical Sciences* 71, no. 11(2016:1424-1434. doi: 10.1093/

gerona/glw149. PMID: 27535968)의 사설에 훌륭한 개요를 담고 있다. 건강수명, 그리고 그와 비슷한 개념인 사망률 압박을 다룬 양질의 토론을 확인하려면 Douglas R. Seals, Jamie N. Justice, and Thomas J. LaRocca의 "Physiological Geroscience: Targeting Function to Increase Healthspan and Achieve Optimal Longevity", *Journal of Physiology* 594 no. 8 (2016:2001-2024. doi: 10.1113/jphysiol.2014.282665. PMID: 25639909)를 참고하면 된다. 실스는 시몬 멜로브와 협력하여 '전환적 제로사이언스'로 확대했는데, 이것은 건강수명, 또는 그들의 용어로는 최적 수명을 연장시키기 위해 노화에 관한 연구 결과들이 생체의학적 적용으로 전환되는 학문이다. Douglas R. Seals and Simon Melov, "Translational Geroscience: Emphasizing Function to Achieve Optimal Longevity", Aging 6 no. 9(2014:718 -730. doi: 10.18632/aging.100694. PMID: 25324468).

4. 인구학자들은 각 연령별 사망 원인을 확인하는 등의 문제를 다루기 위해 노화의 통계와 씨름한다. 이 분야의 괜찮은 자료는 Kenneth W. Wachter and Caleb E. Finch, eds., *Between Zeus and the Salmon*(Washington DC: National Academy Press, 1997)이다. 인간의 노화 유전학에 대한 훌륭한 개관을 제시한 논문은 Andrzej Bartke and Nana Quainoo 의 "Impact of Growth Hormone-Related Mutations on Mammalian Aging", *Frontiers in Genetics* 9(2018:586. doi:10.3389/fgene.2018.00586)이다.

5. Dan Buettner, *The Blue Zones: 9 Lessons for Living Longer*, 2nd ed. Washington DC: National Geographic Partners, 2012.

6. 기대수명은 특정 연령군의 사망률을 조사하여 계산한 통계다. 예를 들어 2010년에 태어난 미국인은 78.9세까지 산다고 예상하지만, 미국 흑인들의 기대수명은 75.1세밖에 안 된다. 인종 내에서도 여성이 남성보다 더 오래 사는 경향이 있기 때문에, 여성의 수명이 길어지면서 평균 연령도 상향 왜곡된다. 최근 추정치에 의하면, 출생 시의 기대 수명이 일부 아프리카 국가들에서는 40대 중반이지만, 그 외의 국가들은 일반적으로 50세를 넘으며, 일본을 포함한 일부 국가들에서는 수명의 평균치가 약 84세다. 더 많은 통계치를 알고 싶다면 질병관리센터(CDC)의 웹사이트에 2006년 4월 19일에 공시된 국가 주요 통계 보고서를 확인하면 된다. www.cdc.gov/nchs/data/nvsr/nvsr54/nvsr54_14.pdf.

7. 진화 이론들에 대한 전문적이고 깊은 논의를 살펴보려면 위의 주 4)에서 인용했던 Wachter and Finch의 Zeus and the Salmon의 논문을 참고하기 바란다. 약간 편파적이긴 하지만 재미로 읽어볼 자료는 Joshua Mittledorf and Dorian Sagan, Cracking the Aging Code: The New Science of Growing Old - And What It Means for Staying Young(New York: Macmillan, 2016)이다. 노화 이론들과 노화를 연구한 학자들에 대한 훌륭한 역사적 견해가 담긴 서적은 Bill Gifford, Spring Chicken: Stay Young Forever(or Die Trying),(Waterville MA: Thorndike Press, 2015)이다.

8. 국립암센터(NCI)의 웹사이트 https://www.cancer.gov/about-cancer/causes-prevention/risk/age 에 2015년 4월 29일에 공시된 내용과 같다.

9. John Wilmoth는 "Search of Limits", *Between Zeus and the Salmon*(Kenneth Wachter and Caleb Finch 편집, 38-64. Washington DC: National Academy Press, 1997)에서 초기 인류의 기대 수명이 25세 정도였음을 암시하는 증거들을 논한다. 1900년까지 대부분의 선진국 평균 수명이 이미 50세 정도로 높아졌지만, 20세기 초 여러 빈곤 국가들의 기대 수명은 25세 정도였다. 병원균으로부터의 방어와 주요 우울증을 연결시키는 이 개념을 설득적으

로 전환시킨 사람은 찰스 레이슨 박사이며, 그의 보고서(Charles L. Raison and Andrew H. Miller, "Pathogen-Host Defense in the Evolution of Depression: Insights into Epidemiology, Genetics, Bioregional Differences and Female Preponderance", *Neuropsychopharmacology: Official Publication of the American College of Neuropsychopharmacology* 42, no.1(2017: 5-27. doi:10.1038/npp.2016.194)를 읽어보거나 그의 인터뷰를 들어보기를 추천한다. https://www.foundmyfitness.com/episodes/charles-raison.

10. 닉 레인은 이 내용과 미토콘드리아와 세포 생리학을 다룬 기타 주제들에 관해 광범위하게 저술했다. 관심이 있는 사람에게는 *Life Ascending: The Ten Great Inventions of Evolution*(NY: Norton Press, 2009)이 좋은 시작이 될 것이다.

11. 인간을 대상으로 한 식이 제한을 검토한 최근 보고서는 Most et al., Calorie restriction in humans: an Update, *Ageing Research Reviews* 39(2017): 36-45이다. 칼로리 제한 협회의 웹사이트 www.crsociety.org/도 확인해보기를 바란다. CALERIE 연구에 관한 정보는 James Rochon, Connie W. Bales, Eric Ravussin, Leanne M. Redman et al., "CALERIE Study Group, Design and Conduct of the CALERIE Study: Comprehensive Assessment of the Long-term Effects of Reducing Intake of Energy", *Journals of Gerontology. Series A, Biological Sciences and Medical Sciences* 66 no.1 (2011:97- 108. doi: 10.1093/gerona/glq168. Epub 2010 Oct 5. PMID: 20923909)에서 확인할 수 있다.

12. 더그 실즈의 논문은 이 내용과 수명에 영향을 주는 연관 주제들을 다룬다. Christopher R. Martens and Douglas R. Seals, "Practical Alternatives to Chronic Caloric Restriction for Optimizing Vascular Function with Ageing", *Journal of Physiology* 594, no.24 (2016:7177-7195. doi: 10.1113/JP272348. Epub 2016 Nov 29. PMID: 27641062).

13. Valter Longo, *The Longevity Diet*, New York: Avery Books, 2016.

14. Nick Lane은 이 내용을 포함하여 진화에 관련된 기타 주제들을 다뤄왔다. *Power, Sex and Suicide*(Oxford: Oxford University Press, 2005)와 Andre Klarsfeld and Frederic Revah 의 *The Biology of Death*(Ithaca, NY:Cornell University Press, 2004)도 참고하기 바란다.

3장 우리 몸의 노화는 어떻게 일어나는가

1. 기본적인 메커니즘에 대한 선도적 연구원들의 간략한 인터뷰를 읽어보려면 Linda Partridge, Toren Finkel, Amita Sehgal, Pankaj Kapahi et al., "Focus on Aging", *Cell Metabolism* 23(2016: 951-956, 2016)를 참고하면 된다. 내셔널지오그래픽 채널에서 만든 '돌파구(Breakthrough)'라는 프로그램의 'The Age of Aging'이라는 제목의 훌륭한 영상도 있다.

2. 이 내용이 궁금한 독자를 위해 꽤 이해하기 쉬운 유튜브 영상을 소개한다. https://www.youtube.com/watch?v=q8mJZOuaMLY

3. 미국 프로젝트를 알고 싶다면 다음의 로이터 기사를 확인하면 된다. https://www.reuters.com/article/us-usa-obama-precisionmedicine-idUSKBN0L313R20150130; EU에서 진행하는 연구에 관한 기사는 https://www.ictandhealth.com/news/next-country-joins-the-1-million-genomes-initiative/ 에서, 중국의 프로젝트는 https://futurism.com/

discovery—make— invisibility—cloak, 그리고 23andMe https://www.23andme.com에서 확인할 수 있다.

4. Elizabeth Blackburn and Elissa Epel, *The Telomere Effect*, New York: Grand Central Press, 2016.

5. https://www.zymoresearch.com/pages/dnage

6. 어린 시절에 분리를 시키는 최초의 연구는 Ian C. G., Weaver Nadia Cervoni, Frances A. Champagne, Ana C D'Alessio et al., "Epigenetic Programming by Maternal Behavior", *Nature Neuroscience* 7 no. 8 (2004):847–854. doi: 10.1038/nn1276. PMID: 15220929이며, 후성유전학 시계뿐만 아니라 이 맥락의 후성유전학을 조금 덜 전문적으로 분석한 내용을 확인하려면 https://www.whatisepigenetics.com/cuddling—can—leave—positive—epigenetic—traces—babys—dna/;을 참고하면 된다. 후성유전학 시계를 만든 사람은 스티브 호바스로, 그 내용을 다룬 논문은 "DNA Methylation Age of Human Tissues and Cell Types", *Genome Biology* 14 no. 10 (2013):R115–135. doi: 10.1186/gb-2013-14-10-r115. PMID: 24138928이다. Alejandro Ocampo, Pradeep Reddy, Paloma Martinez—Redondo, Aida Platera Luenga et al., (약 20명의 다른 연구자들이) 저술한 쥐의 노화를 되돌리는 위험한 방법은 "In Vivo Amelioration of Age—Associated Hallmarks by Partial Reprogramming", *Cell* 167 no.7 (2016):1719–1733. doi: 10.1016/j.cell.2016.11.052이다.

7. A.J. Hulbert, "Metabolism and Longevity: Is There a Role for Membrane Fatty Acids?" *Integrative and Comparative Biology* 50 no. 5 (2010):808–817. doi: 10.1093/icb/icq007. PMID: 21558243.

8. Lee Know는 이 주제에 대해 제대로 연구하고 쉽게 설명한 책을 저술했다(*The Future of Mitochondria in Medicine: The Key to Understanding Disease, Chronic Illness, Aging, and Life Itself*, White River Junction VT: Chelsea Green Press, 2018). 미토콘드리아와 그 진화적 기원, 그리고 건강과 질병, 철학에 미친 모든 영향을 철저히 분석한 내용이 필요하다면 Nick Lane의 종합 서적(*Power, Sex, Suicide: Mitochondria and the Meaning of Life*, Oxford: Oxford University Press, 2005)을 확인하면 된다. 더 깊이 파헤치고 싶은 경우에는 Douglas C. Wallace의 보고서("A Mitochondrial Paradigm of Metabolic and Degenerative Diseases, Aging, and Cancer: A Dawn for Evolutionary Medicine", *Annual Review of Genetics* 39, 2005: 359–410. doi: 10.1146/annurev.genet.39.110304.095751)를 찾아보면 된다.

9. Nathan Basisty, Dao—Fu Dai, Ami Gagnidze, Lemuel Gitari et al., "Mitochondrial—Targeted Catalase is Good for the Old Mouse Proteome, But Not for the Young: 'Reverse, Antagonistic Pleiotropy?" *Aging Cell* 15 no. 4 (2016: 634–645). 이 3장에서 다루는 다른 메커니즘들에 관한 내용은 Ines Figueira, Adelaide Fernandes, Aleksandra Mladenovic Djordjevic, Andre Lopez—Contreras et al., "Interventions for Age—related Diseases: Shifting the Paradigm", *Mechanisms of Ageing and Development* 160 (2016:69–92. doi: 10.1016/j.mad.2016.09.009. PMID: 27693441)를 참고하기 바란다.

10. 최근에 일명 NAD⁺의 세계에 관한 논문들이 많이 나오고 있는 이유는 NAD⁺가 노화 분야의 연구에서 최신 유행 주제이기 때문이다. 파이어월 온 에이징(Firewall on Aging) 웹사이트 http://www.anti-agingfirewalls.com/에 어느 정도 이해하기 쉬운 블로그 포스

트와 링크들이 담겨 있다. 나이와 함께 NAD⁺가 우리 미토콘드리아에 영향을 미치는 방법에 관한 심도 있고 난해한 메커니즘을 확인하려면 A. P. Gomes, Nathan L. Price, Alvin J. Ling, Javin J. Moslehi et al., "Declining NAD(+) Induces a Pseudohypoxic State Disrupting Nuclear-Mitochondrial Communication during Aging", *Cell* 155 no. 7(2013:1624-1638. doi: 10.1016/j.cell.2013.11.037. PMID: 24360282)를 참고하면 된다.

11. 이 경로를 조절하는 수면의 역할을 더 알아보고 싶다면 미주 (4)에서 인용했던 Douglas C. Wallace의 논문과 Matthew Walker, *Why We Sleep: Unlocking the Power of Sleep and Dreams*. New York: Scribner, 2017을 확인하면 된다.

12. Andrzej Bartke and Westbrook Reyhan, "Metabolic Characteristics of Long-Lived Mice", *Frontiers in Genetics* 3 (2012):288. doi=10.3389/fgene.2012.00288. TOR의 효과에 관한 철저한, 그러나 전문적인 보고서는 Mikhail V. Blagosklonny, "Aging and Immortality: Quasi-Programmed Senescence and Its Pharmacologic Inhibition", Cell Cycle 5 no. 18 (2006):2087-2102. doi: 10.4161/cc.5.18.3288. PMID: 17012837이다.

13. Lee Know, Cited above(8), *The Future of Mitochondria in Medicine: The Key to Understanding Disease, Chronic Illness, Aging, and Life Itself.* White River Junction VT: Chelsea Green Press, 2018.

14. Judith Campisi는 만성 염증과 노화 관련 질환에 있어 만성 염증의 역할에 관한 광범위한 내용을 기록했다. C. Franceschi & J. Campisi의 "Chronic Inflammation (Inflammaging) and Its Potential Contribution to Age-Associated Diseases", *Journals of Gerontology. Series A, Biological Sciences and Medical Sciences.* 69 Suppl 1(2014:S4-9. doi: 10.1093/gerona/glu057. PMID: 24833586)과 Hae Young Chung, Mateo Cesari, Stephen Anton, Emmaneuelle Marzetti et al., "Molecular Inflammation: Underpinnings of Aging and Age-Related Diseases", *Ageing Research Reviews* 8 no. 1(2009:18-30. doi: 10.1016/j.arr.2008.07.002. PMID: 18692159)도 확인하기 바란다. Anne M. Minihane, Sophie Vinoy, Wendy R. Russell, Athanasia Baka et al.의 "Low-Grade Inflammation, Diet Composition and Health: Current Research Evidence and Its Translation", *British Journal of Nutrition* 114 no. 7(2015:999-1012. doi: 10.1017/S0007114515002093. PMID: 26228057)은 염증에 작용하는 식습관의 역할에 관한 훌륭한 개관을 제공한다.

15. 쥐를 대상으로 한 예비 실험 결과들을 정리해둔 자료는 시상하부 호르몬에 관련된 *Science Daily*의 논문(www.sciencedaily.com/releases/2013/05/130501131845.htm), 그리고 개체결합으로 알려진 혈액 교환 과정을 상세하게 다룬 내용은 *Nature*의 요약 (www.nature.com/news/ageing-research-blood-to-blood-1.16762)을 확인하면 된다.

16. 노화세포와 노화 과정에서의 노화세포의 역할을 다룬 포괄적인 평가를 확인하려면 Christopher D. Wiley, and Judith Campisi의 "From Ancient Pathways to Aging Cells-Connecting Metabolism and Cellular Senescence", *Cell Metabolism* 23 no. 6(2016, 1013-1021. https://doi.org/10.1016/j.cmet.2016.05.010)를 참고하면 된다. Sue Armstrong이 저술한 *Borrowed Time: The Science of How and Why We Age* (London: Bloomsbury Sigma, 2019)에는 노화세포를 발견한 것으로 인정받는 Judith Campisi와의 흥미로운 인터뷰가 실려 있다. 이 인터뷰로 일부 환경에서 노화세포가 가진 잠재적 유익을 좀 더 자세하게 알아볼 수 있다. 세포 크기 가설을 저술한 Angelika Amon의 재미있고 비전문적인 인터

뷰는 MIT Spectrum에서 읽을 수 있다. http://spectrum.mit.edu/fall-2019/taking-aim-at-cell-dysfunction/; 여러 링크가 제공되는 짧은 글들은 Fight Aging의 웹사이트에서 읽을 수 있다. www.fightaging.org/archives/2014/07/aiming-to-remove-the-senescent-cell-contribution-to-aging-and-age-related-disease/

17. 꼼꼼하지만 전문적인 내용의 검토서는 James L. Kirkland and Tamara Tchkonia의 "Cellular Senescence: A Translational Perspective", *EBioMedicine* 21(2017:21-28. doi: 10.1016/j.ebiom.2017.04.013. PMID: 28416161)이며, 현재 후보 목록에 실려 있는 의약품들은 Fight Aging 웹사이트에서 확인할 수 있다. www.fightaging.org/archives/2017/03/the-current-state-of-senolytic-drug- candidates/

18. Vikramit Lahiri와 Daniel J. Konski가 The Scientist의 2018년 3월호에 실은 훌륭한 개관("Eat Yourself to Live: Autophagy's Role in Health and Disease")은 전문 용어가 좀 많은 편이다. 도표와 전문 용어의 해설이 화면에 직접 제공되는 탁월한 강의를 듣고 싶은 독자는 이 책에서도 이후에 소개될 Rhonda Patrick의 사이트를 방문할 것. https://www.foundmyfitness.com/episodes/guido-kroemer.

4장 노화의 징후가 가장 먼저 드러나는 피부

1. 표피의 콜레스테롤 : 표피 바깥층에서 만들어내는 콜레스테롤에 대해 관심도 있고 전문적 지식도 있어 더 읽고 싶은 독자를 위해 설명을 덧붙여본다. 콜레스테롤이 생성하는 피부의 콜레스테롤 황산염은 주요 제어 분자로서의 기능을 하는 표피에 대부분 위치한다. (그림 [4-1]에서 확인할 수 있는) 가장 아래층 세포들이 분화 과정을 시작하고, 콜레스테롤 황산염의 양이 최고에 달하는 살아 있는 표피 세포들이 있는 바깥층으로 이동한다. 그런 다음 피부의 각질로 쇠퇴하여, '표피 콜레스테롤 황산염 주기'를 지칭하는 주기가 만들어진다. 피부의 콜레스테롤 황산염은 피부층들이 서로 이동할 수 있도록 피부층들을 하나로 잡아주는 매우 중요한 요소다. 한 층에서 다른 층으로 부드럽게 이동함으로써 피부는 상당한 탄력성을 갖게 된다. 그러므로 콜레스테롤 황산염이 줄어들면, 피부의 탄력성 역시 떨어진다.

2. Paraskevi Gkogkolou and Markus Böhm, "Advanced Glycation End Products: Key Players in Skin Aging?" *Dermato-Endocrinology* 4 no. 3 (2012:259-270. doi: 10.4161/derm.22028. PMID: 23467327).

3. 나이와 함께 퇴보하는 혈관 시스템을 아주 잘 설명한 논문은 Douglas R. Seals의 "Edward F. Adolph Distinguished Lecture: The Remarkable Anti-aging Effects of Aerobic Exercise on Systemic Arteries", *Journal of Applied Physiology* 117 no. 5(2014: 425-439. doi: 10.1152/japplphysiol.00362.2014. PMID: 24855137)이다.

4. 남성 호르몬의 역설(안드로겐 패러독스)에 대해 좀 더 알고 싶다면, 훌륭한 개요가 담겨 있는 Inui and Satoshi Itami의 "Androgen Actions on the Human Hair Follicle: Perspectives", *Experimental Dermatology* 22 no. 3 (2013):168-171. doi: 10.1111/exd.12024. PMID: 23016593를 참고하면 된다.

5. 모발 손실을 위한 잠재적 치료법으로서의 모발 줄기세포에 관해 더 알고 싶다면, 쉽고 비전문적인 정리 자료가 실린 잡지, *ScienceDaily*의 2017년 8월 14일 판, "New

Way to Activate Stem Cells to Make Hair Grow"을 참고할 것. www.sciencedaily.com/releases/2017/08/170814134816.htm

6. 팔미토일과 기타 펩타이드에 관한 더 많은 내용을 다룬 논문은 Roanne R. Jones, Valeria Castelletto, Che J. Connon and Ian W. Hamley의 "Collagen Stimulating Effect of Peptide Amphiphile C16-KTTKS on Human Fibroblasts", *Molecular Pharmaceutics* 10 no. 3 (2013:1063-1069. doi: 10.1021/mp300549d. PMID: 23320752)이며, 그 임상실험 결과는 L.R. Robinson, N.C. Fitzgerald, D.G. Doughty, N.C. Dawes, C.A. Berge, and D.L. Bissett, "Topical Palmitoyl Pentapeptide Provides Improvement in Photoaged Human Skin", *International Journal of Cosmetic Science* 27 no. 3(2005:155-160. doi: 10.1111/j.1467-2494.2005.00261.x. PMID: 18492182)에서 확인할 수 있다.

7. 산화질소 치료법에 대한 더 많은 내용은 James Q. Del Rosso and Leon H. Kurcik의 "Spotlight on the Use of Nitric Oxide in Dermatology: What Is It? What Does It Do? Can It Become an Important Addition to the Therapeutic Armamentarium for Skin Disease?" *Journal of Drugs in Dermatology* 16 no. 1 (2017:s4-s10 PMID: 28095537)를 참고하라.

8. 모발 이식 실험에 관한 더 많은 내용이 궁금하다면, 오리지널 논문인 Mingqing Lei, Linus J. Schumacher, Yung-Chin Lai, Weng Tao Juan et al., "Self-organization Process in Newborn Skin Organoid Formation Inspires Strategy to Restore Hair Regeneration of Adult Cells", *Proceedings of the National Acadamy of Sciences U.S.A.* 114 no. 34 (2017:E7101-E7110. doi: 10.1073/pnas.1700475114. PMID: 28798065)를 찾아보자. 짧고, 덜 전문적으로 요약한 USC 출판부의 논문은 https://stemcell.keck.usc.edu/usc-stem-cell-scientists-obtain-how-to-guide-for-producing-hair-follicles/이다.

9. 이 업체명은 OneSkin(https://www.oneskin.co/blogs/reference-lab/oneskin-launches-molclock-the-first-skin-specific-molecular-clock-to-determine-the-biological-age-of- human-skin)으로, 이 회사를 시작한 과학자들이 발표한 논문은 피부 샘플들의 생물학적 연령을 결정하기 위해 후생유전학 시계를 사용하는 과정에 대한 논문은 Mariana Boroni, Alessandra Zonari, Carolina Reis de Oliveira, Kallie Alkatib, Edgar Andres Ochoa Cruz, Lear E. Brace and Juliana Lott de Carvalho의 "Highly Accurate Skin-Specific Methylome Analysis Algorithm as a Platform to Screen and Validate Therapeutics for Healthy Aging", *Clinical Epigenetics* **12**(2020: **Article no.** 105. doi.org/10.1186/s13148-020-00899-1) 한 편뿐이다. 이 회사의 웹사이트에는 인간을 대상으로 하는 임상실험들이 현재 진행 중이라고 표시되어 있다.

10. IRF4 유전자의 역할을 알아보는 연구는 Christian Praetorius, Christine Grill, Simon N. Stacey, Alexander M. Metcalf 외의 "A Polymorphism in IRF4 Affects Human Pigmentation through a Tyrosinase-Dependent MITF/TFAP2A Pathway", *Cell* 155 no. 5 (2013:1022-1033. doi: 10.1016/j.cell.2013.10.022. PMID: 24267888)이며, SNPedia 웹사이트에는 이 유전자와 여러 암과의 관련성을 다룬 기타 연구들이 포괄적으로 정리되어 있다. https://www.snpedia.com/index.php/Rs12203592. 이 웹사이트는 NCBI 웹사이트(https://www.ncbi.nlm.nih.gov/gene)와 마찬가지로, 특정 유전자들에 대한 자료를 찾기에 좋은 웹사이트다.

11. 더 복잡한 내용까지 확인하고 싶다면, Sylvie Ricard-Blum, "The Collagen Family",

Cold Spring Harbor Perspectives in Biology 3 no.1 (2011): a004978. doi:10.1101/cshperspect.a004978에서 그 해답을 찾을 수 있을 것이다.

5장 장수와 웰빙에 기여하는 근육

1. Jonathan R. Ruiz, Xuemei Sui, Felipe Lobelo, James R. Morrow et al., "Association Between Muscular Strength and Mortality in Men: Prospective Cohort Study", *British Medical Journal* 337 no. 7661 (2008):a439. doi: 10.1136/bmj.a439. PMID: 18595904. 이전의 여러 다른 연구들과 마찬가지로 이 실험 대상도 남성, 늘 그렇듯 백인 남성이었다. 최근에서야 연방 정부의 보조금으로 진행되는 연구들이 실험 계획 단계에서 성과 성별의 균형을 요구하기 시작했다.

2. Marjolein Visser and Tamara B. Harris, "Body Composition and Aging", in *The Epidemiology of Aging*, edited by A.B. Newman and J.A. Cauley, 275–292. New York: Springer Science, 2012.

3. 근육감소증의 원인을 설명하는 훌륭한 논문들이 아주 많은데, 상호적으로 작용하는 많은 원인들을 정리한 아주 뛰어난 최신 요약은 The Scientist의 2018년 9월 판에 기재된 Gillian Butler-Browne, Vincent Mouly, Anne Bigot, and Capucine Trollet의 "How Muscles Age and How Exercise Can Slow It"이다. 2018년 9월에 근육감소증과 그 원인, 그리고 예방을 다룬 여러 편의 제인 브로디의 글도 *NY Times*에 게재되었다. http://www.nytimes.com/2018/09/03/well/live/preventing-muscle-loss-among-the-elderly.html 우리가 나이를 먹으면서 근육에 영향을 주는 모든 과정들을 철저하고도 읽기 쉽게 정리한 요약은 Robin A. McGregor, David Cameron-Smith와 Sally D. Poppitt, "It is Not Just Muscle Mass: A Review of Muscle Quality, Composition and Metabolism during Ageing as Determinants of Muscle Function and Mobility in Later Life", *Longevity & Healthspan* 3 no. 1 (2014):9–17. https://doi.org/10.1186/2046-2395-3-9 이다. 지방에 의해 근육이 대체되는 멋진 그림은 https://www.routledge.com/Sarcopenia-Molecular-Cellular-and-Nutritional-Aspects-Applications/Meynial-Denis/p/book/9781498765138에서 볼 수 있다.

4. Alistair Farley, Charles Hendry, and Ella McLafferty, eds. *The Physiological Effects of Ageing*. Oxford: Wiley-Blackwell, 2011에 이에 관련된 좋은 정보들이 많이 담겨 있다.

5. 이 부분의 기초인 운동생리학에 관한 책들이 아주 많이 나와 있는데, Scott K. Powers and Edward T. Howley, *Exercise Physiology: Theory and Application to Fitness and Performance*(9th Edition. New York, NY: McGraw Hill, 2015)도 그중 하나다. 아주 재미있고 덜 전문적인 서적은 Doug McGuff and John Little, *Body by Science*(New York: McGraw Hill, 2009)이다.

6. Ronenn Roubenoff, "Sarcopenia: Effects on Body Composition and Function", *Journals of Gerontology. Series A, Biological Sciences and Medical Sciences* 58 no. 11 (2003):1012–1017. doi: 10.1093/gerona/58.11.m1012. PMID: 14630883.

7. 근육감소증에서 신경근 접합부의 역할을 더 자세히 알고 싶다면, 다음 두 논문을 참조하면 된다. Mikael Edström, Altun Erik, Esbjorn Bergman, Hans Johnson et al., "Factors

Contributing to Neuromuscular Impairment and Sarcopenia during Aging", *Physiology and Behavior* 92 no. 1-2 (2007):129-135. doi: 10.1016/j.physbeh.2007.05.040. PMID: 17585972 와 Ruth J. Chai, Jana Vukovic, Sarah Dunlop, Miranda D. Grounds, and Thea Shavlakadze, "Striking Denervation of Neuromuscular Junctions without Lumbar Motoneuron Loss in Geriatric Mouse Muscle", PLoS One 6 no. 12 (2011):e28090. doi: 10.1371/journal.pone.0028090. PMID: 22164231.

8. 신경근 접합부와 근육감소증을 일으키는 신경근 접합부의 역할에 대해 더 깊이 알고 싶다면 P. Aagaard, C. Suetta, P. Caserotti, S.P. Magnusson, M. Kjaer, "Role of the Nervous System in Sarcopenia and Muscle Atrophy with Aging: Strength Training as a Countermeasure", *Scandinavian Journal of Medicine and Science in Sports* 20 no. 1(2010:49-64. doi: 10.1111/j.1600-0838.2009.01084.x. PMID: 20487503)부터 시작하면 된다. Geoffrey A. Power, Brian H. Dalton, and Charles L. Rice, "Human Neuromuscular Structure and Function in Old Age: A Brief Review", *Journal of Sport and Health Science* 2 no. 4(2011: 215-226. https://doi.org/10.1016/j.jshs.2013.07.001)와 Marta Gonzalez-Freire, Rafael de Cabo, Stephanie A. Studenski, and Luigi Ferrucci, "The Neuromuscular Junction: Aging at the Crossroad between Nerves and Muscle", *Frontiers in Aging Neuroscience* 6(2014:208. https://doi.org/10.3389/fnagi.2014.00208. PMID: 25157231)도 확인하자.

9. Marco A. Minetto, Ales Holobar, Alberto Botter, and Dario Farina, "Origin and Development of Muscle Cramps", *Exercise and Sport Sciences Review* 41 no. 1 (2013):3-10. doi: 10.1097/JES.0b013e3182724817. PMID: 23038243; 경직과 경련의 구분은 다음 사이트를 참조할 것. http://www.emedicinehealth.com/slideshow_pictures_muscle_cramps_and_muscle_spasms/articl e_em.htm

10. 노화, 특히 근육의 감소에 미치는 염증의 역할에 대한 논문들이 정말로 많은데, 먼저 읽어보기 시작해야 할 논문들은 Hae Young Chung, Mateo Cesari, Stephen Anton, Emmaneuelle Marzetti et al., "Molecular Inflammation: Underpinnings of Aging and Age- Related Diseases", *Ageing Research Reviews* 8 no. 1 (2009):18-30. doi: 10.1016/j.arr.2008.07.002; Anne M. Minihane, Sophie Vinoy, Wendy R. Russell, Athanasia Baka et al., "Low-Grade Inflammation, Diet Composition and Health: Current Research Evidence and Its Translation", *British Journal of Nutrition* 114 no. 7 (2015):999-1012. doi: 10.1017/S0007114515002093; Christopher Nelke, Ranier Dziewas, Jens Minnerup, Sven G. Meuth, Tobias Ruck, "Skeletal Muscle as Potential Central Link between Sarcopenia and Immune Senescence", *EBioMedicine* 49 (2019):381-388. doi: 10.1016/j.ebiom.2019.10.034. PMID: 31662290; PMCID: PMC6945275, https://www.ebiomedicine.com/article/S2352-3964(19)30704-2/fulltext 이며, 전형적이고 독창적인 연구를 확인하고 싶다면 Claudio Franceschi and Judith Campisi, "Chronic Inflammation (Inflammaging) and Its Potential Contribution to Age- Associated Diseases", *Journals of Gerontology. Series A, Biological Sciences and Medical Sciences* 69 Suppl 1 (2014):S4-9. doi: 10.1093/gerona/glu057을 확인하면 된다.

11. Li Li Ji, Chounghun Kang, Yang Zhang, "Exercise-induced Hormesis and Skeletal

Muscle Health", Free Radical Biology and Medicine 98 (2016):113-122. doi: 10.1016/ j.freeradbiomed.2016.02.025. PMID: 26916558; 그리고 Jonathan M. Peake, James F. Markworth, Kazunori Nosaka, Truls Raastad et al., "Modulating Exercise-induced Hormesis: Does Equal More?" *Journal of Applied Physiology* 119 no. 3 (2015):172-89. doi: 10.1152/japplphysiol.01055.2014. PMID: 25977451. 조금 더 전문적인 논문은 Li Li Ji, "Redox Signaling in Skeletal Muscle: Role of Aging and Exercise", *Advances in Physiology Education* 39 (2015): 352-359. doi: 10.1152/advan.00106.2014. PMID: 26628659이다.

12. Giovanni Vitale, Matteo Cesari, and Daniella Mari, "Aging of the Endocrine System and Its Potential Impact on Sarcopenia", *European Journal of Internal Medicine* 35 (2016): 10- 15 doi: 10.1016/j.ejim.2016.07.017. PMID: 27484963.

13. 이 실험 결과에 대한 그림들을 보고 자료들을 더 읽고 싶다면, 위키피디아에서 벨기에산 푸른 소(https://en.wikipedia.org/wiki/Belgian_Blue)와 피에몬테 품종의 소 (https:// en.wikipedia.org/wiki/Piedmontese_cattle)를 확인하면 된다.

14. A. Besse-Patin, E. Montastier, C. Vinel, I. Castan-Laurell et al., "Effect of Endurance Training on Skeletal Muscle Myokine Expression in Obese Men: Identification of Apelin as a Novel Myokine", *International Journal of Obesity (London)* 38 no. 5 (2014):707-713. doi: 10.1038/ijo.2013.158. PMID: 23979219.

15. 혈당과 신진대사의 다른 측면들에 미치는 근육의 영향은 앞의 미주 3번에서 언급했던 보고서인 Robin A. McGregor et al., "It is Not Just Muscle Mass: A Review of Muscle Quality, Composition and Metabolism during Ageing as Determinants of Muscle Function and Mobility in Later Life"에 자세하게 다루어져 있다.

16. 미토콘드리아의 역할, 그리고 노화하는 근육과 근육 손실에 대한 논문들은 굉장히 많다. 이 주제가 빠르게 발전하는 분야이기 때문에 일부 논문들은 서로 상반되기도 하다는 것을 명심하자(미리 말해두는데, 여기서 소개하는 논문들은 꽤 전문적인 내용을 다룬다). 괜찮은 논문들을 소개하자면 Chounghun Kang, and Li Li Ji., "Role of PGC-1α in Muscle Function and Aging", *Journal of Sport Health Science* 2 no. 2 (2013): 81-86. / doi.org/10.1016/j.jshs.2013.03.005; R. T. Hepple, "Impact of Aging on Mitochondrial Function in Cardiac and Skeletal Muscle", *Free Radical Biology and Medicine* 98 (2016):177-186. doi: 10.1016/j.freeradbiomed.2016.03.017. PMID: 27033952; Gregory D. Cartee, Russell T. Hepple, Marcus M. Bamman, and Juleen R. Zierath, "Exercise Promotes Healthy Aging of Skeletal Muscle", *Cell Metabolism* 23 no. 6 (2016):1034-1047. doi: 10.1016/j.cmet.2016.05.007. PMID: 27304505 등이다. 마지막으로, 2018년에 리 노우(Lee Know)가 노화에 대해 짧게 언급하면서 미토콘드리아에 대해 발표한 훌륭하고도 읽기 쉬운 책, *The Future of Mitochondria in Medicine: The Key to Understanding Disease, Chronic Illness, Aging, and Life Itself*는 오래도록 참고할 좋은 자료다.

17. 관심이 있다면 다음 연구들을 읽어보기 바란다. Adam R. Konopka, Miranda K. Suer, Christopher A. Wolff, Matthew P. Harber et al., "Markers of Human Skeletal Muscle Mitochondrial Biogenesis and Quality Control: Effects of Age and Aerobic Exercise Training", *Journals of Gerontology. Series A, Biological Sciences and Medical Sciences* 69 no. 4 (2014):371-378. doi: 10.1093/gerona/glt107. PMID: 23873965; Gilles Gouspillou,

Nicolas Sgarioto, Sofia Kapchinsky, Fennigje Purves−Smith et al., "Increased Sensitivity to Mitochondrial Permeability Transition and Myonuclear Translocation of Endonuclease G in Atrophied Muscle of Physically Active Older Humans", *FASEB Journal* 28 no. 4 (2014):1621−1633. doi: 10.1096/fj.13−242750. PMID: 24371120.

18. 이 과정을 폭넓게 정리한 논문은 Silvia Carnio, Francesca LoVerso, Martin A. Baraibar, Emaneula Longa et al., "Autophagy Impairment in Muscle Induces Neuromuscular Junction Degeneration and Precocious Aging", *Cell Reports* 8 no. 5 (2014):1509−1521. doi: 10.1016/j.celrep.2014.07.061. PMID: 25176656이고, 근육 노화에 있어서 NMJ와 그 역할을 다룬 최고의 보고서는 미주 7번에서도 인용했던 E. Edström et al. "Factors Contributing to Neuromuscular Impairment and Sarcopenia during Aging"(2007)이다.

19. Haley J. Denison, Cyrus Cooper, Alvin A. Sayer, and Sian M. Robinson, "Prevention and Optimal Management of Sarcopenia: A Review of Combined Exercise and Nutrition Interventions to Improve Muscle Outcomes in Older People", *Clinical Interventions in Aging* 10 (2015):859−869. doi: 10.2147/CIA.S55842. PMID: 25999704.

20. Caterina Tezze, Vanina Romanello, Maria A. Desbats, Gian P. Fadini et al., "Age−Associated Loss of OPA1 in Muscle Impacts Muscle Mass, Metabolic Homeostasis, Systemic Inflammation, and Epithelial Senescence", *Cell Metabolism* 25 no. 6 (2017):1374−1389. e6. doi: 10.1016/j.cmet.2017.04.021. PMID: 28552492.

21. 미주 3번에서 극찬했던 모든 논문들은 저항력 운동의 장점을 다룬다. 이 장점들을 설명하는 세포의 메커니즘에 대해 더 자세히 알고 싶다면 P.J. Atherton, J. Babraj, K. Smith, J. Singh, M. J. Rennie, and H. Wackerhage의 "Selective Activation of AMPK−PGC−1alpha or PKB−TSC2−mTOR Signaling Can Explain Specific Adaptive Responses to Endurance or Resistance Training−Like Electrical Muscle Stimulation", *FASEB Journal* 19 no. 7 (2005:786−788. doi: 10.1096/fj.04−2179fje. PMID: 15716393)를 확인해보도록 하자.

22. 미주 11번에서 언급했던 Li Li Ji 등의 논문들에는 PGC 결과들이 자세하게 실려 있다. 시스템(이를테면 인간과 설치류의 근육세포)에 관한 연구 중 활동적인 특정 유전자들을 열거하는 유전자 발현 연구들이 급증하는 추세다. 이 연구로부터 얼마나 많은 정보를 얻을지는 확실하지 않은데, 그 이유는 연구에 포함된 유전자들에 대해, 그리고 그 유전자들의 상호작용 방식에 대해 우리가 전부 아는 것이 아니기 때문이다. 근육에만 집중한 몇 가지 연구들은 다음과 같다. Aretem Zykovich, Alan Hubbard, James M. Flynn, Mark Tarnopolsky et al., "Genome−Wide DNA Methylation Changes with Age in Disease−Free Human Skeletal Muscle", *Aging Cell* 13 no. 2 (2014):360−366. doi: 10.1111/acel.12180. PMID: 24304487; PMCID; and Simon Melov, Mark A. Tarnopolsky, Kenneth Beckma, Kristin Felkey, and Alan Hubbard, "Resistance Exercise Reverses Aging in Human Skeletal Muscle", *PloS One* 2 no. 5 (2007) e465. https://doi.org/10.1371/journal.pone.0000465.

23. H. J. Denison 외, "Prevention and Optimal Management of Sarcopenia: A Review of Combined Exercise and Nutrition Interventions to Improve Muscle Outcomes in Older People"(2015)은 운동 연구의 개요를 설명한다. GA Power 외, "Human neuromuscular Structure and Function in Old Age: A Brief Review"(2013)에는 운동 단위 손실에 대해 정리되어 있다.

24. 이 결과는 A. Konopka 외, "Markers of Human Skeletal Muscle Mitochondrial Biogenesis and Quality Control: Effects of Age and Aerobic Exercise Training"(2017)에서 얻은 것이다.

25. 지나친 운동의 영향에 대해 논의한 흥미롭고 중요한 내용들을 확인하고 싶다면 Christopher C. Case, John Mandrola, and Lennard Zinn의 *The Haywire Heart: How Too Much Exercise Can Kill You, and What You Can Do to Protect Your Heart*(Boulder, CO: Velo Press, 2017)을 참고할 것. 지나치다는 것은 ROS와 염증성 사이토카인의 생성을 연장한다는 의미이며, 이렇게 되면 이화 경로를 활성화시키고 단백질 합성을 지연시키며 내인성 방어 기제들을 제압하여 결국 부작용을 일으키게 된다. J O'Keefe는 과도한 운동이 심혈관계에 미치는 부정적 측면들을 연구했는데, 그 논문은 James H. O'Keefe, Evan L. O'Keefe and Carl J. Lavie, "The Goldilocks Zone for Exercise: Not Too Little, Not Too Much", *Missouri Medicine* 115 no. 2 (2018:98-105. PMID: 30228692)이다. NMJ의 효과를 다룬 논문은 Gregorio Valdez, Juan C. Tapia, Hiyuno Kang, Gregory D. Clemenson et al., "Attenuation of Age-Related Changes in Mouse Neuromuscular Synapses by Caloric Restriction and Exercise", *Proceedings of the National Academy of Sciences of the United States of America* 107 no. 33 (2010: 14863-14868, https://doi.org/10.1073/pnas.1002220107)을 참고하면 되고, NMJ의 추가 효과들에 대해서는 미주 8번에서 인용했던 P. Aagaard, et al., "Role of the Nervous System in Sarcopenia and Muscle Atrophy with Aging: Strength Training as a Countermeasure"(2010)에 설명되어 있다. 마지막으로, 운동(그리고 노화 과학에 관련된 여러 가지 다른 주제들)을 다룬 읽기 쉬운 논문들은 국립노화연구원(National Institute of Aging)이 관리하는 탁월한 웹사이트 https://www.nia.nih.gov/health/exercise-physical- activity 에 소개되어 있다.

26. Jonathan M. Peake, James F. Markworth, Kazunori Nosaka, Truls Raastad, Glen D. Wadley, and Vernon G. Coffey, "Modulating Exercise-Induced Hormesis: Does Less Equal More?" *Journal of Applied Physiology* 119, no. 3 (2015): 172-189. doi: 10.1152/japplphysiol.01055.2014. PMID: 25977451.

27. Jonathan M. Peake 외, "Modulating Exercise-Induced Hormesis: Does Less Equal More?"

28. Ji, Li Li 외(2015, 2016)의 주 1에서 인용.

29. 전기 근육 자극 요법에 대한 더 자세한 내용은 미주 21번에도 인용했던 P. Atherton 외 "Selective Activation of AMPK-PGC-1alpha or PKB-TSC2-mTOR Signaling Can Explain Specific Adaptive Responses to Endurance or Resistance Training-like Electrical Muscle Stimulation"에 실려 있다.

30. Yuki Tamura, Yataka Matsunaga, Yu Kitaoka, and Hideo Hatta, "Effects of Heat Stress Treatment on Age-Dependent Unfolded Protein Response in Different Types of Skeletal Muscle", *Journals of Gerontology. Series A, Biological Sciences and Medical Sciences* 72 no. 3 (2017):299-308. doi: 10.1093/gerona/glw063. PMID: 27071782.

31. 이제는 조금 오래된 자료이지만 단백질합성과 단백질 붕괴를 다룬 읽기 쉬운 자료로 M.J. Rennie, A. Selby, P. Atherton, K. Smith, V. Kumar, E. L. Glover, and S. M. Philips, "Facts, Noise and Wishful Thinking: Muscle Protein Turnover in Aging and Human Disuse

Atrophy", *Scandinavian Journal of Medicine and Science in Sports* 20 no. 1 (2010:5-9. doi: 10.1111/j.1600-0838.2009.00967.x. PMID:19558380)가 있다. 또 다른 좋은 자료는 Siân Robinson, Cyrus Cooper, and Avan Aihie Sayer. "Nutrition and Sarcopenia: A Review of the Evidence and Implications for Preventive Strategies", *Journal of Aging Research* Article ID 510801 (2012. doi.org/10.1155/2012/510801)이며, 단백질 섭취 전 운동으로 아미노산 흡수력이 높아진다는 것을 보여주는 연구는 Nicholas A.,Burd Stefan H. Gorissen, and Luc J. van Loon, "Anabolic Resistance of Muscle Protein Synthesis With Aging", *Exercise and Sport Sciences Review* 41 no. 3 (2013:169-173. doi: 10.1097/JES.0b013e318292f3d5. PMID: 23558692)이다. 만약 mTOR 신호 시스템과 단백질 섭취가 특히 노화가 진행되는 근육 내에서의 mTOR 신호 시스템과 소통하는 방법을 포괄적으로 검토하고 싶다면, George A. Soultoukis and Linda Partridge, "Dietary Protein, Metabolism, and Aging", *Annual Review of Biochemistry* 85 (2016:5-34. doi: 10.1146/annurev-biochem-060815- 014422. PMID: 27145842)을 참고하면 된다. 마지막으로, 근육 손실에 있어 영양소와 결부된 정지의 역할을 설명한 논문은 F. W. Booth and K. A. Zwetsloot의 "Basic Concepts about Genes, Inactivity and Aging", *Scandinavian Journal of Medicine and Science in Sports* 20 no. 1 (2010:1-4. doi: 10.1111/j.1600-0838.2009.00972.x. PMID: 19602189)이다.

32. Morgan E. Levine, Jorge A. Suarez, Sebasttian Brandhorst, Priya Balasubramanian, Chia-Weh Cheng, Federica Madia, Luigi Fontana, Mario Mirisola, Jaime Guevara-Aguirre, ... and Valter Longo, "Low Protein Intake Is Associated with a Major Reduction in IGF-1, Cancer, and Overall Mortality in the 65 and Younger But Not Older Population", *Cell Metabolism*, 19 no. 3 (2014): 407-417. https://doi.org/10.1016/j.cmet.2014.02.006.

33. Oliver Perkin, Polly McGuigan, Dylan Thompson, and Keith Stokes, "A Reduced Activity Model: A Relevant Tool for the Study of Ageing Muscle", *Biogerontology* 17 no. 3 (2016): 435-447. http://doi.org/10.1007/s10522-015-9613-9. 이 수치들이 의심스러울 경우, 게다가 많은 사람이 근육을 키우고 유지하려면 단백질을 많이 먹어야 한다는 생각에 집착하고 있으니, 피터 아티아의 블로그 eatingacademy.com을 방문하여 근육을 키우고 유지하려고 단백질을 많이 먹을 필요가 없다는 것을 확인하기 바란다(내가 피터 아티아의 독특한 다이어트를 지지하는 것은 아님을 밝혀둔다).

34. B. Ramamurthy and L. Larsson. "Detection of an Aging-Related Increase in Advanced Glycation End Products in Fast- and Slow-Twitch Skeletal Muscles in the Rat", *Biogerontology* 14 no. 3 (2013):293-301. doi: 10.1007/s10522-013-9430-y. PMID: 23681254.

35. 식이 제한 등의 활동이 활성산소를 형성하는 미토콘드리아를 활성화하고 다시 세포의 항산화 방어 기제를 활성화시킴으로써 수명 연장의 결과를 만들어내는 결과를 정리한 논문은 M. Ristow and S. Schmeisser. "Extending Life Span by Increasing Oxidative Stress", *Free Radical Biology and Medicine* 51 no. 2 (2011):327-336. doi: 10.1016/j.freeradbiomed.2011.05.010. PMID: 21619928이다.

36. Russell T. Hepple, David J. Baker, Jan J. Kaczor, and Daniel J. Krause. "Long-Term Caloric Restriction Abrogates the Age-Related Decline in Skeletal Muscle Aerobic Function", *FASEB Journal* 19 no. 10 (2005):1320-1322. doi: 10.1096/fj.04-3535fje.

PMID: 15955841.

37. 식이 제한, 특히 운동을 병행한 식이 제한이 쥐의 근육감소증을 실제로 되돌렸음을 보여주는 논문은 Stephanie E. Wohlgemuth, Arnold Y. Seo, Emmanuelle Marzetti, Hazel A. Lees, and Christian Leeuwenburgh. "Skeletal Muscle Autophagy and Apoptosis during Aging: Effects of Calorie Restriction and Life-Long Exercise", *Experimental Gerontolology* 45 no. 2 (2010):138- 148. doi: 10.1016/j.exger.2009.11.002. PMID: 19903516. 인간 이 영양실조 없는 식이 제한을 한 경우에 염증이 억제되고 근육을 지키기 위한 자가포 식 현상이 증가했음을 보여주는 논문은 Ling Yang, Danilo Licastro, Edda Cava, Nicola Veronese, Francesca Spelta, Wanda Rizza, Beatrice Bertozzi, Dennis T. Villareal, Gokhan S. Hotamisligil, and Luigi Fontana. "Long-Term Calorie Restriction Enhances Cellular Quality-Control Processes in Human Skeletal Muscle", *Cell Reports* 14 no. 3 (2016:422- 428. doi: 10.1016/j.celrep.2015.12.042. PMID: 26774472)이다.

38. Ann-Sophie Arnold, Anna Egger, and Christof Handschin. "PGC-1α and Myokines in the Aging Muscle - a Mini-Review", *Gerontology* 57 no. 1 (2011):37-43. doi: 10.1159/000281883. PMID: 20134150.

39. Gregorio Valdez, Juan C. Tapia, Hiyuno Kang, Gregory D. Clemenson et al. "Attenuation of Age-Related Changes in Mouse Neuromuscular Synapses by Caloric Restriction and Exercise"(2010).

40. 미주 12번에서 인용했던 Giovanni Vitale, Matteo Cesari, and Daniella Mari, "Aging of the Endocrine System and its Potential Impact on Sarcopenia"; Annabella La Colla, Lucia Pronsato, Lorena Milanesi, amd Andrea Vasconsuelo, "17β-Estradiol and Testosterone in Sarcopenia: Role of Satellite Cells", *Ageing Research Reviews* 24, pt B (2015):166-177. doi:10.1016/j.arr.2015.07.011. PMID: 26247846; Astrid M. Horstman, E. Lichar Dillon, Randall J. Urban, and Melissa Sheffield-Moore. "The Role of Androgens and Estrogens on Healthy Aging and Longevity", *Journals of Gerontology. Series A, Biological Sciences and Medical Sciences* 67 no. 11 (2012):1140-1152. doi: 10.1093/gerona/gls068. PMID: 22451474; John E. Morley, "Pharmacologic Options for the Treatment of Sarcopenia", *Calcified Tissue International* 98 no. 4 (2016):319-333. doi: 10.1007/s00223-015-0022- 5. PMID: 26100650.

41. Richard V. Clark, Ann C. Walker, Susan Andrews, Phillip Turnbull, et al., "Safety, Pharmacokinetics and Pharmacological effects of the Selective Androgen Receptor Modulator, GSK2881078, in Healthy Men and Postmenopausal Women", British Journal of Clinical Pharmacology 83 no. 10 (2017):2179-2194. doi: 10.1111/bcp.13316. PMID: 28449232.

42. 유럽연합에서 골격근의 노화 원인을 연구하기 위해 진행했던 MYOAGE 프로젝 트의 내용은 Gillian Butler-Browne, Jamie McPhee, Vincent Mouly, and Anton Ottavi, "Understanding and Combating Age-Related Muscle Weakness: MYOAGE Challenge", *Biogerontology* 14 no. 3 (2013, 229-230. https://doi.org/10.1007/s10522-013-9438- 3)에서 확인할 수 있다. 특별히 IGF에 대해 알고 싶다면 Laura Bucci, Stell L. Yani, Christina Fabbri, Astrid Y. Bijlsma et al., "Circulating Levels of Adipokines and IGF-1

Are Associated with Skeletal Muscle Strength of Young and Old Healthy Subjects", *Biogerontology* 14 no. 3 (2013:261−272. doi: 10.1007/s10522−013−9428−5. PMID: 23666343)을 참고하면 된다.

43. Richard V. Clark et al., "Safety, Pharmacokinetics and Pharmacological effects of the Selective Androgen Receptor Modulator, GSK2881078, in Healthy Men and Postmenopausal Women".

44. Andrea La Colla et al., "17β−Estradiol and Testosterone in Sarcopenia: Role of Satellite Cells".

45. Giovanni Vitale et al., "Aging of the Endocrine System and its Potential Impact on Sarcopenia".

46. Richard V. Clark, et al., "Safety, Pharmacokinetics and Pharmacological effects of the Selective Androgen Receptor Modulator, GSK2881078, in Healthy Men and Postmenopausal Women".

47. Andrea La Colla et al., "17β−Estradiol and Testosterone in Sarcopenia: Role of Satellite Cells".

48. P. Aagaard et al., "Role of the Nervous System in Sarcopenia and Muscle Atrophy with Aging: Strength Training as a Countermeasure".

49. T. Brioche, R. A. Kireev, S. Cuesta, A. Gratas−Delamarche, J. A. Tresguerres, M. C. Gomez−Cabrera, and J. Viña, "Growth Hormone Replacement Therapy Prevents Sarcopenia by a Dual Mechanism: Improvement of Protein Balance and of Antioxidant Defenses", Journals of Gerontology. Series A, Biological Sciences and Medical Sciences 69 no. 10 (2014):1186−1198. doi: 10.1093/gerona/glt187. PMID: 24300031.

50. 크레아틴의 활동에 대해 잘 정리한 개요와 학술문헌을 정리한 사이트는 http://mkt. s.designsforhealth.com/techsheets/Creatine−Benefits−and−Supportive− Abstracts.pdf이다.

51. Ann−Sophie Arnold et al., "PGC-1α and Myokines in the Aging Muscle − a Mini−Review", Gerontology 57 no. 1 (2011):37−43. doi: 10.1159/000281883. PMID: 20134150.

52. Marion Pauly, Beatrice Chabi, Francois Favier, Franki Vanterpool et al., "Combined Strategies for Maintaining Skeletal Muscle Mass and Function in Aging: Myostatin Inactivation and AICAR−Associated Oxidative Metabolism Induction", *Journals of Gerontology. Series A, Biological Sciences and Medical Sciences* 70 no. 9 (2015):1077−1087. doi: 10.1093/gerona/glu147. PMID: 25227129; 마이오스타틴이 근육 성장과 재생을 억제하는 역할에 대해 더 읽고 싶다면 Gilles Carnac, Barbara Vernus, and Anne Bonnieu. "Myostatin in the Pathophysiology of Skeletal Muscle", Current Genomics 8 no. 7 (2007: 415− 422. https://doi.org/10.2174/138920207783591672)을 확인하면 된다.

53. ttps://www.wired.com/2008/10/the−gene−for−jamaican−sprinting−success−no−not− really/

54. Zudin Puthucheary, James R. Skipworth, Jai Rawal, Mike Loosemore et al., "The ACE Gene and Human Performance: 12 Years On", *Sports Medicine* 41 no. 6 (2011):433−448. doi: 10.2165/11588720−000000000−00000. PMID: 21615186.

6장 끊임없이 부러지고 재건되는 뼈

1. 제대로 된 기본 개요를 확인하기 위한 논문은 Alistair Farley, Charles Hendry, and Ella McLafferty, eds. *The Physiological Effects of Ageing*. Oxford: Wiley-Blackwell, 2011. Another is written by Jane A. Cauley, "Osteoporosis", in *The Epidemiology of Aging*, edited by Anne Newman & Jane A. Cauley, 499-522. New York, Springer, 2012. 최근 촬영에 대한 권고사항을 다룬 논문은 Jane A. Cauley, "Screening for Osteoporosis", *Journal of the American Medical Association*. 319 no. 24 (2018):2483-2485. doi: 10.1001/jama.2018.5722. PMID: 29946707이다. 국립 보건원 웹사이트는 https://www.bones.nih.gov/ 이며, 셰필드 대학의 도구는 https://www.sheffield.ac.uk/FRAX/tool.jsp 에서 확인할 수 있다.

2. 전체적인 재형성 과정, 특히 호르몬의 역할을 전문적이긴 하지만 매우 철저하게 정리한 논문은 Alexander G. Robling, Alesha B. Castillo, and Charles H. Turner. "Biomechanical and Molecular Regulation of Bone Remodeling", *Annual Review of Biomedical Engineering* 8 (2006):455-498. doi: 10.1146/annurev.bioeng.8.061505.095721. PMID: 16834564이다. 공학 저널이기 때문에 많은 등식들을 쉽게 건너뛰어도 결론에 도달할 수 있으니 참고할 것. 그 과정에 대한 훌륭한 삽화는 다음 웹사이트에서 확인할 수 있다. http://dentalis-implants.com/documentation/opg-and-rank-l-correlation-to-bone-formation-and-healing/

3. Paula Mera, Kathrin Lauen, Matthieu Ferron, Cyril Confavreux et al., "Osteocalcin Signaling in Myofibers Is Necessary and Sufficient for Optimum Adaptation to Exercise", *Cell Metabolism* 23 no. 6 (2016):1078-1092. doi: 10.1016/j.cmet.2016.05.004. PMID: 27304508. 이 결과들이 잘 정리되고 추가 논문으로 이어진 논문은 Frank W. Booth, Gregory N. Ruegsegger, and T. Dylan Olver, "Exercise Has a Bone to Pick with Skeletal Muscle", *Cell Metabolism* 23 no. 6 (2016):961-962. doi: 10.1016/j.cmet.2016.05.016. PMID: 27304494이다.

4. Johannes Fessler, Russner Husic, Verena Schwetz, ... and Christian Dejaco. "Senescent T-Cells Promote Bone Loss in Rheumatoid Arthritis", *Frontiers in Immunology* 9 (2018):95. doi: 10.3389/fimmu.2018.00095. PMID: 29472917.

5. Regina M. Martin, and Pedro H. Correa. "Bone Quality and Osteoporosis Therapy", *Arquivos brasileiros de endocrinologia e metabologia* 54 no. 2 (2010):186-199. doi: 10.1590/s0004-27302010000200015. PMID: 20485908.

6. https://ods.od.nih.gov/factsheets/Calcium-HealthProfessional/

7. Mark J. Bolland, William Leung, Vicki Tai, Sonia Bastin, Greg D. Gamble, Andrew Grey, Ian R. Reid, "Calcium Intake and Risk of Fracture: Systematic Review", *British Medical Journal* 351 (2015):h4580. doi: 10.1136/bmj.h4580. PMID: 26420387.

8. 보충제에 관한 실험들을 분석한 초기 보고서는 Benjamin M. Tang, Guy D. Eslick, Carol Nowson, Caroline Smith, and Alan Bensoussan, "Use of Calcium or Calcium in Combination with Vitamin D Supplementation to Prevent Fractures and Bone Loss in People Aged 50 Years and Older: A Meta-Analysis", *Lancet* 370 no. 9588 (2007):657-666. doi: 10.1016/S0140-6736(07)61342-7. PMID: 17720017이다. 이 주제를 다시 다룬 논문은

Jia-Guo Zhao, Xien-Tie Zeng, Jia Wang, and Lin Liu, "Association between Calcium or Vitamin D Supplementation and Fracture Incidence in Community-Dwelling Older Adults: A Systematic Review and Meta-Analysis", *Journal of the American Medical Association* 318 no. 24 (2017):2466-2482. doi: 10.1001/jama.2017.19344. PMID: 29279934.

9. Lynette M. Smith, J. Christopher Gallagher, Glenville Jones, and Martin Kaufmann, "Estimation of the Recommended Daily Allowance (RDA) for Vitamin D Intake Using Serum 25 Hydroxyvitamin D Level of 20ng/Ml as the End Point, May Vary According to the Analytical Measurement Technique Used", *Endocrine Society Meeting*, Presentation OR07-4. 내분비학회에서 발표한 요약본은 https://www.endocrine.org/news-and-advocacy/news-room/2017/new-measurement-technique-lowers-estimated-vitamin-d-recommended-daily-allowance에서 확인할 수 있다.

10. 에스트로겐의 억제 역할은 오랫동안 알려져 있었다. WHI에서 암의 위험 증가에 관한 결과를 발표한 후에 호르몬 요법이 골다공증으로부터 보호해준다는 도장이 찍힌 것뿐이다. 초기 연구들로는 N. S. Weiss, C. L. Ure, J. H. Ballard, A. R. Williams, and J. R. Daling, "Decreased Risk of Fractures of the Hip and Lower Forearm with Postmenopausal Use of Estrogen", *New England Journal of Medicine* 303 no. 21 (1980):1195-1198. doi: 10.1056/NEJM198011203032102. PMID: 7421945와 Karl Michaëlsson, John A. Baron, Bahman Y. Farahmand, Olof Johnell, Cecilia Magnusson, Per-Gunnar Persson, Ingemar Persson, and Sverker Ljunghall, "Hormone Replacement Therapy and Risk of Hip Fracture: Population Based Case-Control Study", The Swedish Hip Fracture Study Group, *British Medical Journal (clinical research ed.)* 316 no. 7148 (1998): 1858-1863. https://doi.org/10.1136/bmj.316.7148.1858가 있다. 다른 연구들을 정리해 둔 훌륭한 서적은 Avrum Bluming and Carol Travis, *Estrogen Matters: Why Taking Hormones in Menopause Can Improve Women's Well-Being and Lengthen Their Lives - Without Raising the Risk of Breast Cancer*, New York: Little Brown Spark, 2018이다.

11. 많은 연구가 골다공증으로 인한 골절로부터 보호하기 위해 호르몬 치료를 계속해야 할 필요가 있음을 강조했다. 그 연구들 중 두 편은 D. Grady, S. M. Rubin, D. B. Petitti, C. S. Fox, D. Black, B. Ettinger, L. Ernster, and S. R. Cummings, "Hormone Therapy to Prevent Disease and Prolong Life in Postmenopausal Women", *Annals of Internal Medicine* 117 no. 12 (1992):1016-1037. doi: 10.7326/0003-4819-117-12-1016. PMID: 1443971 와 N.F. Col, L. A. Bowlby and K. McGarry, "The Role of Menopausal Hormone Therapy in Preventing Osteoporotic Fractures: A Critical Review of the Clinical Evidence", *Minerva Medica* 96 no. 5 (2005):331-342. PMID: 16227948이다.

12. PEPI에 관한 논문은 "Effects of Hormone Therapy on Bone Mineral Density: Results from the Postmenopausal Estrogen/Progestin Interventions (PEPI) Trial", *Journal of the American Medical Association* 276 no. 17 (1996):1389-1396. PMID: 8892713이다.

13. 테스토스테론과 다른 '남성' 호르몬이 골밀도에 미치는 영향을 정리한 논문은 Ekrim Tok, Devrim Ertunc, Utkum Oz, Handan Camdeviren, Gulay Ozdemir, and Dilek Saffet, "The Effect of Circulating Androgens on Bone Mineral Density in Postmenopausal Women", *Maturitas* 48 no. 3 (2004):235-242. doi: 10.1016/j.maturitas.2003.11.007.

PMID: 15207889. B.E. Miller, M. J. De Souza, K. Slade, and A.A. Luciano, "Sublingual Administration of Micronized Estradiol and Progesterone, with and without Micronized Testosterone: Effect on Biochemical Markers of Bone Metabolism and Bone Mineral Density", *Menopause* 7 no. 5 (2000):318-326. doi: 10.1097/00042192-200007050-00006. PMID: 10993031의 결과에서 보듯, 테스토스테론이 특히 골밀도를 높였다.

14. MA의 임상실험들 중 하나는 Kenneth G. Saag, Jeffrey Petersen, Maria Luisa Brandi, Andrew C. Karaplis et al., "Romosozumab or Alendronate for Fracture Prevention in Women with Osteoporosis", *New England Journal of Medicine* 377 no. 15 (2017) 1417-1427. doi: 10.1056/NEJMoa170832이다. 이 논문의 웹사이트에는 몇 가지 유용한 그래 픽들과 함께 결과를 설명하는 짧은 영상도 제공되어 있다. https://www.nejm.org/doi/full/10.1056/NEJMoa1708322; 적절한 개요가 실린 뉴욕타임즈 기사는 https://www.nytimes.com/2019/04/09/health/osteoporosis-evenity-bone-amgen.html 이다.

15. 콜라겐 보충에 대한 논문이 두 편 있는데, 하나는 쥐를 대상으로 한 연구로 Elisia de Almeida Jackix, Florencia Cúneo F, Jamie Amaya-Farfan, J. Juvenal V. de Assunçáo, and Kesia D. Quintaes, "A Food Supplement of Hydrolyzed Collagen Improves Compositional and Biodynamic Characteristics of Vertebrae in Ovariectomized Rats", *Journal of Medicinal Food* 13 no. 6 (2010):1385-1390. doi: 10.1089/jmf.2009.0256. PMID: 20874246이 고, 두 번째 논문은 사람을 대상으로 한 실험이라 신빙성이 있는 논문으로 Suresh Kumar, Fumahito Sugihara, Keiji Suzuki, Naoki Inoue, and Siriam Venkateswarathirukumara, "A Double-Blind, Placebo-Controlled, Randomised, Clinical Study on the Effectiveness of Collagen Peptide on Osteoarthritis", *Journal of the Science of Food and Agriculture* 95 no. 4 (2015):702-707. doi: 10.1002/jsfa.6752. PMID: 24852756이다. 표지 연구는 Mari Watanabe-Kamiyama, Munishigi Shimizu, Shin Kamiyama, Yasuki Taguchi et al., "Absorption and Effectiveness of Orally Administered Low Molecular Weight Collagen Hydrolysate in Rats", *Journal of Agriculture and Food Chemistry* 58 no. 2 (2010):835-841. doi: 10.1021/jf9031487. PMID: 19957932.

16. 유감스럽게도 이 주제를 다룬 학술 문헌들은 대부분 굉장히 전문적이다. 연례보고 서이자 미주 2번에서도 언급했던 Alexander G. Robling, Alesha B. Castillo, and Charles H. Turner, "Biomechanical and Molecular Regulation of Bone Remodeling",은 하중과 스 트레스가 뼈에 미치는 영향에 대한 전반적인 설명을 다룬 논문이다. 조금 덜 수학적인 논문 으로는 Engin Ozcivici, Yen K. Luu, Ben Adler, Yi-Jian Qin, Janet Rubin, Stefan Judex and Clinton T. Rubin, "Mechanical Signals as Anabolic Agents in Bone", *Nature Reviews. Rheumatolology* 6 no.1 (2010):50-59. doi: 10.1038/nrrheum.2009.239. PMID: 20046206 가 있다.

17. Ryan E. Tomlinson and Matthew J. Silva, "Skeletal Blood Flow in Bone Repair and Maintenance", *Bone Research* 1 no. 4 (2013):311-322. doi: 10.4248/BR201304002. PMID: 26273509.

18. Kanniiram Alagiakrishnan, Angela Juby, David Hanley, Wayne Tymchak, and Anne Sclater A. "Role of Vascular Factors in Osteoporosis", *Journals of Gerontology. Series A, Biological Sciences and Medical Sciences* 58 no. 4 (2003):362-366. doi: 10.1093/

gerona/58.4.m362. PMID: 12663699.

19. 미주 16번에서도 언급했던 Engin Ozcivici et al., "Mechanical Signals as Anabolic Agents in Bone", *Nature Reviews. Rheumatolology* 6 no.1 (2010):50−59. doi: 10.1038/nrrheum.2009.239. PMID: 20046206.

20. 전체적인 개관을 확인하려면 H.C. Heitkamp, "Training with Blood Flow Restriction. Mechanisms, Gain in Strength and Safety", *Journal of Sports Medicine and Physical Fitness* 55 no. 5 (2015):446−456. PMID: 25678204, 사례 연구를 확인하려면 Jeremy P. Loenneke, Kaelin C. Young, Jacob M. Wilson, and J. C. Andersen, "Rehabilitation of an Osteochondral Fracture using Blood Flow Restricted Exercise: A Case Review", *Journal of Bodywork and Movement Therapies* 17 no. 1 (2013):42−45. doi: 10.1016/j.jbmt.2012.04.006. PMID: 23294682를 참고할 것.

21. OA의 원인을 잘 정리해놓은 책은 C.K. Kwoh(2012), "Epidemiology of Osteoarthritis", in *The Epidemiology of Aging*, edited by Anne Newman & Jane A. Cauley, 523−536. New York, Springer, 2012이다.

22. Suresh Kumar et al., "A Double−Blind, Placebo−Controlled, Randomised, Clinical Study on the Effectiveness of Collagen Peptide on Osteoarthritis".

23. 유사한 결과를 얻은 검토 논문이 두 편인데, 하나는 미국 단체에서 검토한 것으로 Sidney J. Newberry, John D. Fitzgerald, Margaret A. Maglione, Claire E. O'Hanlon, Mareeka Booth, Aneesa Motala, Martha Timmer, Roberta Shanman, and Paul G. Shekelle, "Systematic Review for Effectiveness of Hyaluronic Acid in the Treatment of Severe Degenerative Joint Disease (DJD) of the Knee [Internet]", Rockville (MD): Agency for Healthcare Research and Quality (US) 2015 PMID:26866204이고, 다른 하나는 캐나다 논문으로 Mohit Bhandari, Raveendhara R. Bannur, Eric M. Babins, Johanna Martel−Pelletier, Moin Khan, Jean−Pierre Raynauld, Reynata Frankovich, Deanna Mcleod, Tahira Devji, Mark Phillips et al., "Intra−Articular Hyaluronic Acid in the Treatment of Knee Osteoarthritis: A Canadian Evidence−Based Perspective", *Therapeutic Advances in Musculoskeletal Disease* 9 no. 9 (2017) 231−246. https://doi.org/10.1177/1759720X17729641이며, 임상실험으로는 Bahar Dernek, Tihar M. Duymus, Pinar K. Koseoglu, Tugba Aydin, Falma N Kesiktas, Cihan Aksoy, and Serhat Mutlu, "Efficacy of Single−Dose Hyaluronic Acid Products with Two Different Structures in Patients with Early−Stage Knee Osteoarthritis", Journal of Physical Therapy Science 28 no. 11 (2016) 3036−3040. https://doi.org/10.1589/jpts.28.3036 이 있다.

24. 고관절과 무릎 관절의 줄기세포에 관한 임상 평가들은 Rodrigo Mardones, Claudio M. Jofré, L. Tobar, and Jose J. Minguell, "Mesenchymal Stem Cell Therapy in the Treatment of Hip Osteoarthritis", *Journal of Hip Preservation Surgery* 4 no. 2 (2017):159−163. doi: 10.1093/jhps/hnx011. PMID: 28630737과 Fareydoun Davatchi, Bahar Sadeghi Abdollahi, Mandana Mohyeddin, and Beyrooz Nikbin, "Mesenchymal Stem Cell Therapy for Knee Osteoarthritis: 5 Years Follow−up of Three Patients", *International Journal of Rheumatic Diseases* 19 no.3(2016):219−225. doi: 10.1111/1756−185X.12670. PMID: 25990685이다. 그리고 마지막으로 무릎 골관절염의 줄기세포 치료에 관한 간결하고 비전문

적인 평가는 Beth Bennett, "Stem Cells to Treat Osteoarthritis", *Trail Runner* 2018 https://trailrunnermag.com/training/stem-the-joint-aging-tide.html.

25. Jeffrey Kiernan, Sally Hu, Mark D. Grynpas, John E. Davies, and William L. Stanford, "Systemic Mesenchymal Stromal Cell Transplantation Prevents Functional Bone Loss in a Mouse Model of Age-Related Osteoporosis", *Stem Cells and Translational Medicine* 5 no. 5 (2016):683-693. doi: 10.5966/sctm.2015-0231. PMID: 26987353.

26. NIH: https://stemcells.nih.gov/info/basics/7.htm

27. MSC의 유용성과 사용에 대해 알고 싶다면 Hassan Afizah and James H. Hui, "Mesenchymal Stem Cell Therapy for Osteoarthritis", *Journal of Clinical Orthopaedics and Trauma* 7 no. 3 (2016):177-182. doi: 10.1016/j.jcot.2016.06.006. PMID: 27489413 를 참고할 것. MSC에 대한 더 많은 정보를 다룬 논문은 Roberto Berebichez-Fridman, Ricardo Gómez-García, Julio Granados- Montiel, Enrique Berebichez-Fastlicht, Anell Olivos-Meza, Julio Granados, Cristain Velasquillo, and Clemente Ibarra, "The Holy Grail of Orthopedic Surgery: Mesenchymal Stem Cells-Their Current Uses and Potential Applications", *Stem Cells International* (2017): 2638305. doi: 10.1155/2017/2638305. PMID: 28698718이다. 동종이계 공급원에서 얻은 줄기세포의 거부반응 문제를 다룬 논문 은 Valeria Sordi and Lorenzo Piemonti, "Therapeutic Plasticity of Stem Cells and Allograft Tolerance", *Cytotherapy* 13 no. 6 (2011):647-660. doi: 10.3109/14653249.2011.583476. PMID: 21554176.

28. Byron A. Tompkins, Darcy L. DiFede, Aisha Khan, ... and Joshua M. Hare, "Allogeneic Mesenchymal Stem Cells Ameliorate Aging Frailty: A Phase II Randomized, Double-Blind, Placebo-Controlled Clinical Trial", *Journals of Gerontology. Series A, Biological Sciences and Medical Sciences* 72 no. 11 (2017):1513-1522. doi: 10.1093/gerona/glx137. PMID: 28977399.

29. Hassan Afizah and James H. Hui, "Mesenchymal Stem Cell Therapy for Osteoarthritis", *Journal of Clinical Orthopaedics and Trauma* 7 no. 3 (2016):177-182. doi: 10.1016/j.jcot.2016.06.006. PMID: 27489413.

30. https://vcel.com/about-vericel/

31. MAC 치료법의 임상실험 평가는 Mats Brittberg, David Recker, John Ilgenfritz and Daniel B. F. Saris; SUMMIT Extension Study Group, "Matrix-Applied Characterized Autologous Cultured Chondrocytes Versus Microfracture: Five-Year Follow-up of a Prospective Randomized Trial", *American Journal of Sports Medicine* 46 no. 6 (2018):1343-1351. doi: 10.1177/0363546518756976. PMID: 29565642; 내가 이 수술을 지지하는 것 은 아니지만, 이 회사의 웹사이트에는 관절을 보호하는 무릎 연골의 역할과 그 절차를 보 여주는 멋진 동영상이 있다. (https://www.maci.com/patients/how-maci-works/the-maci-procedure.html). MAC와 미세골절술을 비롯한 과거의 치료법들을 비교한 논문은 Ajaykumar Shanmugaraj, Ryan P. Coughlin, Gabriel N. Kuper, Seper Ekhtiari, Nicole Simunovic, Volker Musahl, and Olufemi R. Ayeni, "Changing Trends in the Use of Cartilage Restoration Techniques for the Patellofemoral Joint: A Systematic Review", *Knee Surgery, Sports Traumatology, Arthroscopy* 27 no. 3 (2019):854-867. doi: 10.1007/s00167-018-

5139-4. PMID: 30232541. 미세골절술에 대한 내용을 읽고 싶다면 J. Richard Steadman, Karen K. Briggs, Juan J. Rodrigo, Mininder S. Kocher et al., "Outcomes of Microfracture for Traumatic Chondral Defects of the Knee: Average 11-year Follow-Up", *Arthroscopy* 19 no. 5 (2003):477-484. doi: 10.1053/jars.2003.50112. PMID: 12724676.

32. Ok Hee Jeon, Chaekyu Kim, Sona Rathod, Jae Wook Chung et al., "Local Clearance of Senescent Cells Attenuates the Development of Post-Traumatic Osteoarthritis and Creates a Pro-Regenerative Environment", *Nature Medicine* 23 (2017):775-781. https://doi.org/10.1038/nm.4324.

33. Caressa Lietman, Brian Wu, Sarah Lechner, Andrew Shinar et al., "Inhibition of Wnt/β-Catenin Signaling Ameliorates Osteoarthritis in a Murine Model of Experimental Osteoarthritis", *JCI Insight* 3 no. 3 (2018):e96308. doi: 10.1172/jci.insight.96308. PMID: 29415892. https://insight.jci.org/articles/view/96308.

34. Lee H. Riley and Suzanne M. Jan de Beur. *White Paper on Back Pain and Osteoporosis*, Berkeley, CA: UC Berkeley School of Public Health, 2020.

35. Stuart McGill, Back Mechanic: *The Step-by-Step McGill Method to Manage Back Pain*. Gravenhurst, Ontario: Backfitpro Inc, (www.backfitpro.com), 2015.

7장 혈액의 급배수 시스템 **심혈관계**

1. NIH가 자주 업데이트를 하는데, 이 두 질환에 대한 좋은 통계 자료는 https://www.nia.nih.gov/health/heart-health-and-aging ; P. A. Heidenreich, J. G. Trogdon, O. A. Khavjou, J. Butler, K. Dracup, M. D. Ezekowitz, E. A. Finkelstein, Y. Hong, S. C. Johnston, A. Khera et al., "Forecasting the Future of Cardiovascular Disease in the United States: A Policy Statement from the American Heart Association", Circulation 123 no. 8 (2011):933-944. doi: 10.1161/CIR.0b013e31820a55f5. PMID: 21262990에서 확인할 수 있다.

2. Marja Steenman and Gilles Lande. "Cardiac Aging and Heart Disease in Humans", *Biophysical Reviews* 9 no. 2 (2017) 131-137. https://doi.org/10.1007/s12551-017-0255-9.

3. Goro Katsuumi, Ippei Shimizu, Yoko Yoshida, and Tohru Minamino, "Vascular Senescence in Cardiovascular and Metabolic Diseases", *Frontiers in Cardiovascular Medicine* 5 (2018):18. doi: 10.3389/fcvm.2018.00018. PMID: 29556500.

4. Marja Steenman and Gilles Lande. "Cardiac Aging and Heart Disease in Humans"이다. Alison K. Schroer and W. David Merryman, "Mechanobiology of Myofibroblast Adhesion in Fibrotic Cardiac Disease", *Journal of Cell Science* 128 no. 10 (2015):1865-1875. doi: 10.1242/jcs.162891. PMID: 25918124에는 섬유증을 잘 표현한 그림이 담겨 있다. 아밀로이드가 생기는 잘못된 단백질 구조는 클리블랜드 클리닉의 웹사이트에서 확인할 수 있다. https://consultqd.clevelandclinic.org/antibody-treatment-holds-promise-in-treating-patients-with- relapsed-or-refractory-light-chain-amyloidosis/

5. Huiji Li, Sven Horke, and Ulrich Förstermann, "Oxidative Stress in Vascular Disease and its Pharmacological Prevention", *Trends in Pharmacological Science* 34 no. 6 (2013):313— 319. doi: 10.1016/j.tips.2013.03.007. PMID: 23608227.

6. John R. Mercer, "Mitochondrial Bioenergetics and Therapeutic Intervention in Cardiovascular Disease", *Pharmacology and Therapeutics* 141 no. 1 (2014):13—20. doi: 10.1016/j.pharmthera.2013.07.011. PMID: 23911986. 이 손상을 보여주는 그림이 담긴 문헌은 Yuliya Mikhed, Andreas Daiber, and Sebastian Steven, "Mitochondrial Oxidative Stress, Mitochondrial DNA Damage and Their Role in Age—Related Vascular Dysfunction", *International Journal of Molecular Sciences* 16 no. 7 (2015):15918—15953. doi: 10.3390/ijms160715918. PMID: 26184181.

7. 만성 스트레스의 영향을 다룬 읽기 쉽고 재미있는 논문을 찾는다면 Robert Sapolsky, *Why Zebras Don't Get Ulcers*, 3rd ed New York: Henry Holt, 2004를 확인할 것.

8. Natalie E. de Picciotto, Lindsey B. Gano, Lawrence C. Johnson, Christopher R. Martens, Amy L. Sindler, Kaatherine F. Mills, Shin—Ichiro Imai, and Douglas R. Seals DR, "Nicotinamide Mononucleotide Supplementation Reverses Vascular Dysfunction and Oxidative Stress with Aging in Mice", *Aging Cell* 15 no. 3 (2016):522—530. doi: 10.1111/acel.12461. PMID: 26970090.

9. 우리 몸이 콜레스테롤을 조절하는 방법과 이 조절이 나이와 함께 줄어드는 방법을 전체적으로 검토한 문헌은 A.E. Morgan, K. M. Mooney, S. J. Wilkinson, N. A. Pickles, and M. T. McAuley, "Cholesterol Metabolism: A Review of How Ageing Disrupts the Biological Mechanisms Responsible for its Regulation", *Ageing Research Reviews* 27 (2016):108—124. doi: 10.1016/j.arr.2016.03.008. PMID: 27045039; 미생물의 활동을 다룬 논문은 Susan A. Joyce, John MacSharry, Patrick G. Casey, Michael Kinsella, Eileen F. Murphy, Fergus Shanahan, Colin Hill, and Cormac G. M. Gahan, "Regulation of Host Weight Gain and Lipid Metabolism by Bacterial Bile Acid Modification in the Gut", *Proceedings of the National Academy of Sciences* 111 no. 20 (2014) 7421—7426, doi:10.1073/pnas.1323599111이다. 산화 손상의 역할을 철저하게 서술한 내용을 읽고 싶다면 Florian Kleefeldt, Uwe Rueckschloss, and Suleyman Ergün, "CEACAM1 Promotes Vascular Aging Processes", *Aging* 12 no. 4 (2020): 3121—3123. https://doi.org/10.18632/aging.102868; 전문 논문들을 이해하기 위해, 나의 블로그 www.senesc—sense.com에서 콜레스테롤 대사의 다양한 측면을 읽어볼 수 있다.

10. Matthew J. Rossman, Jessica R. Santos—Parker, Chelsea A. C. Steward, Nina Z. Bispham, Lauren M. Cuevas, Hannah L. Rosenberg, Kayla A. Woodward, Michael Chonchol, Rachel A. Gioscia—Ryan, Michael P. Murphy, and Douglas R. Seals, "Chronic Supplementation with a Mitochondrial Antioxidant (MitoQ) Improves Vascular Function in Healthy Older Adults", *Hypertension* 71 no. 6 (2018):1056—1063. doi: 10.1161/HYPERTENSIONAHA.117.10787. PMID: 29661838.

11. Goro Katsuumi et al., "Vascular Senescence in Cardiovascular and Metabolic Diseases".

12. Emma J. Akers, Stephen J. Nicholls, and Belinda A. Di Bartolo, "Plaque

Calcification: Do Lipoproteins Have a Role?" *Arteriosclerosis, Thrombosis and Vascular Biology* 39 no. 10 (2019):1902−1910. doi: 10.1161/ATVBAHA.119.311574. PMID: 31462089; 이 저자들이 이 과정의 이해를 돕기 위해 실어놓은 삽화를 확인하려면 https://www.ahajournals.org/doi/10.1161/ATVBAHA.119.311574; 감염에 작용하는 스타틴의 효과가 논의된 문헌은 Elizabeth Sapey, Jaimin M. Patel, Hannah L. Greenwood, Georgia M. Walton et al., "Pulmonary Infections in the Elderly Lead to Impaired Neutrophil Targeting, Which Is Improved by Simvastatin", *American Journal of Respiratory and Critical Care Medicine*, 196 no. 10 (2017):1325−1336. https://doi.org/10.1164/rccm.201704−0814OC 이다.

13. Helene Girouard and Costantino Iadecola, "Neurovascular Coupling in the Normal Brain and in Hypertension, Stroke, and Alzheimer Disease", *Journal of Applied Physiology* 100 no. 1 (2006):328−335. doi: 10.1152/japplphysiol.00966.2005. PMID: 16357086.

14. 유산소 운동이 신체 다른 부분은 물론이고 심혈관계에 이로운 이유에 대해 매우 읽기 쉽고 포괄적인 개요를 다룬 더글러스 실즈(Douglas R. Seals)의 글은 "Edward F. Adolph Distinguished Lecture: The Remarkable Anti−Aging Effects of Aerobic Exercise on Systemic Arteries", *Journal of Applied Physiology* 117 no. 5 (2014): 425−439. doi: 10.1152/japplphysiol.00362.2014. PMID: 24855137; 간결하고 훌륭한 개요를 읽고 싶다면, 이 주제를 다룬 모든 논문들을 소개한 짧은 사설은 Sulin Cheng and Lijuan Mao, "Physical Activity Continuum throughout the Lifespan: Is Exercise Medicine or What?" *Journal of Sport and Health Science* 5 no. 2 (2016), 127−128. https://doi.org/10.1016/j.jshs.2016.03.005.

15. S. Taddei, F. Galetta, A. Virdis, L. Ghiadoni et al., "Physical Activity Prevents Age− Related Impairment in Nitric Oxide Availability in Elderly Athletes", *Circulation* 101 no. 25 (2000):2896−2901. doi: 10.1161/01.cir.101.25.2896. PMID: 10869260.

16. 유산소 운동에 대한 노인 여성들의 여러 반응들에 대해 읽고 싶다면 Kari. L. Moreau, Brian L. Stauffer, Wendy M. Kohrt, and D. R. Seals, "Essential Role of Estrogen for Improvements in Vascular Endothelial Function with Endurance Exercise in Postmenopausal Women", *Journal of Clinical Endocrinology and Metabolism* 98 no. 11 (2013):4507−4515. https://doi.org/10.1210/jc.2013−2183; 그리고 M. Yoshizawa, S. Maeda, A. Miyaki, M. Misono et al., "Effect of 12 Weeks of Moderate−Intensity Resistance Training on Arterial Stiffness: A Randomised Controlled Trial in Women Aged 32−59 Years", *British Journal of Sports Medicine* 43 no. 8 (2009):615−618. doi: 10.1136/bjsm.2008.052126. PMID: 18927168; 마지막으로, 에스트로겐이 근육에 작용하는 영향에 대해 정말로 깊이 알고 싶다면, Deborah L. Enns and Peter M. Tiidus, "The Influence of Estrogen on Skeletal Muscle: Sex Matters", *Sports Medicine* 40 no. 1 (2010):41−58. doi: 10.2165/11319760−000000000−00000. PMID: 20020786.

17. Rahael F.P. Castellan and Marco Meloni, "Mechanisms and Therapeutic Targets of Cardiac Regeneration: Closing the Age Gap", *Frontiers in Cardiovascular Medicine* 5 (2018):7. doi: 10.3389/fcvm.2018.00007. PMID: 29459901.

18. Shey−Shing Sheu, Danhanjaya Nauduri, M. W. Anders, "Targeting Antioxidants

to Mitochondria: A New Therapeutic Direction", *Biochimica Biophysica Acta* 1762 no 2 (2006):256–265. doi: 10.1016/j.bbadis.2005.10.007. PMID: 16352423.

19. Douglas R. Seals, "Edward F. Adolph Distinguished Lecture: The Remarkable Anti–Aging Effects of Aerobic Exercise on Systemic Arteries".

20. 임상실험들을 검토하고 싶다면, Matthew J. Rossman et al., "Chronic Supplementation with a Mitochondrial Antioxidant (MitoQ) Improves Vascular Function in Healthy Older Adults"와 미주 5번에서 인용했던 Huiji Li, "Oxidative Stress in Vascular Disease and its Pharmacological Prevention"을 참고하면 된다. 심혈관계 질환에서 미토콘드리아의 구조와 기능, 그리고 그 역할에 대한 폭넓은 논의를 확인하려면 John R. Mercer, "Mitochondrial Bioenergetics and Therapeutic Intervention in Cardiovascular Disease".

21. 훌륭한 검토서를 읽어야 하는 또 다른 이유를 보여주는 자료는 Douglas R. Seals, "Edward F. Adolph Distinguished Lecture: The Remarkable Anti–Aging Effects of Aerobic Exercise on Systemic Arteries".

22. Adriana Buitrago–Lopez, Jean Sanderson, Laura Johnson, Samantha Warnakula, Angela Wood, Emanuele Di Angelantonio, and Oscar H Franco, "Chocolate Consumption and Cardiometabolic Disorders: Systematic Review and Meta–analysis", *British Medical Journal* 343 (2011):d4488. doi: 10.1136/bmj.d4488.

23. Eric van der Veer, Cynthia Ho, Caroline O'Neil, Nicole Barbosa et al., "Extension of Human Cell Lifespan by Nicotinamide Phosphoribosyltransferase", *Journal of Biological Chemistry* 282 no. 15 (2007):10841–10845. doi: 10.1074/jbc.C700018200. PMID: 17307730.

24. Goro Katsuumi et al. "Vascular Senescence in Cardiovascular and Metabolic Diseases".

25. Russell H. Knutsen, Scott C. Beeman, Thomas J. Broekelmann, Delong Liu et al., "Minoxidil Improves Vascular Compliance, Restores Cerebral Blood flow, and Alters Extracellular Matrix Gene Expression in a Model of Chronic Vascular Stiffness", *American Journal of Physiology, Heart and Circulatory Physiology* 315 no. 1 (2018):H18–H32. doi: 10.1152/ajpheart.00683.2017. PMID: 29498532; Marion Coquand–Gandit, Marie–Paul Jacob, Wassim Fhayli, Beatriz Romero et al., "Chronic Treatment with Minoxidil Induces Elastic Fiber Neosynthesis and Functional Improvement in the Aorta of Aged Mice", *Rejuvenation Research* 20 no. 3 (2017):218–230. doi: 10.1089/rej.2016.1874. PMID: 28056723.

26. Lisa A. Lesniewski, Douglas R. Seals, Ashley E. Walker, Grant D. Henson et al., "Dietary Rapamycin Supplementation Reverses Age–Related Vascular Dysfunction and Oxidative Stress, while Modulating Nutrient–Sensing, Cell Cycle, and Senescence Pathways", *Aging Cell* 2017 16 no. 1 (2017):17–26. doi: 10.1111/acel.12524. PMID: 27660040.

27. Kate McKeage, David Murdoch, and Karen Goa, "The Sirolimus–Eluting Stent: A Review of its Use in the Treatment of Coronary Artery Disease", *American Journal of Cardiovascular Drugs* 3 no.3 (2003):211–230. doi: 10.2165/00129784–200303030–00007.

PMID: 14727933.

28. 사람을 대상으로 한 실험은 Christopher R. Martens, Blaire A. Denman, Melissa R. Mazzo, Michael L. Armstrong et al., "Chronic Nicotinamide Riboside Supplementation is Well-Tolerated and Elevates NAD$^+$ in Healthy Middle-Aged and Older Adults", *Nature Communications* 9 no. 1 (2018):1286. doi: 10.1038/s41467-018-03421-7. PMID: 29599478: NR을 소매하는 신규업체에서 제공하는 정보를 확인하려면 www.truniagen.com/science

29. 줄기세포에 관한 내용은 NIH 사이트에서 확인할 것. https://stemcells.nih.gov.

30. Yuan Fang, Zheng Wei, Bin Chen, Tianye Pan, Shiang Gu, Peng Liu, Daqiao Guo, Xin Xu, Jinhao Jiang et al., "Five-Year Study of the Efficacy of Purified CD34+ Cell Therapy for Angiitis-Induced No-Option Critical Limb Ischemia", *Stem Cells Translational Medicine* 7 no. 8 (2018):583-590. doi: 10.1002/sctm.17-0252. PMID: 29709112.

31. J. Michael Gaziano, Howard D. Sesso, William G. Christen, Vadim Bubes, Joan P. Smith, Jean MacFadyen, Miriam Schvartz, JoAnn E. Manson, Robert J. Glynn, and Julie E. Buring, "Multivitamins in the Prevention of Cancer in Men: The Physicians' Health Study II Randomized Controlled Trial", *Journal of the American Medical Association* 308 no. 18 (2012):1871-1880. doi: 10.1001/jama.2012.14641. PMID: 23162860.

32. Michael Gregor, How Not to Die. New York: Flatiron Books, 2015. 저탄수화물 식이요법을 뒷받침하는 자료들에 대한 유용하지만 전문적인 평론은 생화학자의 글, Richard D. Feinman의 Nutrition in Crisis(White River Junction, VT: Chelsea Green, 2019)을 참고하면 된다. 단백질에 관한 검토는 Sara B. Seidelmann, Brian Claggett, Susan Cheng, Mir Henglin et al., "Dietary Carbohydrate Intake and Mortality: A Prospective Cohort Study and Meta-Analysis", *Lancet Public Health* 3 no. 9 (2018):e419-e428. doi: 10.1016/S2468-2667(18)30135-X. PMID: 30122560: 이 저자들은 저탄수화물 식이요법에 경미한 보호 효과가 있음을 발견했다. 그러나 유럽 심장 학회에서 발행하는 간행물에는 정반대의 효과를 보여주는 M 바나흐의 연구가 실려 있다. (https://www.escardio.org/The-ESC/Press-Office/Press-releases/Low-carbohydrate-diets-are-unsafe-and-should-be-avoided) 그러나 이 두 연구들 (그리고 유사한 여러 분석들) 모두 1장에서 언급했던 단점들을 가진 관찰 연구들을 메타 분석한 연구들임을 밝혀둔다.

33. Sadeq Hasan Al-Sheraji, Amin Ismail, Mohd Yazid Manap, Shuhaimi Mustafa, Rokiah Mohd Yusof, and Fouad Abdulrahman Hassan, "Hypocholesterolaemic Effect of Yoghurt Containing Bifidobacterium pseudocatenulatum G4 or Bifidobacterium longum BB536", *Food Chemistry* 135 no. 2 (2012):356-361. doi.org/10.1016/j.foodchem.2012.04.120: 장내 마이크로바이옴에 대한 매우 쉽고 일반적인 개요는 Erica D. Sonnenburg and Justin Sonnenburg, The Good Gut: Taking Control of Your Weight, Your Mood, and Your Long-Term Health. New York: Penguin Books, 2015.

34. 지난해에 거의 200만 명의 의료 기록을 조사하여 BMJ에서 발표한 초대형 관찰 연구는 Steven Bell, Marina Daskalopoulou, Eleni Rapsomaniki, Julie George, Annie Britton, Martin Bobak, Juan P. Casas, Caroline E. Dale, Spiros Denaxas, Anoop Shah, and Harry Hemingway, "Association between Clinically Recorded Alcohol Consumption and Initial

Presentation of 12 Cardiovascular Diseases: Population Based Cohort Study Using Linked Health Records", *British Medical Journal* 356 (2017):j909. doi: 10.1136/bmj.j909. PMID: 28331015.

35. GBD Alcohol Collaborators, "Alcohol Use and Burden for 195 Countries and Territories, 1990-2016: A Systematic Analysis for the Global Burden of Disease Study", *Lancet* 382 no.10152 (2016): 1015-1035.

36. Philip J. Barter, H. Bria Brewer Jr, M. John Chapman, Charles H. Hennekens, Daniel J. Rader, and Alan R. Tall, "Cholesteryl Ester Transfer Protein: A Novel Target for Raising HDL and Inhibiting Atherosclerosis", *Arteriosclerosis, Thrombosis and Vascular Biology* 23 no. 2 (2003):160-167. doi: 10.1161/01.atv.0000054658.91146.64. PMID: 12588754.

37. A. E. Morgan, et al., "Cholesterol Metabolism: A Review of How Ageing Disrupts the Biological Mechanisms Responsible for its Regulation".

38. Raffaele De Caterina, Philippa J. Talmud, Piera A. Merlini, … Gruppo Italiano *Aterosclerosi*, "Strong Association of the APOA5-1131T〉C Gene Variant and Early-Onset Acute Myocardial Infarction", Atherosclerosis 214 no. 2 (2011):397-403. doi: 10.1016/j.atherosclerosis.2010.11.011. PMID: 21130994.

39. A. E. Morgan et al., "Cholesterol Metabolism: A Review of How Ageing Disrupts the Biological Mechanisms Responsible for its Regulation".

40. Philippa J. Talmud, David M. Flavell, Khalid Alfakih, Jackie A. Cooper et al., "The Lipoprotein Lipase Gene Serine 447 Stop Variant Influences Hypertension-Induced Left Ventricular Hypertrophy and Risk of Coronary Heart Disease", *Clinical Science (London)* 112 no. 12 (2007):617-624. doi: 10.1042/CS20060344. PMID: 17291198.

8장 인간을 인간답게 하는 **뇌와 인지능력**

1. fMRI에 대한 더 많은 정보는 https://web.csulb.edu/~cwallis/482/fmri/fmri.html.

2. Oliver Sacks, *The Man Who Mistook His Wife for a Hat and Other Clinical Tales*. New York: Touchstone Press, 1970. 이 훌륭한 책에서 신경학자인 저자는 자신의 일부 환자들의 흔치 않은 사례 기록들을 풀어놓았다.

3. 기억과 기억이 작동하는 법에 관한 혼란스런 정보들이 아주 많은데, 이에 관련된 내용과 뇌에 대한 괜찮은 개요를 다룬 자료는 http://thebrain.mcgill.ca/flash/a/a_07/a_07_p/a_07_p_tra/a_07_p_tra.html#3.

4. 신경학자가 본 노화의 여러 신경학적 측면을 다룬 매력적인 책은 Daniel J. Levitin의 *Successful Aging*(New York: Random House, 2020)이다. 저자는 여러 노화 문제들에 대한 생리학과 잠재적 해결방안들을 건의할 뿐만 아니라, 여러 긍정적인 측면들을 결합했다. 노화하는 뇌가 인식하고 패턴을 활용하는 능력의 향상에 집중한 신경학자가 쓴 또 다른 흥미로운 책에서도 이 내용이 담겨 있다. Elkhonen Goldberg, *The Wisdom Paradox: How Your Mind Can Grow Stronger as Your Brain Grows Older*. London: The Free Press, 2005.

5. M. M. Esiri, "Ageing and the Brain", *Journal of Pathology* 211 no. 2 (2007):181−187. doi: 10.1002/path.2089. PMID: 17200950.

6. Alistair Farley, Charles Hendry, and Ella McLafferty, eds. *The Physiological Effects of Ageing.* Oxford: Wiley−Blackwell, 2011.

7. M. M. Esiri, "Ageing and the Brain".

8. Riqiang Yan, Qingyuan Fan, John Zhoum and Robert Vassar, "Inhibiting BACE1 to Reverse Synaptic Dysfunctions in Alzheimer's Disease", *Neuroscience and Biobehavioral Reviews* 65 (2016):326−340. doi.org/10.1016/j.neubiorev.2016.03.025.

9. Atsushi Aoyagi, Carlo Condello, Jan Stöhr, ... Stanley B. Prusiner, "Aβ and Tau Prion−Like Activities Decline with Longevity in the Alzheimer's Disease Human Brain", *Science and Translational Medicine* 11 no. 490 (2019):eaat8462. doi: 10.1126/scitranslmed. aat8462. PMID: 31043574.

10. Candice E. Van Skike and Veronica Galvan, "A Perfect sTORm: The Role of the Mammalian Target of Rapamycin (mTOR) in Cerebrovascular Dysfunction of Alzheimer's Disease: A Mini−Review", *Gerontology* 64 no. 3 (2018):205−211. doi: 10.1159/000485381. PMID: 29320772.

11. Jean C. Cruz Hernández Oliver Bracko, Calvin J. Kersbergen, Victorine Muse, Schaffer CB, "Neutrophil Adhesion in Brain Capillaries Reduces Cortical Blood Flow and Impairs Memory Function in Alzheimer's Disease Mouse Models", *Nature Neuroscience* 22 no. 3 (2019):413−420. doi: 10.1038/s41593−018−0329−4. PMID: 30742116.

12. Dmitri Leonoudakis, Anand Rane, Suzanne Angeli, Gordon J. Lithgow, Julie K. Andersen, and Shankar J. Chinta, "Anti−Inflammatory and Neuroprotective Role of Natural Product Securinine in Activated Glial Cells: Implications for Parkinson's Disease", *Mediators of Inflammation* (2017):8302636. doi: 10.1155/2017/8302636. PMID.

13. M. M. Esiri, "Ageing and the Brain".

14. Sten Orrenius, Vladimir Gogvadze, and Boris Zhivotovsky, "Calcium and Mitochondria in the Regulation of Cell Death", *Biochemical and Biophysical Research Communications* 460 no. 1 (2015):72−81. doi: 10.1016/j.bbrc.2015.01.137. PMID: 25998735.

15. Robert Dantzer, "Cytokine, Sickness Behavior, and Depression", *Immunology and Allergy Clinics of North America* 29 no. 2 (2010) 247−264. https://doi.org/10.1016/j.iac.2009.02.002.

16. Kie Honjo, Robert van Reekum, and Nikolaas P. Verhoeff, "Alzheimer's Disease and Infection: Do Infectious Agents Contribute to Progression of Alzheimer's Disease?" *Alzheimers and Dementia* 5 no. 4 (2009):348−360. doi: 10.1016/j.jalz.2008.12.001. PMID: 19560105.

17. Candice E. Van Skike and Veronica Galvan, "A Perfect sTORm: The Role of the Mammalian Target of Rapamycin (mTOR) in Cerebrovascular Dysfunction of Alzheimer's Disease: A Mini−Review"는 라파마이신의 효과를 다룬다. 알츠하이머병에 영향을 줄 수 있는 TOR 시스템에의 여러 중재법들을 확인하려면 다음을 참고하라. Nicholas G. Norwitz and Henry Querfurth, "mTOR Mysteries: Nuances and Questions About the Mechanistic Target of Rapamycin in Neurodegeneration", *Frontiers in Neuroscience* 14 (2020):775−785. doi:10.3389/fnins.2020.00775.

18. *Journal of Sport and Health Science*의 모든 발행물들은 이 주제를 위한 것으로, 도입부의 사설에는 이 논문들에 대한 괜찮은 개요가 실려 있다. Yu−Kai Chang and Jennifer L. Etnier, "Acute Exercise and Cognitive Function: Emerging Research Issues", *Journal of Sport and Health Science* 4 (2015):1−3;특별히 시각 시스템을 다룬 논문은 Vicki Chrysostomou, Sandra Galic S, Peter van Wijngaarden P, et al. "Exercise Reverses Age−Related Vulnerability of the Retina to Injury by Preventing Complement−Mediated Synapse Elimination via a BDNF−Dependent Pathway", *Aging Cell* 15 no. 6 (2016):1082−1091. doi: 10.1111/acel.12512. PMID: 27613664.

19. David A. Raichlen, and Gene E. Alexander, "Why Your Brain Needs Exercise", *Scientific American*, January (2020).

20. 식습관의 역할과 치매를 다룬 문헌들이 점점 많아지고 있다. 괜찮은 개요서는 Steven Masley, *The Better Brain Solution*, New York: Knopf, 2018; 특정 음식들에 대해 알아보려면 Marshall G. Miller, Nopporn Thangthaeng N, Shibu M. Poulose SM, and Barbara Shukitt−Hale, "Role of Fruits, Nuts, and Vegetables in Maintaining Cognitive Health", Experimental Gerontology 94 (2017):24−28. doi: 10.1016/j.exger.2016.12.014. PMID: 28011241; 그리고 Anne M. Minihane, Sophie Vinoy, Wendy R. Russell, Athanasia Baka, et al., "Low−Grade Inflammation, Diet Composition and Health: Current Research Evidence and its Translation", *The British Journal of Nutrition* 114 no. 7 (2015):999−1012. doi: 10.1017/S0007114515002093.PMID: 26228057. 동물실험으로 밝혀진 케토제닉 식단의 효과를 보여주는 증거는 Andrew J. Murray, Nicholas S. Knight, Mark A. Cole, Lowri E. Cochlin, et al., "Novel Ketone Diet Enhances Physical and Cognitive Performance", FASEB Journal 30 no. 12 (2016):4021−4032. doi: 10.1096/fj.201600773R. PMID: 27528626. 그리고 사람을 대상으로 한 연구는 Lilianne R. Mujica−Parodi, Anar Amgalan, Syed Fahad Sultan, Kieran Clarke, "Diet Modulates Brain Network Stability, a Biomarker for Brain Aging, in Young Adults", *Proceedings of the National Acadamy of Sciences US* 117 no. 11 (2020):6170−6177 doi: 10.1073/pnas.1913042117.

21. Cecilia Samieri, Martha−Claire Morris, David A. Bennett, Claudine Berr, et al. "Fish Intake, Genetic Predisposition to Alzheimer Disease, and Decline in Global Cognition and Memory in 5 Cohorts of Older Persons", *American Journal of Epidemiology* 187 no. 5 (2018):933−940. doi: 10.1093/aje/kwx330. PMID: 29053784.

22. M.C. Morris, "The Role of Nutrition in Alzheimer's Disease: Epidemiological Evidence", *European Journal of Neurology* 16 Suppl 1(2009):1−7. doi: 10.1111/j.1468−1331.2009.02735.x. PMID: 19703213.

23. Institute of Medicine, *Cognitive Aging: Progress in Understanding and Opportunities for Action*, Washington DC: The National Academies Press, 2015.

24. Gwenelle Douaud, Helga Refsum, Celeste A. de Jager, Robin Jacoby, Thomas E. Nichols, Steven M. Smith, A. David Smith, "Preventing Alzheimer's Disease−Related

Gray Matter Atrophy by B-Vitamin Treatment", *Proceedings of the National Acadamy of Sciences USA* 110 no. 23 (2013):9523-8. doi: 10.1073/pnas.1301816110. PMID: 23690582.

25. M. M. Esiri, "Ageing and the Brain".

26. PLoS1 (2018)에 발표된 이 쥐 실험은 Vladimir Ilievski, Paulina K. Zuchowska, Stefan J. Green, et al., "Chronic Oral Application of a Periodontal Pathogen Results in Brain Inflammation, Neurodegeneration and Amyloid Beta Production in Wild Type Mice", *PLoS One* 13 no. 10 (2018):e0204941. doi: 10.1371/journal.pone.0204941. PMID: 30281647. 자원자들을 대상으로 2018년에 진행된 1단계 임상실험 결과는 https://www.businesswire.com/news/home/20181024005522/en/Cortexyme-Announces-Phase- 1-Data-Demonstrating-COR388Inh

27. P. Lina Santaguida, Tatyan A. Shamliyan and David R. Goldman, "Cholinesterase Inhibitors and Memantine in Adults with Alzheimer Disease", *American Journal of Medicine* 129 no.10 (2016):1044-1047.

28. Dale E. Bredesen, "Reversal of Cognitive Decline: A Novel Therapeutic Program", *Aging* 6 no. 9 (2014):707-717. doi: 10.18632/aging.100690. PMID: 25324467.

29. 이 그룹은 www.alzu.org/ 라는 쌍방향식 웹사이트를 개설하여 알츠하이머병에 대한 모든 것을 알려준다. 또한 현재 진행 중인 임상실험들과 개별화된 심층 진단을 시행하는 병원들의 링크 정보도 제공한다. 위험 요소들의 발달에 대한 자료는 Matthew W. Schelke, Peter Attia, Daniel J. Palenchar, Bob Kaplan, et al., "Mechanisms of Risk Reduction in the Clinical Practice of Alzheimer's Disease Prevention", *Frontiers in Aging Neuroscience* 10 (2018):96. doi: 10.3389/fnagi.2018.00096. PMID: 29706884.

30. UBI: https://www.unitedneuroscience.com/pipeline/

31. Katherine P. Riley, David A. Snowdon, Mark F. Desrosiers, and William R. Markesbery, "Early Life Linguistic Ability, Late Life Cognitive Function, and Neuropathology: Findings from the Nun Study", *Neurobiology of Aging* 26 no.3 (2005):341-347. doi: 10.1016/j.neurobiolaging.2004.06.019. PMID: 15639312.

32. David J. Simons, Walter R. Boot, Neil Charness, Susan E. Gathercole, Christopher F. Chabris, David Z. Hambrick, Elizabeth A. Stine-Morrow. "Do 'Brain-Training' Programs Work?" *Psychological Science in the Public Interest* 17 no. 3 (2016):103-186. doi: 10.1177/1529100616661983. PMID: 27697851.

33. Alan L. Pelletier, Ledy Rojas-Roldan, and Janis Coffin. "Vision Loss in Older Adults", *American Family Physician* 94 no. 3 (2016):219-226. PMID: 27479624.

34. 치료와 예방에 대한 개요와 자세한 정보는 https://www.macular.org/

35. 치료와 예방에 대한 개요와 자세한 정보는 https://www.aao.org/eye-health/diseases/what-is-glaucoma

36. 치료와 예방에 대한 개요와 자세한 정보는 https://nei.nih.gov/health/diabetic/retinopathy

37. https://nei.nih.gov/health/cataract/cataract_facts

38. Alistair Farley, *The Physiological Effects of Ageing.*

39. Elizabeth H. Rickenbach, David M. Almeida, Teresa E. Seeman, and Margie E. Lachman, "Daily Stress Magnifies the Association between Cognitive Decline and Everyday Memory Problems: An Integration of Longitudinal and Diary Methods", *Psychology and Aging* 29 no. 4 (2014): 852–862. https://doi.org/10.1037/a0038072.

40. Julie L. Bienias, Laurel A. Beckett, David A. Bennett, Robert S. Wilson, and Denis A. Evans, "Design of the Chicago Health and Aging Project (CHAP)", *Journal of Alzheimers Disease* 5 no. 5 (2003):349–355. doi: 10.3233/jad–2003–5501. PMID: 14646025.

41. Alistair Farley, *The Physiological Effects of Ageing*.

42. 이 유전자들에 대한 더 심도 있는 논의를 확인하려면 https://www.alzforum.org/news/conference–coverage/new–genetics–frontiers–finding–modifiers– making–sense–pathways.

43. https://www.foundmyfitness.com.

9장 우리가 할 수 있는 대안 1: 행동과 생활습관 바꾸기

1. 이 방법들에 대한 괜찮은 개관은 Thomas J. LaRocca, Christopher R. Martens, Douglas R. Seals, "Nutrition and Other Lifestyle Influences on Arterial Aging", *Ageing Research Reviews* 39 (2017):106–119. doi: 10.1016/j.arr.2016.09.002. PMID: 27693830; PMCID이다.

2. Joshua Most, Valeria Tosti, Leanne M. Redman, and Luigi Fontan, "Calorie Restriction in Humans: An Update", *Ageing Research Reviews* 39 (2017): 36–45. doi: 10.1016/j.arr.2016.08.005. PMID: 27544442.

3. 인간을 대상으로 한 칼로리 제한 실험들을 전반적으로 검토한 논문은 미주 2번에서도 인용했던 Joshua Most, "Calorie Restriction in Humans: An Update"이다. 칼로리 제한을 중심으로 인간 노화 연구들을 검토한 자료들이 아주 많은데, 예를 들면 Priya Balasubramanian, Porsha R. Howell, and Rozalyn M. Anderson, "Aging and Caloric Restriction Research: A Biological Perspective with Translational Potential", *EBioMedicine* 21 (2017):37–44. doi:10.1016/j.ebiom.2017.06.015; Daniele Lettieri–Barbato, Esmerelda Giovannetti, and Katya Aquilano, "Effects of Dietary Restriction on Adipose Mass and Biomarkers of Healthy Aging in Human", *Aging (Albany NY)* 8 no. 12 (2016):3341–3355. doi:10.18632/aging.101122등이며, 특별히 노화로 인한 질병에 대한 기타 개입과 칼로리 제한을 다룬 훌륭한 개관서는 Ines Figueira, Adelaide Fernandes, Aleksandra Mladenovic Djordjevic, Andre Lopez–Contreras et al., "Interventions for Age–Related Diseases: Shifting the Paradigm", *Mechanisms of Ageing and Development* 160 (2016):69–92. doi: 10.1016/j.mad.2016.09.009. PMID: 27693441이다. 메커니즘에 대해 아주 깊이 확인해보려면 Christopher B. Newgard and Jeffrey E. Pessin, "Recent Progress in Metabolic Signaling Pathways Regulating Aging and Life Span", *Journals of Gerontology. Series A, Biological Sciences and Medical Sciences* 69 Suppl 1(2014):S21–27. doi: 10.1093/gerona/glu058. PMID: 24833582; PMCID: PMC4022126을 참고하기 바란다. 원숭이를 대상으로 한 난

해하지만 자세한 분석은 Julie A. Mattison, Ricki J. Colman, T. Mark Beasley, David B. Allison, Joseph W. Kenmitz, George S. Roth, Donald K. Ingram et al., "Caloric Restriction Improves Health and Survival of Rhesus Monkeys", Nature Communications Jan 17 (2017):14063. doi: 10.1038/ncomms14063이다.

4. 발터 롱고 박사는 이 칼로리 제한의 대안들로 오랫동안 잘 알려진 인물이다. 롱고 박사의 책 The Longevity Diet (New York: Avery Press, 2018)에는 실천 가능한 세부 항목들로 칼로리 제한 대안들이 설명되어 있다. 좀 더 학술적인 자료를 원한다면 Valter D. Longo and Satchem Panda, "Fasting, Circadian Rhythms, and Time-Restricted Feeding in Healthy Lifespan", Cell Metabolism 23 no. 6 (2016):1048-1059를 참고하면 된다. 항암 효과는 Alessio Nencioni, Irene Caffa, Salvatore Cortellino, and Valter D. Longo, "Fasting and Cancer: Molecular Mechanisms and Clinical Application", Nature Reviews. Cancer 18 no. 11 (2018), 707-719. https://doi.org/10.1038/s41568-018-0061-0.에서 확인할 수 있다.

5. M. Ristow and S. Schmeisser, "Extending Life Span by Increasing Oxidative Stress", Free Radical Biology and Medicine 51 no. 2 (2011):327-336. doi: 10.1016/j.freeradbiomed.2011.05.010. PMID: 21619928; Christopher R. Martens and Douglas R. Seals. "Practical Alternatives to Chronic Caloric Restriction for Optimizing Vascular Function with Ageing", Journal of Physiology 594 no. 24 (2016):7177-7195. doi: 10.1113/JP272348. PMID: 27641062도 검토하기 바란다.

6. Christopher R. Martens and Douglas R. Seals, "Practical Alternatives to Chronic Caloric Restriction for Optimizing Vascular Function with Ageing".

7. M. Ristow and S. Schmeisser, "Extending Life Span by Increasing Oxidative Stress" 와 Stephanie E. Wohlgemuth, Arnold Y. Seo, Emmanuelle Marzetti, Hazel A. Lees, and Christian Leeuwenburgh. "Skeletal Muscle Autophagy and Apoptosis during Aging: Effects of Calorie Restriction and Life-Long Exercise", Experimental Gerontolology 45 no. 2 (2010):138-148. doi: 10.1016/j.exger.2009.11.002. PMID: 19903516.

8. 이 과정 중에 세포에 일어나는 일들에 대한 역사적 개관과 요약은 Vikramit Lahiri and Daniel J. Konski, "Eat Yourself to Live: Autophagy's Role in Health and Disease", The Scientist March (2018)을 참고하면 된다. 또한 미주 7번의 Stephanie E. Wohlgemuth, et al.도 읽어보기 바란다.

9. Yuan Zhang, Yang Xie, Eric O. Berglund, Katie C. Coate, Tian T. He, Takeshi Katafuchi, Guanghua Xiao et al., "The Starvation Hormone, Fibroblast Growth Factor-21, Extends Lifespan in Mice", eLife 1 (2012) e00065. https://doi.org/10.7554/eLife.00065.

10. 롱고 박사의 실험을 시작으로, 다양한 음식 섭취 습관을 다룬 정말 재미있는 최신 연구들이 아주 많다. TRF를 시도해보고 싶다면 사참 판다 박사(Dr. Satcham Panda)의 웹사이트를 확인해보기 바란다. 판다 박사의 연구소는 음식 섭취 정보를 기록하고 자료가 늘어나는 그 연구소의 데이터 세트에 추가하는 애플리케이션을 개발했다. http://www.mycircadianclock.org/

11. 《뉴욕 타임스》에 운동 칼럼을 쓰는 그레첸 레이놀즈는 다양한 종류의 운동 효과에 관한 최근 연구를 멋지게 요약했다. 그뿐만이 아니라, 어떤 종류를 얼마나 많이 해야 하는가의 질문들에 제대로 된 대답을 해두었다. Gretchen Reynolds, The First 20 Minutes:

Surprising Science Reveals How We Can Exercise Better, Train Smarter, Live Longer. New York: Penguin Group, 2012. (그녀의 글들은 다음 링크에서 확인 가능하다: https:// muckrack.com/gretchen-reynolds/articles.) 운동에 있어 미토콘드리아 활동의 역할에 대하여 다소 전문적이긴 하지만 철저하게 검토한 자료는 Hai Bo, Ning Jiang, LiJi Li, and Yong Zhang, "Mitochondrial Redox Metabolism in Aging: Effect of Exercise Interventions", *Journal of Sport and Health Science* 2 no. 2 (2013):67-74이다. 운동의 의학적 측면에 초점을 맞춘 이 저널의 최근 주제와 그에 동반하여 관련 논문들을 정리한 사실은 Sulin Cheng and Lijuan Mao, "Physical Activity Continuum throughout the Lifespan: Is Exercise Medicine or What?" Journal of Sport and Health Science 5 no. 2 (2016): 127-128. https:// doi.org/10.1016/j.jshs.2016.03.005. 근감소증에 미치는 미토콘드리아의 역할과 이 세포 기관을 표적으로 하는 개입방법들을 다룬 훌륭한 보고서는 Paul M. Coen, Robert V. Musci, J. Matthew Hinkley, and Benjamin F. Miller, "Mitochondria as a Target for Mitigating Sarcopenia", *Frontiers in Physiology* 9 (2019):1883. doi: 10.3389/fphys.2018.01883. PMID: 30687111이다.

12. 이 연구의 전체 내용을 확인하고 싶다면 Serge C. Harb, Paul C. Cremer, Yuping Wu, Bo Xu, Leslie Cho, Veno Menon, Wael A. Jaber, "Estimated Age Based on Exercise Stress Testing Performance Outperforms Chronological Age in Predicting Mortality", *European Journal of Preventive Cardiology* 13 (2019):2047487319826400. doi: 10.1177/2047487319826400. PMID: 30760022를 찾아보거나, 유럽 심장 학회에서 배부한 보도 자료의 개요를 읽어보면 된다. https://www.escardio.org/The-ESC/Press-Office/ Press-releases/What-s-age-got-to- do-with-it

13. C. Scott Bickel, James M. Cross and Marcas M Bamman, "Exercise Dosing to Retain Resistance Training Adaptations in Young and Older Adults", *Medicine and Science in Sports and Exercise* 43 no. 7 (2011):1177-1187. doi: 10.1249/MSS.0b013e318207c15d.

14. Sammi R. Chekroud, Ralitza Gueorguieva, Amanda B. Zheutlin, Martin Paulus, Harlan M. Krumholz, John H. Krystal, and Adam M. Chekroud, "Association between Physical Exercise and Mental Health in 1-2 Million Individuals in the USA between 2011 and 2015: A Cross-Sectional Study", *Lancet Psychiatry* 5 no. 9 (2018):739-746. doi: 10.1016/S2215- 0366(18)30227-X. PMID: 30099000.

15. 자리 러카난과 그의 동료들은 42~60세의 핀란드 남성 2000명 이상을 대상으로 20년 동안 여러 가지 건강 수치들을 측정해왔다. 이 연구에서 발표된 몇 가지 논문들은 Tanjanalina Laukkanen, Hassan Khan, Francesco Zaccardi, and Jari A. Laukkanen, "Association between Sauna Bathing and Fatal Cardiovascular and All-Cause Mortality Events", *JAMA Internal Medicine* 175 no. 4 (2015):542-8. doi: 10.1001/jamainternmed.2014.8187. PMID: 25705824; Tanjanalina Laukkanen, Setor Kunutsor, Jussi Kauhanen, and Jari A. Laukkanen, "Sauna Bathing is Inversely Associated with Dementia and Alzheimer's Disease in Middle-Aged Finnish Men", *Age and Ageing* 46 no. 2 (2017):245- 249. doi: 10.1093/ ageing/afw212. PMID: 27932366; also see: Jari A. Laukkanen and Tanjanalina Laukkanen. "Sauna Bathing and Systemic Inflammation", *European Journal of Epidemiology* 33 no. 3 (2018):351-353. doi: 10.1007/s10654-017-0335-y. PMID: 29209938 등이다. 그리고 마

지막으로 최신 연구 결과들과 노화 치료에 관련된 기타 여러 주제들은 론다 패트릭이 만든 포괄적이고 검색이 가능한 웹사이트에서 확인할 수 있다. https://www.foundmyfitness.com.

16. HSP의 역할에 대해 읽어보려면 Ling Yang, Danilo Licastro, Edda Cava, Nicola Veronese et al., "Long-Term Calorie Restriction Enhances Cellular Quality-Control Processes in Human Skeletal Muscle", Cell Reports 14 no. 3 (2016):422-428. doi: 10.1016/j.celrep.2015.12.042. PMID: 26774472을 확인하면 된다. Yuki Tamura, Yataka Matsunaga, Yu Kitaoka, and Hideo Hatta, "Effects of Heat Stress Treatment on Age-Dependent Unfolded Protein Response in Different Types of Skeletal Muscle", *Journals of Gerontology. Series A, Biological Sciences and Medical Sciences* 72 no. 3 (2017):299-308. doi: 10.1093/gerona/glw063. PMID: 27071782는 쥐 실험 결과를 보고한 논문이다.

17. M. Kox, L. T. van Eijk, J. Zwaag, J. van den Wildenberg, F. Sweep, J. G. van der Hoeven, and P. Pickkers, "Voluntary Activation of the Sympathetic Nervous System and Attenuation of the Innate Immune Response in Humans", *Intensive Care Medicine Experimental* 2 Suppl 1 (2014): https://doi.org/10.1186/2197-425X-2-S1-O2; Leo Pruimboom, and Frits A. J. Muskiet, "Intermittent Living; The Use of Ancient Challenges as a Vaccine against the Deleterious Effects of Modern Life - A Hypothesis", *Medical Hypotheses* 120 (2018):28-42. doi: 10.1016/j.mehy.2018.08.002. PMID: 30220336도 확인할 것.

18. 이 내용을 다룬 초기 서적들 중 시작하기 좋은 논문은 Edward A. Charlesworth and Ronald C. Nathan, *Stress Management*, New York: Ballantine Books Trade Paperback, 2012. 생리학적으로 더 깊이 다루면서도 재미있는 책으로는 Robert Sapolsky, *Why Zebras Don't Get Ulcers, 3rd ed* New York: Henry Holt and Company, 2004가 있다. 더 관심이 있는 독자들은 론다 패트릭이 만든 포괄적이고 검색 가능한 웹사이트를 방문해볼 것. https://www.foundmyfitness.com.

19. 이것뿐만이 아니라 수면의 중요성을 다룬 예들과 더 잘 자는 방법에 관한 제안들을 소개한 책은 Matthew Walker, *Why We Sleep: Unlocking the Power of Sleep and Dreams*, New York: Scribner, 2017이다. 잠을 제대로 자지 못할 때 받을 수 있는 인지 행동 치료는 Colleen Ehrnstrom and Alisha L. Brosse, *End the Insomnia Struggle: a Step-by-Step Guide to Help You Get to Sleep and Stay Asleep*, Oakland, CA: New Harbinger Publications, 2016에 정리되어 있다. 마지막으로 James Nestor, *Breath: The New Science of a Lost Art*, New York: Penguin Random House, 2020은 운동과 휴식은 물론이고 수면의 중요한 요소인 호흡 문제를 다루고 있다.

10장 우리가 할 수 있는 대안 2: 적절한 약과 보조제 섭취

1. A. Ward, P. Bates, R. Fisher, L. Richardson, and C. F. Graham, "Disproportionate Growth in Mice with Igf-2 Transgenes", *Proceedings of the National Academy of Sciences of the United States of America* 91 no. 22 (1994):10365-10369. https://doi.org/10.1073/pnas.91.22.10365.

2. 라파마이신과 mTOR에 대해서는 쉬운 읽을거리들이 많지 않다. 유익하지만 전문적인 논문들로는 Matthieu Laplante and David M. Sabatini, "mTOR Signaling at a Glance", *Journal of Cell Science* 122 pt. 20 (2009):3589–3594. doi: 10.1242/jcs.051011. PMID: 19812304; Zhen Yu, Rong Wang, Wilson C. Fok, Alexander Coles, Adam B. Salmon, Viviana I. Pérez et al., "Rapamycin and Dietary Restriction Induce Metabolically Distinctive Changes in Mouse Liver", *Journals of Gerontology. Series A, Biological Sciences and Medical Sciences* 70 no. 4 (2015):410–420. doi: 10.1093/gerona/glu053. PMID: 24755936; Brina K. Kennedy and Dudley W. Lamming, "The Mechanistic Target of Rapamycin: The Grand ConducTOR of Metabolism and Aging", *Cell Metabolism* 23 no. 6 (2016):990–1003. doi: 10.1016/j.cmet.2016.05.009. PMID: 27304501; 그리고 Lisa A. Lesniewski, Douglas R. Seals, Ashley E. Walker, Grant D. Henson et al., "Dietary Rapamycin Supplementation Reverses Age-Related Vascular Dysfunction and Oxidative Stress, while Modulating Nutrient-sensing, Cell Cycle, and Senescence Pathways", *Aging Cell* 16 no. 1 (2017):17–26. doi: 10.1111/acel.12524. PMID: 27660040등이 있다. 여기에 덧붙여, 여러 과학자들이 mTOR와 기타 노화 분야의 개념들을 다룬 사이트는 https://www.anti-agingfirewalls.com.

3. 현재 진행 중인 임상실험에 대해 더 읽고 싶다면 Nur Barzilai, Jill P. Crandall, Stephen B. Kritchevsky, and Mark A. Espeland, "Metformin as a Tool to Target Aging", *Cell Metabolism* 23 no. 6(2016:1060–1065). https://doi.org/10.1016/j.cmet.2016.05.011을 참고하기 바란다. 간단한 개요는 https://healthyagingproject.org/2016/04/healthy-aging-drug-on-the-horizon/에서 확인할 수 있다. 유산소 운동의 효과에 미치는 메트포르민의 잠재적 부작용을 다룬 문헌은 Adam R. Konopka, Jaime L. Laurin JL, Hayden M. Schoenberg HM, Justin J. Reid JJ, William M. Castor WM, Christopher A. Wolff CA, Robert V. Musci RV et al., "Metformin Inhibits Mitochondrial Adaptations to Aerobic Exercise Training in Older Adults", *Aging Cell* 18 no. 1 (2019):e12880. doi: 10.1111/acel.12880. PMID: 30548390이다. 이 주제의 최신 내용들을 확인하려면 론다 패트릭 박사의 훌륭한 웹사이트 https://www.foundmyfitness.com/search에 실린 논문 요약들과 팟케스트를 방문하기 바란다.

4. Lee A. Witters, "The Blooming of the French Lilac", *Journal of Clinical Investigation* 108 no. 8 (2001) 1105–1107. https://doi.org/10.1172/JCI14178.

5. Charles N. Serhan, "Novel Pro-Resolving Lipid Mediators in Inflammation Are Leads for Resolution Physiology", *Nature* 510 no. 7503 (2014): 92–101. https://doi.org/10.1038/nature13479. 조금 덜 전문적인 설명은 위키피디아에서도 찾아볼 수 있다. https://en.wikipedia.org/wiki/Specialized_pro-resolving_mediators. 이 물질들과 생선 원료에 관한 설득력 있는 보고서는 Bruce D. Levy, "Resolvins and Protectins: Natural Pharmacophores for Resolution Biology", *Prostaglandins, Leukotrienes, and Essential Fatty Acids* 82 no. 4–6 (2010):327–332. doi: 10.1016/j.plefa.2010.02.003. PMID: 20227865이다. 호산 백혈구 실험을 다룬 논문은 Daniel Brigger, Carsten Riether, Robin van Brummelen, Kira I. Mosher et al., "Eosinophils Regulate Adipose Tissue Inflammation and Sustain Physical and Immunological Fitness in Old Age", *Nature Metabolism* 2 no. 8 (2020):688–702. doi:

10.1038/s42255-020-0228-3. PMID: 32694825.

6. 이부프로펜의 장기 효과는 Chong He, Scott K. Tsuchiyama, Quynh T. Nguyen, Ekaterina N. Plyusnina et al., "Enhanced Longevity by Ibuprofen, Conserved in Multiple Species, Occurs in Yeast through Inhibition of Tryptophan Import", *PLoS Genetics* 10 no. 12 (2014):e1004860. doi: 10.1371/journal.pgen.1004860. PMID: 25521617에 소개되어 있다.;일부 NSAIDS가 AMP에 미치는 영향은 Tanya S. King, Otto Q. Russe, Christine V. Möser, Nerea Ferreiró et al., "AMP-Activated Protein Kinase Is Activated by Non-Steroidal Anti- inflammatory Drugs", *European Journal of Pharmacology* 762 (2015):299-305. doi: 10.1016/j.ejphar.2015.06.001. PMID: 26049010에서 설명한다.

7. Matthew J. Rossman, Jessica R. Santos-Parker, Chelsea A. C. Steward, Nina Z. Bispham, Lauren M. Cuevas, Hannah L. Rosenberg, Kayla A. Woodward, Michael Chonchol, Rachel A. Gioscia-Ryan, Michael P. Murphy, and Douglas R. Seals, "Chronic Supplementation with a Mitochondrial Antioxidant (MitoQ) Improves Vascular Function in Healthy Older Adults", *Hypertension* 71 no. 6 (2018):1056-1063. doi: 10.1161/HYPERTENSIONAHA.117.10787. PMID: 29661838. 더 새로운 물질들을 확인하고 싶다면 다음 웹사이트를 방문하면 된다. https://www.ncbi.nlm.nih.gov/pubmed/18205623

8. 교차 결합 손상을 되돌리는 초기 실험 자료를 제공한 논문은 M. E. Cooper, V. Thallas, J. Forbes, E. Scalbert, S. Sastra, I. Darby, T. Soulis, "The Cross-Link Breaker, N-phenacylthiazolium Bromide Prevents Vascular Advanced Glycation End-Product Accumulation", *Diabetologia* 43 no. 5 (2000):660-664. doi: 10.1007/s001250051355. PMID: 10855541이다. 이 물질들이 작용하는 방법과 그 가능성을 정리한 철저한, 그러나 전문적인 자료는 Ryoji Nagai, David B. Murray, Thomas O. Metz and John W. Baynes, "Chelation: A Fundamental Mechanism of Action of AGE Inhibitors, AGE Breakers, and Other Inhibitors of Diabetes Complications", *Diabetes* 61 no. 3 (2012):549-559. doi: 10.2337/db11-1120. PMID: 22354928를 참고하면 된다. 인간 연구에 대한 내용은 Brian S. Bradke and Deepak Vashishth, "N-Phenacylthiazolium Bromide Reduces Bone Fragility Induced by Nonenzymatic Glycation", *PLoS One* 9 no 7 (2014):e103199. doi: 10.1371/journal.pone.0103199. PMID: 25062024에서 다룬다. AGE와 AGE-차단제에 대한 훌륭한 개요는 레전더리 파마수티컬 웹사이트 www.legendarypharma.com/glycation.html 에서 읽을 수 있다.

9. 니아신이 당화 반응을 감소시킨 연구 결과는 K. M. Abdullah, Faizan A. Qais, Iqban Ahmad, and Imrana Naseem, "Inhibitory Effect of Vitamin B_3 against Glycation and Reactive Oxygen Species Production in HSA: An in vitro Approach", *Archives of Biochemestry and Biophysics* 627 (2017):21-29. doi: 10.1016/j.abb.2017.06.009. PMID: 28624351.

10. Michael B. Stout, Frederic J. Steyn, Michael J. Jurczak, Joao-Paulo G. Camporez, Yi Zhu, John R. Hawse, Diana Jurk et al., "17α-Estradiol Alleviates Age-Related Metabolic and Inflammatory Dysfunction in Male Mice without Inducing Feminization", *Journals of Gerontology. Series A, Biological Sciences and Medical Sciences* 72 no. 1 (2017):3-15. doi: 10.1093/gerona/glv309. PMID: 26809497.

11. NAD$^+$와 기타 노화 관련 증상들에 관한 최신 결과들을 잘 검토한 보고서는 Judith Campisi, Pankaj Kapahi, Gordon J. Lithgow, Simon Melov, John C. Newman, and Eric Verdin, "From Discoveries in Ageing Research to Therapeutics for Healthy Ageing", *Nature* 571 no. 7764 (2019):183-192. doi: 10.1038/s41586-019-1365-2이다. 시르투인과 세포 내에서의 역할을 다룬 논문은 https://www.elysiumhealth.com/en-us/knowledge/science-101/why-sirtuins-are-important-for-aging 그리고 NRH 연구와 실험에 관한 보고서는 Judith Giroud-Gerbetant, Migali Joffraud, Maria P. Giner, Angelique Cercillieux, Simona Bartova, Mikhail V. Makarov, Ruben Zapata-Pérez et al., "A Reduced Form of Nicotinamide Riboside Defines a New Path for NAD$^+$ Biosynthesis and Acts as an Orally Bioavailable NAD$^+$ Precursor", *Molecular Metabolism* 30 (2019):192-202. doi: 10.1016/j.molmet.2019.09.013. PMID: 31767171이다.

12. 최근에 출판된 David Sinclair, *Lifespan: Why We Age - and Why We Don't Have To*. New York: Atria Books, 2019는 시르투인은 물론, 노화와 잠재적 치료법들에 대해 우리가 알고 싶어 하는 모든 것을 담았다. 시르투인에 대한 표본 실험들은 Carlos Cantó and Johan Auwerx, "Targeting Sirtuin 1 to Improve Metabolism: All You Need is NAD(+)?", *Pharmacological Reviews* 64 no. 1(2012), 166-187. https://doi.org/10.1124/pr.110.003905; Xiao Tian, Denis Firsanov, Zhihui Zhang, Yang Cheng, Lingfeng Luo, Gregory Tombline, Ruiyue Tan et al., "SIRT6 Is Responsible for More Efficient DNA Double-Strand Break Repair in Long-Lived Species", *Cell* 177 no. 3 (2019):622-638.e22. doi: 10.1016/j.cell.2019.03.043. PMID: 31002797 등이다.

13. Jessica Stockinger, Nicholas Maxwell, Dylan Shapiro, Rafael deCabo and Gregorio Valdez, "Caloric Restriction Mimetics Slow Aging of Neuromuscular Synapses and Muscle Fibers", *Journals of Gerontology. Series A, Biological Sciences and Medical Sciences* 73 no. 1 (2017):21-28. doi: 10.1093/gerona/glx023. PMID: 28329051.

14. James M. Smoliga, Joseph A. Baur, and Heather A. Hausenblas, "Resveratrol and Health-a Comprehensive Review of Human Clinical Trials", *Molecular Nutrition and Food Research* 55 no. 8 (2011):1129-1141. doi: 10.1002/mnfr.201100143. PMID: 21688389.

15. mTOR에 대해서는, NAD$^+$(니코틴아마이드 아데닌 다이뉴클레오타이드)를 다룬 쉬운 버전의 글을 찾기가 어렵다. 노화를 다룬 파이어월스 블로그(http://www.anti-agingfirewalls.com/?s=NAD)에 훌륭한 도해들과 함께 전문적인 논문들이 많이 실려 있지만 도해들 자체도 이해하기 쉽지 않다. 단순화한 개요를 보려면 엘리시움 회사의 자료를 추천한다. https://www.elysiumhealth.com/en-us/knowledge/science-101/everything-you-need-to-know-about-nicotinamide-adenine-dinucleotide-nad; 쥐에게 좋은 영향을 준 물질들을 실험한 좀 더 전문적인 논문은 Natalie E. de Picciotto, Lindsey B. Gano, Lawrence C. Johnson, Christopher R. Martens et al., "Nicotinamide Mononucleotide Supplementation Reverses Vascular Dysfunction and Oxidative Stress with Aging in Mice", *Aging Cell* 15 no. 3 (2016):522-530. doi: 10.1111/acel.12461. PMID: 26970090이다. NR이 가장 쉽게 흡수되고 NAD 전구체로 전환되는 증거는 Samuel A. Trammell, Mark S. Schmidt, Benjamin J. Weidemann, Philip Redpath et al., "Nicotinamide Riboside is Uniquely and Orally Bioavailable in Mice and Humans", *Nature Communications* 7 (2016):12948. doi:

10.1038/ncomms12948. PMID: 27721479에 담겨 있다. NR 보충제가 노인들에게 좋은 결과를 가져오는 것을 보여준 연구는 Christopher R. Martens, Blaire A. Denman, Melissa R. Mazzo, Michael L. Armstrong et al., "Chronic Nicotinamide Riboside Supplementation is Well-Tolerated and Elevates NAD$^+$ in Healthy Middle-Aged and Older Adults", *Nature Communications* 9 no. 1 (2018):1286. doi: 10.1038/s41467-018-03421-7. PMID: 29599478이며, 이 논문의 개요에는 꽤 읽기 쉬운 요약이 실려 있다. NAD$^+$가 나이와 함께 변화하는 내용을 다룬 논문은 James Clement, Matthew Wong, Anne Poljak, Perminder Sachdev et al., "The Plasma NAD$^+$ Metabolome Is Dysregulated in 'Normal' Aging", *Rejuvenation Research* 22 no. 2 (2019):121-130. doi: 10.1089/rej.2018.2077. PMID: 30124109이다. Charles Brenner and Amy C. Boileau, "Pterostilbene Raises Low Density Lipoprotein Cholesterol in People", *Clinical Nutrition* 38 no. 1 (2019):480-481. doi: 10.1016/j.clnu.2018.10.007. PMID: 30482564는 잠재적으로 우려되는 결과를 다루고 있다.

16. Ryan W. Dellinger, Santiago R. Santos, Mark Morris, Mal Evans, Dan Alminana, Leonard Guarente, and Eric Marcotulli, "Repeat Dose NRPT (Nicotinamide Riboside and Pterostilbene) Increases NAD$^+$ Levels in Humans Safely and Sustainably: A Randomized, Double-Blind, Placebo-Controlled Study", *NPJ Aging and Mechanisms of Disease* 3 (2017):17. doi: 10.1038/s41514-017-0016-9. PMID: 29184669; 베이시스 생산회사인 엘리시움의 개요와 간단한 과학적 내용 요약을 확인하려면 https://www.fastcompany.com/3041800/one-of-the-worlds-top-aging-researchers-has-a-pill-to-keep-you-feeling-young을 참고하면 된다. 그러나 이 연구는 그 치료방법을 개발한 과학자들이 개발하고 진행한 연구였음을 기억해야 한다.

17. https://siwatherapeutics.com/home/. 미주 16번과 똑같은 위험 부담이 있음을 기억하자.

18. 나노캡슐을 개발한 사람들은 Daniel Muñoz-Espín, Miguel Rovira, Irene Galiana, Cristina Giménez, Beatriz Lozano-Torres, Marta Paez-Ribes, Susana Llanos et al., "A Versatile Drug Delivery System Targeting Senescent Cells", (2018) doi: 10.15252/emmm.201809355. PMID: 30012580이다. 나노캡슐과 다른 세놀리틱스 전략들을 검토한 논문은 Cayetano von Kobbe, "Targeting Senescent Cells: Approaches, Opportunities, Challenges", *Aging* 11 no. 24(2019):12844-12861. doi:10.18632/aging.102557이다.

19. https://www.oisinbio.com/#the-approach 이 사이트는 또 다른 생명 공학 회사에서 운영하는 것이므로 편견을 갖지 않도록 주의할 것.

20. https://unitybiotechnology.com/pipeline/ 원래는 일명 전-세포자멸적 약물들은 자멸해야 할 시점에 자살을 하지 않는 (즉, 자멸하지 않는) 것이 관찰되어서 노화세포를 죽이기 위해 개발되었다. 이 약의 개발과 일부 초기 약물들의 역사를 훨씬 더 자세하게 다룬 논문은 James L. Kirkland and Tamar Tchkonia, "Cellular Senescence: A Translational Perspective", *EBioMedicine* 21 (2017):21-28. doi: 10.1016/j.ebiom.2017.04.013. PMID: 28416161이다. 살짝 덜 전문적인 설명을 읽고 싶다면 Jan M. van Deursen, "Senolytic Therapies for Healthy Longevity", *Science* 364 no. 6441 (2019): 636-637. doi: 10.1126/science.aaw1299을 참고하면 된다.

21. 미주 18번에서도 인용했던 Cayetano von Kobbe, "Targeting Senescent Cells: Approaches, Opportunities, Challenges".

22. 개체결합이 근육의 노화를 되돌린다는 내용을 처음으로 보고한 것은 Irina M. Conboy, Michael J. Conboy, Amy J. Wagers, Eric R. Girma, Irving L. Weissman, and Thomas A. Rando, "Rejuvenation of Aged Progenitor Cells by Exposure to a Young Systemic Environment", Nature 433 no. 7027 (2005):760−764. doi: 10.1038/nature03260. PMID: 15716955이고, 학습과 기억력에 미치는 효과에 대한 연구는 Saul A. Villeda, Kristofer Plambeck, Jinte Middeldorp, Joseph M. Castellano et al., "Young Blood Reverses Age−Related Impairments in Cognitive Function and Synaptic Plasticity in Mice", Nature Medicine 20 no. 6 (2014):659−663. doi: 10.1038/nm.3569. PMID: 24793238이다. 이 모든 내용은 토니 와이스 코레이의 멋진 TED 강연에서 들을 수 있다. https://www.ted.com/talks/tony_wyss_coray_how_young_blood_might_help_reverse_aging_ yes_really

23. 이 임상실험은 정부 웹사이트 https://clinicaltrials.gov/ct2/show/NCT02803554; 그리고 그 회사의 웹사이트 https://www.ambrosiaplasma.com에서 확인할 수 있다. 두 번째 회사인 알카헤스트는 특별히 알츠하이머병에 미치는 효과를 연구하는 중이다. http://www.alkahest.com/science/drug−discovery/

24. Kotaro Azuma and Satoshi Inoue, "Vitamin K Benefits in Aging and Cancer", in Aging Mechanisms, edited by Nozomo Mori and Inhee Mook−Jung, 223−239. Tokyo, Japan: Springer, 2015.

25. Matthew W. Schelke, Peter Attia, Daniel J. Palenchar, Bob Kaplan et al., "Mechanisms of Risk Reduction in the Clinical Practice of Alzheimer's Disease Prevention", Frontiers in Aging Neuroscience 10 (2018):96. doi: 10.3389/fnagi.2018.00096. PMID: 29706884.

26. 당화 반응과 억제 물질에 대하여 완벽하게 정리된 내용은 Izabela Sadowska−Bartosz, and Grzegorz Bartosz, "Effect of Glycation Inhibitors on Aging and Age−Related Diseases", Mechanisms of Ageing and Development 160 (2016):1−18. doi: 10.1016/j.mad.2016.09.006. PMID: 27671971에서 확인할 수 있다. 녹차 실험 결과를 읽고 싶다면 Shan−Qing Zheng, Xiao−Bing Huang, Ti−Kun Xing, Ai−Jun Ding et al., "Chlorogenic Acid Extends the Lifespan of Caenorhabditis elegans via Insulin/IGF-1 Signaling Pathway", Journals of Gerontology. Series A, Biological Sciences and Medical Sciences 72 no. 4 (2017):464−472. doi: 10.1093/gerona/glw105. PMID: 27378235를 찾아보기 바란다.

27. 이 결과와 다른 개입방법들에 관하여 철저하게 검토한 논문은 Valter D. Longo, Adam Antebi, Andrzej Bartke, Nir Barzilai, Holly M. Brown−Borg, Calogero Caruso, Tyler J. Curiel et al., "Interventions to Slow Aging in Humans: Are We Ready?" Aging Cell 14 no. 4 (2015):497− 510. doi: 10.1111/acel.12338. PMID: 25902704이다.

28. 암의 신진대사와 암 성장을 둔화시키는 데 케토제닉 식단의 역할을 철저하게 다룬 훌륭한 서적은 Miriam Kalamian, Keto for Cancer. White River Junction, VT: Chelsea Green Press, 2017이다.

29. Alison E. DeVan, Lawrence C. Johnson, Forest A. Brooks, Trent D. Evans et al., "Effects of Sodium Nitrite Supplementation on Vascular Function and Related Small

Metabolite Signatures in Middle-Aged and Older Adults", *Journal of Applied Physiology* 120 no. 4 (2016):416-425. doi: 10.1152/japplphysiol.00879.2015. PMID: 26607249. 임상 실험은 clinicaltrials.gov/ct2/ show/NCT02393742에서 확인할 수 있다.

30. Jessica R. Santos-Parker, Talia R. Strahler, Candace J. Bassett, Nina Z. Bispham et al., "Curcumin Supplementation Improves Vascular Endothelial Function in Healthy Middle-aged and Older Adults by Increasing Nitric Oxide Bioavailability and Reducing Oxidative Stress", *Aging(Albany NY)* 9 no. 1 (2017):187-208. doi: 10.18632/aging.101149. PMID: 28070018.

31. Matthew W. Schelke, "Mechanisms of Risk Reduction in the Clinical Practice of Alzheimer's Disease Prevention".

32. Yao Dang, Yongpan An, Jinzhao He, Boyue Huang, Jie Zhu, Miaomiao Gao, Shun Zhang et al., "Berberine Ameliorates Cellular Senescence and Extends the Lifespan of Mice via Regulating p16 and Cyclin Protein Expression", *Aging Cell* 19 no. 1 (2020). https://doi.org/10.1111/acel.13060 론다 패트릭은 기능식품과 장수에 관심을 둔 연구자로, 이와 관련된 여러 주제들을 FoundMyFitness라는 웹사이트에 올린다. 베르베린을 다룬 섹션에는 여러 참고자료들과 현재 통용되는 내용들에 대한 훌륭한 개요가 담겨 있다. https://www.foundmyfitness.com/topics/berberine

33. Carlos Cantó and Johan Auwerx, "Targeting Sirtuin 1 to Improve Metabolism: All You Need is NAD(+)?"

34. 기능식품과 세포 단위에 미치는 그 효과를 다룬 쉽고 훌륭한 보고서는 Thomas J. LaRocca, Christopher R. Martens, Douglas R. Seals, "Nutrition and Other Lifestyle Influences on Arterial Aging", *Ageing Research Reviews* 39 (2017):106-119. doi: 10.1016/j.arr.2016.09.002. PMID: 27693830; PMCID이다. 이 연구소에서는 '건강한 노화 프로젝트 웹사이트'를 운영하는데, 이 웹사이트에는 건강한 노화에 관한 새로운 연구와 전문적인 것부터 일반적인 수준에 이르는 좋은 글들의 링크를 제공한다. https://healthyagingproject.org. 파운드 마이 피트니스 웹사이트에도 지속적으로 업데이트되는 스페르미딘 논문들이 게재된다. https://www.foundmyfitness.com/search?q=spermidine

35. https://www.nia.nih.gov/research/dab/interventions-testing-program-itp/compounds- testing

36. SNPedia는 우리 유전자의 다양한 대립형질들에 대해 더 많이 배울 수 있는 환상적인 자료 제공처로, 여기에 수록된 내용들과 링크들은 더 깊이 있는 내용들을 제공해준다. https://www.snpedia.com/index.php/MTHFR

37. Matthew J. Yousefzadeh, Marissa J. Schafer, Nicole Noren Hooten, Elizabeth J. Atkinson, Michelle K. Evans, Darren J. Baker, Ellen K. Quarles et al., "Circulating Levels of Monocyte Chemoattractant Protein-1 as a Potential Measure of Biological Age in Mice and Frailty in Humans", *Aging Cell* 17 no. 2 (2018):e12706. doi: 10.1111/acel.12706. PMID: 29290100.

38. 이 조류 연구는 Valeria Marasco, Antoine Stier, Winnie Boner, Kate Griffiths et al., "Environmental Conditions can Modulate the Links among Oxidative Stress, Age, and Longevity", *Mechanisms of Ageing and Development* 164 (2017):100-107. doi: 10.1016/

j.mad.2017.04.012. PMID: 28487181이다. 인간 연구를 진행한 팀들은 Mille Løhr, Annie Jensen, Louise Eriksen, Morten Grønbæk, Steffen Loft, and Peter Møller, "Association between Age and Repair of Oxidatively Damaged DNA in Human Peripheral Blood Mononuclear Cells", *Mutagenesis* 30 no. 5 (2015):695−700. doi: 10.1093/mutage/gev031. PMID: 25925070; Jorge P. Soares, Amelia M. Silva, Sandra Fonseca, Maria M. Oliveira, Francesco Peixoto, Isabel Gaivão, and Maria P. Mota, "How Can Age and Lifestyle Variables Affect DNA Damage, Repair Capacity and Endogenous Biomarkers of Oxidative Stress?" *Experimental Gerontolology* 62 (2015):45−52. doi: 10.1016/j.exger.2015.01.001. PMID: 25576678; Douglas R. Seals and Simon Melov, "Translational Geroscience: Emphasizing Function to Achieve Optimal Longevity. *Aging* 6 no. 9 (2014):718−730. doi: 10.18632/aging.100694. PMID: 25324468등이다.

39. 이 시계를 설명한 원문은 Steve Horvath, "DNA Methylation Age of Human Tissues and Cell Types", *Genome Biology* 14 no. 10 (2013):R115−135. doi: 10.1186/gb− 2013− 14−10−r115. PMID: 24138928이다. 그 후의 연구는 Morgan E. Levine, Ake T. Lu, Austin Quach, Brian H. Chen, Theristocles L. Assimes, Stefania Bandinelli, Lifang Hou et al., "An Epigenetic Biomarker of Aging for Lifespan and Healthspan", *Aging(Albany NY)* 10 no. 4 (2018):573−591. doi: 10.18632/aging.101414. PMID: 29676998이다. 사망까지 남은 시간을 알려주는 시계를 다룬 논문은 Ake T. Lu, Austin Quach, James G. Wilson, Alex P. Reiner, Abraham Aviv, Kenneth Raj, Lifong Hou et al., "DNA Methylation GrimAge Strongly Predicts Lifespan and Healthspan", *Aging(Albany NY)* 11 no. 2 (2019):303−327. doi: 10.18632/aging.101684. PMID: 30669119이다.

40. Gregory M. Fahy, Robert T. Brooke, James P. Watson, Zinaida Good, Shreyas S. Vasanawala, Holden Maecker, Michael D. Leipold et al., "Reversal of Epigenetic Aging and Immunosenescent Trends in Humans", *Aging Cell* 2019;18(6):e13028. doi.org/10.1111/acel.13028.

41. 말단소체를 다룬 엘리자베스 블랙번의 훌륭한 저서, Elizabeth Blackburn and Elissa Epel, *The Telomere Effect.* New York: Grand Central Press, 2016에서는 말단소체 길이에 영향을 주는 여러 요인들을 논의한다. 기타 주의할 점들과 기술에 관한 좋은 보고서는 Geraldine Aubert, Mark Hills and Peter M. Lansdorp PM, "Telomere Length Measurement− Caveats and a Critical Assessment of the Available Technologies and Tools", *Mutation Research* 730 no. 1−2 (2012):59−67. doi: 10.1016/j.mrfmmm.2011.04.003. PMID: 21663926이다. 5년 이상의 기간 동안 적은 인원으로 구성된 낮은 기수의 전립선 암 환자들을 대상으로 생활습관을 실험한 연구는 Dean Ornish, Jue Lin, June M. Chan, Elissa Epel, Colleen Kemp, Gerdi Weidner, Ruth Marlin et al., "Effect of Comprehensive Lifestyle Changes on Telomerase Activity and Telomere Length in Men with Biopsy−Proven Low− Risk Prostate Cancer: 5−year Follow−up of a Descriptive Pilot Study", *Lancet Oncology* 14 no. 11 (2013):1112−1120. doi: 10.1016/S1470−2045(13)70366−8. PMID: 24051140이다.

42. 일명 '생물학의 꿀팁'이라는 링크들은 파운드 마이 피트니스의 웹사이트에서 찾을 수 있다. https://www.foundmyfitness.com/search?q=spermidine. 나는 특정 저자들을 추천하지는 않지만, 조금 더 과학적으로 전문화된 내용은 Dave Asprey, Tim Ferris, Chris Kelly가

좋은 내용을 제공하는 웹사이트가 있다 https://nourishbalancethrive.com

43. 괜찮은 개요를 원한다면 https://www.fightaging.org/self-experimentation/ 특정 실례들을 확인하고 싶다면 https://www.fightaging.org/archives/2018/05/how-to-plan-and-carry-out-a- simple-self-experiment-a-single-person-trial-of-a-mitochondrially-targeted-antioxidant

참고문헌

Aagaard, P., C. Suetta, P. Caserotti, S. P. Magnusson, and M. Kjaer. "Role of the Nervous System in Sarcopenia and Muscle Atrophy with Aging: Strength Training as a Countermeasure." *Scandinavian Journal of Medicine and Science in Sports* 20, no. 1 (2010): 49 – 64. doi: 10.1111/j.1600-0838.2009.01084.x. PMID: 20487503.

Abdullah, K. M., Faizan A. Qais, Iqban Ahmad, and Imrana Naseem. "Inhibitory Effect of Vitamin B3 against Glycation and Reactive Oxygen Species Production in HSA: An in vitro Approach." *Archives of Biochemestry and Biophysics* 627 (2017): 21 – 29. doi: 10.1016/j.abb.2017.06.009. PMID: 28624351.

Afizah, Hassan, and James H. Hui. "Mesenchymal Stem Cell Therapy for Osteoarthritis." *Journal of Clinical Orthopaedics and Trauma* 7, no. 3 (2016): 177 – 82. doi: 10.1016/j.jcot.2016.06.006. PMID: 27489413.

Akers, Emma J., Stephen J. Nicholls, and Belinda A. Di Bartolo. "Plaque Calcification: Do Lipoproteins Have a Role?" *Arteriosclerosis, Thrombosis and Vascular Biology* 39, no. 10 (2019): 1902 – 10. doi: 10.1161/ATVBAHA.119.311574. PMID: 31462089.

Alagiakrishnan, Kanniiram, Angela Juby, David Hanley, Wayne Tymchak, and Anne Sclater A. "Role of Vascular Factors in Osteoporosis." *Journals of Gerontology. Series A, Biological Sciences and Medical Sciences* 58, no. 4 (2003): 362 – 26. doi: 10.1093/gerona/58.4.m362. PMID: 12663699.

de Almeida Jackix, Elisia, Florencia Cúneo F, Jamie Amaya-Farfan J, Juvenal V. de Assunção JV, and Kesia D. Quintaes KD. "A Food Supplement of Hydrolyzed Collagen Improves Compositional and Biodynamic Characteristics of Vertebrae in Ovariectomized Rats." *Journal of Medicinal Food* 13, no. 6 (2010): 1385 – 90. doi: 10.1089/jmf.2009.0256. PMID: 20874246.

Al-Sheraji, Sadeq Hasan, Amin Ismail, Mohd Yazid Manap, Shuhaimi Mustafa, Rokiah Mohd Yusof, and Fouad Abdulrahman Hassan. "Hypocholesterolaemic Effect of Yoghurt Containing Bifidobacterium pseudocatenulatum G4 or Bifidobacterium longum BB536." *Food Chemistry* 135, no. 2 (2012): 356 – 61. doi: org/10.1016/j.foodchem.2012.04.120.

Aoyagi, Atsushi, Carlo Condello, Jan Stöhr, Weizhou Yue, Brianna M. Rivera, Joanna C. Lee, . . . and Stanley B. Prusiner. "Aβ and Tau Prion-like Activities Decline with Longevity in the Alzheimer's Disease Human Brain." *Science and Translational Medicine* 11, no. 490 (2019): eaat8462. doi: 10.1126/scitranslmed.aat8462. PMID: 31043574.

Armstrong, Sue. *Borrowed Time: The Science of How and Why We Age.* London: Blooms- bury Sigma, 2019.

Arnold, Ann-Sophie, Anna Egger, and Christof Handschin. "PGC-1α and Myokines in the Aging Muscle—A Mini-Review." *Gerontology* 57, no. 1 (2011): 37 – 43. doi: 10.1159/000281883. PMID: 20134150.

Atherton, P. J., J. Babraj, K. Smith, J. Singh, M. J. Rennie, and H. Wackerhage. "Selective Activation of AMPK−PGC−1alpha or PKB−TSC2−mTOR Signaling Can Explain Specific Adaptive Responses to Endurance or Resistance Training−like Elec−trical Muscle Stimulation." *FASEB Journal* 19, no. 7 (2005): 786 – 88. doi: 10.1096/fj.04−2179fje. PMID: 15716393.

Attia, Peter. "Controversial Topic Affecting All Women—The Role of Hormone Re−placement Therapy through Menopause and Beyond—The Compelling Case for Long−Term HRT and Dispelling the Myth That It Causes Breast Cancer." Podcasts, February 25, 2019. https://peterattiamd.com/caroltavris−avrumbluming/.

———. "Studying Studies: Part II—Observational Epidemiology." Topics, January 15, 2018. https://peterattiamd.com/ns002.

Aubert, Geraldine, Mark Hills M, and Peter M. Lansdorp PM. "Telomere Length Measurement—Caveats and a Critical Assessment of the Available Technologies and Tools." *Mutation Research* 730, nos. 1 – 2 (2012): 59 – 67. doi: 10.1016/j.mrfmmm.2011.04.003. PMID: 21663926.

Azuma, Kotaro, and Satoshi Inoue. "Vitamin K Benefits in Aging and Cancer." In *Aging Mechanisms*, edited by Nozomo Mori and Inhee Mook−Jung, 223 – 39. Tokyo, Japan: Springer, 2015.

Barter, Philip J., H. Brian Brewer Jr., M. John Chapman, Charles H. Hennekens, Dan−iel J. Rader, and Alan R. Tall. "Cholesteryl Ester Transfer Protein: A Novel Target for Raising HDL and Inhibiting Atherosclerosis." *Arteriosclerosis, Thrombosis and Vascular Biology* 23, no. 2 (2003): 160 – 67. doi: 10.1161/01.atv.0000054658.91146.64.PMID: 12588754.

Bartke, Andrzej, and Nana Quainoo. "Impact of Growth Hormone−Related Muta− tions on Mammalian Aging." *Frontiers in Genetics* 9 (2018): 586. doi: 10.3389/ fgene.2018.00586.

Bartke, Andrzej, and Westbrook Reyhan. "Metabolic Characteristics of Long−Lived Mice." *Frontiers in Genetics* 3 (2012): 288. doi: 10.3389/fgene.2012.00288.

Barzilai, Nur, Jill P. Crandall, Stephen B. Kritchevsky, and Mark A. Espeland. "Metfor−min as a Tool to Target Aging." *Cell Metabolism* 23, no. 6 (2016): 1060 – 65. https:// doi.org/10.1016/j.cmet.2016.05.011.

Basisty, Nathan., Dao−Fu Dai, Ami Gagnidze, Lemuel Gitari, Jeanne Fredrickson, Yvonne Maina, Richard P. Beyer, Mary J. Emond, Edward J. Hsieh, Michael J. MacCoss, George M. Martin, and Peter S. Rabinovitch. "Mitochondrial−Targeted Catalase Is Good for the Old Mouse Proteome, But Not for the Young: 'Re− verse' Antagonistic Pleiotropy?" *Aging Cell* 15, no. 4 (2016): 634 – 45. https://doi.org/10.1111/acel.12472.

Bell, Steven, Marina Daskalopoulou, Eleni Rapsomaniki, Julie George, Annie Britton, Martin Bobak, Juan P. Casas, Caroline E. Dale, Spiros Denaxas, Anoop Shah, and Harry Hemingway. "Association between Clinically Recorded Alcohol Consumption and Initial Presentation of 12 Cardiovascular Diseases: Population Based Co− hort Study Using Linked

Health Records." *British Medical Journal* 356 (2017): j909. doi: 10.1136/bmj.j909. PMID: 28331015.

Bennett, Beth. "Stem Cells to Treat Osteoarthritis." Trail Runner, 2018. https://trailrunnermag.com/training/stem–the–joint–aging–tide.html.

———. What Exactly Is Osteoporosis? Blog post, February 28, 2019. http://senesc–sense.com/what–exactly–is–osteoporosis/.

Berebichez–Fridman, Roberto, Ricardo Gómez–García, Julio Granados–Montiel, Enrique Berebichez–Fastlicht, Anell Olivos–Meza, Julio Granados, Cristain Velasquillo, and Clemente Ibarra. "The Holy Grail of Orthopedic Surgery: Mesenchymal Stem Cells—Their Current Uses and Potential Applications." *Stem Cells International* (2017): 2638305. doi: 10.1155/2017/2638305. PMID: 28698718.

Besse–Patin, A., E. Montastier, C. Vinel, I. Castan–Laurell, K. Louche, C. Dray, D. Daviaud, L. Mir, M. A. Marques, C. Thalamas, et al. "Effect of Endurance Training on Skeletal Muscle Myokine Expression in Obese Men: Identification of Apelin as a Novel Myokine." *International Journal of Obesity (London)* 38, no. 5 (2014): 707–13. doi: 10.1038/ijo.2013.158. PMID: 23979219.

Bhandari, Mohit, Raveendhara R. Bannur, Eric M. Babins, Johanna Martel–Pelletier, Moin Khan, Jean–Pierre Raynauld, Reynata Frankovich, Deanna Mcleod, Tahira Devji, Mark Phillips, et al. "Intra–articular Hyaluronic Acid in the Treatment of Knee Osteoarthritis: A Canadian Evidence–Based Perspective." *Therapeutic Advances in Musculoskeletal Disease* 9, no. 9 (2017): 231–46. https://doi.org/10.1177/1759720X17729641.

Bickel, C. Scott, James M. Cross, and Marcas M. Bamman. "Exercise Dosing to Retain Resistance Training Adaptations in Young and Older Adults." *Medicine and Science in Sports and Exercise* 43, no. 7 (2011): 1177–87. doi: 10.1249/MSS.0b013e318207c15d.

Bienias, Julie L., Laurel A. Beckett, David A. Bennett, Robert S. Wilson, and Denis A. Evans. "Design of the Chicago Health and Aging Project (CHAP)." *Journal of Alzheimers Disease* 5, no. 5 (2003): 349–55. doi: 10.3233/jad–2003–5501. PMID: 14646025.

Blackburn, Elizabeth, and Elissa Epel. *The Telomere Effect.* New York: Grand Central Press, 2016.

Blagosklonny, Mikhail V. "Aging and Immortality: Quasi–Programmed Senescence and Its Pharmacologic Inhibition." *Cell Cycle* 5, no. 18 (2006): 2087–2102. doi: 10.4161/cc.5.18.3288. PMID: 17012837.

Bluming, Avrum, and Carol Tavris. Estrogen Matters: *Why Taking Hormones in Menopause Can Improve Women's Well-Being and Lengthen Their Lives—Without Raising the Risk of Breast Cancer.* New York: Little Brown Spark, 2018.

Bo, Hai, Ning Jiang, LiJi Li, and Yong Zhang. "Mitochondrial Redox Metabolism in Aging: Effect of Exercise Interventions." *Journal of Sport and Health Science* 2, no. 2 (2013): 67–74.

Bolland, Mark J., MJ William Leung, Vicki Tai, Sonia Bastin, Greg D. Gamble,

Andrew Grey, and Ian R. Reid. "Calcium Intake and Risk of Fracture: Systematic Review." *British Medical Journal* 351 (2015): h4580. doi: 10.1136/bmj.h4580. PMID: 26420387.

Booth, Frank W., Gregory N. Ruegsegger, and T. Dylan Olver. "Exercise Has a Bone to Pick with Skeletal Muscle." *Cell Metabolism* 23, no. 6 (2016): 961–62. doi: 10.1016/j.cmet.2016.05.016. PMID: 27304494.

Booth, Frank W., and K. A. Zwetsloot. "Basic Concepts about Genes, Inactivity and Aging." *Scandinavian Journal of Medicine and Science in Sports* 20, no. 1 (2010): 1–4. doi: 10.1111/j.1600−0838.2009.00972.x. PMID: 19602189.

Boroni, Mariana, Alessandra Zonari, Carolina Reis de Oliveira, Kallie Alkatib, Edgar Andres Ochoa Cruz, Lear E. Brace, and Juliana Lott de Carvalho. "Highly Accurate Skin−Specific Methylome Analysis Algorithm as a Platform to Screen and Validate Therapeutics for Healthy Aging." *Clinical Epigenetics* 12 (2020): article no. 105. doi.org/10.1186/s13148−020−00899−1.

Bradke, Brian S., and Deepak Vashishth. "N−Phenacylthiazolium Bromide Reduces Bone Fragility Induced by Nonenzymatic Glycation." *PLoS One* 9, no 7 (2014): e103199. doi: 10.1371/journal.pone.0103199. PMID: 25062024.

Bredesen, Dale E. "Reversal of Cognitive Decline: A Novel Therapeutic Program." *Aging* 6, no. 9 (2014): 707–17. doi: 10.18632/aging.100690. PMID: 25324467.

Brenner, Charles, and Amy C. Boileau. "Pterostilbene Raises Low Density Lipoprotein Cholesterol in People." *Clinical Nutrition* 38, no. 1 (2019): 480–81. doi: 10.1016/j.clnu.2018.10.007. PMID: 30482564.

Brigger, Daniel, Carsten Riether, Robin van Brummelen, Kira I. Mosher, Alicia Shiu, Zhaoqing Ding, Noemi Zbären, et al. "Eosinophils Regulate Adipose Tissue Inflammation and Sustain Physical and Immunological Fitness in Old Age." *Nature Metabolism* 2, no. 8 (2020): 688–702. doi: 10.1038/s42255−020−0228−3. PMID:32694825.

Brioche, T., R. A. Kireev, S. Cuesta, A. Gratas−Delamarche, J. A. Tresguerres, M. C. Gomez−Cabrera, and J. Viña. "Growth Hormone Replacement Therapy Prevents Sarcopenia by a Dual Mechanism: Improvement of Protein Balance and of Antioxidant Defenses." *Journals of Gerontology. Series A, Biological Sciences and Medical Sciences* 69, no. 10 (2014): 1186–98. doi: 10.1093/gerona/glt187. PMID: 24300031.

Brittberg, Mats, David Recker, John Ilgenfritz, and Daniel B. F. Saris; SUMMIT Extension Study Group. "Matrix−Applied Characterized Autologous Cultured Chondrocytes Versus Microfracture: Five−Year Follow−up of a Prospective Random−ized Trial." *American Journal of Sports Medicine* 46, no. 6 (2018): 1343–51. doi: 10.1177/0363546518756976. PMID: 29565642.

Bucci, Laura, Stell L. Yani, Christina Fabbri, Astrid Y. Bijlsma, Andrea B. Maier, Carol G. Meskers, Marco V. Narici, David A. Jones, Jamie S. McPhee, and Stefano Salvioli. "Circulating Levels of Adipokines and IGF−1 Are Associated with Skeletal Muscle Strength of Young and Old Healthy Subjects." *Biogerontology* 14, no. 3 (2013): 261–72. doi: 10.1007/s10522−013−9428−5. PMID: 23666343.

Buettner, Dan. *The Blue Zones: 9 Lessons for Living Longer*, 2nd ed. Washington, DC: National Geographic Partners, 2012.

Buitrago—Lopez, Adriana, Jean Sanderson, Laura Johnson, Samantha Warnakula, Angela Wood, Emanuele Di Angelantonio, and Oscar H. Franco. "Chocolate Consumption and Cardiometabolic Disorders: Systematic Review and Meta—analysis." *British Medical Journal* 343 (2011): d4488. doi: 10.1136/bmj.d4488.

Burd, Nicholas A., Stefan H. Gorissen, and Luc J. van Loon. "Anabolic Resistance of Muscle Protein Synthesis with Aging." *Exercise and Sport Sciences Review* 41, no. 3 (2013): 169 – 73. doi: 10.1097/JES.0b013e318292f3d5. PMID: 23558692.

Butler—Browne, Gillian, Jamie McPhee, Vincent Mouly, and Anton Ottavi. "Understanding and Combating Age—Related Muscle Weakness: MYOAGE Challenge." *Biogerontology* 14, no. 3 (2013): 229 – 30. https://doi.org/10.1007/s10522—013—9438—3.

Butler—Browne, Gillian, Vincent Mouly, Anne Bigot, and Capucine Trollet. "How Muscles Age and How Exercise Can Slow It." *The Scientist*, September 2018. https://www.the-scientist.com/features/how—muscles—age——and—how—exercise—can—slow—it—64708.

Campisi, Judith, Pankaj Kapahi, Gordon J. Lithgow, Simon Melov, John C. Newman, and Eric Verdin. "From Discoveries in Ageing Research to Therapeutics for Healthy Ageing." *Nature* 571, no. 7764 (2019): 183 – 92. doi: 10.1038/s41586—019—1365—2.

Cantó, Carlos, and Johan Auwerx. "Targeting Sirtuin 1 to Improve Metabolism: All You Need Is NAD(+)?" *Pharmacological Reviews* 64, no. 1 (2012): 166 – 87. https:// doi.org/10.1124/pr.110.003905.

Carnac, Gilles, Barbara Vernus, and Anne Bonnieu. "Myostatin in the Pathophysiology of Skeletal Muscle." *Current Genomics* 8, no. 7 (2007): 415 – 22. https://doi.org/10.2174/138920207783591672.

Carnio, Silvia, Francesca LoVerso, Martin A. Baraibar, Emaneula Longa, Muzamil M. Khan, Manuela Maffei, Marcus Reischl, MonicaCanepari, Stefan Loefler, Helmut Kern, et al. "Autophagy Impairment in Muscle Induces Neuromuscular Junction Degeneration and Precocious Aging." *Cell Reports* 8, no. 5 (2014): 1509 – 21. doi:10.1016/j.celrep.2014.07.061. PMID: 25176656.

Cartee, Gregory D., Russell T. Hepple, Marcus M. Bamman, and Juleen R. Zierath. "Exercise Promotes Healthy Aging of Skeletal Muscle." *Cell Metabolism* 23, no. 6 (2016): 1034 – 47. doi: 10.1016/j.cmet.2016.05. 007. PMID: 27304505.

Case, Christopher C., John Mandrola, and Lennard Zinn. *The Haywire Heart: How Too Much Exercise Can Kill You, and What You Can Do to Protect Your Heart*. Boulder, CO: VeloPress, 2017.

Castellan, Raphael F. P., and Marco Meloni. "Mechanisms and Therapeutic Targets of Cardiac Regeneration: Closing the Age Gap." *Frontiers in Cardiovascular Medicine* 5 (2018): 7. doi: 10.3389/fcvm.2018. 00007. PMID: 29459901.

Cauley, Jane A. "Osteoporosis." In *The Epidemiology of Aging*, edited by Anne Newman and Jane A. Cauley, 499 – 522. New York: Springer, 2012.

———. "Screening for Osteoporosis." *Journal of the American Medical Association* 319, no. 24 (2018): 2483 – 85. doi: 10.1001/jama.2018.5722. PMID: 29946707.

Chai, Ruth J., Jana Vukovic, Sarah Dunlop, Miranda D. Grounds, and Thea Shav-lakadze. "Striking Denervation of Neuromuscular Junctions without Lumbar Moto- neuron Loss in Geriatric Mouse Muscle." PLoS *One* 6, no. 12 (2011): e28090. doi: 10.1371/journal.pone.0028090. PMID: 22164231.

Chang, Yu-Kai, and Jennifer L. Etnier. "Acute Exercise and Cognitive Function: Emerging Research Issues." *Journal of Sport and Health Science* 4 (2015): 1 – 3.

Charlesworth, Edward A., and Ronald C. Nathan. *Stress Management*. New York: Ballantine Books Trade Paperback, 2012.

Chekroud, Sammi R., Ralitza Gueorguieva, Amanda B. Zheutlin, Martin Paulus, Harlan M. Krumholz, John H. Krystal, and Adam M. Chekroud. "Association between Physical Exercise and Mental Health in 1 · 2 Million Individuals in the USA between 2011 and 2015: A Cross-Sectional Study." *Lancet Psychiatry* 5, no. 9 (2018):739 – 46. doi: 10.1016/S2215-0366(18)30227-X. PMID: 30099000.

Cheng, Sulin, and Lijuan Mao. "Physical Activity Continuum throughout the Lifespan: Is Exercise Medicine or What?" *Journal of Sport and Health Science* 5, no. 2 (2016): 127 – 28. https://doi.org/10.1016/j.jshs.2016.03.005.

Chrysostomou, Vicki, Sandra Galic S, Peter van Wijngaarden P, Ian A. Trounce IA, Gregory Steinberg GR, and Jonathan G. Crowston. "Exercise Reverses Age-Related Vulnerability of the Retina to Injury by Preventing Complement-Mediated Syn- apse Elimination via a BDNF-dependent Pathway." *Aging Cell* 15, no. 6 (2016): 1082 – 91. doi: 10.1111/acel.12512. PMID: 27613664.

Chung, Hae Young, Mateo Cesari, Stephen Anton, Emmaneuelle Marzetti, Silvia Giovannini, Arnold Y. Seo, Christy Carter, Byung Pal Yu, Christian Leeuwenburgh. "Molecular Inflammation: Underpinnings of Aging and Age-Related Diseases." *Ageing Research Reviews* 8, no. 1 (2009): 18 – 30. doi: 10.1016/j.arr.2008.07.002.PMID: 18692159.

Clark, Richard V., Ann C. Walker, Susan Andrews, Phillip Turnbull, Jeffrey A. Wald, and Mindy H. Magee. "Safety, Pharmacokinetics and Pharmacological Effects of the Selective Androgen Receptor Modulator, GSK2881078, in Healthy Men and Postmenopausal Women." *British Journal of Clinical Pharmacology* 83, no. 10 (2017): 2179 – 94. doi: 10.1111/bcp.13316. PMID: 28449232.

Clement, James, Matthew Wong, Anne Poljak, Perminder Sachdev, and Nady Braidy. "The Plasma NAD+ Metabolome Is Dysregulated in 'Normal' Aging." *Rejuvenation Research* 22, no. 2 (2019): 121 – 30. doi: 10.1089/rej.2018.2077. PMID: 30124109.

Coen, Paul M., Robert V. Musci, J. Matthew Hinkley, and Benjamin F. Miller. "Mi-tochondria as a Target for Mitigating Sarcopenia." *Frontiers in Physiology* 9 (2019): 1883. doi: 10.3389/fphys.2018.01883. PMID: 30687111.

Col, N. F., L. A. Bowlby, and K. McGarry. "The Role of Menopausal Hormone

Therapy in Preventing Osteoporotic Fractures: A Critical Review of the Clinical Evidence." *Minerva Medica* 96, no. 5 (2005): 331‒42. PMID: 16227948.

Conboy, Irina M., Michael J. Conboy, Amy J. Wagers, Eric R. Girma, Irving L. Weissman, and Thomas A. Rando. "Rejuvenation of Aged Progenitor Cells by Exposure to a Young Systemic Environment." *Nature* 433, no. 7027 (2005): 760‒64. doi: 10.1038/nature03260. PMID: 15716955.

Cooper, M. E., V. Thallas, J. Forbes, E. Scalbert, S. Sastra, I. Darby, T. Soulis. "The Cross‒Link Breaker, N‒phenacylthiazolium Bromide Prevents Vascular Advanced Glycation End‒Product Accumulation." *Diabetologia* 43, no. 5 (2000): 660‒64. doi: 10.1007/s001250051355. PMID: 10855541.

Coquand‒Gandit, Marion, Marie‒Paul Jacob, Wassim Fhayli, Beatriz Romero, Miglena Georgieva, Stephanie Bouillot, Eric Estève, Jean‒Pierre Andrieu, Sandrine Brasseur, Sophie Bouyon, et al. "Chronic Treatment with Minoxidil Induces Elastic Fiber Neosynthesis and Functional Improvement in the Aorta of Aged Mice." *Rejuvenation Research* 20, no. 3 (2017): 218‒30. doi: 10.1089/rej.2016.1874. PMID: 28056723.

Cruz Hernández, Jean C., Oliver Bracko, Calvin J. Kersbergen, Victorine Muse, Muhammed Haft‒Javaherian, Maxine Berg, Laibaic Park, Lindsey Vinarcsik, . . . and Chris B. Schaffer. "Neutrophil Adhesion in Brain Capillaries Reduces Cortical Blood Flow and Impairs Memory Function in Alzheimer's Disease Mouse Models." *Nature Neuroscience* 22, no. 3 (2019): 413‒20. doi: 10.1038/s41593‒018‒0329‒4.PMID: 30742116.

Dang, Yao, Yongpan An, Jinzhao He, Boyue Huang, Jie Zhu, Miaomiao Gao, Shun Zhang, et al. "Berberine Ameliorates Cellular Senescence and Extends the Lifespan of Mice via Regulating p16 and Cyclin Protein Expression." *Aging Cell* 19, no. 1 (2020). https://doi.org/10.1111/acel.13060.

Dantzer, Robert. "Cytokine, Sickness Behavior, and Depression." *Immunology and Allergy Clinics of North America* 29, no. 2 (2010): 247‒64. https://doi.org/10.1016/j.iac.2009.02.002.

Davatchi, Fareydoun, Bahar Sadeghi Abdollahi, Mandana Mohyeddin, and Beyrooz Nikbin. "Mesenchymal Stem Cell Therapy for Knee Osteoarthritis: 5 Years Follow‒up of Three Patients." *International Journal of Rheumatic Diseases* 19, no. 3 (2016): 219‒25. doi: 10.1111/1756‒185X. 12670. PMID: 25990685.

Davidson, R. A. "Source of Funding and Outcome of Clinical Trials." Journal of *General Internal Medicine* 1, no. 3 (1986): 155‒58. doi: 10.1007/BF02602327. PMID: 3772583.

De Caterina, Raffaele, Philippa J. Talmud, Piera A. Merlini, Luisa Foco, Roberta Pas‒torino, David Altshuler, Francesco Mauri, and Gruppo Italiano Aterosclerosi,"Strong Association of the APOA5‒1131T〉C Gene Variant and Early‒Onset Acute Myocardial Infarction." *Atherosclerosis* 214, no. 2 (2011): 397‒403. doi: 10.1016/j.atherosclerosis.2010.11.011. PMID: 21130994.

Dellinger, Ryan W., Santiago R. Santos, Mark Morris, Mal Evans, Dan Alminana,

Leonard Guarente, and Eric Marcotulli. "Repeat Dose NRPT (Nicotinamide Ribo− side and Pterostilbene) Increases NAD+ Levels in Humans Safely and Sustainably: A Randomized, Double−Blind, Placebo−Controlled Study." *NPJ Aging and Mechanisms of Disease* 3 (2017): 17. doi: 10.1038/s41514−017−0016−9. PMID: 29184669.

Del Rosso, James Q., and Leon H. Kurcik. "Spotlight on the Use of Nitric Oxide in Dermatology: What Is It? What Does It Do? Can It Become an Important Addition to the Therapeutic Armamentarium for Skin Disease?" *Journal of Drugs in Dermatology* 16, no. 1 (2017): s4 − 10. PMID: 28095537.

Denison, Haley J., Cyrus Cooper, Alvin A. Sayer, and Sian M. Robinson. "Prevention and Optimal Management of Sarcopenia: A Review of Combined Exercise and Nutrition Interventions to Improve Muscle Outcomes in Older People." *Clinical Interventions in Aging* 10 (2015): 859 − 69. doi: 10.2147/CIA.S55842. PMID: 25999704.

Dernek, Bahar, Tihar M. Duymus, Pinar K. Koseoglu, Tugba Aydin, Falma N. Kesiktas, Cihan Aksoy, and Serhat Mutlu. "Efficacy of Single−Dose Hyaluronic Acid Products with Two Different Structures in Patients with Early−Stage Knee Osteoarthritis." *Journal of Physical Therapy Science* 28, no. 11 (2016): 3036 − 40. https://doi.org/10.1589/jpts.28. 3036.

DeVan, Alison E., Lawrence C. Johnson, Forest A. Brooks, Trent D. Evans, Jamie N. Justice, Charmion Cruickshank−Quinn, Nichole Reisdorph, et al. "Effects of Sodium Nitrite Supplementation on Vascular Function and Related Small Metabolite Signatures in Middle− Aged and Older Adults." *Journal of Applied Physiology* 120, no. 4 (2016): 416 − 25. doi: 10.1152/japplphysiol.00879.2015. PMID: 26607249.

Douaud, Gwenelle, Helga Refsum, Celeste A. de Jager, Robin Jacoby, Thomas E. Nichols, Steven M. Smith, and A. David Smith. "Preventing Alzheimer's Disease−Related Gray Matter Atrophy by B−Vitamin Treatment." *Proceedings of the National Academy of Sciences USA* 110, no. 23 (2013): 9523 − 28. doi: 10.1073/pnas.1301816110.PMID: 23690582.

Edström, Erik, Mikael Altun, Esbjorn Bergman, Hans Johnson, Susanna Kullberg, Vania Ramírez−León, and Brun Ulfhake. "Factors Contributing to Neuromuscular Impairment and Sarcopenia during Aging." *Physiology and Behavior* 92, nos. 1 − 2 (2007): 129 − 35. doi: 10.1016/j.physbeh.2007.05.040. PMID: 17585972.

Ehrnstrom, Colleen, and Alisha L. Brosse. *End the Insomnia Struggle: A Step-by-Step Guide to Help You Get to Sleep and Stay Asleep.* Oakland, CA: New Harbinger Pub− lications, 2016.

Enns, Deborah L., and Peter M. Tiidus. "The Influence of Estrogen on Skeletal Mus− cle: Sex Matters." *Sports Medicine* 40, no. 1 (2010): 41 − 58. doi: 10.2165/11319760− 000000000−00000. PMID: 20020786.

Esiri, M. M. "Ageing and the Brain." *Journal of Pathology* 211, no. 2 (2007): 181 − 87. doi: 10.1002/path.2089. PMID: 17200950.

Fahy, Gregory M., Robert T. Brooke, James P. Watson, Zinaida Good, Schreyas S.

Vasanawala, Holden Maecker, Michael D. Leipold MD, David T. S. Lin, Michael S. Kobor MS, and Steve Horvath. Reversal of epigenetic aging and immunosenescent trends in humans. Aging Cell. 2019 Dec;18(6):e13028. doi: 10.1111/acel.13028. Epub 2019 Sep 8. PMID: 31496122; PMCID: PMC6826138.

Fang, Yuan, Zheng Wei, Bin Chen, Tianye Pan, Shiang Gu, Peng Liu, Daqiao Guo, Xin Xu, Jinhao Jiang, et al. "Five–Year Study of the Efficacy of Purified CD34+ Cell Therapy for Angitis–Induced No–Option Critical Limb Ischemia." *Stem Cells Translational Medicine* 7, no. 8 (2018): 583 – 90. doi: 10.1002/sctm.17–0252. PMID: 29709112.

Farley, Alistair, Charles Hendry, and Ella McLafferty, eds. *The Physiological Effects of Ageing.* Oxford: Wiley–Blackwell, 2011.

Fessler, Johannes, Russner Husic, Verena Schwetz, Elizabeth Lerchbaum, Felix Aberer, Patrizia Fasching, Anja Ficjan, Barbera Obermayer–Pietsch, Christina Duftner, . . . and Christian Dejaco. "Senescent T–Cells Promote Bone Loss in Rheumatoid Arthritis." *Frontiers in Immunology* 9 (2018): 95. doi: 10.3389/fimmu.2018.00095.PMID: 29472917.

Figueira, Ines, Adelaide Fernandes, Aleksandra Mladenovic Djordjevic, Andre Lopez–Contreras, Caterina M. Henriques, Colin Selman, Elisabeta Ferreiro, Efstafios S. Gonos, Jose L. Trejo, Juhi Misra, et al. "Interventions for Age–Related Diseases: Shifting the Paradigm." *Mechanisms of Ageing and Development* 160 (2016): 69 – 92. doi: 10.1016/j.mad.2016.09.009. PMID: 27693441.

Franceschi, Claudio, and Judith Campisi. "Chronic Inflammation (Inflammaging) and Its Potential Contribution to Age–Associated Diseases." *Journals of Gerontology. Series A, Biological Sciences and Medical Sciences* 69, suppl. 1 (2014): S4 – 9. doi: 10.1093/gerona/glu057. PMID: 24833586.

Gaziano, J. Michael, Howard D. Sesso, William G. Christen, Vadim Bubes, Joan P. Smith, Jean MacFadyen, Miriam Schvartz, JoAnn E. Manson, Robert J. Glynn, and Julie E. Buring. "Multivitamins in the Prevention of Cancer in Men: The Physicians' Health Study II Randomized Controlled Trial." *Journal of the American Medical Association* 308, no. 18 (2012): 1871 – 80. doi: 10.1001/jama.2012.14641.PMID: 23162860.

GBD Alcohol Collaborators. "Alcohol Use and Burden for 195 Countries and Territories, 1990 – 2016: A Systematic Analysis for the Global Burden of Disease Study." *Lancet* 382, no. 10152 (2016): 1015 – 35.

Gifford, Bill. *Spring Chicken: Stay Young Forever (or Die Trying).* Waterville, MA: Thorndike Press, 2015.

Girouard, Helene, and Costantino Iadecola. "Neurovascular Coupling in the Normal Brain and in Hypertension, Stroke, and Alzheimer Disease." *Journal of Applied Physiology* 100, no. 1 (2006): 328 – 35. doi: 10.1152/japplphysiol.00966.2005.PMID: 16357086.

Giroud–Gerbetant, Judith, Migali Joffraud, Maria P. Giner, Angelique Cercillieux, Simona Bartova, Mikhail V. Makarov, Ruben Zapata–Pérez, et al. "A Reduced Form of Nicotinamide Riboside Defines a New Path for NAD+ Biosynthesis and Acts as an Orally Bioavailable NAD+ Precursor." *Molecular Metabolism* 30 (2019): 192 – 202. doi: 10.1016/

j.molmet.2019.09.013. PMID: 31767171.

Gkogkolou, Paraskevi, and Markus Böhm. "Advanced Glycation End Products: Key Players in Skin Aging?" *Dermato-Endocrinology* 4, no. 3 (2012): 259 – 70. doi: 10.4161/derm.22028. PMID: 23467327.

Goldberg, Elkhonen. *The Wisdom Paradox: How Your Mind Can Grow Stronger as Your Brain Grows Older*. London: Free Press, 2005.

Gomes, Ana P., Nathan L. Price, Alvin J. Ling, Javin J. Moslehi, Magdalena K. Montgomery, Luis Rajman, James P. White, Joao S. Teodoro, Christianna D. Wrann, Basil P. Hubbard, et al. "Declining NAD(+) Induces a Pseudohypoxic State Disrupting Nitoucchleoanrd−Mrial Communication during Aging." *Cell* 155, no. 7 (2013): 1624 – 38. doi: 10.1016/j.cell.2013.11.037. PMID: 24360282.

Gonzalez−Freire, Marta, Rafael de Cabo, Stephanie A. Studenski, and Luigi Ferrucci. "The Neuromuscular Junction: Aging at the Crossroad between Nerves and Muscle." *Frontiers in Aging Neuroscience* 6 (2014): 208. https://doi.org/10.3389/fnagi.2014.00208. PMID: 25157231.

Gouspillou, Gilles, Nicolas Sgarioto, Sofia Kapchinsky, Fennigje Purves−Smith, Bran− don Norris, Charlotte H. Pion, Sebastein Barbat−Artigas, Francois Lemieux, Tanya Taivassalo, et al. "Increased Sensitivity to Mitochondrial Permeability Transition and Myonuclear Translocation of Endonuclease G in Atrophied Muscle of Physically Active Older Humans." *FASEB Journal* 28, no. 4 (2014): 1621 – 33. doi: 10.1096/fj.13−242750. PMID: 24371120.

Grady, D., S. M. Rubin, D. B. Petitti, C. S. Fox, D. Black, B. Ettinger, L. Ernster, and S. R. Cummings. "Hormone Therapy to Prevent Disease and Prolong Life in Postmenopausal Women." *Annals of Internal Medicine* 117, no. 12 (1992): 1016 – 37. doi: 10.7326/0003−4819−117−12−1016. PMID: 1443971.

Gregor, Michael. *How Not to Die*. New York: Flatiron Books, 2015.

Harb, Serge C., Paul C. Cremer, Yuping Wu, Bo Xu, Leslie Cho, Veno Menon, and Wael A. Jaber. "Estimated Age Based on Exercise Stress Testing Performance Out− performs Chronological Age in Predicting Mortality." *European Journal of Preventive Cardiology* 13 (2019): 2047487319826400. doi: 10.1177/2047487319826400.PMID: 30760022.

Hayflick, Leonard. "Biological Aging Is No Longer an Unsolved Problem." *Annals of the New York Academy of Sciences* 100, no. 4 (2007): 1 – 13. doi: 10.1196/annals.1395.001. PMID: 17460161.

He, Chong, Scott K. Tsuchiyama, Quynh T. Nguyen, Ekaterina N. Plyusnina, Samuel R. Terrill, Sara Sahibzada, Bhumil Patel, et al. "Enhanced Longevity by Ibuprofen, Conserved in Multiple Species, Occurs in Yeast through Inhibition of Trypto− phan Import." *PLoS Genetics* 10, no. 12 (2014): e1004860. doi: 10.1371/journal.pgen.1004860. PMID: 25521617.

Heidenreich, P. A., J. G. Trogdon, O. A. Khavjou, J. Butler, K. Dracup, M. D.

Eze- kowitz, E. A. Finkelstein, Y. Hong, S. C. Johnston, A. Khera, et al. "Forecasting the Future of Cardiovascular Disease in the United States: A Policy Statement from the American Heart Association." *Circulation* 123, no. 8 (2011): 933 – 44. doi: 10.1161/ CIR.0b013e31820a55f5. PMID: 21262990.

Heitkamp, H. C. "Training with Blood Flow Restriction. Mechanisms, Gain in Strength and Safety." *Journal of Sports Medicine and Physical Fitness* 55, no. 5 (2015): 446 – 56. PMID: 25678204.

Hepple, Russell T. "Impact of Aging on Mitochondrial Function in Cardiac and Skel- etal Muscle." *Free Radical Biology and Medicine* 98 (2016): 177 – 86. doi: 10.1016/j. freeradbiomed.2016.03.017. PMID: 27033952.

Hepple, Russell T., David J. Baker, Jan J. Kaczor, and Daniel J. Krause. "Long- Term Caloric Restriction Abrogates the Age–Related Decline in Skeletal Muscle Aerobic Function." *FASEB Journal* 19 no. 10 (2005): 1320 – 22. doi: 10.1096/fj.04–3535fje.PMID: 15955841.

Higgins, M. W. "The Framingham Heart Study: Review of Epidemiological Design and Data, Limitations and Prospects." *Progress in Clinical and Biological Research* 147, no. 1 (1984): 51 – 64. PMID: 6739495.

Honjo, Kie, Robert van Reekum, and Nikolaas P. Verhoeff. "Alzheimer's Disease and Infection: Do Infectious Agents Contribute to Progression of Alzheimer's Disease?" *Alzheimers and Dementia* 5, no. 4 (2009): 348 – 60. doi: 10.1016/j.jalz.2008.12.001. PMID: 19560105.

Horstman, Astrid M., E. Lichar Dillon, Randall J. Urban, and Melissa Sheffield– Moore. "The Role of Androgens and Estrogens on Healthy Aging and Longevity." *Journals of Gerontology. Series A, Biological Sciences and Medical Sciences* 67, no. 11 (2012): 1140 – 52. doi: 10.1093/gerona/gls068. PMID: 22451474.

Horvath, Steve. "DNA Methylation Age of Human Tissues and Cell Types." *Genome Biology* 14, no. 10 (2013): R115 – 35. doi: 10.1186/gb–2013–14–10–r115. PMID: 24138928.

Hulbert, A. J. "Metabolism and Longevity: Is There a Role for Membrane Fatty Acids?" *Integrative and Comparative Biology* 50, no. 5 (2010): 808 – 17. doi: 10.1093/icb/icq007. PMID: 21558243.

Ilievski, Vladimir, Paulina K. Zuchowska, Stefan J. Green, Peter T. Toth, Michael E. Ragozzino, Khuong Le, and Haider Aljewari, et al. "Chronic Oral Application of a Periodontal Pathogen Results in Brain Inflammation, Neurodegeneration and Amyloid Beta Production in Wild Type Mice." *PLoS One* 13, no. 10 (2018): e0204941. doi: 10.1371/ journal.pone.0204941. PMID: 30281647.

Institute of Medicine. *Cognitive Aging: Progress in Understanding and Opportunities for Action*. Washington, DC: National Academies Press, 2015.

Inui, Shigeki, and Satoshi Itami. "Androgen Actions on the Human Hair Follicle: Perspectives." *Experimental Dermatology* 22, no. 3 (2013): 168 – 71. doi: 10.1111/exd.

12024. PMID: 23016593.

Jeon, Ok Hee, Chaekyu Kim, Sona Rathod, Jae Wook Chung, Do Hun Kim, and Jen－nifer H. Elisseef. "Local Clearance of Senescent Cells Attenuates the Development of Post－Traumatic Osteoarthritis and Creates a Pro－Regenerative Environment." *Nature Medicine* 23 (2017): 775－81. https://doi.org/10.1038/nm.4324.

Ji, Li Li, Chounghung Kang, and Yang Zhang. "Exercise－Induced Hormesis and Skeletal Muscle Health." *Free Radical Biology and Medicine* 98 (2016): 113－22. doi: 10.1016/j.freeradbiomed.2016.02.025. PMID: 26916558.

Jones, Roanne R., Valeria Castelletto, Che J. Connon, and Ian W. Hamley. "Collagen Stimulating Effect of Peptide Amphiphile C16－KTTKS on Human Fibroblasts." *Molecular Pharmaceutics* 10, no. 3 (2013): 1063－69. doi: 10.1021/mp300549d.PMID: 23320752.

Joyce, Susan A., John MacSharry, Patrick G. Casey, Michael Kinsella, Eileen F. Mur－phy, Fergus Shanahan, Colin Hill, and Cormac G. M. Gahan. "Regulation of Host Weight Gain and Lipid Metabolism by Bacterial Bile Acid Modification in the Gut." *Proceedings of the National Academy of Sciences* 111, no. 20 (2014): 7421－26. doi: 10.1073/pnas.1323599111.

Kalamian, Miriam. Keto for Cancer. White River Junction, VT: Chelsea Green Press, 2017.

Kang, Chounghun, and Li Li Ji. "Role of PGC－1α in Muscle Function and Aging." *Journal of Sport Health Science* 2, no. 2 (2013): 81－86. doi: org/10.1016/j.jshs.2013.03.005.

Katsuumi, Goro, Ippei Shimizu, Yoko Yoshida, and Tohru Minamino. "Vascular Senescence in Cardiovascular and Metabolic Diseases." *Frontiers in Cardiovascular Medicine* 5 (2018): 18. doi: 10.3389/fcvm.2018.00018. PMID: 29556500.

Kennedy, Brina K., and Dudley W. Lamming. "The Mechanistic Target of Rapamycin: The Grand ConducTOR of Metabolism and Aging." *Cell Metabolism* 23, no. 6 (2016): 990－1003. doi: 10.1016/j.cmet.2016.05.009. PMID: 27304501.

Kiernan, Jeremy, Sally Hu, Mark D. Grynpas, John E. Davies, and William L. Stanford. "Systemic Mesenchymal Stromal Cell Transplantation Prevents Functional Bone Loss in a Mouse Model of Age－Related Osteoporosis." *Stem Cells and Translational Medi－cine* 5, no. 5 (2016): 683－93. doi: 10.5966/sctm.2015-0231. PMID: 26987353.

King, Tanya S., Otto Q. Russe, Christine V. Möser, Nerea Ferreiró, Katherina L. Kynast, Claudia Knothe, Katrin Olbrich, et al. "AMP－Activated Protein Kinase Is Activated by Non－Steroidal Anti－inflammatory Drugs." *European Journal of Pharmacology* 762 (2015): 299－305. doi: 10.1016/j.ejphar.2015.06.001. PMID: 26049010.

Kirkland, James L., and Tamar Tchkonia. "Cellular Senescence: A Translational Per－spective." *EBioMedicine* 21 (2017): 21－28. doi: 10.1016/j.ebiom.2017.04.013.PMID: 28416161.

Klarsfeld, Andre, and Frederic Revah. *The Biology of Death*. Ithaca, NY: Cornell Uni－versity Press, 2004.

Kleefeldt, Florian, Uwe Rueckschloss, and Suleyman Ergün. "CEACAM1 Promotes Vascular Aging Processes." *Aging* 12, no. 4 (2020): 3121–23. https://doi.org/10.18632/aging.102868.

Know, Lee. *The Future of Mitochondria in Medicine: The Key to Understanding Disease, Chronic Illness, Aging, and Life Itself.* White River Junction, VT: Chelsea Green Press, 2018.

Knutsen, Russell H., Scott C. Beeman, Thomas J. Broekelmann, Delong Liu, Kit ManTsang, Attila Kovacs, Li Ye, Joshua R. Danback, Anderson Watson, Amanda Wardlaw, et al. "Minoxidil Improves Vascular Compliance, Restores Cerebral Blood flow, and Alters Extracellular Matrix Gene Expression in a Model of Chronic Vas−cular Stiffness." *American Journal of Physiology, Heart and Circulatory Physiology* 315, no. 1 (2018): H18–32. doi: 10.1152/ajpheart.00683.2017. PMID: 29498532.

Konopka, Adam R., Jaime L. Laurin JL, Hayden M. Schoenberg HM, Justin J. Reid JJ, William M. Castor WM, Christopher A. Wolff CA, Robert V. Musci RV, et al. "Metformin Inhibits Mitochondrial Adaptations to Aerobic Exercise Training in Older Adults." *Aging Cell* 18, no. 1 (2019): e12880. doi: 10.1111/acel.12880. PMID: 30548390.

Konopka, Adam R., Miranda K. Suer, Christopher A. Wolff, and Matthew P. Harber. "Markers of Human Skeletal Muscle Mitochondrial Biogenesis and Quality Control: Effects of Age and Aerobic Exercise Training." *Journals of Gerontology. Series A, Biological Sciences and Medical Sciences* 69, no. 4 (2014): 371–78. doi: 10.1093/gerona/glt107. PMID: 23873965.

Kox, M., L. T. van Eijk, J. Zwaag, J. van den Wildenberg, F. Sweep, J. G. van der Hoeven, and P. Pickkers. "Voluntary Activation of the Sympathetic Nervous System and Attenuation of the Innate Immune Response in Humans." *Intensive Care Medicine Experimental* 2, suppl. 1 (2014): https://doi.org/10.1186/2197−425X−2−S1−O2.

Kumar, Suresh, Fumahito Sugihara, Keiji Suzuki, Naoki Inoue, and Siriam Ven−kateswarathirukumara. "A Double−Blind, Placebo−Controlled, Randomised, Clinical Study on the Effectiveness of Collagen Peptide on Osteoarthritis." *Journal of the Science of Food and Agriculture* 95, no. 4 (2015): 702–7. doi: 10.1002/jsfa.6752. PMID: 24852756.

Kwoh, C. Kent. "Epidemiology of Osteoarthritis." In *The Epidemiology of Aging*, edited by A. B. Newman and J. A. Cauley, 523–36. New York: Springer Science, 2012. doi: 10.1007/978−94−007−5061−6_16.

La Colla, Annabella, Lucia Pronsato, Lorena Milanesi, and Andrea Vasconsuelo. "17β−Estradiol and Testosterone in Sarcopenia: Role of Satellite Cells." *Ageing Research Reviews* 24, pt. B (2015): 166–77. doi: 10.1016/j.arr.2015.07.011. PMID: 26247846.

Lahiri, Vikramit, and Daniel J. Konski. "Eat Yourself to Live: Autophagy's Role in Health and Disease." *The Scientist*, March 2018. https://www.the−scientist.com/features/eat−yourself−to−live−autophagys−role−in−health−and−disease−30024.

Lane, Nick. *Life Ascending: The Ten Great Inventions of Evolution.* New York: Norton, 2009.

————. *Power, Sex and Suicide*. Oxford: Oxford University Press, 2005.

Laplante, Matthieu, and David M. Sabatini. "mTOR Signaling at a Glance." *Journal of Cell Science* 122, pt. 20 (2009): 3589 – 94. doi: 10.1242/jcs.051011. PMID: 19812304.

LaRocca, Thomas J., Christopher R. Martens, and Douglas R. Seals. "Nutrition and Other Lifestyle Influences on Arterial Aging." *Ageing Research Reviews* 39 (2017): 106 – 19. doi: 10.1016/j.arr.2016.09.002. PMID: 27693830: PMCID.

Laukkanen, Jari A., and Tanjanalina Laukkanen. "Sauna Bathing and Systemic Inflammation." *European Journal of Epidemiology* 33, no. 3 (2018): 351 – 53. doi: 10.1007/s10654–017–0335–y. PMID: 29209938.

Laukkanen, Tanjanalina, Hassan Khan, Francesco Zaccardi, and Jari A. Laukkanen. "Association between Sauna Bathing and Fatal Cardiovascular and All–Cause Mortality Events." *JAMA Internal Medicine* 175, no. 4 (2015): 542 – 28. doi: 10.1001/jamainternmed. 2014.8187. PMID: 25705824.

Laukkanen, Tanjanalina, Setor Kunutsor, Jussi Kauhanen, and Jari A. Laukkanen. "Sauna Bathing Is Inversely Associated with Dementia and Alzheimer's Disease in Middle–Aged Finnish Men." *Age and Ageing* 46, no. 2 (2017): 245 – 49. doi: 10.1093/ageing/afw212. PMID: 27932366.

Lei, Mingqing, Linus J. Schumacher, Yung–Chin Lai, Weng Tao Juan, Chao–Yuan Yeh, Ping Wu, Ting–Xin Jiang, Ruth E. Baker, Randall Bruce Widelitz, Li Yang, and Cheng Ming Chuong. "Self–Organization Process in Newborn Skin Organoid Formation Inspires Strategy to Restore Hair Regeneration of Adult Cells." *Proceedings of the National Acadamy of Sciences U.S.A.* 114, no. 34 (2017): E7101 – 10. doi: 10.1073/pnas.1700475114. PMID: 28798065.

Leonoudakis, Dmitri, Anand Rane, Suzanne Angeli, Gordon J. Lithgow, Julie K. Ander– sen, and Shankar J. Chinta. "Anti–Inflammatory and Neuroprotective Role of Natural Product Securinine in Activated Glial Cells: Implications for Parkinson's Disease." *Mediators of Inflammation* (2017): 8302636. doi: 10.1155/2017/8302636. PMID.

Lesniewski, Lisa A., Douglas R. Seals, Ashley E. Walker, Grant D. Henson, Marc W. Blimline, Daniel W. Trott, Gary C. Bosshardt, Thomas J. LaRocca, Brooke R. Lawson, Melanie C. Zigler, and Anthony J. Donato. "Dietary Rapamycin Supple– mentation Reverses Age–Related Vascular Dysfunction and Oxidative Stress, while Modulating Nutrient–Sensing, Cell Cycle, and Senescence Pathways." *Aging Cell* 16, no. 1 (2017): 17 – 26. doi: 10.1111/acel.12524. PMID: 27660040.

Lettieri–Barbato, Daniele, Esmerelda Giovannetti, and Katya Aquilano. "Effects of Dietary Restriction on Adipose Mass and Biomarkers of Healthy Aging in Human." *Aging (Albany NY)* 8, no. 12 (2016): 3341 – 55. doi: 10.18632/aging.101122.

Levine, Morgan E., Ake T. Lu, Austin Quach, Brian H. Chen, Theristocles L. Assimes, Stefania Bandinelli, Lifang Hou, et al. "An Epigenetic Biomarker of Aging for Lifespan and Healthspan." *Aging (Albany NY)* 10, no. 4 (2018): 573 – 91. doi: 10.18632/aging.101414. PMID: 29676998.

Levine, Morgan E., Jorge A. Suarez, Sebasttian Brandhorst, Priya Balasubramanian, Chia-Weh Cheng, Federica Madia, Luigi Fontana, Mario Mirisola, Jaime Guevara-Aguirre, . . . and Valter Longo. "Low Protein Intake Is Associated with a Major Reduction in IGF-1, Cancer, and Overall Mortality in the 65 and Younger But Not Older Population." *Cell Metabolism* 19, no. 3 (2014): 407 - 17. https://doi.org/10.1016/j.cmet.2014.02.006.

Levitin, Daniel. *Successful Aging: A Neuroscientist Explores the Power and Potential of Our Lives*. New York: Dutton, 2020.

Levy, Bruce D. "Resolvins and Protectins: Natural Pharmacophores for Resolution Biology." *Prostaglandins, Leukotrienes, and Essential Fatty Acids* 82, nos. 4 - 6 (2010): 327 - 32. doi: 10.1016/j.plefa.2010.02.003. PMID: 20227865.

Li, Huiji, Sven Horke, and Ulrich Förstermann. "Oxidative Stress in Vascular Disease and Its Pharmacological Prevention." *Trends in Pharmacological Science* 34, no. 6 (2013): 313 - 19. doi: 10.1016/j.tips.2013.03.007. PMID: 23608227.

Lietman, Caressa, Brian Wu, Sarah Lechner, Andrew Shinar, Madgur Sehgal, Evganar Rossomacha, Poulani Datta, Anirudh Sharma, Rajiv Gandhi, Mohitt Kapoor, and Pampi P. Young. "Inhibition of Wnt/β-catenin Signaling Ameliorates Osteoarthritis in a Murine Model of Experimental Osteoarthritis." *JCI Insight* 3, no. 3 (2018): e96308. doi: 10.1172/jci.insight.96308. PMID: 29415892.

Loenneke, Jeremy P., Kaelin C. Young, Jacob M. Wilson, and J. C. Andersen. "Rehabilitation of an Osteochondral Fracture Using Blood Flow Restricted Exercise: A Case Review." *Journal of Bodywork and Movement Therapies* 17, no. 1 (2013): 42 - 45. doi: 10.1016/j.jbmt.2012.04.006. PMID: 23294682.

Løhr, Mille, Annie Jensen, Louise Eriksen, Morten Grønbæk, Steffen Loft, and Peter Møller. "Association between Age and Repair of Oxidatively Damaged DNA in Human Peripheral Blood Mononuclear Cells." *Mutagenesis* 30, no. 5 (2015): 695 - 700. doi: 10.1093/mutage/gev031. PMID: 25925070.

Longo, Valter, *The Longevity Diet*. New York: Avery Books, 2016.

Longo, Valter D., Adam Antebi, Andrzej Bartke, Nir Barzilai, Holly M. Brown-Borg, Calogero Caruso, Tyler J. Curiel, et al. "Interventions to Slow Aging in Humans: Are We Ready?" *Aging Cell* 14, no. 4 (2015): 497 - 510. doi: 10.1111/acel.12338.PMID: 25902704.

Longo, Valter D., and Satchem Panda. "Fasting, Circadian Rhythms, and Time-Restricted Feeding in Healthy Lifespan." *Cell Metabolism* 23, no. 6 (2016): 1048 - 59. Lu, Ake T., Austin Quach, James G. Wilson, Alex P. Reiner, Abraham Aviv, Kenneth Raj, Lifong Hou, et al. "DNA Methylation GrimAge Strongly Predicts Lifespan and Healthspan." *Aging (Albany NY)* 11, no. 2 (2019): 303 - 27. doi: 10.18632/aging.101684. PMID: 30669119.

Marasco, Valeria, Antoine Stier, Winnie Boner, Kate Griffiths, Britt Heidinger, and Pat Monaghan. "Environmental Conditions Can Modulate the Links among Oxidative Stress, Age, and Longevity." *Mechanisms of Ageing and Development* 164 (2017): 100 - 107. doi:

10.1016/j.mad.2017.04. 012. PMID: 28487181.

Mardones, Rodrigo, Claudio M. Jofré, L. Tobar, and Jose J. Minguell. "Mesenchymal Stem Cell Therapy in the Treatment of Hip Osteoarthritis." *Journal of Hip Preservation Surgery* 4, no. 2 (2017): 159‒63. doi: 10.1093/jhps/hnx011. PMID: 28630737. Martens, Christopher R., Blaire A. Denman, Melissa R. Mazzo, Michael L. Armstrong, Nicole Reisdorph, Matthew B. McQueen, Michel Chonchol, and Douglas R. Seals. "Chronic Nicotinamide Riboside Supplementation is Well‒Tolerated and Elevates NAD+ in Healthy Middle‒Aged and Older Adults." *Nature Communications* 9, no. 1 (2018): 1286. doi: 10.1038/s41467‒018‒03421‒7. PMID: 29599478.

Martens, Christopher R., and Douglas R. Seals. "Practical Alternatives to Chronic Caloric Restriction for Optimizing Vascular Function with Ageing." *Journal of Physiology* 594, no. 24 (2016): 7177‒95. doi: 10.1113/JP272348. PMID: 27641062.

Martin, Regina M., and Pedro H. Correa. "Bone Quality and Osteoporosis Therapy." *Arquivos brasileiros de endocrinologia e metabologia* 54, no. 2 (2010): 186‒99. doi: 10.1590/s0004‒27302010000200015. PMID: 20485908.

Masley, Steven. *The Better Brain Solution.* New York: Knopf, 2018.

Mattison, Julie A., Ricki J. Colman, T. Mark Beasley, David B. Allison, Joseph W. Kenmitz, George S. Roth, Donald K. Ingram, et al. "Caloric Restriction Improves Health and Survival of Rhesus Monkeys." *Nature Communications* (January 17, 2017): 14063. doi: 10.1038/ncomms14063.

McGill, Stuart. *Back Mechanic: The Step-by-Step McGill Method to Manage Back Pain.* Gravenhurst, Ontario: Backfitpro Inc. (www.backfitpro.com), 2015.

McGregor, Robin A., David Cameron‒Smith, and Sally D. Poppitt. "It Is Not Just Muscle Mass: A Review of Muscle Quality, Composition and Metabolism during Ageing as Determinants of Muscle Function and Mobility in Later Life." *Longevity & Healthspan* 3, no. 1 (2014): 9‒17. https://doi.org/10.1186/2046‒2395‒3‒9.

McGuff, Doug, and John Little. *Body by Science.* New York: McGraw‒Hill, 2009.

McKeage, Kate, David Murdoch, and Karen Goa. "The Sirolimus‒Eluting Stent: A Review of Its Use in the Treatment of Coronary Artery Disease." *American Journal of Cardiovascular Drugs* 3, no. 3 (2003): 211‒30. doi: 10.2165/00129784‒200303030‒00007. PMID: 14727933.

Melov, Simon, Mark A. Tarnopolsky, Kenneth Beckma, Kristin Felkey, and Alan Hubbard. "Resistance Exercise Reverses Aging in Human Skeletal Muscle." *PloS One* 2, no. 5 (2007): e465. https://doi.org/10.1371/journal.pone.0000465. PMID: 17520024.

Mera, Paula, Kathrin Lauen, Matthieu Ferron, Cyril Confavreux, Jienwin Wei, Marta Galán‒Díez, Alain Lacampagne, Sarah J. Mitchell, Julie A. Mattison, . . . and Gerard Karsenty. "Osteocalcin Signaling in Myofibers Is Necessary and Sufficient for Optimum Adaptation to Exercise." *Cell Metabolism* 23, no. 6 (2016): 1078‒92. doi: 10.1016/j.cmet. 2016.05.004. PMID: 27304508.

Mercer, John R. "Mitochondrial Bioenergetics and Therapeutic Intervention in Car‒

diovascular Disease." *Pharmacology and Therapeutics* 141, no. 1 (2014): 13 - 20. doi: 10.1016/j.pharmthera.2013.07.011. PMID: 23911986.

Michaëlsson, Karl, John A. Baron, Bahman Y. Farahmand, Olof Johnell, Cecilia Magnusson, Per—Gunnar Persson, Ingemar Persson, and Sverker Ljunghall. "Hormone Replacement Therapy and Risk of Hip Fracture: Population Based Case—Control Study." The Swedish Hip Fracture Study Group. *British Medical Journal (Clinical research ed.)* 316, no. 7148 (1998): 1858 - 63. https://doi.org/10.1136/ bmj.316.7148.1858.

Mikhed, Yuliya, Andreas Daiber, and Sebasatien Steven. "Mitochondrial Oxidative Stress, Mitochondrial DNA Damage and Their Role in Age—Related Vascular Dysfunction." *International Journal of Molecular Sciences* 16, no. 7 (2015): 15918 - 53. doi: 10.3390/ ijms160715918. PMID: 26184181.

Miller, B. E., M. J. De Souza, K. Slade, and A. A. Luciano. "Sublingual Administration of Micronized Estradiol and Progesterone, with and without Micronized Testosterone: Effect on Biochemical Markers of Bone Metabolism and Bone Mineral Density." *Menopause* 7, no. 5 (2000): 318 - 26. doi: 10.1097/00042192-200007050-00006. PMID: 10993031.

Miller, Marshall G., Nopporn Thangthaeng N, Shibu M. Poulose SM, and Barbara Shukitt—Hale. "Role of Fruits, Nuts, and Vegetables in Maintaining Cognitive Health." *Experimental Gerontology* 94 (2017): 24 - 28. doi: 10.1016/j.exger.2016.12.014. PMID: 28011241.

Minetto, Marco A., Ales Holobar, Alberto Botter, and Dario Farina. "Origin and De—velopment of Muscle Cramps." *Exercise and Sport Sciences Review* 41, no. 1 (2013): 3 - 10. doi: 10.1097/JES.0b013e3182724817. PMID: 23038243.

Minihane, Anne M., Sophie Vinoy, Wendy R. Russell, Athanasia Baka, Helen M. Roche, Kieren M. Tuohy, Jessica L. Teeling, Ellen E. Blaak, Michael Fenech, David Vauzour, et al. "Low—Grade Inflammation, Diet Composition and Health: Current Research Evidence and Its Translation." *British Journal of Nutrition* 114, no. 7 (2015): 999 - 1012. doi: 10.1017/S0007114515002093. PMID: 26228057.

Mittledorf, Joshua, and Dorian Sagan. *Cracking the Aging Code: The New Science of Growing Old—And What It Means for Staying Young.* New York: Macmillan, 2016.

Moreau, Kari. L., Brian L. Stauffer, Wendy M. Kohrt, and D. R. Seals. "Essential Role of Estrogen for Improvements in Vascular Endothelial Function with Endurance Exercise in Postmenopausal Women." *Journal of Clinical Endocrinology and Metabolism* 98, no. 11 (2013): 4507 - 15. https://doi.org/10.1210/jc.2013-2183.

Morgan, A. E., K. M. Mooney, S. J. Wilkinson, N. A. Pickles, and M. T. McAuley. "Cholesterol Metabolism: A Review of How Ageing Disrupts the Biological Mechanisms Responsible for Its Regulation." *Ageing Research Reviews* 27 (2016): 108 - 24. doi: 10.1016/j.arr.2016.03.008. PMID: 27045039.

Morley, John E. "Pharmacologic Options for the Treatment of Sarcopenia." *Calcified Tissue International* 98, no. 4 (2016): 319 - 33. doi: 10.1007/s00223—015—0022—5. PMID: 26100650.

Morris, M. C. "The Role of Nutrition in Alzheimer's Disease: Epidemiological Evidence." *European Journal of Neurology* 16, suppl. 1 (2009): 1–7. doi: 10.1111/j.1468-1331.2009.02735.x. PMID: 19703213.

Most, Joshua, Valeria Tosti, Leanne M. Redman, and Luigi Fontan. "Calorie Restriction in Humans: An Update." *Ageing Research Reviews* 39 (2017): 36–45. doi: 10.1016/j.arr. 2016.08.005. PMID: 27544442.

Mujica-Parodi, Lilianne R., Anar Amgalan, Syed Fahad Sultan, Botond Antal, Xiaofei Sun, Steven Skiena, Andrew Lithen, and Kieran Clarke. "Diet Modulates Brain Network Stability, a Biomarker for Brain Aging, in Young Adults." *Proceedings of the National Academy of Sciences US* 117, no. 11 (2020): 6170–77. doi: 10.1073/ pnas.1913042117.

Muñoz-Espín, Daniel, Miguel Rovira, Irene Galiana, Cristina Giménez, Beatriz Lozano- Torres, Marta Paez-Ribes, Susana Llanos, et al. "A Versatile Drug Delivery System Targeting Senescent Cells." doi: 10.15252/emmm.201809355. PMID: 30012580.

Murray, Andrew J., Nicholas S. Knight, Mark A. Cole, Lowri E. Cochlin, Emma Carter, Kieiri Tchabanenko, Tika Pichulik, et al. "Novel Ketone Diet Enhances Physical and Cognitive Performance." *FASEB Journal* 30, no. 12 (2016): 4021–32. doi: 10.1096/ fj.201600773R. PMID: 27528626.

Nagai, Ryoji, David B. Murray, Thomas O. Metz, and John W. Baynes. "Chelation: A Fundamental Mechanism of Action of AGE Inhibitors, AGE Breakers, and Other Inhibitors of Diabetes Complications." *Diabetes* 61, no. 3 (2012): 549–59. doi: 10.2337/db11-1120. PMID: 22354928.

Nelke, Christopher, Ranier Dziewas, Jens Minnerup, Sven G. Meuth, Tobias Ruck. "Skeletal Muscle as Potential Central Link between Sarcopenia and Immune Senescence." *EBioMedicine* 49 (2019): 381–88. doi: 10.1016/j.ebiom.2019.10.034. PMID: 31662290: PMCID: PMC6945275.

Nencioni, Alessio, Irene Caffa, Salvatore Cortellino, and Valter D. Longo. "Fasting and Cancer: Molecular Mechanisms and Clinical Application." *Nature Reviews. Cancer* 18, no. 11 (2018): 707–19. https://doi.org/10.1038/s41568-018-0061-0.

Nestor, James. *Breath: The New Science of a Lost Art*. New York: Penguin Random House, 2020.

Newberry, Sidney J., John D. Fitzgerald, Margaret A. Maglione, Claire E. O'Hanlon, Mareeka Booth, Aneesa Motala, Martha Timmer, Roberta Shanman, and Paul G. Shekelle. "Systematic Review for Effectiveness of Hyaluronic Acid in the Treatment of Severe Degenerative Joint Disease (DJD) of the Knee [Internet]." Rockville, MD: Agency for Healthcare Research and Quality (US), 2015. PMID: 26866204.

Newgard, Christopher B., and Jeffrey E. Pessin. "Recent Progress in Metabolic Signaling Pathways Regulating Aging and Life Span." *Journals of Gerontology. Series A, Biological Sciences and Medical Sciences* 69, suppl. 1 (2014): S21–27. doi: 10.1093/ gerona/glu058. PMID: 24833582: PMCID: PMC4022126.

Newman, John C., Sofiya Milman, Sharukh K. Hashmi, Steve N. Austad, James L.

Kirkland, Jeffrey B. Halter, and Nir Barzilai N. "Strategies and Challenges in Clinical Trials Targeting Human Aging." *Journals of Gerontology. Series A, Biological Sciences and Medical Sciences* 71, no. 11 (2016): 1424 – 34. doi: 10.1093/gerona/ glw149. PMID: 27535968.

Norwitz, Nicholas G., and Henry Querfurth. "mTOR Mysteries: Nuances and Ques−tions about the Mechanistic Target of Rapamycin in Neurodegeneration." *Frontiers in Neuroscience* 14 (2020): 775 – 85. doi: 10.3389/fnins.2020.00775.

Ocampo, Alejandro, Pradeep Reddy, Paloma Martinez−Redondo, Aida Platero−Luengo, Fumiyuki Hatanaka, Tomoaki Hishida, Mo Li, David Lam, Masakazu Kurita, Ergin Beyret, et al. "In Vivo Amelioration of Age−Associated Hallmarks by Partial Re− programming." *Cell* 167, no. 7 (2016): 1719 – 33. doi: 10.1016/j.cell.2016.11.052. O'Keefe, James H., Evan L. O'Keefe, and Carl J. Lavie. "The Goldilocks Zone for Exercise: Not Too Little, Not Too Much." *Missouri Medicine* 115, no. 2 (2018): 98 – 105. PMID: 30228692.

Ornish, Dean, Jue Lin, June M. Chan, Elissa Epel, Colleen Kemp, Gerdi Weidner, Ruth Marlin, et al. "Effect of Comprehensive Lifestyle Changes on Telomerase Ac− tivity and Telomere Length in Men with Biopsy−Proven Low−Risk Prostate Cancer: 5−Year Follow−up of a Descriptive Pilot Study." *Lancet Oncology* 14, no. 11 (2013): 1112 – 20. doi: 10.1016/S1470−2045(13)70366−8. PMID: 24051140.

Orrenius, Sten, Vladimir Gogvadze, and Boris Zhivotovsky. "Calcium and Mitochondria in the Regulation of Cell Death." *Biochemical and Biophysical Research Communications* 460, no. 1 (2015): 72 – 81. doi: 10.1016/j.bbrc.2015.01.137. PMID: 25998735.

Ozcivici, Engin, Yen K. Luu, Ben Adler, Yi−Jian Qin, Janet Rubin, Stefan Judex, and Clinton T. Rubin. "Mechanical Signals as Anabolic Agents in Bone." *Nature Reviews. Rheumatology* 6, no.1 (2010): 50 – 59. doi: 10.1038/nrrheum.2009.239. PMID: 20046206.

Partridge, Linda, Toren Finkel, Amita Sehgal, Pankaj Kapahi, Valter Longo, Rozalyn Anderson, Tim Spector, Heinrich Jasper, David A. Sinclair, Andrzej Bartke, et al. "Focus on Aging." *Cell Metabolism* 23 (2016): 951 – 56, a 2016.

Pasternak, Charles A. *The Molecules Within Us: Our Body in Health and Disease*. New York: Plenum Trade Books, 1998.

Pauly, Marion, Beatrice Chabi, Francois Favier, Franki Vanterpool, Stefan Matecki, Gilles Fouret, Beatrice Bonafos, Barbara Vernus, Christine Feillet−Coudray, Charles Coudray, et al. "Combined Strategies for Maintaining Skeletal Muscle Mass and Function in Aging: Myostatin Inactivation and AICAR−Associated Oxidative Me− tabolism Induction." *Journals of Gerontology. Series A, Biological Sciences and Medical Sciences* 70, no. 9 (2015): 1077 – 87. doi: 10.1093/gerona/glu147. PMID: 25227129. Peake, Jonathon M., James F. Markworth, Kazunori Nosaka, Truls Raastad, Glenn D. Wadley, and Vernon G. Coffey. "Modulating Exercise−Induced Hormesis: Does Less Equal More?" *Journal of Applied Physiology* 119, no. 3 (2015): 172 – 89. doi: 10.1152/japplphysiol.01055.2014. PMID: 25977451.

Peffer, Melanie. *Biology Everywhere: How the Science of Life Matters to Everyday Life*. Greeley, CO: MKPEF4, 2020.

Pelletier, Alan L., Ledy Rojas−Roldan, and Janis Coffin. "Vision Loss in Older Adults." *American Family Physician* 94, no. 3 (2016): 219−26. PMID: 27479624.

Perkin, Oliver, Polly McGuigan, Dylan Thompson, and Keith Stokes. "A Reduced Activity Model: A Relevant Tool for the Study of Ageing Muscle." *Biogerontology* 17, no. 3 (2016): 435−47. https://doi.org/10.1007/s10522−015−9613−9.

de Picciotto, Natalie E., Lindsey B. Gano, Lawrence C. Johnson, Christopher R. Martens, Amy L. Sindler, Katherine F. Mills, Shin−Ichiro Imai, and Douglas R. Seals DR. "Nicotinamide Mononucleotide Supplementation Reverses Vascular Dysfunction and Oxidative Stress with Aging in Mice." *Aging Cell* 15, no. 3 (2016): 522−30. doi: 10.1111/acel.12461. PMID: 26970090.

Power, Geoffrey A., Brian H. Dalton, and Charles L. Rice. "Human Neuromuscular Structure and Function in Old Age: A Brief Review." *Journal of Sport and Health Science* 2, no. 4 (2011): 215−26. https://doi.org/10.1016/j.jshs.2013.07.001.

Powers, Scott K., and Edward T. Howley. *Exercise Physiology: Theory and Application to Fitness and Performance*, 9th ed. New York: McGraw−Hill, 2015.

Praetorius, Christian, Christine Grill, Simon N. Stacey, Alexander M. Metcalf, David U. Gorkin, Kathleen C. Robinson, Eric Van Otterloo, Rubin S. Q. Kim, Kristin Bergsteinsdottir, Margaret H. Ogmundsdottir, et al. "A Polymorphism in IRF4 Affects Human Pigmentation through a Tyrosinase−Dependent MITF/TFAP2A Pathway." *Cell* 155, no. 5 (2013): 1022−33. doi: 10.1016/j.cell.2013.10.022. PMID: 24267888.

Proske, Uwe, and Trevor J. Allen. "Damage to Skeletal Muscle from Eccentric Exercise." *Exercise and Sport Sciences Review* 33, no. 2 (2005): 98−104. doi: 10.1097/00003677−200504000−00007. PMID: 15821431.

Pruimboom, Leo, and Frits A. J. Muskiet. "Intermittent Living: The Use of Ancient Challenges as a Vaccine against the Deleterious Effects of Modern Life—A Hypothesis." *Medical Hypotheses* 120 (2018): 28−42. doi: 10.1016/j.mehy.2018.08.002. PMID: 30220336.

Puthucheary, Zudin, James R. Skipworth, Jai Rawal, Mike Loosemore, Ken Van Someren, and Hugh Montgomery. "The ACE Gene and Human Performance: 12 Years On." *Sports Medicine* 41, no. 6 (2011): 433−48. doi: 10.2165/11588720−000000000−00000. PMID: 21615186.

Raichlen, David A., and Gene E. Alexander. "Why Your Brain Needs Exercise." *Scientific American*, January 2020.

Raison, Charles L., and Andrew H. Miller. "Pathogen−Host Defense in the Evolution of Depression: Insights into Epidemiology, Genetics, Bioregional Differences and Female Preponderance." *Neuropsychopharmacology: Official Publication of the American College of Neuropsychopharmacology* 42, no. 1 (2017): 5−27. doi: 10.1038/npp.2016.194.

Ramamurthy B., and L. Larsson. "Detection of an Aging−related Increase in Advanced Glycation End Products in Fast− and Slow−Twitch Skeletal Muscles in the Rat." *Biogerontology* 14, no. 3 (2013): 293−301. doi: 10.1007/s10522−013−9430−y. PMID:

23681254.

Rennie, M. J., A. Selby, P. Atherton, K. Smith, V. Kumar, E. L. Glover, and S. M. Philips. "Facts, Noise and Wishful Thinking: Muscle Protein Turnover in Aging and Human Disuse Atrophy." *Scandinavian Journal of Medicine and Science in Sports* 20, no. 1 (2010): 5 – 9. doi: 10.1111/j.1600–0838.2009.00967.x. PMID: 19558380.

Reynolds, Gretchen. *The First 20 Minutes: Surprising Science Reveals How We Can Exercise Better, Train Smarter, Live Longer.* New York: Penguin Group, 2012.

Ricard–Blum, Sylvie. "The Collagen Family." *Cold Spring Harbor Perspectives in Biology* 3, no. 1 (2011): a004978. doi: 10.1101/cshperspect.a004978.

Rickenbach, Elizabeth H., David M. Almeida, Teresa E. Seeman, and Margie E. Lachman. "Daily Stress Magnifies the Association between Cognitive Decline and Everyday Memory Problems: An Integration of Longitudinal and Diary Methods." *Psychology and Aging* 29, no. 4 (2014): 852 – 62. https://doi.org/10.1037/ a0038072.

Riley, Katherine P., David A. Snowdon, Mark F. Desrosiers, and William R. Markesbery. "Early Life Linguistic Ability, Late Life Cognitive Function, and Neuropathology: Findings from the Nun Study." *Neurobiology of Aging* 26, no. 3 (2005): 341 – 47. doi: 10.1016/j.neurobiolaging.2004.06.019. PMID: 15639312.

Riley, Lee H., and Suzanne M. Jan de Beur. *White Paper on Back Pain and Osteoporosis.* Berkeley, CA: UC Berkeley School of Public Health, 2020.

Ristow, M., and S. Schmeisser. "Extending Life Span by Increasing Oxidative Stress." *Free Radical Biology and Medicine* 51, no. 2 (2011): 327 – 36. doi: 10.1016/j.freerad biomed.2011.05.010. PMID: 21619928.

Robinson, L. R., N. C. Fitzgerald, D. G. Doughty, N. C. Dawes, C. A. Berge, and D. L. Bissett. "Topical Palmitoyl Pentapeptide Provides Improvement in Photoaged Human Skin." *International Journal of Cosmetic Science* 27, no. 3 (2005): 155 – 60. doi: 10.1111/j.1467– 2494.2005.00261.x. PMID: 18492182.

Robinson, Siân, Cyrus Cooper, and Avan Aihie Sayer. "Nutrition and Sarcopenia: A Review of the Evidence and Implications for Preventive Strategies." *Journal of Aging Research*, Article ID 510801 (2012). doi: org/10.1155/2012/510801

Robling, Alexander G., Alesha B. Castillo, and Charles H. Turner. "Biomechanical and Molecular Regulation of Bone Remodeling." *Annual Review of Biomedical Engineering* 8 (2006): 455 – 98. doi: 10.1146/annurev.bioeng.8.061505.095721. PMID: 16834564.

Rochon, James, Connie W. Bales, Eric Ravussin, Leanne M. Redman, John O. Holloszy, Susan B. Racette, Susan B. Roberts, Sai Kruppa Das, Sergei Romashkan, Katherine M. Galan, Evan C. Hadley, and William E Kraus. "CALERIE Study Group. Design and Conduct of the CALERIE Study: Comprehensive Assessment of the Long–Term Effects of Reducing Intake of Energy." *Journals of Gerontology. Series A, Biological Sciences and Medical Sciences* 66, no.1 (2011): 97 – 108. doi: 10.1093/ gerona/glq168. Epub 2010 Oct 5. PMID: 20923909.

Rossman, Matthew J., Jessica R. Santos–Parker, Chelsea A. C. Steward, Nina Z.

Bispham, Lauren M. Cuevas, Hannah L. Rosenberg, Kayla A. Woodward, Michael Chonchol, Rachel A. Gioscia−Ryan, Michael P. Murphy, and Douglas R. Seals. "Chronic Supplementation with a Mitochondrial Antioxidant (MitoQ) Improves Vascular Function in Healthy Older Adults." *Hypertension* 71, no. 6 (2018): 1056 – 63. doi: 10.1161/ HYPERTENSIONAHA.117.10787. PMID: 29661838.

Rossouw, J. E., J. E. Manson, A. M. Kaunitz, and G. L. Anderson. "Lessons Learned from the Women's Health Initiative Trials of Menopausal Hormone Therapy." *Obstetrics and Gynecology* 121, no. 1 (2013): 172 – 76. doi: 10.1097/aog.0b013e31827a08c8. PMID: 23262943.

Roubenoff, Ronenn. "Sarcopenia: Effects on Body Composition and Function." *Journals of Gerontology. Series A, Biological Sciences and Medical Sciences* 58, no. 11 (2003): 1012 – 17. doi: 10.1093/gerona/58.11.m1012. PMID: 14630883.

Ruiz, Jonathon R., Xuemei Sui, Felipe Lobelo, James R. Morrow, Alan W. Jackson, Michael Sjöström, and Steven N. Blair. "Association between Muscular Strength and Mortality in Men: Prospective Cohort Study." *British Medical Journal* 337, no. 7661 (2008): a439. doi: 10.1136/bmj.a439. PMID: 18595904.

Saag, Kenneth G., Jeffrey Petersen, Maria Luisa Brandi, Andrew C. Karaplis, Mattias Lorentzon, Thierry Thomas, Judy Maddox, Michelle Fan, Paul D. Meisner, and Andreas Grauer. "Romosozumab or Alendronate for Fracture Prevention in Women with Osteoporosis." *New England Journal of Medicine* 377, no. 15 (2017): 1417 – 27. doi: 10.1056/NEJMoa1708322.

Sacks, Oliver. *The Man Who Mistook His Wife for a Hat and Other Clinical Tales.* New York: Touchstone Press, 1970.

Sadowska−Bartosz, Izabela, and Grzegorz Bartosz. "Effect of Glycation Inhibitors on Aging and Age−Related Diseases." *Mechanisms of Ageing and Development* 160 (2016): 1 – 18. doi: 10.1016/j.mad.2016.09. 006. PMID: 27671971.

Samieri, Cecilia, Martha−Claire Morris, David A. Bennett, Claudine Berr, Phillippe Amouyel, Jean−Francois Dartigues, Christophe Tzourio, et al. "Fish Intake, Genetic Predisposition to Alzheimer Disease, and Decline in Global Cognition and Memory in 5 Cohorts of Older Persons." *American Journal of Epidemiology* 187, no. 5 (2018): 933 – 40. doi: 10.1093/aje/kwx330. PMID: 29053784.

Santaguida, P. Lina, Tatyan A. Shamliyan, and David R. Goldman. "Cholinesterase Inhibitors and Memantine in Adults with Alzheimer Disease." *American Journal of Medicine* 129, no. 10 (2016): 1044 – 47.

Santos−Parker, Jessica R., Talia R. Strahler, Candace J. Bassett, Nina Z. Bispham, Michel B. Chonchol, and Douglas R. Seals. "Curcumin Supplementation Improves Vascular Endothelial Function in Healthy Middle−Aged and Older Adults by Increasing Nitric Oxide Bioavailability and Reducing Oxidative Stress." *Aging (Albany NY)* 9, no. 1 (2017): 187 – 208. doi: 10.18632/aging.101149. PMID: 28070018.

Sapey, Elizabeth, Jaimin M. Patel, Hannah L. Greenwood, Georgia M. Walton, Jon

Hazeldine, Charandeep Sadhra, Dhruv Parekh, Rachel Dancer, Peter Nightingale, Janet M. Lord, and David R. Thickett. "Pulmonary Infections in the Elderly Lead to Impaired Neutrophil Targeting, Which Is Improved by Simvastatin." *American Journal of Respiratory and Critical Care Medicine* 196, no. 10 (2017): 1325–36. https:// doi.org/10.1164/ rccm.201704−0814OC.

Sapolsky, Robert. *Why Zebras Don't Get Ulcers*, 3rd ed. New York: Henry Holt, 2004.

Schelke, Matthew W., Peter Attia, Daniel J. Palenchar, Bob Kaplan, Monica Mureb, Christine A. Ganzer, Olivia Scheyer, et al. "Mechanisms of Risk Reduction in the Clinical Practice of Alzheimer's Disease Prevention." *Frontiers in Aging Neuroscience* 10 (2018): 96. doi: 10.3389/fnagi.2018.00096. PMID: 29706884.

Schroer, Alison K., and W. David Merryman. "Mechanobiology of Myofibroblast Adhesion in Fibrotic Cardiac Disease." *Journal of Cell Science* 128, no. 10 (2015): 1865– 75. doi: 10.1242/jcs.162891. PMID: 25918124.

Seals, Douglas R. "Edward F. Adolph Distinguished Lecture: The Remarkable Anti− Aging Effects of Aerobic Exercise on Systemic Arteries." *Journal of Applied Physiology* 117, no. 5 (2014): 425–39. doi: 10.1152/japplphysiol.00362.2014. PMID: 24855137.

Seals, Douglas R., Jamie N. Justice, and Thomas J. LaRocca. "Physiological Geroscience: Targeting Function to Increase Healthspan and Achieve Optimal Longevity." *Journal of Physiology* 594, no. 8 (2016): 2001–24. doi: 10.1113/jphysiol.2014.282665. PMID: 25639909.

Seals, Douglas R., and Simon Melov. "Translational Geroscience: Emphasizing Function to Achieve Optimal Longevity." *Aging* 6, no. 9 (2014): 718–30. doi: 10.18632/ aging.100694. PMID: 25324468.

Seidelmann, Sara B., Brian Claggett, Susan Cheng, Mir Henglin, Amil Shah, Lynn M. Steffen, Aaron R. Folsom, Eric B. Rimm, Walter C. Willett, and Scott D. Solomon. "Dietary Carbohydrate Intake and Mortality: A Prospective Cohort Study and Meta−analysis." *Lancet Public Health* 3, no. 9 (2018): e419–28. doi: 10.1016/ S2468−2667(18)30135−X. PMID: 30122560.

Serhan, Charles N. "Novel Pro−Resolving Lipid Mediators in Inflammation Are Leads for Resolution Physiology." *Nature* 510, no. 7503 (2014): 92–101. https://doi. org/10.1038/nature13479.

Shanmugaraj, Ajaykumar, Ryan P. Coughlin, Gabriel N. Kuper, Seper Ekhtiari, Nicole Simunovic, Volker Musahl, and Olufemi R. Ayeni. "Changing Trends in the Use of Cartilage Restoration Techniques for the Patellofemoral Joint: A Systematic Review." *Knee Surgery, Sports Traumatology, Arthroscopy* 27, no. 3 (2019): 854–67. doi: 10.1007/s00167−018− 5139−4. PMID: 30232541.

Sheu, Shey−Shing, Danhanjaya Nauduri, and M. W. Anders. "Targeting Antioxidants to Mitochondria: A New Therapeutic Direction." *Biochimica Biophysica Acta* 1762, no. 2 (2006): 256–65. doi: 10.1016/j.bbadis.2005.10.007. PMID: 16352423.

Sierra, F. "Moving Geroscience into Uncharted Waters." *Journals of Gerontology. Series*

A, *Biological Sciences and Medical Sciences* 71, no. 11 (2016): 1385 – 87. doi: 10.1093/gerona/glw087. PMID: 27535965.

Simons, David J., Walter R. Boot, Neil Charness, Susan E. Gathercole, Christopher F. Chabris, David Z. Hambrick, and Elizabeth A. Stine-Morrow. "Do 'Brain-Training' Programs Work?" *Psychological Science in the Public Interest* 17, no. 3 (2016): 103 – 86. doi: 10.1177/1529100616661983. PMID: 27697851.

Smith, Lynette M., J. Christopher Gallagher, Glenville Jones, and Martin Kaufmann. "Estimation of the Recommended Daily Allowance (RDA) for Vitamin D Intake Using Serum 25 Hydroxyvitamin D Level of 20ng/Ml as the End Point, May Vary According to the Analytical Measurement Technique Used." Endocrine Society Meeting, Presentation OR07-4. https://plan.core-apps.com/tristar_endo17/ abstract/f7e437ee5c2d999047a03154 44cbbebb.

Smoliga, James M., Joseph A. Baur, and Heather A. Hausenblas. "Resveratrol and Health—a Comprehensive Review of Human Clinical Trials." *Molecular Nutrition and Food Research* 55, no. 8 (2011): 1129 – 41. doi: 10.1002/mnfr.201100143. PMID: 21688389.

Soares, Jorge P., Amelia M. Silva, Sandra Fonseca, Maria M. Oliveira, Francesco Peixoto, Isabel Gaivão, and Maria P. Mota. "How Can Age and Lifestyle Variables Affect DNA Damage, Repair Capacity and Endogenous Biomarkers of Oxidative Stress?" *Experimental Gerontology* 62 (2015): 45 – 52. doi: 10.1016/j.exger.2015.01.001. PMID: 25576678.

Sonnenburg, Erica D., and Justin Sonnenburg. *The Good Gut: Taking Control of Your Weight, Your Mood, and Your Long-Term Health.* New York: Penguin, 2015.

Sordi, Valeria, and Lorenzo Piemonti. "Therapeutic Plasticity of Stem Cells and Allograft Tolerance." *Cytotherapy* 13, no. 6 (2011): 647 – 60. doi: 10.3109/14653249.2011.583476. PMID: 21554176.

Soultoukis, George A., and Linda Partridge. "Dietary Protein, Metabolism, and Aging." *Annual Review of Biochemistry* 85 (2016): 5 – 34. doi: 10.1146/annurev-biochem-060815-014422. PMID: 27145842.

Steadman, J. Richard, Karen K. Briggs, Juan J. Rodrigo, Mininder S. Kocher, Thomas J. Gill, and William G. Rodkey. "Outcomes of Microfracture for Traumatic Chondral Defects of the Knee: Average 11-Year Follow-up." *Arthroscopy* 19, no. 5 (2003): 477 – 84. doi: 10.1053/jars.2003.50112. PMID: 12724676.

Steenman, Marja, and Gilles Lande. "Cardiac Aging and Heart Disease in Humans." *Biophysical Reviews* 9, no. 2 (2017): 131 – 37. https://doi.org/10.1007/s12551-017-0255-9.

Stockinger, Jessica, Nicholas Maxwell, Dylan Shapiro, Rafael deCabo, and Gregorio Valdez. "Caloric Restriction Mimetics Slow Aging of Neuromuscular Synapses and Muscle Fibers." *Journals of Gerontology. Series A, Biological Sciences and Medical Sciences* 73, no. 1 (2017): 21 – 28. doi: 10.1093/gerona/glx023. PMID: 28329051.

Stout, Michael B., Frederic J. Steyn, Michael J. Jurczak, Joao-Paulo G. Camporez, Yi

Zhu, John R. Hawse, Diana Jurk, et al. "17α–Estradiol Alleviates Age–Related Metabolic and Inflammatory Dysfunction in Male Mice without Inducing Feminization." *Journals of Gerontology. Series A, Biological Sciences and Medical Sciences* 72, no. 1 (2017): 3 – 15. doi: 10.1093/gerona/glv309. PMID: 26809497.

Sutter, Nathan B., Carlos D. Bustamante, Kevin Chase, Melissa M. Gray, Kayan Zhao, Lao Zhu, Badri Padhukasahasram, Eric Karlins, Sean Davis, Paul G. Jones, et al. "A Single IGF1 Allele Is a Major Determinant of Small Size in Dogs." *Science* 316, no. 5821 (2007): 112 – 15. doi: 10.1126/science.1137045. PMID: 17412960.

Taddei, S., F. Galetta, A. Virdis, L. Ghiadoni, G. Salvetti, F. Franzoni, C. Giusti, and A. Salvetti. "Physical Activity Prevents Age–related Impairment in Nitric Oxide Availability in Elderly Athletes." *Circulation* 101, no. 25 (2000): 2896 – 2901. doi: 10.1161/01.cir.101.25.2896. PMID: 10869260.

Talmud, Philippa J., David M. Flavell, Khalid Alfakih, Jackie A. Cooper, Anthony J. Balmforth, Mohan Sivananthan, Hugh E. Montgomery, Alistair S. Hall, and Steve E. Humphries. "The Lipoprotein Lipase Gene Serine 447 Stop Variant Influences Hypertension–Induced Left Ventricular Hypertrophy and Risk of Coronary Heart Disease." *Clinical Science (London)* 112, no. 12 (2007): 617 – 24. doi: 10.1042/ CS20060344. PMID: 17291198.

Tamura, Yuki, Yataka Matsunaga, Yu Kitaoka, and Hideo Hatta. "Effects of Heat Stress Treatment on Age–Dependent Unfolded Protein Response in Different Types of Skeletal Muscle." *Journals of Gerontology. Series A, Biological Sciences and Medical Sciences* 72, no. 3 (2017): 299 – 308. doi: 10.1093/gerona/glw063. PMID: 27071782. Tang, Benjamin M., Guy D. Eslick, Carol Nowson, Caroline Smith, and Alan Bensoussan. "Use of Calcium or Calcium in Combination with Vitamin D Supplementation to Prevent Fractures and Bone Loss in People Aged 50 Years and Older: A Meta–analysis." *Lancet* 370, no. 9588 (2007): 657 – 66. doi: 10.1016/S0140–6736(07)61342–7. PMID: 17720017.

Tezze, Caterina, Vanina Romanello, Maria A. Desbats, Gian P. Fadini, Mattia Albiero, Giulia Favaro, Stefano Ciciliot, Maria E. Soriano, Valeria Morbidoni, Cristina Cerqua, et al. "Age–Associated Loss of OPA1 in Muscle Impacts Muscle Mass, Metabolic Homeostasis, Systemic Inflammation, and Epithelial Senescence." *Cell Metabolism* 25, no. 6 (2017): 1374 – 89. e6. doi: 10.1016/j.cmet.2017.04.021. PMID: 28552492.

Tian, Xiao, Denis Firsanov, Zhihui Zhang, Yang Cheng, Lingfeng Luo, Gregory Tom–bline, Ruiyue Tan, et al. "SIRT6 Is Responsible for More Efficient DNA Double Strand Break Repair in Long–Lived Species." *Cell* 177, no. 3 (2019): 622 – 38. e22. doi: 10.1016/j.cell.2019.03.043. PMID: 31002797.

Tok, Ekrim, Devrim Ertunc, Utkum Oz, Handan Camdeviren, Gulay Ozdemir, and Dilek Saffet. "The Effect of Circulating Androgens on Bone Mineral Density in Postmenopausal Women." *Maturitas* 48, no. 3 (2004): 235 – 42. doi: 10.1016/j.maturitas.2003.11.007. PMID: 15207889.

Tomlinson, Ryan E., and Matthew J. Silva. "Skeletal Blood Flow in Bone Repair and Maintenance." *Bone Research* 1, no. 4 (2013): 311 – 22. doi: 10.4248/BR201304002.

PMID: 26273509.

Tompkins, Byron A., Darcy L. DiFede, Aisha Khan, Ana M. Landin, Ivonne H. Schulman, Marietsy V. Pujol, Alan W. Heldman, Roberto Miki, Pascal J. Goldschmidt-Clermont, Bradley J. Goldstein, . . . and Joshua M. Hare. "Allogeneic Mesenchymal Stem Cells Ameliorate Aging Frailty: A Phase II Randomized, Double-Blind, Placebo-Controlled Clinical Trial." *Journals of Gerontology. Series A, Biological Sciences and Medical Sciences* 72, no. 11 (2017): 1513-22. doi: 10.1093/gerona/glx137. PMID: 28977399.

Trammell, Samuel A., Mark S. Schmidt, Benjamin J. Weidemann, Philip Redpath, Frank Jaksch, Ryan W. Dellinger, Zhonggang Li, et al. "Nicotinamide Riboside Is Uniquely and Orally Bioavailable in Mice and Humans." *Nature Communications* 7 (2016): 12948. doi: 10.1038/ncomms12948. PMID: 27721479.

Valdez, Gregorio, Juan C. Tapia, Hiyuno Kang, Gregory D. Clemenson, F. H. Gage, Jeff W. Lichtman, and Joshua R. Sanes. "Attenuation of Age-Related Changes in Mouse Neuromuscular Synapses by Caloric Restriction and Exercise." *Proceedings of the National Academy of Sciences of the United States of America* 107, no. 33 (2010): 14863-68. https://doi.org/10.1073/pnas.1002220107.

van der Veer, Eric, Cynthia Ho, Caroline O'Neil, Nicole Barbosa, Robert Scott, Sean P. Cregan, and J. Geoffrey Pickering. "Extension of Human Cell Lifespan by Nicotinamide Phosphoribosyltransferase." *Journal of Biological Chemistry* 282, no. 15 (2007): 10841-45. doi: 10.1074/jbc.C700018200. PMID: 17307730.

Van Skike, Candice E., and Veronica Galvan. "A Perfect sTORm: The Role of the Mammalian Target of Rapamycin (mTOR) in Cerebrovascular Dysfunction of Alzheimer's Disease: A Mini-Review." *Gerontology* 64, no. 3 (2018): 205-11. doi: 10.1159/000485381. PMID: 29320772.

Villeda, Saul A., Kristofer Plambeck, Jinte Middeldorp, Joseph M. Castellano, Kira I. Mosher, Jian Luo, Lucas K. Smith, Gregor Bieri, et al. "Young Blood Reverses Age-Related Impairments in Cognitive Function and Synaptic Plasticity in Mice." *Nature Medicine* 20, no. 6 (2014): 659-63. doi: 10.1038/nm.3569. PMID: 24793238.

Visser, Marjolein, and Tamara B. Harris. "Body Composition and Aging." In *The Epidemiology of Aging*, edited by A. B. Newman and J. A. Cauley, 275-92. New York: Springer Science, 2012. doi: 10.1007/978-94-007-5061-6_16.

Vitale, Giovanni, Matteo Cesari, and Daniella Mari. "Aging of the Endocrine System and Its Potential Impact on Sarcopenia." *European Journal of Internal Medicine* 35 (2016): 10-15. doi: 10.1016/j.ejim.2016.07. 017. PMID: 27484963.

von Kobbe, Cayetano. "Targeting Senescent Cells: Approaches, Opportunities, Challenges." *Aging* 11, no. 24 (2019): 12844-61. doi: 10.18632/aging.102557.

Wachter, Kenneth W., and Caleb E. Finch, eds. *Between Zeus and the Salmon*. Washington, DC: National Academy Press, 1997.

Walker, Matthew. *Why We Sleep: Unlocking the Power of Sleep and Dreams*. New York: Scribner, 2017.

Wallace, Douglas C. "A Mitochondrial Paradigm of Metabolic and Degenerative Diseases, Aging, and Cancer: A Dawn for Evolutionary Medicine." *Annual Review of Genetics* 39 (2005): 359–410. doi: 10.1146/annurev.genet.39.110304.095751.

Ward, A., P. Bates, R. Fisher, L. Richardson, and C. F. Graham. "Disproportionate Growth in Mice with Igf-2 Transgenes." *Proceedings of the National Academy of Sciences of the United States of America* 91, no. 22 (1994): 10365–69. https://doi.org/10.1073/pnas.91.22.10365.

Watanabe-Kamiyama, Mari, Munishigi Shimizu, Shin Kamiyama, Yasuki Taguchi, Hideyuki Sone, Fumiki Morimatsu, Hitoshi Shirakawa, Yuji Furukawa, and Michio Komai M. "Absorption and Effectiveness of Orally Administered Low Molecular Weight Collagen Hydrolysate in Rats." *Journal of Agriculture and Food Chemistry* 58, no. 2 (2010): 835–41. doi: 10.1021/jf9031487. PMID: 19957932.

Weaver, Ian C. G., Nadia Cervoni, Frances A. Champagne, Ana C D'Alessio, Shakti Sharma, Jonathan R. Seckl, Sergiy Dymov, Moshe Szyf, Michael J. Meaney, et al. "Epigenetic Programming by Maternal Behavior." *Nature Neuroscience* 7, no. 8 (2004): 847–54. doi: 10.1038/nn1276. PMID: 15220929.

WebMD. "Curcumin May Prevent Clogged Arteries." Heart Disease. Last modified July 20, 2009. https://www.webmd.com/heart-disease/news/20090720/curcumin-may-prevent-clogged-arteries.

Weiss, N. S., C. L. Ure, J. H. Ballard, A. R. Williams, and J. R. Daling. "Decreased Risk of Fractures of the Hip and Lower Forearm with Postmenopausal Use of Estrogen." *New England Journal of Medicine* 303, no. 21 (1980): 1195–98. doi: 10.1056/ NEJM 198011203032102. PMID: 7421945.

Wikipedia. "Bradford Hill Criteria." Last modified December 9, 2020. https://en.wikipedia.org/wiki/Bradford_Hill_criteria.

Wiley, Christopher D., and Judith Campisi. "From Ancient Pathways to Aging Cells—Connecting Metabolism and Cellular Senescence." *Cell Metabolism* 23, no. 6 (2016): 1013–21. https://doi.org/10.1016/j.cmet.2016.05.010.

Wilmoth, John. "In Search of Limits." In *Between Zeus and the Salmon*, edited by Kenneth Wachter and Caleb Finch, 38–64. Washington, DC: National Academy Press, 1997.

Witters, Lee A. "The Blooming of the French Lilac." *Journal of Clinical Investigation* 108, no. 8 (2001): 1105–7. https://doi.org/10.1172/JCI14178.

Wohlgemuth, Stephanie E., Arnold Y. Seo, Emmanuelle Marzetti, Hazel A. Lees, and Christian Leeuwenburgh. "Skeletal Muscle Autophagy and Apoptosis during Aging: Effects of Calorie Restriction and Life-Long Exercise." *Experimental Gerontology* 45, no. 2 (2010): 138–48. doi: 10.1016/j.exger.2009.11.002. PMID: 19903516.

World Health Organization. "Ageing and Health." Fact Sheets. Last modified February 5, 2018. https://www.who.int/news-room/fact-sheets/detail/ageing-and-health.

———. "International Statistical Classification of Diseases and Related Health Prob-

lems (ICD)." Classification of Diseases. Last modified November 20, 2020. https:// www.
who.int/classifications/icd/en/.

Writing Group for the PEPI. "Effects of Hormone Therapy on Bone Mineral Density:
Results from the Postmenopausal Estrogen/Progestin Interventions (PEPI) Trial." *Journal of
the American Medical Association* 276, no. 17 (1996): 1389‒96. PMID: 8892713.

Yan, Riqiang, Qingyuan Fan, John Zhoum, and Robert Vassar. "Inhibiting BACE1 to
Reverse Synaptic Dysfunctions in Alzheimer's Disease." *Neuroscience and Biobehavioral
Reviews* 65 (2016): 326‒40. doi.org/10.1016/j.neubiorev.2016.03.025.

Yang, Ling, Danilo Licastro, Edda Cava, Nicola Veronese, Francesca Spelta, Wanda
Rizza, Beatrice Bertozzi, Dennis T. Villareal, Gokhan S. Hotamisligil, and Luigi Fontana.
"Long‒Term Calorie Restriction Enhances Cellular Quality‒Control Processes in Human
Skeletal Muscle." *Cell Reports* 14, no. 3 (2016): 422‒28. doi: 10.1016/j.celrep.2015.12.
042. PMID: 26774472.

Yoshizawa M., S. Maeda, A. Miyaki, M. Misono, Y. Saito, K. Tanabe, S. Kuno, and
R. Ajisaka. "Effect of 12 Weeks of Moderate‒Intensity Resistance Training on Arterial
Stiffness: A Randomised Controlled Trial in Women Aged 32‒59 Years." *British Journal
of Sports Medicine* 43, no. 8 (2009): 615‒18. doi: 10.1136/bjsm.2008. 052126. PMID:
18927168.

Young, S. Stanley, and Alan Karr. "Deming, Data and Observational Studies. A Process
Out of Control and Needing Fixing." *Significance* 8 (2011): 116‒20.

Yousefzadeh, Matthew J., Marissa J. Schafer, Nicole Noren Hooten, Elizabeth J. Atkin‒
son, Michelle K. Evans, Darren J. Baker, Ellen K. Quarles, et al. "Circulating Levels of
Monocyte Chemoattractant Protein‒1 as a Potential Measure of Biological Age in Mice and
Frailty in Humans." *Aging Cell* 17, no. 2 (2018): e12706. doi: 10.1111/ acel.12706. PMID:
29290100.

Yu, Zhen, Rong Wang, Wilson C. Fok, Alexander Coles, Adam B. Salmon, Viviana
I. Pérez. "Rapamycin and Dietary Restriction Induce Metabolically Distinctive Changes in
Mouse Liver." *Journals of Gerontology. Series A, Biological Sciences and Medical Sciences*
70, no. 4 (2015): 410‒20. doi: 10.1093/gerona/glu053. PMID: 24755936.

Zhang, Yuan, Yang Xie, Eric O. Berglund, Katie C. Coate, Tian T. He, Takeshi Kata‒
fuchi, Guanghua Xiao, et al. "The Starvation Hormone, Fibroblast Growth Factor‒21,
Extends Lifespan in Mice." *eLife* 1 (2012): e00065. https://doi.org/10.7554/ eLife.00065.

Zhao, Jia‒Guo, Xien‒Tie Zeng, Jia Wang, and Lin Liu. "Association between
Calcium or Vitamin D Supplementation and Fracture Incidence in Community‒Dwelling
Older Adults: A Systematic Review and Meta‒analysis." *Journal of the American Medical
Association* 318, no. 24 (2017): 2466‒82. doi: 10.1001/jama.2017.19344. PMID:
29279934.

Zheng, Shan‒Qing, Xiao‒Bing Huang, Ti‒Kun Xing, Ai‒Jun Ding, Gui‒Sheng Wu,
and Hui‒Rong Luo. "Chlorogenic Acid Extends the Lifespan of *Caenorhabditis elegans* via
Insulin/IGF‒1 Signaling Pathway." *Journals of Gerontology. Series A, Biological Sciences*

and Medical Sciences 72, no. 4 (2017): 464 – 72. doi: 10.1093/gerona/glw105. PMID: 27378235.

Zykovich, Aretem, Alan Hubbard, James M. Flynn, Mark Tarnopolsky, Mario F. Fraga, Chad Kerksick, Dan Ogborn, Lauren MacNeil, Sean D. Mooney, Simon Melov. "Genome-wide DNA Methylation Changes with Age in Disease-Free Human Skeletal Muscle." *Aging Cell* 13, no. 2 (2014): 360 – 66. doi: 10.1111/acel.12180. PMID: 24304487; PMCID.